SÉRIE DE DERMATOLOGIA

UNHAS

O QUE HÁ DE NOVO

VOLUME 1

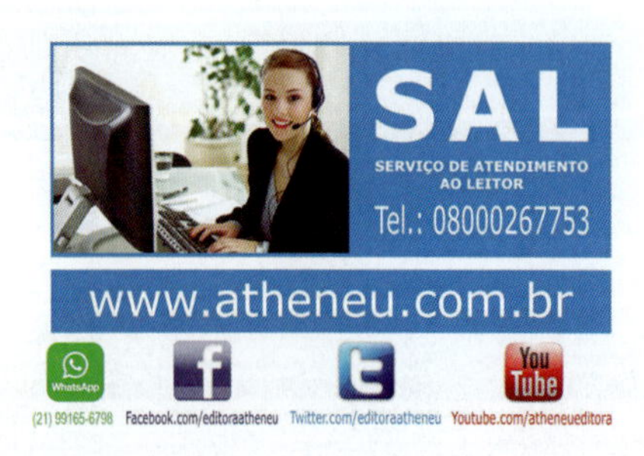

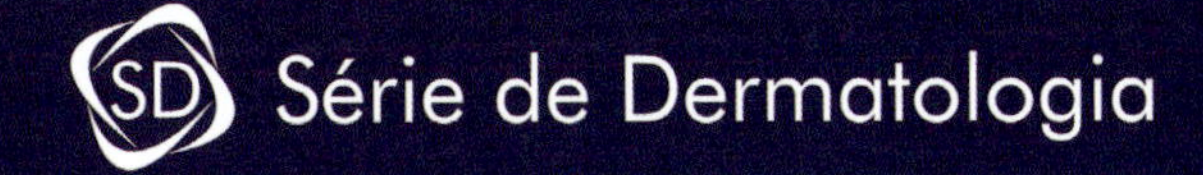

UNHAS

O QUE HÁ DE NOVO

VOLUME 1

Nilton Di Chiacchio

Walter Belda Junior

Paulo Ricardo Criado

2ª Edição – Revista e Atualizada

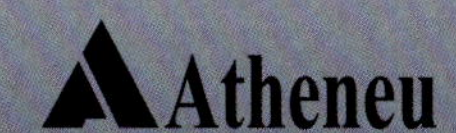

EDITORA ATHENEU

São Paulo	—	*Tel.: (11) 2858-8750* *E-mail: atheneu@atheneu.com.br*
Rio de Janeiro	—	*Rua Bambina, 74* *Tel.: (21) 3094-1295* *E-mail: atheneu@atheneu.com.br*

CAPA: Equipe Atheneu
PRODUÇÃO EDITORIAL: ASA Produções Gráficas e Editorial

CIP-BRASIL. CATALOGAÇÃO NA PUBLICAÇÃO
SINDICATO NACIONAL DOS EDITORES DE LIVROS, RJ

C453u
2. ed.

Chiacchio, Nilton Di
Unhas: o que há de novo, volume 1/Nilton Di Chiacchio, Walter Belda Junior, Paulo Ricardo Criado. – 2. ed. – Rio de Janeiro: Atheneu, 2021.
384 p. : il. ; 24 cm. (Dermatologia ; 1)

Inclui bibliografia e índice
ISBN 978-65-5586-295-9

1. Unhas (Anatomia) – Doenças – Diagnóstico. 2. Unhas (Anatomia) – Doenças – Tratamento. I. Belda Junior, Walter. II. Criado, Paulo Ricardo. III. Título. IV. Série.

21-71947 CDD: 616.547
CDU: 616.596

Meri Gleice Rodrigues de Souza - Bibliotecária - CRB-7/6439

09/07/2021 09/07/2021

DI CHIACCHIO, N.; BELDA JUNIOR, W., CRIADO, P. R.
Série de Dermatologia – Unhas – O Que Há de Novo – Volume 1 – 2ª Edição

---

Editores

Nilton Di Chiacchio

- Mestre e Doutor em Dermatologia pela Faculdade de Medicina da Universidade de São Paulo (FMUSP).
- Médico Chefe da Clínica Dermatológica do Hospital do Servidor Público Municipal de São Paulo (HSPM/SP).

Walter Belda Junior

- Livre-Docente em Dermatologia pela Faculdade de Medicina da Universidade de São Paulo (FMUSP).
- Livre-Docente em Dermatologia pela Faculdade de Ciências Médicas da Universidade Estadual de Campinas (FCM/Unicamp).
- Doutor em Dermatologia pela FMUSP.
- Membro da Academia de Medicina de São Paulo.
- Professor-Associado do Departamento de Dermatologia da FMUSP.
- Responsável pelo Ambulatório de Doenças Sexualmente Transmissíveis da Divisão de Dermatologia do Hospital das Clínicas da Faculdade de Medicina da Universidade de São Paulo (HCFMUSP).
- Corresponsável pelo Ambulatório de Micoses Profundas da Divisão de Dermatologia do HCFMUSP.

Paulo Ricardo Criado

- Mestre em Medicina pelo Instituto de Assistência Médica ao Servidor Público Estadual de São Paulo (IAMSP/SP).
- Doutor em Ciências pela Faculdade de Medicina da Universidade de São Paulo (FMUSP).
- Livre-Docente em Dermatologia pela Faculdade de Medicina da Universidade de São Paulo (FMUSP).
- Pesquisador Pleno da Pós-Graduação do Centro Universitário Faculdade de Medicina do ABC (FMABC).

Colaboradores

ALEXANDRE OZORES MICHALANY

Professor Colaborador do Serviço de Dermatologia do Hospital do Servidor Público Municipal (HSPM).

ANA CECILIA RODAS DIAZ

Hospital Geral de Previdência Social em Dermatologia (IGGS), Guatemala.

ANDRÉ LENCASTRE

Serviço de Dermatologia do Hospital da Luz, Lisboa, Portugal.

ANTONELLA TOSTI

Universidade de Miami – Miller School of Medicine, EUA.

AURORA ALESSANDRINI

Divisão de Dermatologia – Departamento de Medicina Experimental, Diagnóstica e de Especialidades, Universidade de Bolonha, Bolonha, Itália.

BERTRAND RICHERT

Departamento de Dermatologia, Universidade Livre de Bruxelas, Hospital Universitário Brugmann – Saint-Pierre – Hospital Infantil Queen Fabiola, Bruxelas, Bélgica.

BETH S. RUBEN

Dermatopatologia, Palo Alto Medical Foundation Palo Alto, Califórnia, e Departamento de Patologia e Dermatologia, Universidade da Califórnia, São Francisco, EUA.

BIANCA MARIA PIRACCINI

Divisão de Dermatologia – Departamento de Medicina Experimental, Diagnóstica e de Especialidades, Universidade de Bolonha, Bolonha, Itália.

CRISTINA DINIZ BORGES FIGUEIRA DE MELLO

Assistente do Ambulatório de Cabelos e Unhas do Hospital de Clínicas da Universidade Estadual de Campinas (HC-UNICAMP).

DIANA C. VEGA

Graduação em Micologia Médica. Hospital Geral Dr. Manuel Gea González. Tlalpan 4800. México DF.

ECKART HANEKE

Dermatologo Gabinete de Dermatología Dermaticum, Freiburg, Alemanha. Professor Consultor da Clínica de Dermatología do Hospital da Ilha, Universidade de Berna, Suíça. Professor Consultor do Centro de Dermatología Epidermis, Porto, Portugal. Professor Consultor da Clínica de Dermatología do Hospital Universitário de Ghent, Bélgica.

EDER R. JUÁREZ-DURÁN

Graduação em Micologia Médica. Hospital Geral Dr. Manuel Gea González. Tlalpan 4800. México DF.

GLAYSSON TASSARA TAVARES

Médico Voluntário do Hospital das Clínicas da Universidade Federal de Minas Gerais (HC-UFMG).

JUDITH DOMÍNGUEZ-CHERIT

Instituto Nacional de Ciências Médicas e Nutrição Salvador Zubiran, Cidade do México, México.

MARCEL C. PASCH

Radboud University Medical Center, Department of Dermatology, Nijmegen, The Netherlands.

MATILDE IORIZZO

Private Dermatology Practice, Bellinzona/Lugano, Switzerland.

MICHELA STARACE

Divisão de Dermatologia – Departamento de Medicina Experimental, Diagnóstica e de Especialidades, Universidade de Bolonha, Bolonha, Itália.

MICHELLE GATICA-TORRES

Instituto Nacional de Ciências Médicas e Nutrição Salvador Zubiran (INCMNSZ), Cidade do México, México.

NILTON DI CHIACCHIO

Clinica de Dermatologia do Hospital do Servidor Público Municipal de São Paulo (HSPM).

NILTON GIOIA DI CHIACCHIO

Clinica de Dermatologia do Hospital do Servidor Público Municipal de São Paulo (HSPM) e Faculdade de Medicina do ABC (FMABC).

PATRICIA CHANG

Dermatologista do Hospital General de Enfermedad IGSS, Guatemala. Prática Privada.

PAULINE LECERF

Departamento de Dermatologia, Universidade Livre de Bruxelas, Hospital Universitário Brugmann – Saint-Pierre – Hospital Infantil Queen Fabiola, Bruxelas, Bélgica.

ROBERTHA NAKAMURA

Coordenadora do Centro de Estudos da Unha do Instituto de Dermatologia Professor Rubem David Azulay – RJ.

ROBERTO ARENAS

Chefe da Seção de Micologia Hospital General Dr. Manuel Gea González. Pesquisador Titular E. Institutos Nacionales de Salud. Membro Titular da Academia Nacional de Medicina.

ROSMIN MARROQUIN REMÓN

Dermatology Social Security General Hospital (IGGS), Guatemala.

TATIANA VILLAS BOAS GABBI

Assistente Responsável pelo Ambulatório de Doenças Ungueais do Departamento de Dermatologia do Hospital das Clínicas da Faculdade de Medicina da Universidade de São Paulo (HCFMUSP). Professora da Pós-Graduação de Nutrologia do Hospital Israelita Albert Einstein (HIAE).

XIMENA WORTSMAN

Professora Adjunta Associada Departamento de Radiologia e Departamento de Dermatologia. Instituto de Diagnóstico por Imagem e Pesquisa da Pele e Tecidos Moles Clinica Servet, Faculdade de Medicina, Universidade do Chile.

Palavra dos editores

O estudo e o interesse pelas doenças das unhas têm aumentado consideravelmente nas últimas décadas, tornando-se obrigatório na formação do médico dermatologista.

Há seis anos, publicamos a primeira edição do livro *Unhas – O Que Há de Novo*, como parte de uma série de livros com interesse dermatológico. O sucesso do tema foi notório e nos estimulou a preparar esta segunda edição.

Além da necessária atualização dos capítulos já existentes, incluímos capítulos de extrema importância no diagnóstico e tratamento dessas doenças. Para isso, escolhemos autores renomados nacional e internacionalmente, o que garantiu a qualidade deste livro.

Esperamos que os conhecimentos aqui contidos possam auxiliar a todos no reconhecimento e na abordagem das diversas doenças que acometem o aparelho ungueal, aprimorando o atendimento de seus pacientes.

São Paulo, julho de 2021

Nilton Di Chiacchio
Walter Belda Junior
Paulo Ricardo Criado

Sumário

capítulo 1

Onicomicoses

❖ Bianca Maria Piraccini
❖ Michela Starace

INTRODUÇÃO

A unha saudável é protegida contra invasão microbiana. A superfície da placa ungueal é lisa e aderente ao leito ungueal, a cutícula sela a pele da prega ungueal proximal à placa ungueal e o crescimento da unha possibilita a eliminação do material exógeno depositado na parte superior ou inferior.

As infecções ungueais ocorrem quando o agente biológico tem uma forte capacidade invasora (como no caso de fungos não dermatófitos) ou, mais comumente, quando a unha está predisposta à invasão, pois está lesionada de alguma maneira, ou quando há doenças sistêmicas ou genéticas ou outras condições que favorecem a infecção. Os fatores predisponentes influenciam a ocorrência e a gravidade da infecção, sua resposta à terapia e a recorrência após a cura.

A onicomicose é a infecção ungueal mais frequente, especialmente nas unhas dos pés dos idosos, onde pode atingir uma prevalência de 40%. É também o diagnóstico mais comum realizado incorretamente por pacientes, farmacêuticos, clínicos geral e dermatologistas confrontados por unhas acometidas por onicólise, paroníquia e outras doenças caracterizadas por esses sinais. O diagnóstico de onicomicose deve ser baseado em critérios clínicos e exames micológicos: essa abordagem baseada em evidências levará à cura da doença e evitará prescrições incorretas.

Embora para determinado diagnóstico de onicomicose o exame micológico seja o padrão-ouro, a dermatoscopia pode ser utilizada para diferenciar tipos de onicólise de outras doenças, como onicólise traumática ou psoríase ungueal, e também para detectar quais pacientes devem ser submetidos a testes micológicos e quais não. Nesse caso, está indicado uso da dermatoscopia como um guia para identificar o corte mais bem localizado para obter amostras adequadas para o exame micológico.

Epidemiologia e fatores predisponentes

A onicomicose tem sido relatada como uma doença relacionada com o sexo e a idade, sendo mais prevalente no sexo masculino e aumentando com a idade em ambos os sexos.[1] É responsável por aproximadamente 50% de todas as doenças das unhas.[2] Em idosos, a onicomicose pode ter uma incidência maior que 40%.[3] A recorrência e recidiva dessa infecção ocorrem frequentemente, apesar do uso do tratamento em 10-53% dos casos.[4] Os fatores predisponentes são diabetes melito, doença arterial periférica e imunossupressão devido ao HIV ou agentes imunossupressores. Uma predisposição genética para onicomicose por dermatófitos, sugerida anos atrás,[5] é cada vez mais confirmada por relatos de deficiências imunológicas relacionadas com a genética associadas à onicomicose.[6] Fatores de risco comuns, como o uso de chuveiros de piscina e vestiários, não são surpreendentes, uma vez que essas condições promovem microambientes quentes e úmidos que são condições ideais de crescimento para muitos fungos.

Causas

A prevalência e o tipo de infecção variam geograficamente. Embora as infecções por dermatófitos sejam consideradas as mais comuns, os FND estão sendo relatados com mais frequência. Em 80-90% dos casos a onicomicose é causada por dermatófitos antropofílicos do gênero *Trichophyton*, principalmente *Trichophyton rubrum* e *Trichophyton interdigitale*. Os fungos não dermatófitos podem ser patógenos primários, com valores de prevalência que variam de 1,5% a 22% no mundo.[7-8] *Scopulariopsis brevicaulis*, *Fusarium* spp. e *Aspergillus* spp. são os fungos não dermatófitos mais comuns (FND) isolados na onicomicose, geralmente localizados nas unhas dos pés. Outros mofos que podem ser responsáveis pela onicomicose incluem *Acremonium* spp., *Alternaria* spp. e *Scytalidium* spp. Os FND causam cerca de 20% das infecções totais das unhas.[9]

Leveduras representam a última causa comum de infecção por fungos nas unhas, e *Candida albicans* e *Candida parapsilosis* são as duas espécies mais comuns. A infecção ungueal por *Candida* é muito rara, e ocorre apenas quando fatores predisponentes estão presentes. Pode ser observada em pacientes imunossuprimidos ou em pacientes idosos com diabetes.[10]

Manifestações clínicas

As formas pelas quais a onicomicose se apresenta clinicamente incluem mudança da coloração das unhas, separação das unhas do leito ungueal, espessamento das unhas e acúmulo subungueal de escamas. O aspecto clínico da onicomicose depende da modalidade de penetração do fungo na unha. Uma revisão que classificou a onicomicose foi proposta recentemente, com novo padrão de invasão que inclui o padrão misto de invasão e diferentes subtipos dos tipos clássicos.[11] Três principais variedades clínicas de onicomicose são, no entanto, mais comumente observadas, e todas elas podem evoluir e envolver toda a placa ungueal com desintegração maciça da placa ungueal (onicomicose total).

Onicomicose subungueal distal e lateral (OSDL)

É a forma mais comum e geralmente observada em uma ou ambas as unhas dos hálux. Em seguida, pode se disseminar envolvendo outros dígitos ou as unhas das mãos. Na OSDL, os fungos atingem a unha a partir da pele plantar das plantas dos pés e invadem o hiponíquio ou a superfície inferior da placa ungueal lateral, e induzem onicólise e alterações de cor que variam de branco a amarelo-alaranjado. A reação inflamatória do leito ungueal causa vários graus de hiperceratose subungueal. Estes três sinais, onicólise, hiperceratose subungueal e mudança de coloração amarelo-branca, estão presentes em diferentes graus (Figuras 1.1A e B). A onicólise tipicamente tem uma borda proximal irregular, aumentada por dermatoscopia (Figura 1.1C). Os padrões dermatoscópicos são: borda irregular da margem proximal da área onicolítica, com estruturas pontiagudas (espículas) direcionadas para a prega proximal; estrias longitudinais branco-amareladas na placa ungueal onicolítica e um aspecto geral da placa ungueal acometida em faixas paralelas de cores diferentes semelhantes à aurora boreal, denominado, na verdade, de *padrão aurora boreal*.[12] Um novo padrão descoberto em um estudo de grande porte é o "aspecto de ruína" da hiperceratose subungueal. Mais especificamente, as estrias longitudinais correspondem ao início da invasão por fungos na unha, enquanto a presença de fungos na placa produz o "aspecto de ruína".[13]

Outros possíveis achados clínicos de OSDL incluem: dermatofitoma, acúmulo subungueal de hifas e escamas, dificilmente atingido por antifúngicos, que aparece como uma área redonda amarelo-alaranjada sob a placa ungueal (Figura 1.1D); a dermatoscopia do dermatofitoma mostra um acúmulo subungueal irregular de formato arredondado, de cor amarelo-alaranjada, conectado por um canal estreito e fino para a borda distal da placa ungueal.

A onicomicose pigmentada (melanoníquia fúngica) ocorre quando os patógenos são fungos pigmentados, como *Tricophyton rubrum* var. melanoides. A unha parece preta, pois as escamas subungueais são pigmentadas (Figura 1.1E); menos frequentemente, a pigmentação negra é causada pela melanina produzida pelos melanócitos da matriz ungueal ativados pela inflamação devido à invasão fúngica. A dermatoscopia desse tipo de onicomicose é evidenciada como uma pigmentação negra da unha. Na melanoníquia fúngica, a dermatoscopia mostra acúmulo irregular de pigmento preto e escamas sob a placa ungueal, bem evidentes a partir da margem distal.[14-16]

A tinha do pé não inflamatória do tipo mocassim é, frequentemente, associada à OSDL devido a dermatófitos, e representa o reservatório de fungos para outras infecções ungueais (Figura 1.1F).

A onicomicose das unhas das mãos raramente é isolada, mas é mais comumente observada junto com infecção da unha dos dedos dos pés, na "síndrome de 2 pés e 1 mão" por *T. rubrum*. Quando invadidas por fungos, as unhas ficam esbranquiçadas e frágeis (Figura 1.1G).

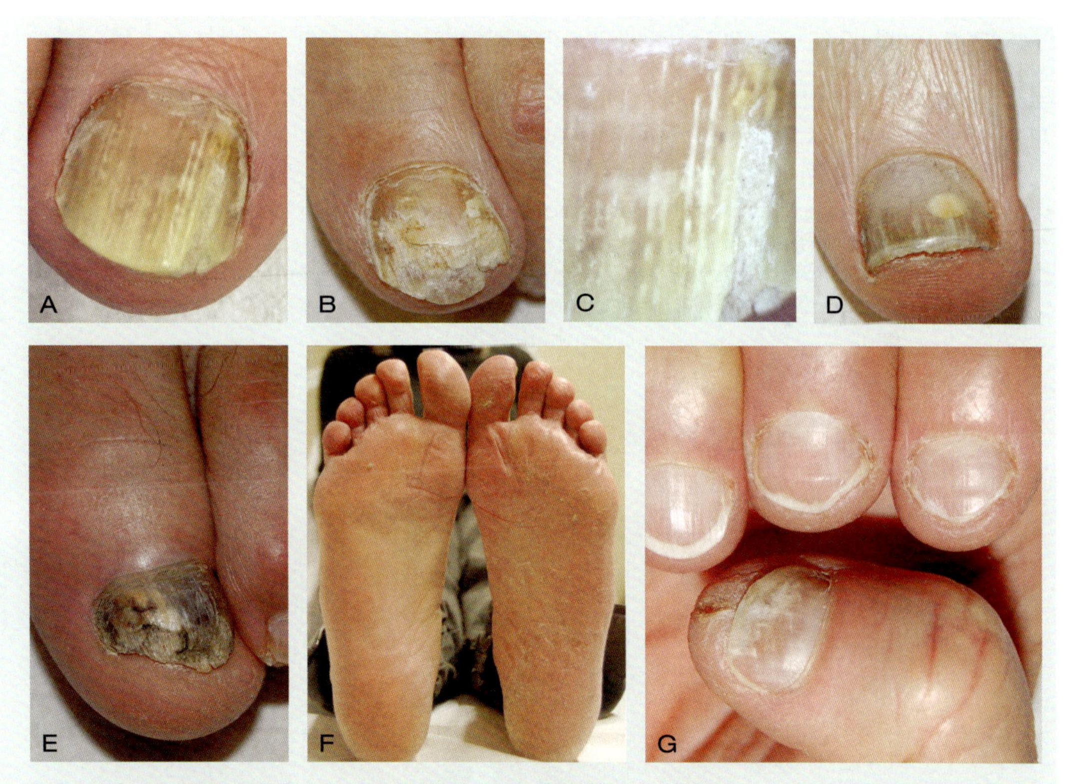

Figura 1.1 **A.** Onicomicose subungueal distal e lateral (OSDL): onicólise e hiperqueratose subungueal com coloração amarela. **B.** OSDL: a coloração amarela pode ser muito evidente. **C.** Dermatoscopia da Figura 6.1 mostrando a borda irregular da onicólise, típica da onicomicose e útil para o diagnóstico clínico. **D.** Dermatofitoma: a área amarela sob a placa ungueal é causada por escamas e hifas fúngicas. **E.** Melanoníquia fúngica devido a *Tricophyton rubrum* var. melanoides. A unha mostra sinais de onicomicose associada a uma coloração preta. **F.** Tinha de pé tipo mocassim: invasão fúngica não inflamatória da pele plantar produzindo descamação difusa. **G.** OSDL de unha da mão: onicólise e coloração branca das unhas.

O *diagnóstico diferencial* de OSDL inclui:

- Onicólise traumática das unhas dos pés: geralmente bilateral e simétrica, com hiperceratose escassa. A dermatoscopia mostra uma margem proximal linear de onicólise. A diferenciação definitiva pode exigir exame micológico ou histopatologia do corte das unhas.
- A psoríase das unhas dos pés produz onicólise e hiperceratose subungueal. Na ausência de sinais típicos de psoríase nas unhas das mãos, o exame micológico para o diagnóstico. A associação de psoríase ungueal com onicomicose é rara.

Onicomicose superficial branca (OSB)

É exclusiva das unhas dos pés e é observada tanto em adultos jovens quanto em idosos. Os fungos invadem a placa ungueal dorsal e digerem suas queratinas, formando colônias que aparecem como placas brancas opacas. Dependendo das espécies causadoras, podemos distinguir a variedade 'clássica', causada por dermatófitos (principalmente *Tricophyton interdigitale*) e a variedade 'profunda', causada por fungos não dermatófitos (*Acremonium*, *Fusarium* e *Aspergillus* sp.).[17] A OSB devido a *T. interdigitale* envolve uma ou várias unhas dos pés, não necessariamente o hálux, que apresentam várias pequenas placas brancas opacas e friáveis (Figura 1.2A), que são facilmente raspadas. É frequentemente associada a tinha do pé interdigital (pé de atleta). Na OSB, devido a fungos não dermatófitos, por outro lado, a invasão das unhas é limitada a uma unha do pé, mas é mais grave, com coloração branca e opacidade generalizadas da placa ungueal (Figura 1.2B). A dermatoscopia mostra uma placa ungueal com várias pequenas placas brancas opacas e friáveis. Um fator predisponente à OSB causada por *T. interdigitale* é a tinha de pé interdigital devido ao fungo, que vai da pele à unha e deve ser curada em ambas as áreas.

O *diagnóstico diferencial* de OSB inclui:

- Fragilidade das unhas devido à degranulação da queratina, que representa uma variedade de fragilidade das unhas, geralmente devido ao uso excessivo de esmaltes e solventes para unhas, e aparece como placas brancas na placa ungueal. Elas são mais aderentes e maiores que a OSB por dermatófito e, geralmente, simétricas em ambas as unhas dos hálux.

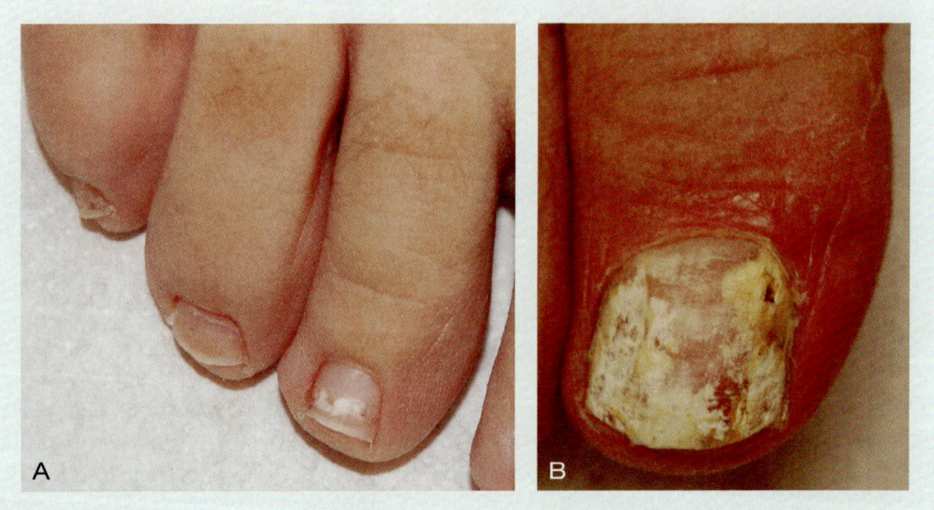

Figura 1.2 **A.** Onicomicose superficial branca devido a *T. interdigitale*: placa superficial opaca branca na placa ungueal. **B.** Onicomicose superficial branca devido a *Fusarium* sp.: coloração branca da placa ungueal proximal, que é opaca e friável.

Onicomicose subungueal proximal (OSP)

É a mais rara de outras duas variedades, devido à maneira peculiar de penetração de fungos na unha. Os fungos atingem a parte ventral da placa ungueal proximal via prega ungueal proximal e estão localizados abaixo da parte proximal da unha. A placa ungueal mostra uma área branca proximal de mudança de coloração subungueal, com uma superfície transparente normal da placa ungueal (Figura 1.3A). Geralmente, produz uma área branca na área da lúnula, enquanto a placa ungueal restante é normal. A área branca é bem visível com dermatoscopia e possibilita o diagnóstico diferencial da leuconíquia transversal. A leuconíquia transversal é causada por traumas, e aparece na dermatoscopia como uma ou mais faixas transversais brancas na placa ungueal profunda, com superfície normalmente lisa da placa ungueal. A OSP causada por *Trichophyton rubrum* foi considerada um sinal de AIDS, mas pode ser observada mesmo em indivíduos imunocompetentes. A OSP é, por outro lado, uma apresentação comum de infecção por fungos não dermatófitos, principalmente devido a *Aspergillus* sp. e *Fusarium* sp. Quando causada por não dermatófitos, a OSP geralmente está associada à inflamação periungueal que, às vezes, pode levar à secreção do pus (Figura 1.3B).

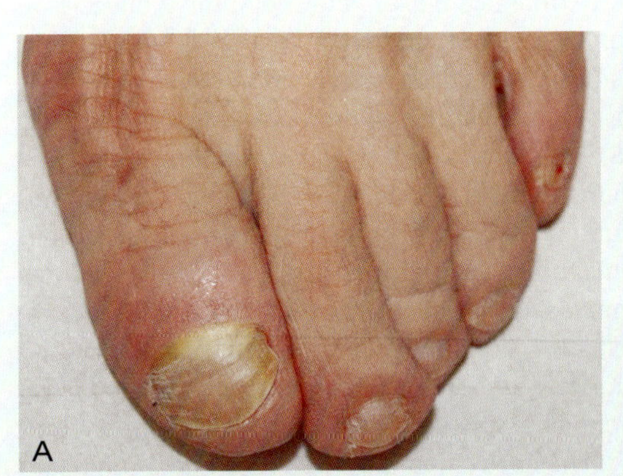

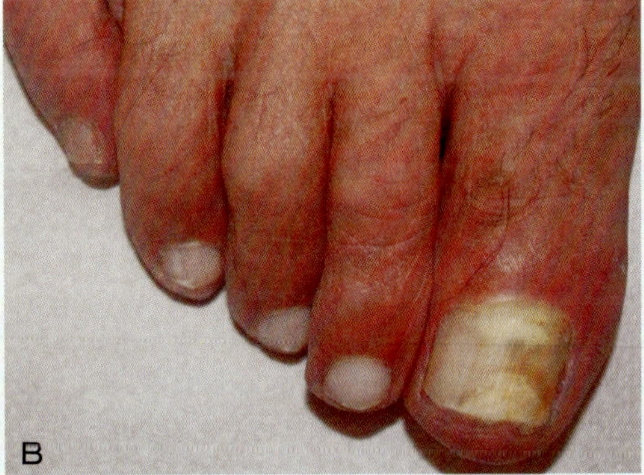

Figura 1.3 **A.** Onicomicose subungueal proximal: descoloração branca da parte profunda da placa ungueal proximal. **B.** Onicomicose subungueal proximal devido a *Fusarium* sp.: a descoloração branca proximal da placa ungueal está associada à inflamação dos tecidos periungueais com secreção de pus.

Tratamento

O tratamento da onicomicose deve ser prescrito somente após o diagnóstico ter sido confirmado pelo exame micológico, que comprova a presença de fungos na unha e detecta as espécies responsáveis (consulte o Capítulo 2).

A escolha do tratamento depende, na verdade, de três critérios principais:

1. Tipo de onicomicose.
2. Gravidade.
3. Agente responsável.

Existem várias opções de tratamento disponíveis para onicomicose, incluindo antifúngicos orais, tópicos e dispositivos. Com base nesses dados, podemos decidir se somente a terapia tópica pode ser eficaz ou se é necessário um medicamento sistêmico. As opções atuais de tratamento incluem, de fato, medicamentos orais e tópicos, sendo que as terapias orais proporcionam melhores desfechos em doenças profundas e graves. Tradicionalmente, os antifúngicos orais têm sido a melhor opção por apresentarem altas taxas de sucesso. No entanto, eles podem estar associados a contraindicações como doenças sistêmicas ou interações medicamentosas. Esses problemas estimularam a demanda por tratamentos mais seguros, levando ao aumento do interesse por terapias tópicas. Os medicamentos tópicos estão se tornando cada vez mais utilizados devido à sua facilidade de aplicação e ao risco mínimo para o paciente. Finalmente, os *lasers* são terapias baseadas em dispositivos aprovados pelo FDA (*Food and Drug Administration*). Esses tratamentos não possuem diretrizes definitivas e os resultados mostram a maior variação entre todas as opções disponíveis.[9]

A *terapia tópica* é indicada na OSB causada por dermatófitos, na OSB leve devido a fungos não dermatófitos e na OSD que envolve o terço distal da unha. Esmaltes antifúngicos para as unhas podem ser usados na onicomicose, que acomete até 40% da superfície da unha ou não mais que três em cada dez unhas. De acordo com a conferência de consenso internacional sobre onicomicose, o acometimento fúngico não deve exceder 50% da superfície da unha. No entanto, alguns esmaltes são aprovados para o tratamento tópico de uma onicomicose em até 80% da superfície da unha.[18] As formulações são projetadas para penetrar na placa ungueal e distribuir o fármaco de maneira transungueal para o leito ungueal em que o fungo reside. Por esse motivo, a aplicação do esmalte é a melhor solução. Inúmeros tratamentos tópicos estão disponíveis na forma de esmaltes ou soluções para unhas, mesmo que sua eficácia permaneça baixa. Para melhorar a eficácia do tratamento tópico, é muito importante escolher pacientes apropriados e explicar-lhes os efeitos colaterais mais comuns (como reações no local de aplicação e descoloração das unhas) e os tempos longos de tratamento. Os dois agentes antifúngicos tópicos mais comumente usados são o esmalte com amorolfina a 5% e o esmalte de ciclopirox a 8%. O esmalte de amorolfina é aplicado uma vez por semana, enquanto o de ciclopirox é aplicado diariamente. O ciclopirox é comercializado em veículos hidrossolúveis e não hidrossolúveis, sendo que o primeiro proporciona uma aplicação mais fácil e aspecto estético da unha. Tem eficácia antimicrobiana em todos os dermatófitos, leveduras e bolores clinicamente relevantes e contra determinadas espécies de *Candida* frequentemente resistentes a azólicos e contra algumas bactérias. Até 2014, era o único antifúngico tópico aprovado para o tratamento de onicomicose pelo FDA. O ciclopirox é recomendado em casos de onicomicose subungueal distal e lateral mínima, quando há menos de 50% da área de superfície sem envolvimento da matriz, quando há três ou menos unhas envolvidas e quando o paciente não é candidato à terapia antifúngica oral.[19]

O esmalte de amorolfina a 5% é recomendado para onicomicose sem envolvimento da matriz e casos leves de onicomicose subungueal distal e lateral que acometam até duas unhas.[19] O efinaconazol é um medicamento tópico comercializado recentemente que também parece promissor.[20] A solução de efinaconazol a 10% é um imidazol tópico ativo contra dermatófitos e leveduras, mostra maior penetração transungueal nas unhas humanas e mantém uma maior atividade antifúngica na placa ungueal e no leito ungueal. Novos fármacos antimicóticos locais são tavaborol 5%, eficaz contra *T. rubrum* e *T. mentagrophytes* e levedura[21] e solução de luliconazol 5% com menor afinidade à queratina.

A duração do tratamento da terapia tópica deve ser de pelo menos 6 a 12 meses, o tempo necessário para que a unha cresça normal novamente. Cremes antifúngicos devem ser aplicados ao mesmo tempo nas plantas dos pés, quando houver tinha do pé associada.

Os esmaltes também são utilizados em combinação com antifúngicos sistêmicos ou avulsão das unhas na onicomicose grave, para reduzir a duração do tratamento e aumentar a taxa de cura.

Tratamentos com terapia fotodinâmica (TFD) usando fotossensibilizadores também podem revelar-se opções de tratamentos eficazes no futuro. Atualmente, a terapia com *laser* também está sendo pesquisada e pode ser eficaz no tratamento da onicomicose. Os *lasers* aprovados pela FDA para onicomicose incluem *laser* de dióxido de carbono, ND:Laser YAG e *laser* de diodo 870 nm e 930 nm. Os *lasers* oferecem algumas vantagens sobre as opções a base de medicamentos, como tratamentos mais curtos e menos numerosos e sem efeitos colaterais sistêmicos.

O *tratamento sistêmico* é obrigatório na onicomicose subungueal distal que envolve mais de 50% da unha, na onicomicose subungueal proximal e na onicomicose superficial branca de infiltração profunda devido a não dermatófitos. O tratamento sistêmico com terbinafina ou itraconazol produz cura micológica em mais de 90% das infecções das unhas das mãos e em cerca de 80% das infecções das unhas dos pés. Essas taxas de sucesso podem ser aumentadas associando-se um tratamento tópico a um esmalte. A terbinafina pode ser administrada como uma terapia contínua a 250 mg/dia, durante 12 semanas, ou como um esquema intermitente de 2 pulsos de 250 mg/dia, durante 4 semanas e com 4 semanas de folga. A taxa de cura micológica para as unhas dos pés é de 70% e a taxa de cura completa é de 38%.[9] O itraconazol é administrado como pulsoterapia na dose de 200 mg, duas vezes ao dia, durante 1 semana por mês. A duração do tratamento é de 2 meses para as unhas das mãos e 3 meses para as unhas dos pés. O tratamento sequencial com itraconazol e terbinafina tem sido utilizado para aumentar as taxas de cura. O itraconazol é o fármaco de escolha quando um mofo é responsável pela doença. As taxas de cura micológica e completa para onicomicose da unha do pé são de 54% e 14%, respectivamente. O fluconazol pode ser usado na onicomicose dermatofítica, na dose de 300 mg/dia ou 400 mg/dia, 1 dia por semana, mas é menos eficaz e requer administração prolongada (6 a 8 meses).

Novos medicamentos antifúngicos orais são posaconazol, albaconazol e ravuconazol. O posaconazol foi examinado como um tratamento alternativo para onicomicose devido à sua eficácia e perfil de segurança promissor como potencial tratamento de segunda linha para infecções refratárias à terbinafina.[22] O albaconazol é um novo triazol, tratamento da onicomicose subungueal distal[23] realizado uma vez por semana. O mais novo é o ravuconazol, com atividade antifúngica potente e opção promissora de tratamento.[24]

Em pacientes que não podem ingerir antifúngicos sistêmicos, a terapia inclui medicamentos tópicos e avulsão periódica da parte doente da unha. As técnicas de avulsão são químicas, mecânicas e cirúrgicas e são realizadas a cada 3 a 4 meses, até a cura clínica e micológica da unha.

Prognóstico

Cerca de 20% das OSD causadas por dermatófitos recorrem após tratamento eficaz. Isso acontece quando fatores predisponentes estão presentes e não foram atendidos. A aplicação prolongada de antifúngicos tópicos em esmaltes após a cura pode reduzir a incidência de recorrências.

Pacientes com onicomicose subungueal distal devido a dermatófitos devem, portanto, ser acompanhados a cada 6 meses após a cura, a fim de avaliar a manutenção da mesma.

REFERÊNCIAS BIBLIOGRÁFICAS

1. Sigurgeirsson B, Baran R. The prevalence of onychomycosis in the global population – A literature study. J Eur Acad Dermatol Venereol. 2013 Nov 28.
2. Faergemann J, Baran R. Epidemiology, clinical presentation and diagnosis of onychomycosis. Br J Dermatol. 2003; 149(suppl 65):1-4.
3. Roseeuw D. Achilles foot screening project: preliminary results of patients screened by dermatologists. J Eur Acad Dermatol Venereol. 1999; 12(Suppl 1):S6-9.
4. Sigurgeirsson B, Olafsson JH, Steinsson JB, Paul C, Billstein S, Evans EGV. Long-term effectiveness of treatment vs itraconazole in onychomycosis: a 5-year blinded prospective follow-up study. Arch Dermatol. 2002; 138:353-7.

5. Zaias N, Tosti A, Rebell G, Morelli R, Bardazzi F, Bieley H, et al. Autosomal dominant pattern of distal subungual onychomycosis caused by Trichophyton rubrum. J Am Acad Dermatol. 1996; 34:302-4.
6. Gupta AK, Simpson FC, Brintnell WC. Do genetic mutations and genotypes contribute to onychomycosis? Dermatology. 2014 Mar 27.
7. Gupta AK, Drummond-Main C, Cooper EA, Brintnell W, Piraccini BM, Tosti A. Systematic review of nondermatophyte mold onychomycosis: diagnosis, clinical types, epidemiology, and treatment. J Am Acad Dermatol. 2012; 66:494-502.
8. Morales-Cardona CA, Valbuena-Mesa MC, Alvarado Z, Solorzano-Amador A. Non-dermatophyte mould onychomycosis: a clinical and epidemiological study at a dermatology referral centre in Bogota, Colombia. Mycoses. 2013 Nov 27.
9. Gupta AK, Stec N. Recent advances in therapies for onychomycosis and its management. F1000Res. 2019 Jun 25;8.
10. Jayatilake JA, Tilakaratne WM, Panagoda GJ. Candidal onychomycosis: a mini-review. Mycopathologia. 2009; 168:165-73.
11. Hay RJ, Baran R. Onychomycosis: a proposed revision of the clinical classification. J Am Acad Dermatol. 2011; 65:1219-27.
12. Piraccini BM, Balestri R, Starace M, et al. Nail digital dermoscopy (Onychoscopy) in the diagnosis of onychomycosis. J Eur Acad Dermatol Venereol 2013; 27(4):509-13.
13. De Crignis G, Valgas N, Rezende P, et al. Dermatoscopy of onychomycosis. Int J Dermatol 2014; 53(2):e97-99.
14. Wang YJ, Sun PL. Fungal melanonychia caused by *Trichophyton rubrum* and the value of dermoscopy. Cutis. 2014; 94(3):E5-6.
15. Kilinc Karaarslan I, Acar A, Aytmur D, et al. Dermoscopic features in fungal melanonychia. Clin Exp dermatol. 2015; 40(3):271-8.
16. Finch J, Arenas R, Baran R. Fungal melanonychia. J Am Acad Dermatol. 2012; 66:830-41.
17. Piraccini BM, Tosti A. White superficial onychomycosis: epidemiological, clinical, and pathological study of 79 patients. Arch Dermatol. 2004; 140:696-701.
18. Lecha M, Effendy I, Feuilhade de Chauvin M, Di Chiacchio N, Baran R. Taskforce on onychomycosis education. Treatment options-development of consensus guidelines. J Eur Acad Dermatol Venereol. 2005; 19(Suppl 1):25-33.
19. Gupta AK, Paquet M, Simpson FC. Therapies for the treatment of onychomycosis. Clin Dermatol. 2013 Sep-Oct; 31(5):544-54.
20. Gupta AK, Paquet M. Efinaconazole 10% nail solution: a new topical treatment with broad antifungal activity for onychomycosis monotherapy. J Cutan Med Surg. 2014; 18:151-5.
21. Gupta G, Foley KA, Gupta AK. Tavaborole 5% solution: a novel topical treatment for toenail onychomycosis. Skin Therapy Lett. 2015; 20(6):6-9.
22. Elewski B, Pollak R, Ashton S, Rich P, Schlessinger J, Tavakkol A. A randomized, placebo-and active-controlled, parallel-group, multicenter, investigator-blinded study of four treatment regimens of posaconazole in adults with toenail onychomycosis. Br J Dermatol. 2012; 166:389-98.
23. Sigurgeirsson B, van Rossem K, Malahias S, Raterink K. A phase II, randomized, double-blind, placebo-controlled, parallel group, dose-ranging study to investigate the efficacy and safety of 4 dose regimens of oral albaconazole in patients with distal subungual onychomycosis. J Am Acad Dermatol. 2013; 69:415-16.e1.
24. Watanabe S, Tsubouchi I, Okubo A. Efficacy and safety of fosravuconazole L-lysine ethanolate, a novel oral triazole antifungal agent, for the treatment of onychomycosis: a multicenter, double-blind, randomized phase III study. J Dermatol. 2018; 45:1151-9.

capítulo 2

Métodos de Diagnóstico para Onicomicose

❖ Roberto Arenas
❖ Diana C. Vega
❖ Eder R. Juárez-Durán

INTRODUÇÃO

As onicomicoses são as infecções das unhas causadas por dermatófitos, leveduras e mofos não dermatófitos. O estudo micológico para seu diagnóstico consiste em exame direto e cultura. O teste micológico é fundamental para evitar falhas no tratamento, diagnósticos incorretos, reações medicamentosas e possíveis interações medicamentosas.[1-3]

Exame direto

A amostragem das unhas deve ser realizada após um período de *washout* de 3 a 6 meses dos antifúngicos orais ou tópicos anteriores, porque o medicamento pode permanecer retido nos detritos subungueais e inibir o crescimento de fungos.[3] Faz-se uma raspagem das unhas que é colocada em hidróxido de sódio ou potássio (KOH) a 20% ou a 40%. Aquece-se ligeiramente a amostra em um bico de Bunsen. Pode-se retirar o aquecimento caso a solução de KOH seja misturada com a mesma proporção de dimetilsulfóxico (DMSO). O clorazol negro também é usado para facilitar a observação pela coloração escura dos elementos fúngicos, mas não dos artefatos, pois esse corante tem afinidade com a quitina fúngica (Figura 2.1).[4]

Utiliza-se, para obtenção de raspado ungueal, a lâmina de bisturi ou uma cureta, e o local mais conveniente para se obter a amostra, em casos de onicomicose distal e lateral, é o leito ungueal ou a parte ventral da unha, bem como a parte mais proximal da unha acometida; nas formas superficiais, raspam-se as áreas friáveis do dorso da unha; nas formas proximais, deve-se fazer um orifício na parte proximal da unha para expor a parte acometida da unha e realizar a raspagem; na paroníquia, pequenos fragmentos da cutícula podem ser retirados.[5]

Observam-se filamentos longos ou septados e artrosporados. Grandes acúmulos de filamentos e esporos também podem ser encontrados, conhecidos como dermatofitomas, que explicam em alguns casos a ausência de resposta ao tratamento. Na Candida podem ser encontradas hifas, pseudo-hifas e blastosporos; outros fungos apresentam imagens semelhantes aos dermatófitos, mas hifas escuras podem ser encontradas em

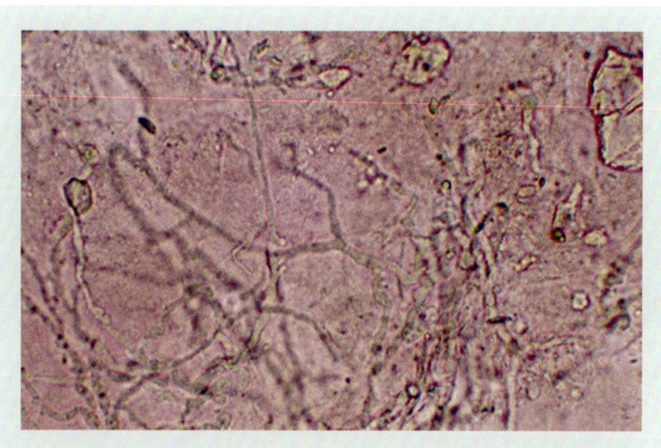

Figura 2.1. Filamentos em exame direto (negro de clorazol 40×).

fungos demáceos, cabeças aspergilares no *Aspergillus*, grandes esporos em forma de limão no Scopulariopsis e hifas estreitas e tortuosas no *Neoscytalidium*. Os falsos-negativos são frequentes, principalmente nas formas distais, devido à inexperiência na coleta da amostra (20%) ou na falta de capacidade de descartar artefatos de laboratório, gerando falsos-negativos em 5% a 15% dos casos, além de não determinarem as espécies do agente causador. Pelo exame microscópico, formas viáveis não podem ser distinguidas de inviáveis.[1]

O calcoflúor branco é um fluorocromo e seu uso requer um microscópio de fluorescência, mas também possibilita a visualização de elementos muito escassos, pois possui uma alta afinidade pela quitina da parede do fungo que não requer um fixador ou meio de transporte para sua análise, portanto sua interpretação pode ser imediata.[4,6] O calcoflúor branco liga-se aos polissacarídeos beta 1-3 e beta 1-4 e fluoresce com radiação de luz ultravioleta, aumentando a visibilidade das hifas fúngicas (Figura 2.2).[7] Os fungos apresentam uma fluorescência verde brilhante ou branco-azulada, enquanto outros materiais (p. ex., fibras de algodão) são observados com uma fluorescência vermelho-alaranjada.

Figura 2.2 Exame micológico positivo com fluorescência (branco de calcoflúor 40×).

Cultura

É realizada em meio de Sabouraud com antibióticos como cloranfenicol e cicloheximida (Actidione®) se houver suspeita de fungo patogênico primário, mas é conveniente usar meios sem antibióticos quando houver suspeita de mofos não dermatófitos ou leveduras (Figura 2.3A). Geralmente, a obtenção do agente causador é difícil devido ao número escasso e a baixa viabilidade (30% a 60%); esse percentual de negativos aumenta após tratamento recente. É conveniente colocar no tubo ou placa de cultura apenas pequenos fragmentos da unha ou pulverizar a amostra. Se não houver equipe especializada, recomenda-se o DTM (meio de teste para dermatófitos), um meio com agentes antibacterianos e fenol vermelho como indicador; dessa maneira, as bactérias são inibidas e, se um dermatófito cresce, ocorre uma viragem de cor de amarelo para vermelho (Figura 2.3B). Incuba-se à temperatura ambiente (24°C a 28°C) e as colônias são observadas em menos de 1 a 2 semanas; a cultura é considerada negativa após 3 e 6 semanas. Dada a negatividade, é conveniente repetir o exame micológico completo.[1,2]

É necessária uma interpretação adequada dos fungos isolados nas amostras micológicas, uma vez que nem todas as leveduras, os mofos ou os dermatófitos são necessariamente patogênicos; eles devem ser isolados em várias ocasiões ou crescer abundantemente em culturas.

Os fungos mais isolados entre os dermatófitos são, principalmente, *Trichophyton rubrum*, *T. mentagrophytes* var *interdigitale*, e são muito raros o *Epidermphyton floccosum, T. mentagrophytes* var *mentagrophytes, T. tonsurans, M. gypseum, T. soudanense, T. violaceum, T. erinacei* e *T. equinum.* Entre leveduras *C. albicans* e *C. parapsilosis* e entre mofos não dermatófitos estão *Scopulariopsis brevicaulis, Fusarium* spp. e *Aspergillus* sp., e os mais raros, *Acremonium* sp., *Neoscytalidium* sp., *Paecilomyces* e *Chaetomium globosum. Onychocola canadiensis* e *Candida ciferri* podem ser encontrados em pacientes com insuficiência vascular periférica e a *Candida glabrata* nos imunossuprimidos, existindo relato de disseminação fatal da infecção por *Fusarium* a partir de onicomicose em um paciente neutropênico.[1]

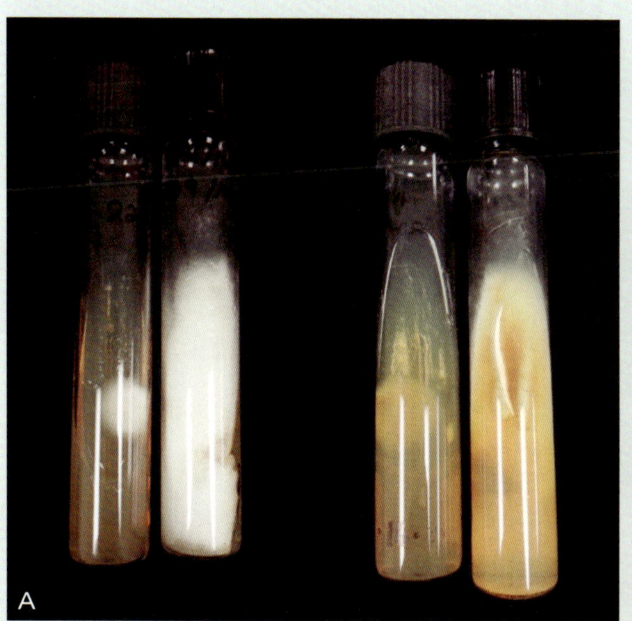

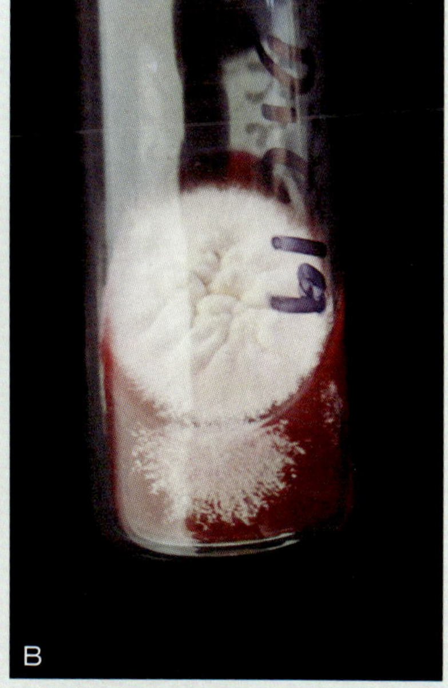

Figura 2.3 **A.** Cultura de *T. rubrum* em ágar de Sabouraud. **B.** Meio de teste de dermatófito, positivo para um dermatófito.

Biópsia

Pode ser realizada diante da negatividade do exame micológico e forte suspeita de onicomicose, sendo também um método mais rápido que a cultura. Esse método também possibilita a diferenciação entre onicomicoses, condições inflamatórias e doenças dermatológicas, como psoríase, líquen plano, alopecia *areata* e eczema. No entanto, na psoríase, o diagnóstico diferencial costuma ser difícil; observa-se paraceratose mais acentuada, abscessos intracórneos subungueais, pústulas espongiformes e depressões com células paraceratósicas (*pittings*); fungos saprofíticos ou colonização secundária também podem ser observados, principalmente em unhas com danos prévios.[8,9]

Uma biópsia com *punch* descartável de 4 mm pode ser realizada ou, preferencialmente, uma biópsia longitudinal e lateral com 2 mm de largura que cubra todo o comprimento da unha, incluindo matriz, prega proximal, leito ungueal e hiponíquio. Na onicomicose, podem ser encontrados microabscessos intracórneos de leucócitos, espongiose, exócitos de leucócitos e linfócitos e, às vezes, pústulas espongiformes e presença de elementos fúngicos em quantidades variáveis.

Na onicomicose subungueal distal e lateral, os filamentos são observados no hiponíquio ou no leito ungueal e apresentam distribuição longitudinal, podendo haver esporos arredondados que correspondem a artrósporos do dermatófito; pode haver papilomatose no leito ungueal e microabscessos intracórneos de neutrófilos, além de espongiose e exocitose; a reação inflamatória é mínima. Na leuconíquia, os fungos comportam-se como saprófitos com hifas "distorcidas", artrósporos, cadeias de esporos, hifas curtas e até órgãos perfurantes; não há reação inflamatória no leito ungueal.[1] Na onicomicose superficial branca, observa-se uma lâmina espessa com elementos fúngicos abundantes e pouca reação inflamatória. Nas formas distróficas totais, a placa ungueal é irregular ou sua estrutura está completamente perdida; quando é causada por *Candida*, podem-se observar esporos, tubos germinativos e exocitose com linfócitos dos núcleos cerebriformes.

A biópsia pode ser um instrumento importante no diagnóstico, detectando o fungo usando corante hematoxilina e eosina (H&E), Gomori-Grocott ou ácido periódico de Schiff (PAS). As estruturas fúngicas são mais bem visualizadas com coloração PAS (90%) e Gomori-Grocott (Figura 2.4).[10,11] Também se recomenda a técnica de KONCPA (*clipping* ungueal tratado com KOH corado com PAS).[12]

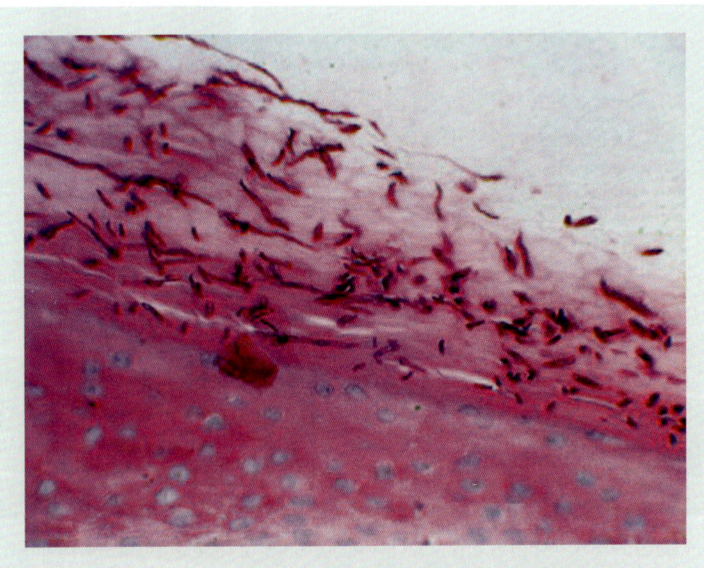

Figura 2.4 Filamentos em histopatologia (PAS 40×).

O exame histológico com coloração de PAS é rápido, simples e confiável na avaliação das onicodistrofias. Em um estudo de insuficiência venosa periférica realizado por nós, mais da metade dos casos (59%) apresentou onicodistrofia e a onicomicose foi a causa mais frequente de alterações nas unhas. O exame histológico da placa ungueal apresentou baixa sensibilidade (62%), mas alta especificidade (100%) na detecção de infecção por parasitas.[8] A biópsia e o PAS são os métodos mais sensíveis para o diagnóstico de onicomicose.

A histomicologia é a observação de cortes histológicos de unha corados com PAS, que documenta a presença de fungos com altos níveis de sensibilidade e especificidade. No entanto, é uma técnica trabalhosa, consome muito tempo e requer experiência, pois não possibilita a identificação de espécies de fungos nem a diferenciação entre hifas vivas ou mortas. É considerado o padrão-ouro que demonstra de maneira absoluta o diagnóstico de onicomicose.[13,14]

São colorações alternativas a Fontana-Masson, hematoxilina-eosina, imunofluorescência e mucicarmim de Mayer.[3]

Biologia molecular

Obtem-se maior sensibilidade na identificação de dermatófitos quando não houve crescimento do fungo em culturas. É possível identificar o agente infeccioso em muitos casos em que resultados negativos de culturas fúngicas foram obtidos, e o exame micológico direto das unhas apresentou elementos fúngicos, como *Fusarium* spp., *Acremonium* spp., *Aspergillus* spp. ou *Scopulariopsis* spp., que foram identificados com certeza como agentes causadores da onicomicose e não como contaminantes transitórios.[2] Uma reação em cadeia da polimerase é uma estratégia baseada no DNA que pode ser usada com iniciadores específicos para identificar dermatófitos, não dermatófitos e *Candida* spp. Um alvo comumente usado é o fragmento genético do rRNA 18S da subunidade ribossômica pequena do fungo, presente em fungos mas não em seres humanos. Na onicomicose, ele foi estudado e demonstrou ser altamente eficiente com uso de análises de sequenciamento ou polimorfismo de comprimento de fragmento de restrição (RFLP) de produtos de PCR amplificados com rDNA 28S, mas também o método de PCR em tempo real é eficaz para detectar e identificar os principais patógenos fúngicos das amostras de onicomicose.[15-19]

Um *kit* comercial de PCR ELISA (Onychodiag®) usando um protocolo semelhante foi lançado no mercado e avaliado para detectar dermatófitos na onicomicose, mas não está mais disponível comercialmente. Os métodos ELISA requerem muitas manipulações em comparação com outros métodos de PCR para serem de real interesse para uso rotineiro.[15] Por outro lado, os *kits* comerciais de PCR estão se tornando mais disponíveis, econômicos e com alta sensibilidade e especificidade no diagnóstico de onicomicose.[20,21]

Outras técnicas para o diagnóstico de onicomicose

Tomografia confocal, microscópica e de coerência óptica são técnicas emergentes para a confirmação de onicomicose. Outras técnicas iniciais para o diagnóstico de onicomicose incluem termografia por infravermelho, citometria de fluxo, imunocromatografia e espectrometria de massa do tempo de ionização por dessorção a *laser* assistida por matriz.[22,23]

A microscopia confocal de refletância utiliza um *laser* de 830 nm para gerar cortes horizontais em diferentes profundidades entre a superfície da placa ungueal e o leito ungueal. As imagens *in vivo* podem então ser usadas para determinar a presença ou ausência de hifas fúngicas. As limitações são o treinamento especializado e o custo.[24,25]

Tomografia de coerência óptica é uma técnica que usa luz de baixa coerência para criar imagens não invasivas de tecidos com profundidade de 1 mm a 2 mm. Uma desvantagem é o alto número de resultados falsos-positivos que não possibilitam a distinção entre elementos fúngicos com bolhas de ar e outros artefatos. Além disso, uma limitação é o alto custo e a habilidade necessária para otimizar seu uso.[26]

CONCLUSÕES

Na onicomicose, os pontos-chave são muito importantes no diagnóstico, porque um teste confirmatório deve ser realizado antes do início do tratamento: a microscopia direta com KOH é obrigatória, é um método rápido e econômico, mas depende de experiência; a cultura fúngica é importante para a confirmação do patógeno fúngico mas, às vezes, a cultura pode ser repetida devido à alta taxa de falsos-negativos; a histopatologia também pode ser usada em alguns casos especiais para confirmação e, atualmente, se disponível, a reação em cadeia da polimerase pode ser usada para identificar o microrganismo infectante; os benefícios devem ser pesados com relação à importância relativa de se obter resultados em um curto espaço de tempo, o preço dos reagentes, equipamentos de biologia molecular e o tempo gasto nas manipulações realizadas nos laboratórios.[3,2,27]

REFERÊNCIAS BIBLIOGRÁFICAS

1. Arenas R, Micología Médica Ilustrada. México. McGraw-Hill. 2019; 69-99.
2. Torres E, Landgrave I, Fernández R, Arenas R. Métodos diagnósticos en onicomicosis. Del KOH a la biología molecular. DCMQ. 2010; 8(1):39-46.
3. Lipner SR, Scher RK. Onychomycosis: Clinical overview and diagnosis. J Am Acad Dermatol. 2019; 80(4):835-51.
4. Bonifaz A, Rios-Yuil JM, Arenas, et al. Comparison of direct microscopy, culture and calcofluor white for the diagnosis of onychomycosis. Rev Iberoam Micol. 2013; 30(2):109-11.
5. Rios Yuil JM, Bonifaz A, Arenas R, et al. Mycological studies of nail samples obtained by curettage vs vertical perforation of the nail plate. JEADV. 2012; 1-2.
6. Sánchez Armendiz K, Fernández Martínez RF, Moreno Morales ME, et al. Sensibilidad y especifidad del examen directo micológico con blanco de calcoflúor para el diagnóstico del onicomicosis. Med Cutan Iber Lat Am. 2013; 41(6):261-6.
7. Weinberg JM, Koestenblatt EK, Tutrone WD, Tishler HR, Najarian L. Comparison of diagnostic methods in the evaluation of onychomycosis. J Am Acad Dermatol. 2003; 49:193-7.
8. Sarti HM, Vega-Memije ME, Barbosa-Garrido J, Díaz-González JM, Arenas R. Hidróxido de potasio, cultivo e histopatología como métodos diagnósticos para onicomicosis. DCMQ. 2011; 9(4):317-8.
9. Wilsmann-Theis D, Sareika F, Bieber T, Schmid-Wendtner MH, Wenzel J. New reasons for histopathological nail-clipping examination in the diagnosis of onychomycosis. J Eur Acad Dermatol Venereol. 2011; 25(2):235-7.
10. Hajar T, Kresh NS. Moreno G, Arenas R, Vega ME. Utilidad de la tinción PAS para el diagnóstico histopatológico. DCMQ. 2013; 11(1):13-8.
11. Mayer E, Izhak OB, Bergman R. Histopathological periodic acid-schiff stains of nail clippings as a second-line diagnostic tool in onychomycosis. Am J Dermatopathol. 2012; 34:270-3.
12. Liu HN, Lee DD, Wong CK. KONCPA: a new method for diagnosing tinea unguium. Dermatology 1993; 187:166-8.
13. Verrier J, Monod M. Diagnosis of dermatophytosis using molecular biology. Mycophatologia. 2017; 182: 193-202.
14. Chang A, Wharton J, Tam S, Kovich O, Kamino H. A modified approach to the histologic diagnosis of onychomycosis. J Am Acad Dermatol. 2007; 57:849-53.
15. Brillowska-Dabrowska A, Nielsen SS, Nielsen HV, Arendrup MC. Optimized 5-hour multiplex PCR test for the detection of tinea unguium: performance in a routine PCR laboratory. Med Mycol. 2010; 48:828-31.
16. Verrier J, Pronina M, Peter C, et al. Identification of infectious agents in onychomycoses by PCR-terminal restriction fragment length polymorphism. J Clin Microbiol. 2012; 50:553-61.

17. Jensen RH, Arendrup MC. Molecular diagnosis of dermatophyte infections. Curr Opin Infect Dis. 2012; 25:126-34.
18. Gupta AK, Mays RR, Versteeg SG, Shear NH, Piguet V. Update on current approaches to diagnosis and treatment of onychomycosis. Expert Rev Anti Infect Ther. 2018; 16(12):929-38.
19. Shimoyama H, Satoh K, Makimura K, Sei Y. Epidemiological survey of onychomycosis pathogens in Japan by real-time PCR. Med Mycol. 2018 Oct 31. doi: 10.1093/mmy/myy096. [Epub ahead of print].
20. Mehlig L, Garve C, Ritschel A, et al. Clinical evaluation of a novel commercial multiplex-based PCR diagnostic test for differential diagnosis of dermatomycoses. Mycoses. 2014; 57:27-34.
21. Petinataud D, Berger S, Ferdynus C, Debourgogne A, Contet-Audonneau N, Machouart M. Optimising the diagnostic strategy for onychomycosis from sample collection to FUNGAL identification evaluation of a diagnostic kit for real-time PCR. Mycoses. 2016; 59:304-11.
22. Gupta AK, Simpson FC. Diagnosing onychomycosis. Clin Dermatol. 2013; 31:540-3.
23. Clark AE, Kaleta EJ, Arora A, Wolk DM. Matrix-assisted laser desorption ionization-time of flight mass spectrometry: a fundamental shift in the routine practice of clinical microbiology. Clin Microbiol Rev. 2013; 26:547-603.
24. Rothmund G, Sattler EC, Kaestle R, et al. Confocal laser scanning microscopy as a new valuable tool in the diagnosis of onychomycosis - comparison of six diagnostic methods. Mycoses. 2013; 56:47-55.
25. Pharaon M, Gari-Toussaint M, Khemis A, et al. Diagnosis and treatment monitoring of toenail onychomycosis by reflectance confocal microscopy: prospective cohort study in 58 patients. J Am Acad Dermatol. 2014; 71:56-61.
26. Hongcharu W, Dwyer P, Gonzalez S, Anderson RR. Confirmation of onychomycosis by *in vivo* confocal microscopy. J Am Acad Dermatol. 2000; 42(2 pt 1):214-6.
27. Weinberg JM, Koestenblatt EK, Tutrone WD, Tishler HR, Najarian L. Comparison of diagnostic methods in the evaluation of onychomycosis. J Am Acad Dermatol. 2003; 49:193-7.

capítulo 3

Dermatoscopia Ungueal (Onicoscopia)

❖ Aurora Alessandrini
❖ Michela Starace

INTRODUÇÃO

A dermatoscopia ungueal (onicoscopia) refere-se ao exame da unidade ungueal utilizando um dermatoscópio e, atualmente, é utilizada rotineiramente na avaliação de distúrbios ungueais como técnica não invasiva.

Na prática diária, é necessária a dermatoscopia a seco para a avaliação da superfície da placa ungueal, enquanto o gel como interface é necessário na avaliação da pigmentação ungueal, onicólise e na margem distal da unha. A onicoscopia é utilizada pelos especialistas em quase todas as doenças das unhas, especialmente para ampliar as alterações específicas em todas as partes visíveis da unidade ungueal, mesmo que a maioria dos sinais já seja evidente a olho nu, como no caso de alterações causadas por líquen plano ungueal ou na presença de traquioníquia. Em contrapartida, em vários distúrbios ungueais, essa técnica pode fornecer informações importantes no esclarecimento da doença e ajudar o médico no diagnóstico diferencial e tratamento.

Discutiremos o papel da onicoscopia nas diferentes doenças ungueais, descrevendo a melhor maneira de realizá-la e onde é diagnóstica.

COMO REALIZAR ONICOSCOPIA

A onicoscopia é útil na análise de doenças nas unhas, com uma visualização aprimorada dos aspectos clínicos nas doenças das unhas e no acompanhamento do resultado do tratamento, principalmente com a possibilidade de observar a nova formação das unhas.

Como nas doenças de pele, a dermatoscopia foi inicialmente utilizada no tratamento de lesões melanocíticas das unhas mas, nos últimos anos, sua utilidade foi estendida para outras doenças das unhas e é usada rotineiramente na prática diária. O conhecimento da técnica e do aspecto normal da unha é muito importante. Outro pressuposto importante antes da dermatoscopia é o conhecimento da patogenia das doenças ungueais, a fim de saber em qual parte da unha em si devemos nos concentrar.

Muitos sinais das unhas podem ser ampliados e combinados com o exame clínico para se chegar ao diagnóstico.

A unha é visível como um todo somente com ampliação de 10× usando um dermatoscópio de mão, mas com um videodermatoscópio pode-se obter maior ampliação (até 70×; além desse valor, a imagem pode ficar muito desfocada), e ser melhorada movendo-se a lente para trás e para a frente e transversalmente.

A observação a seco inicial pode ser seguida pela aplicação de um gel como meio de interface. O paciente submetido ao exame deve, inicialmente, sentar-se confortavelmente com a mão ou o pé a ser examinado em uma superfície plana, pois todo o procedimento pode levar de 15 a 20 minutos.

A doença suspeita leva à escolha do método a ser usado. No caso de alteração da placa ungueal, o método a seco é a opção de escolha, para não cobrir anormalidades superficiais mas, por outro lado, nos casos de alteração de cor, recomenda-se o uso de gel de ultrassom, pois aumenta a visibilidade e possibilita a permanência na placa ungueal e o preenchimento de todas as concavidades. A anatomia do aparelho ungueal torna a dermatoscopia ungueal tecnicamente mais difícil de executar do que na pele, e não tão facilmente interpretada. Isso se deve à convexidade e dureza da placa ungueal, que dificultam o contato completo da lente com a superfície.

Outro aspecto importante a considerar para se obter a melhor visão da unha é a luz, pois muitos instrumentos possuem polarização direta ou indireta. O primeiro é recomendado em caso de alteração de forma, como massa subungueal, ou alteração de superfície, como traquioníquia. Em caso de alteração de cor ou descolamento da placa ungueal, é melhor usar um dermatoscópio de luz polarizada. Geralmente, sugerimos começar sem a luz e depois abrir a luz para ter a imagem e ver todos os detalhes da unidade da unha.

Como mencionado, é necessário um conhecimento moderado da anatomia e das diferentes doenças das unhas para usar o dermatoscópio. A placa ungueal normal com ampliação de 10× apresenta cor rosa-pálido e sua superfície é lisa e brilhante. É aderente ao leito ungueal e com uma borda livre de espessura regular. A prega ungueal proximal normal com ampliação de 10× apresenta cor rosa-pálido e seu epitélio tem superfície lisa. A cutícula é facilmente visível como uma faixa transversal transparente que sela a placa ao epitélio da prega. O leito ungueal é visível profundamente devido à transparência aumentada da placa e apresenta uma cor rosa-pálido. O hiponíquio e a polpa distal podem ser observados colocando a lente sob a margem livre da placa ungueal: o epitélio apresenta cristas digitais. A onicoscopia pode ser realizada em todas as partes visíveis da unidade ungueal; além disso, em conjunto com a dermatoscopia intraoperatória, pode-se observar a matriz ungueal, que é a única parte não visível a olho nu.

ONDE A ONICOSCOPIA É DIAGNÓSTICA (TABELA 3.1)

A questão mais importante é onde a onicoscopia é realmente um método de diagnóstico. Segundo a nossa experiência, é crucial na onicólise e pigmentação das unhas.

Onicólise

A onicólise descreve o descolamento da placa ungueal do leito ungueal. A placa ungueal é transparente e, quando fixada ao leito ungueal, possui uma cor rosa devido à vascularização do leito ungueal. Quando separada do leito ungueal, a placa ungueal fica branca devido à presença de ar por baixo.[1] A cor pode diferir, pois outros pigmentos podem ser depositados sob a placa ungueal, colorindo esse espaço de amarelo, como na onicomicose, de verde devido à piocianina ou vermelho devido à hemossiderina.

O descolamento pode ser determinado por diferentes causas, como evento traumático, psoríase ungueal, onicomicose, presença de massa subungueal e onicoscopia, revelando um tipo específico de onicólise, juntamente com outros sinais onicoscópicos que geralmente possibilitam o diagnóstico diferencial.

Tabela 3.1 Onde a onicoscopia é diagnóstica.

Onicólise
• Onicólise traumática
• Onicólise devido à onicomicose
• Onicólise por psoríase ungueal
• Onicólise idiopática
• Onicólise devido à massa subungueal
Pigmentação das unhas
• Pigmentação não melanocítica
Unhas verdes • Hematomas subungueais
• Onicomicose pigmentada
▪ Pigmentação melanocítica

Onicólise traumática

A onicólise traumática geralmente envolve as unhas dos pés, principalmente em adultos com anormalidades anatômicas dos pés, como hálux rígido. Uma modalidade crônica de início ao longo do tempo é geralmente referida pelo paciente. O descolamento da placa ungueal devido ao trauma parece frequentemente bilateral e simétrico. A linha de descolamento da placa a partir do leito é linear, regular e lisa e circundada por um leito rosa normalmente pálido, sem hiperceratose (Figura 3.1).[2] O espaço subungueal é geralmente esbranquiçado a amarelo, e podem ser observadas gotas ou linhas pretas frequentes correspondentes a hemorragias devido a traumas.

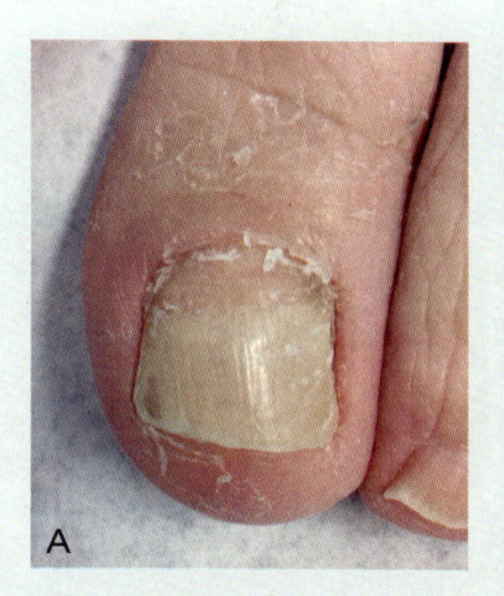

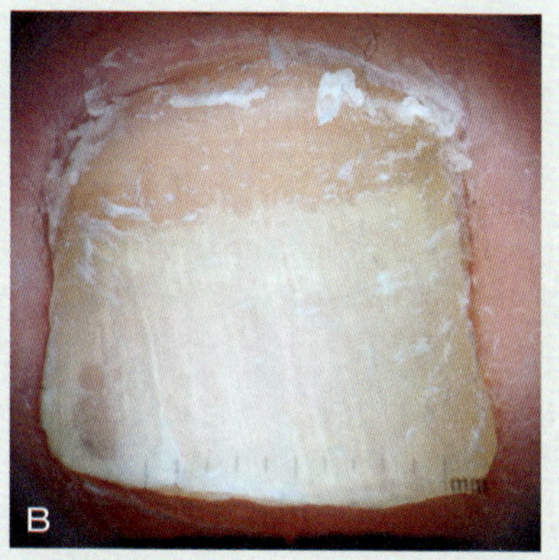

Figura 3.1 Quadro clínico (**A**) e dermatoscópico (**B**) da onicólise traumática: a linha de descolamento é linear e circundada por um leito rosa normalmente pálido, sem hiperceratose.

Onicólise devido à onicomicose

A onicomicose é uma infecção fúngica das unhas que causa alteração de cor, espessamento e descolamento da placa ungueal do leito ungueal. Ocorre em 10% da população em geral, com uma prevalência crescente nas faixas etárias mais altas.[3]

É causada por uma variedade de organismos, mas a maioria dos casos é causada por dermatófitos. O diagnóstico preciso envolve exame físico e microscópico com confirmação da cultura das *espécies* causadoras. De acordo com a literatura, os dermatófitos são as espécies isoladas mais comuns na infecção fúngica das unhas, sendo o *T. rubrum* o dermatófito mais comum nas infecções das unhas dos dedos das mãos e dos pés.[4] Todo tipo de onicomicose pode invadir toda a placa ungueal evoluindo para onicomise total (OT), onde a placa ungueal é difusamente espessa, friável e de cor amarelo-esbranquiçada e é impossível distingui-la de outras doenças, principalmente a psoríase ungueal.

A avaliação histopatológica com coloração de ácido periódico de Schiff também pode ser realizada em casos de onicólise extensa e quando é necessário discriminar colonização de invasão.[5]

Embora a micologia seja necessária para confirmar o diagnóstico, a onicoscopia pode ser utilizada para diferenciar onicomicose de outras doenças causadoras de onicólise, como onicólise traumática ou psoríase ungueal e também como um guia para identificar o melhor local para obter amostras adequadas para o exame micológico.[6]

Existem diferentes tipos de onicomicose em que a dermatoscopia ajuda a diagnosticar achados exclusivos da onicomicose: onicomicose subungueal distal (OSD), onicomicose superficial branca (OSB), onicomicose subungueal proximal (OSP), dermatofitoma, melanoníquia fúngica e onicomicose total (OT).[7,8]

Na OSD, os quatro padrões dermatoscópicos importantes identificados são:

- Borda irregular da margem proximal da área onicolítica, com estruturas pontiagudas (espículas) direcionadas para a prega proximal.
- Estrias longitudinais branco-amareladas na placa ungueal onicolítica.
- Aparência geral da placa ungueal acometida em faixas paralelas de cores diferentes, semelhante à aurora boreal e, de fato, denominada *padrão aurora boreal*.[2]
- "Aspecto de ruína" da hiperceratose subungueal amarela devido ao acúmulo de detritos dérmicos de invasão fúngica, mais bem observado com dermatoscopia frontal (Figura 3.2).[9]

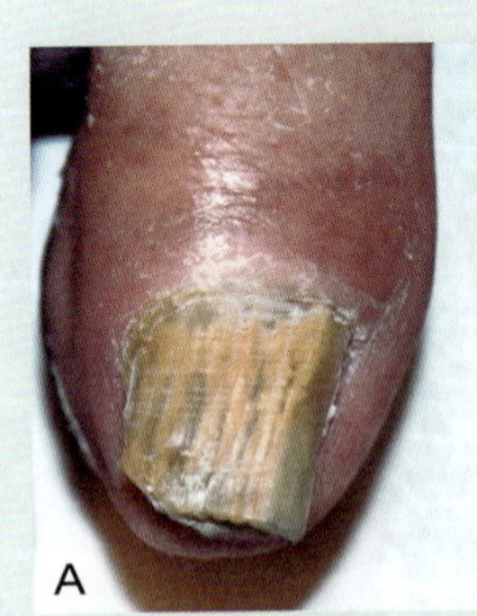

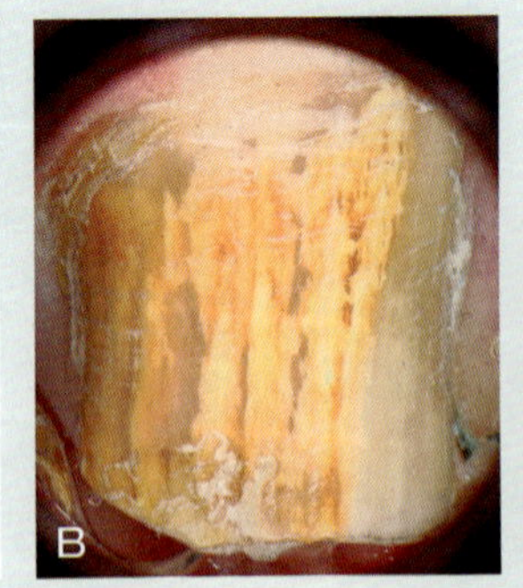

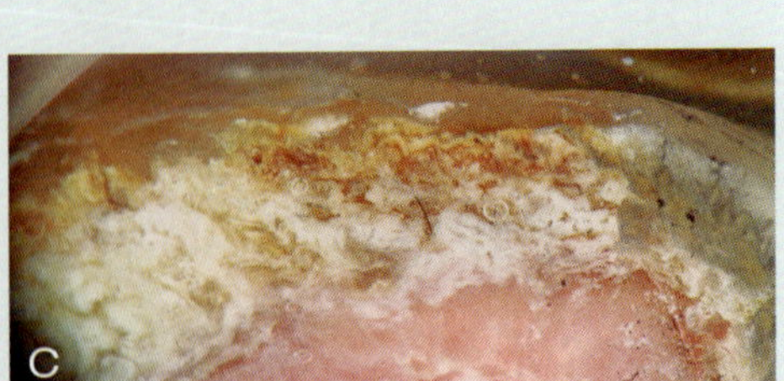

Figura 3.2 Imagem clínica (**A**) e dermatoscópica (**B** e **C**) da onicólise devido à onicomicose subungueal distal: é possível observar a borda irregular da margem proximal da área onicolítica, com "espículas" direcionadas para a prega proximal (**B**); uma aparência geral de bandas paralelas de cores diferentes (**B**) e a "aparência de ruína" da hiperceratose subungueal amarela (**C**).

Como mencionado, outros tipos de onicomicose em que a onicoscopia pode ser útil incluem onicomicose superficial branca (OSB), onicomicose subungueal proximal (OSP), dermatofitoma e onicomicose pigmentada.

Na OSB, os fungos invadem a placa ungueal dorsal, originando formações opacas brancas facilmente removidas.[10]

O padrão dermatoscópico da OSB é uma placa ungueal com várias pequenas manchas brancas opacas e friáveis (Figura 3.3A e B): a dermatoscopia a seco é recomendada porque o uso de um gel para interface induz um desaparecimento parcial da coloração branca que inclui as escamas espalhadas irregularmente na superfície da unha. A onicoscopia ajuda no diagnóstico diferencial da fragilidade superficial das unhas devido ao uso prolongado de esmalte e leuconíquia transversal das unhas dos pés devido ao trauma.

Na OSP, os fungos atingem a parte ventral da placa proximal da unha via prega ungueal proximal, de modo que estão localizados sob a parte proximal da unha. A OSP causada por dermatófitos é muito rara e caracteriza-se por uma área branca sob a placa ungueal proximal, na área da lúnula, mais bem visualizada por um dermatoscópio (Figura 3.3C).

No dermatofitoma, que é um acúmulo subungueal de hifas e escamas, com áreas redondas amarelo-alaranjadas sob a placa ungueal, conectadas distalmente com uma faixa longitudinal de onicólise, a dermatoscopia mostra um acúmulo subungueal irregular com formato arredondado, de coloração amarelo-alaranjando e conectado por um canal estreito e fino à borda distal da placa ungueal (Figura 3.3D).[8]

A onicomicose pigmentada ou a melanoníquia fúngica são causadas pelo *Trichophyton rubrum* var melanoides ou por fungos dematiáceos.[11] A unha aparece preta, pois as escamas subungueais são pigmentadas, como pode se pode analisar facilmente por meio de onicoscopia (Figura 3.3E).[12,13]

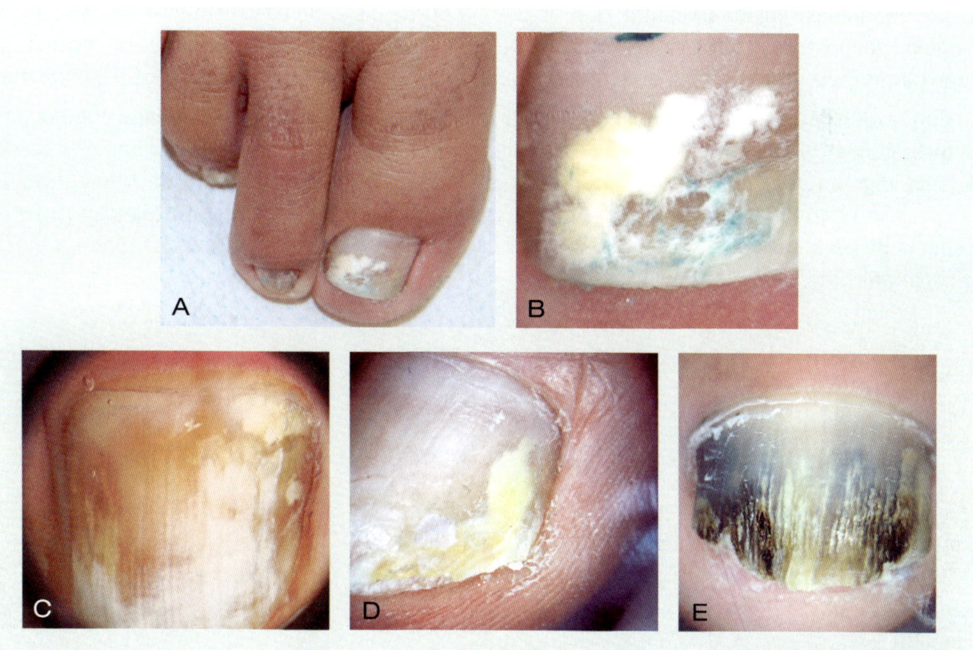

Figura 3.3 **A.** Imagem clínica. **B.** Imagem dermatoscópica da onicomicose superficial branca. **C.** Imagem dermatoscópica da onicomicose subungueal proximal. **D.** Imagem dermatoscópica de um dermatofitoma da unha do pé. **E.** Imagem dermatoscópica da onicomicose pigmentada: a pigmentação preto-amarronzada é visível junto com "espículas" típicas e escamas subungueais.

Quando existe uma pigmentação preta das unhas, o papel da dermatoscopia é crucial. De fato, a dermatoscopia é muito útil para distinguir se a pigmentação é causada por lesões melanocíticas ou não melanocíticas.

A dermatoscopia da melanoníquia fúngica revela uma faixa, geralmente de cor marrom, mas que não cursa longitudinalmente da parte proximal à distal da unha, sem inclusões visíveis de melanina e mostra uma hiperceratose subungueal espessa com escamas amarelas e marrons mais largas nas extremidades distais.

Onicólise por psoríase ungueal

Alterações nas unhas em pacientes com psoríase foram relatadas em aproximadamente 40% delas e, ocasionalmente, a psoríase ungueal pode ser um achado isolado ou a primeira apresentação da doença.[14] As unhas das mãos são mais acometidas que as unhas dos pés. A psoríase ungueal pode envolver a matriz ou o leito e os sinais diferem em conformidade, mas um espectro extremamente amplo de sintomas pode estar presente, que variam em gravidade e tipo.

A dermatoscopia das unhas fornece muitos sinais de diagnóstico, especialmente quando as características clínicas não são típicas. Sugere-se dermatoscopia a seco para visualizar melhor a alteração da superfície da placa ungueal, típica quando a matriz ungueal está envolvida, e dermatoscopia com gel de ultrassom nos casos de psoríase no leito ungueal. A ampliação de 40× a 70× é usada para visualizar melhor as anomalias da placa ungueal e do leito ungueal. Os sinais clínicos típicos da psoríase da matriz ungueal são depressão irregular e anomalias da placa ungueal, como esfacelamento ou traquioníquia. A psoríase do leito ungueal geralmente produz manchas de cor salmão, onicólise e hiperceratose subungueal. Alguns autores afirmaram que a dermatoscopia é a ferramenta mais importante para o diagnóstico em pacientes com psoríase, principalmente nos casos de onicólise isolada.[15]

Mais detalhadamente, a onicólise na psoríase ungueal é caracterizada por uma borda eritematosa, de cor amarela-alaranjada brilhante, que circunda a borda distal do descolamento, cercada por uma margem ligeiramente entalhada com mancha de óleo. É muito típico e, juntamente com outros sinais, como hemorragia em lasca e hiperceratose subungueal, podem definir o diagnóstico (Figura 3.4).

Com a dermatoscopia, é possível observar o acúmulo de escamas sob a placa ungueal, a fim de distinguir a onicomicose, onde as escamas são geralmente amarelas ou pretas nos casos da variante pigmentada, e a margem da parte destilada aparece com aspecto de franja, enquanto na psoríase ungueal as escamas são brancas e estritamente apertadas. Como anteriormente, a ausência de escamas com presença de onicólise é típica da onicólise traumática, onde a margem da parte onicolítica é linear.

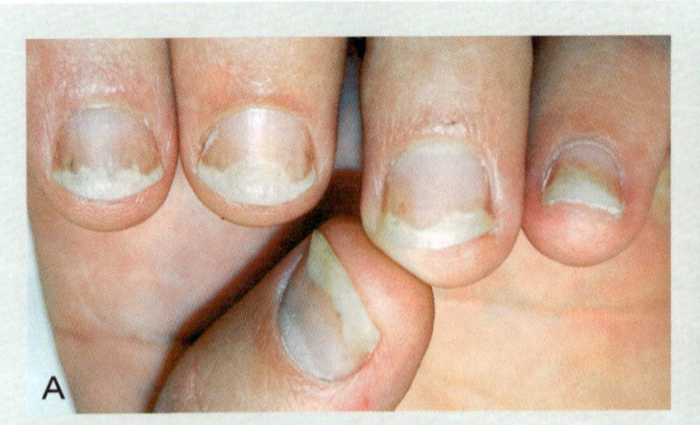

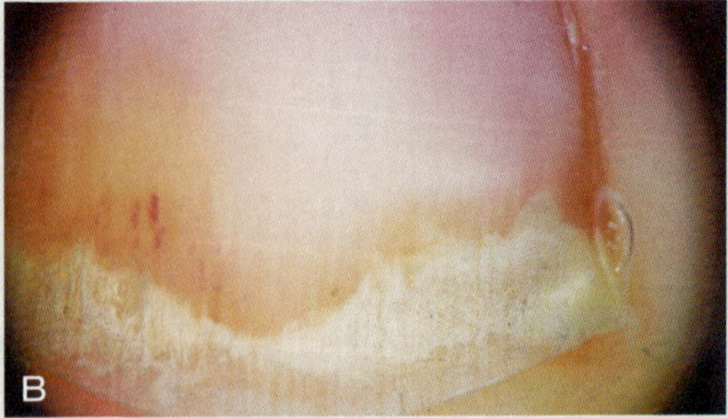

Figura 3.4 Imagem clínica (**A**) e dermatoscópica (**B**) da onicólise devido à psoríase ungueal: a borda eritematosa, de cor amarelo-alaranjado brilhante, circundando a borda distal do descolamento, cercada por uma margem ligeiramente dentada em mancha de óleo, é diagnóstico. Hemorragias em lascas também estão presentes.

Onicólise idiopática

As unhas geralmente são acometidas como resultado da limpeza embaixo da unha com um objeto pontiagudo, maior na mão não dominante. O aspecto é difusamente homogêneo e as pregas ungueais proximais podem ser afetadas com paroníquia. A onicólise aparece com uma borda proximal geralmente reta ou linear e regular, com o aspecto típico do tipo montanha-russa, sem hiperceratose (Figura 3.5).[8]

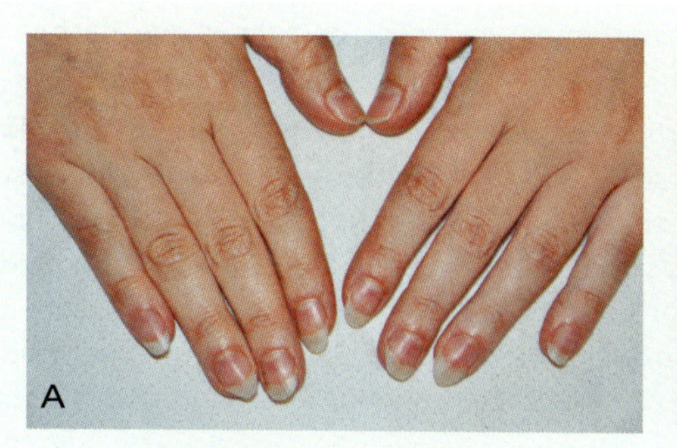

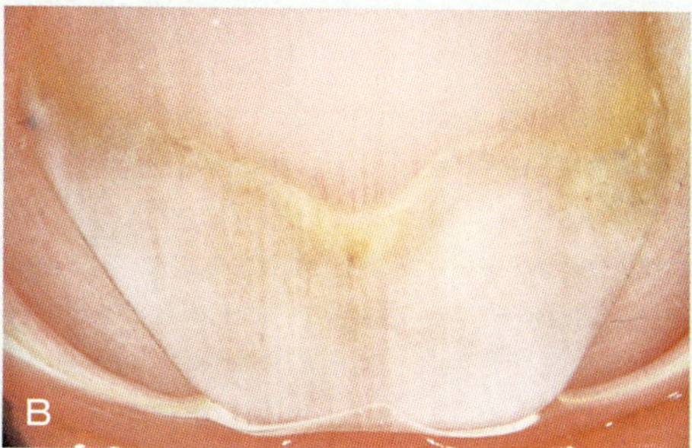

Figura 3.5 Quadro clínico (**A**) e dermatoscópico (**B**) da onicólise idiopática.

Onicólise devido à massa subungueal

A onicólise, devido à presença de massa subungueal, pode afetar qualquer dígito, e geralmente apresenta aspecto irregular, com margem distal volumosa e borda levemente dentada. A cor é branca, rosa ou diferente com base na massa. A onicoscopia é diagnóstica em alguns tumores porque revela a presença da massa subungueal, mas uma confirmação histológica pode ser necessária em algum momento.

Onicopapiloma

Geralmente, um onicopapiloma induz a afinamento da placa ungueal e coloração vermelha envolvendo o comprimento da placa ungueal. Esses diferentes aspectos podem ser observados na dermatoscopia, que revela uma faixa vermelha longitudinal bem definida com hemorragias lascadas, iniciando na lúnula e alcançando a margem distal onde causam uma fissura com uma pápula hiperceratósica filiforme sob o hiponíquio (Figura 3.6).[16] Esses aspectos são diagnósticos com dermatoscopia realizada com gel. Hemorragias em lascas geralmente estão presentes na parte distal da banda, enquanto a massa filiforme é evidente na margem da placa ungueal distal.

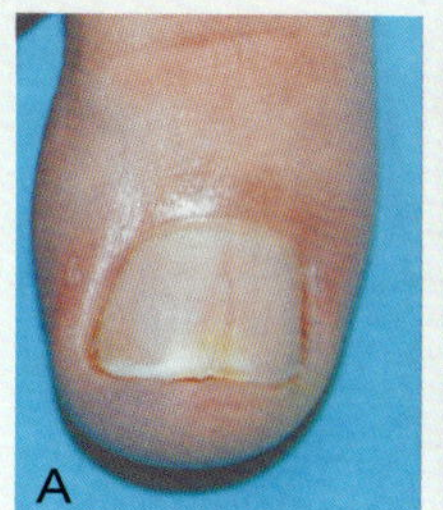

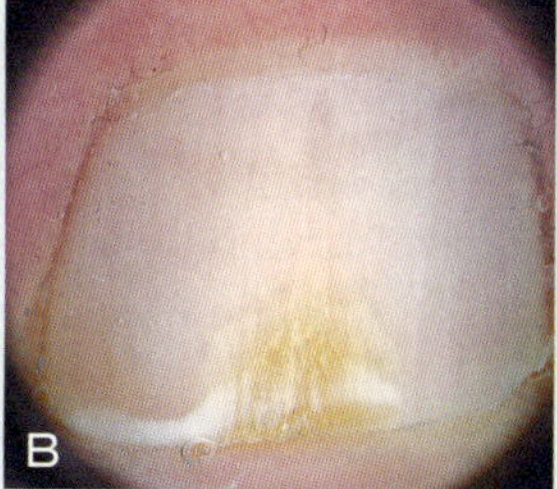

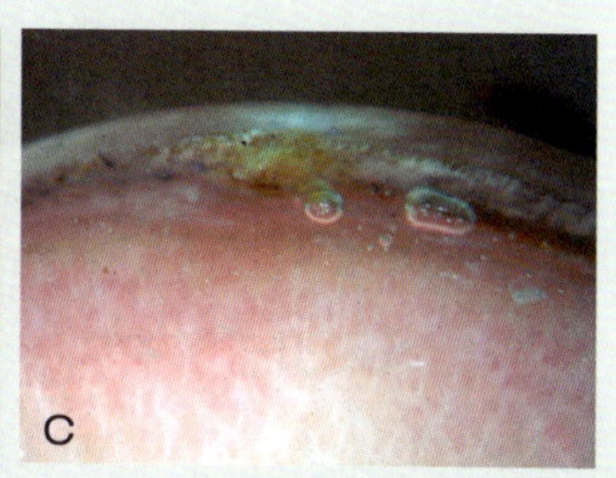

Figura 3.6 **A.** Oncólise clínica. **B** e **C.** Dermatoscópica por onicopapiloma: com dermatoscopia, revela uma faixa vermelha longitudinal que começa na lúnula e atinge a margem distal onde é evidenciada uma fissura com uma pápula hiperceratósica filiforme.

Onicomatricoma

O onicomatricoma é um tumor benigno originário da matriz ungueal. Geralmente, afeta as unhas dos dedos das mãos, induzindo espessamento da placa ungueal, hipercurvatura da placa ungueal e cor amarela-esbranquiçada. A olho nu, a placa ungueal aparece com sulcos longitudinais branco-amarelados e hemorragias em lascas, mais concentradas distalmente. É importante ter uma vista frontal da unha para observar melhor o aspecto característico da placa ungueal que mostra vários orifícios em sua margem livre espessada. Esses orifícios em "favo de mel" correspondem a cavidades longitudinais que contêm as digitações do tumor, que perfuram a placa ungueal.

Esses aspectos clínicos são refletidos na dermatoscopia, mostrando descoloração amarelada (xantoníquia) com estrias longitudinais devido aos túneis das digitações do tumor, orifícios em "favo de mel" na margem livre e hemorragias em lascas (Figura 3.7).[17] Com o onicomatricoma, a dermatoscopia é útil para obter uma visualização aprimorada dos padrões típicos que ajudam no diagnóstico e no diagnóstico diferencial com outras lesões benignas, como verrugas, onicopapiloma ou, mais recentemente, onicomicose.[18] Também pode ser utilizado como método pré-operatório, para selecionar a margem correta da excisão do tumor e evitar as recidivas após a cirurgia.

Um artigo recente resumiu todos os aspectos clínicos e dermatoscópicos do onicomatricoma por meio de uma série de grande porte de pacientes. E se os critérios clínicos não são exclusivos do onicomatricoma, alguns parâmetros dermatoscópicos são observados de maneira clara e frequente. Esses achados são linhas brancas paralelas e uma acentuada demarcação lateral da lesão com bordas laterais da lesão paralela, consideradas "específicas" o suficiente para o onicomatricoma, enquanto pontos escuros e depressão na borda livre da placa ungueal são considerados indicadores para a avaliação pré-operatória.[19]

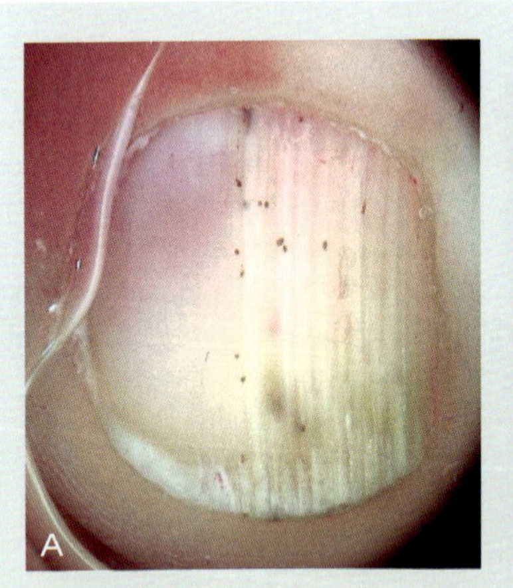

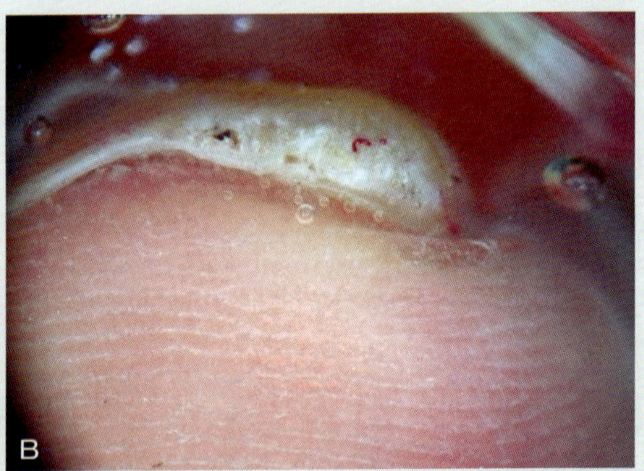

Figura 3.7 Imagem dermatoscópica do onicomatricoma. **A.** Mudança para coloração amarelada (xantoníquia) com estrias longitudinais e hemorragias em lascas. **B.** Orifícios em "favo de mel" na margem livre.

Exostose subungueal

A exostose subungueal é o tumor ungueal mais comum em adultos jovens, é uma proliferação óssea benigna da falange distal que ocorre sob a unha e pode causar onicólise. Recentemente, a onicoscopia foi proposta como uma técnica útil, revelando hiperceratose subungueal com

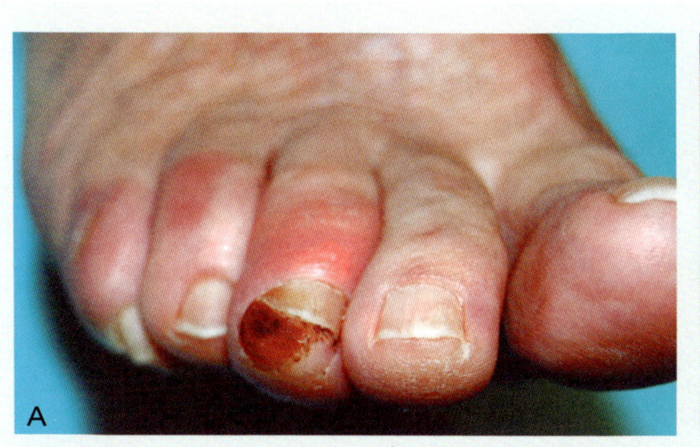

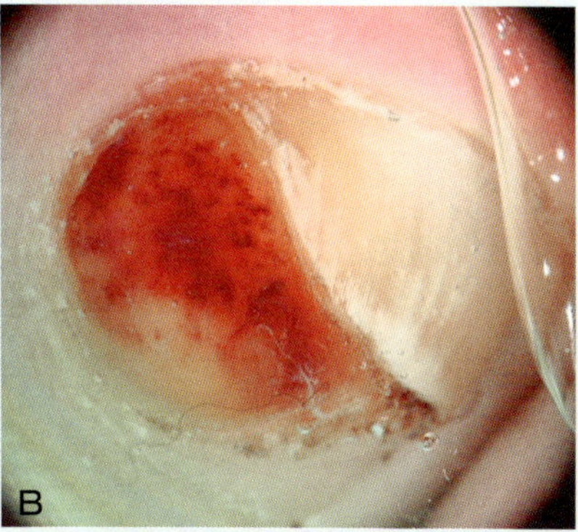

Figura 3.8 **A.** Quadro clínico. **B.** Dermatoscópico da onicólise devido à exostose subungueal, com ectasia vascular.

o achado mais comum de ectasia vascular, provavelmente devido à neoangiogênese associada à massa subungueal (Figura 3.8).[20] A realização de radiografia ainda é necessária para confirmar o diagnóstico.

Pigmentação das unhas

Para o exame das lesões pigmentadas por dermatoscopia ungueal, recomenda-se o gel para observar as alterações de cor, pois aumenta a visibilidade através da placa ungueal. A onicoscopia possibilita, em primeiro lugar, diferenciar a pigmentação melanocítica da não melanocítica. Geralmente, a pigmentação melânica é de cor marrom-preta e reside dentro da placa ungueal, formando uma faixa longitudinal que vai da prega proximal até a borda distal da unha, enquanto a pigmentação exógena inclui diferentes tipos de cor da substância que aderem à placa ungueal ou fica abaixo dela e nem sempre tem aparecimento longitudinal.

Pigmentação não melanocítica

As causas comuns de pigmentação não melanocítica são infecção por *Pseudomonas aeruginosa*, hematoma subungueal e melanoníquia fúngica.[21]

Infecção por *Pseudomonas aeruginosa* (unhas verdes)

A *Pseudomonas aeruginosa* é uma infecção bacteriana do tipo Gram-negativa, que pode colonizar a unha com uma coloração verde ou preta típica, geralmente com onicólise. Acomete pessoas saudáveis cujas mãos estão constantemente expostas à água, sabões e detergentes, ou estão sujeitas a trauma mecânico, principalmente em idosos, induzindo paroníquia crônica proximal e sem sensibilidade e onicólise distolateral. A pigmentação ocorre devido à colonização da bactéria que começa a produzir o pigmento piocianina.[22,23] A cor da pigmentação pode variar de uma pigmentação da unha que vai de verde pálido a verde muito escuro e a preto a olho nu e, por esse motivo, é importante excluí-la da pigmentação melânica, especialmente quando essa coloração surge como um arranjo longitudinal ao longo da parte lateral da placa ungueal.[24] A onicoscopia ajuda a identificar a fonte da pigmentação. Nos casos em que a coloração das unhas está acima da placa ungueal, friável e irregular, a dermatoscopia mostra uma cor verde brilhante que desbota para amarelo. No caso de onicólise, a dermatoscopia possibilita observar a borda da pigmentação subungueal, onde a cor geralmente desbota em verde pálido na margem do descolamento (Figura 3.9).

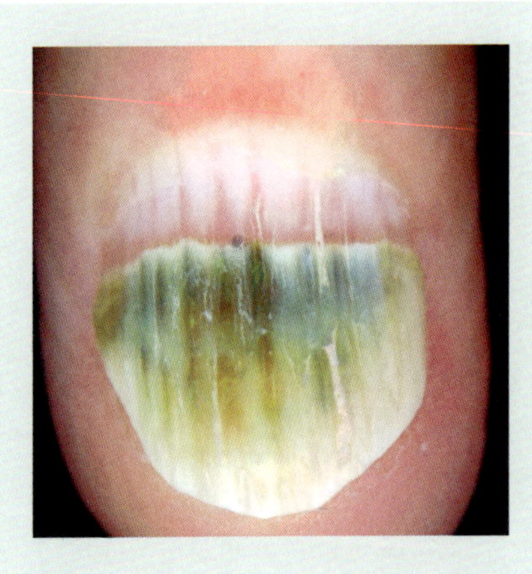

Figura 3.9 Imagem dermatoscópica da onicólise com infecção por *Pseudomonas aeruginosa*.

Hematomas subungueais

Um dos melhores usos da onicoscopia é distinguir o sangue da melanina.[25] A extrusão subungueal de sangue devido ao trauma é muito comum nas unhas dos pés, onde raramente é aguda e mais comumente crônica. Na dermatoscopia, observamos a forma arredondada do hematoma, associada a uma cor homogênea na pigmentação vermelho-amarronzado, com padrão globular e desbotamento periférico da cor com múltiplos glóbulos sanguíneos ou hemorragias em lascas ao redor do hematoma.

A cor do hematoma depende do tempo desde a ocorrência do trauma (Figura 3.10): um hematoma recente é profundo sob a placa e de coloração vermelho-púrpura a preto, com margens irregulares, mas geralmente arredondadas na borda proximal e com a extremidade distal estriada e filamentosa.[26] Um novo termo foi criado como *pseudópode* para se referir à extremidade distal de uma hemorragia na unha.[27] Nos casos de lesões mais antigas, a dermatoscopia observa uma lesão mais superficial na placa ungueal ventral, arredondada, de coloração marrom-avermelhada, geralmente cercada por pequenos glóbulos de cor mais pálida ou pontos de sangue coagulado com desbotamento em torno do centro da lesão.

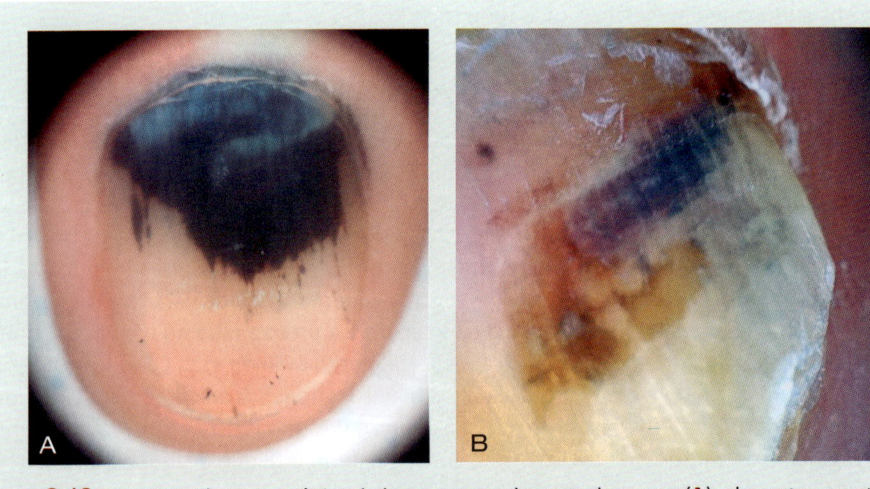

Figura 3.10 Imagem dermatoscópica de hematoma subungueal recente (**A**) e hematoma antigo (**B**).

Melanoníquia fúngica

Ver item Onicólise devido à onicomicose, citado anteriormente.

Pigmentação melanocítica

Se a pigmentação é devida à melanina produzida pelos melanócitos da matriz ungueal, o segundo passo é identificar se a pigmentação é causada por uma ativação ou proliferação dessas células, e se a proliferação é benigna ou maligna. O levantamento da história da melanoníquia, a idade do paciente, o número de unhas acometidas, tudo é importante. A onicoscopia pode ajudar, juntamente com essas informações e, em casos duvidosos, é necessária a patologia para o diagnóstico (ver Capítulo 12 – Melanoníquias Longitudinais).

ONDE A ONICOSCOPIA É MUITO ÚTIL (TABELA 3.2)

Psoríase ungueal

Como mencionado, os sinais clínicos típicos da psoríase da matriz ungueal são depressão irregular e anomalias da placa ungueal, como esfacelamento ou traquioníquia. A psoríase do leito ungueal geralmente produz manchas de cor salmão, onicólise e hiperceratose subungueal, onde a onicoscopia é fundamental. Todos esses sinais podem ser observados por dermatoscopia. Mais detalhadamente, com onicoscopia a seco da placa ungueal pode-se detectar a presença de depressão (*pittings*): as depressões são pequenas depressões pontuais da superfície da placa ungueal que resultam da queratinização defeituosa dos focos das células da matriz ungueal proximal. A formação de depressão é comumente observada nas unhas das mãos de pacientes com psoríase ungueal e naqueles com alopecia *areata*. As depressões pontuais das placas ungueais variam em tamanho e distribuição nas duas doenças. As depressões da psoríase parecem grandes, profundas e com forma, tamanho e distribuição irregulares, e são frequentemente cobertas por escamas grandes, enquanto as depressões da alopecia *areata* são regulares, superficiais e homogeneamente distribuídas ao longo de linhas geométricas ("depressão geométrica") (Figura 3.11).[28]

A dermatoscopia no hiponíquio é muito útil para confirmar o diagnóstico de psoríase em pacientes com onicólise simples ou hiperceratose leve no leito ungueal. Realizada com gel, mostra capilares de distribuição irregular, dilatados, tortuosos, alongados (Figura 3.12).[29] Os capilares são mais bem visualizados em ampliações de 40×, mas também com o dermatoscópio de mão eles

Tabela 3.2 Onde a onicoscopia é muito útil.

Psoríase ungueal
• *Pittings*
• Alterações capilares
• Psoríase pustular
Distúrbios do colágeno
• Esclerose sistêmica
• Dermatomiosite
• Lúpus eritematoso sistêmico

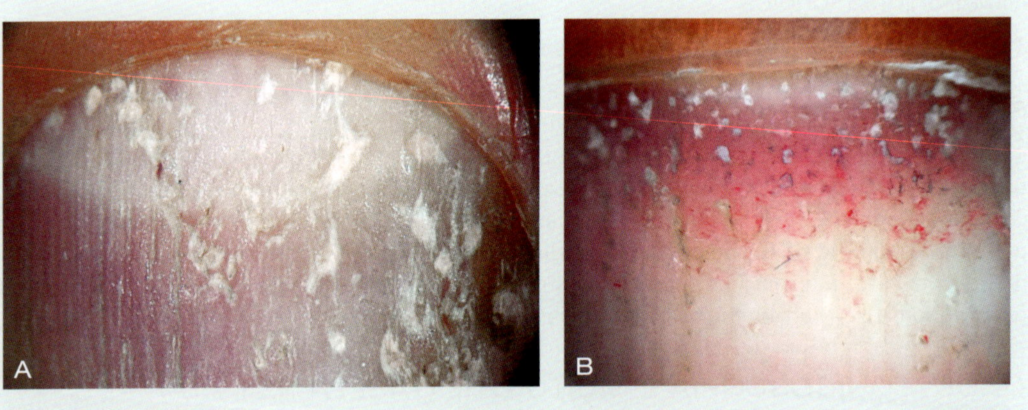

Figura 3.11 **A.** Imagem dermatoscópica de depressão devido à psoríase ungueal. **B.** Depressão de alopecia *areata*.

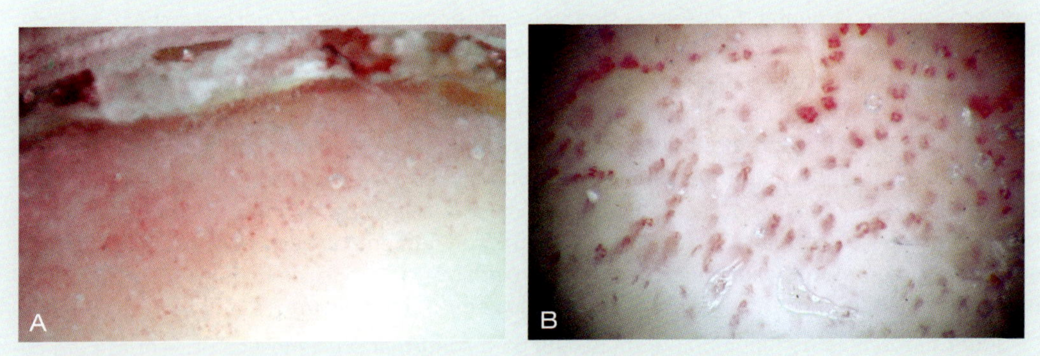

Figura 3.12 **A.** Capilares da psoríase ungueal observados na dermatoscopia. **B.** Capilaroscopia.

aparecem como pontos vermelhos regulares[30] e também podem ser visíveis na prega proximal das unhas em doenças inflamadas muito acentuadas. Com a capilaroscopia, a visualização aumenta. A dermatoscopia das pregas ungueais é útil para avaliar a gravidade da psoríase, pois reflete o grau de alterações microvasculares;[31] além disso, as anormalidades quantitativas e morfológicas são apresentadas nos capilares da prega ungueal proximal, e a densidade capilar está positivamente correlacionada com a gravidade da doença e a resposta ao tratamento.

Além disso, a dermatoscopia do hiponíquio pode ser uma ferramenta de suporte útil para diferenciar a artrite psoriática (APs) inicial sem psoríase da artrite reumatoide inicial (AR). O diagnóstico diferencial dessas duas doenças pode ser bastante difícil, pois ambas podem estar presentes com envolvimento articular simétrico. Na APs, a dermatoscopia mostra vasos pontilhados difusamente distribuídos, vermelhos. Por outro lado, na AR é possível observar três padrões vasculares: vasos irregulares, embaçados, roxos, ou aparência avascularizada ou vasos esparsos, pontilhados e roxos.[32]

Uma variante rara da psoríase ungueal é a psoríase pustular (acrodermatite de Hallopeau), onde a dermatoscopia pode ser útil para uma melhor observação quando as alterações estão localizadas no leito ungueal, principalmente na fase subaguda. São eles: descamação, vasos dilatados, hemorragias, pequenas pústulas não visíveis a olho nu e, às vezes, a possível pigmentação melânica devido à ativação dos melanócitos (Figura 3.13).[33]

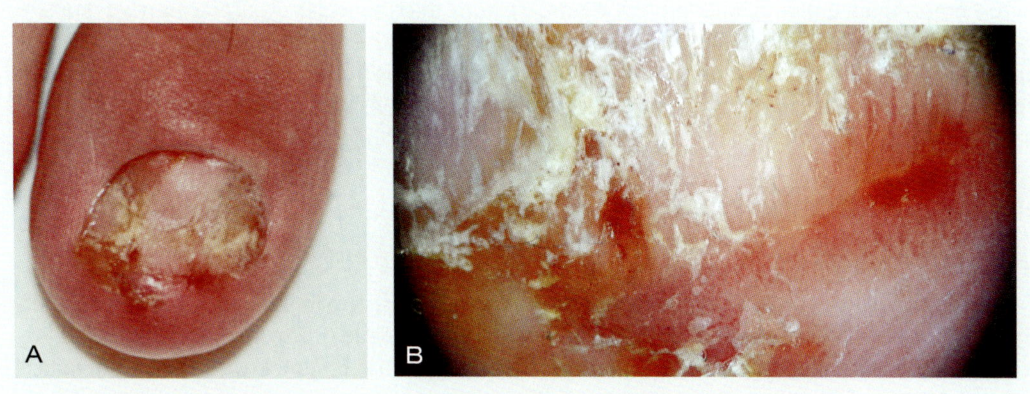

Figura 3.13 **A.** Imagem clínica. **B.** Dermatoscópica da acrodermatite de Hallopeau na unha do pé.

Distúrbios do colágeno

A onicoscopia das pregas ungueais é uma técnica válida usada para estudar pacientes com doenças do tecido conjuntivo (Figura 3.14).[34] A observação dermatoscópica dos capilares das pregas ungueais geralmente é feita no quarto ou no terceiro dedo, evitando o polegar, porque a pele tem uma menor transparência. As alterações capilares, às vezes, podem preceder os sintomas de uma doença do tecido conjuntivo e, com dermatoscopia, também é possível monitorar a resposta à terapia.

Na esclerose sistêmica, existem três padrões diferentes: precoce (número limitado de capilares gigantes, micro-hemorragias raras), ativo (inúmeros capilares gigantes, micro-hemorragias frequentes, redução moderada da densidade capilar) e tardio (perda acentuada de capilares com áreas avascularizadas extensas e evidentes e neoangiogênese ramificada ou espessa).[35] Na dermatomiosite, pode-se observar o padrão de esclerodermia, caracterizado por capilares gigantes,

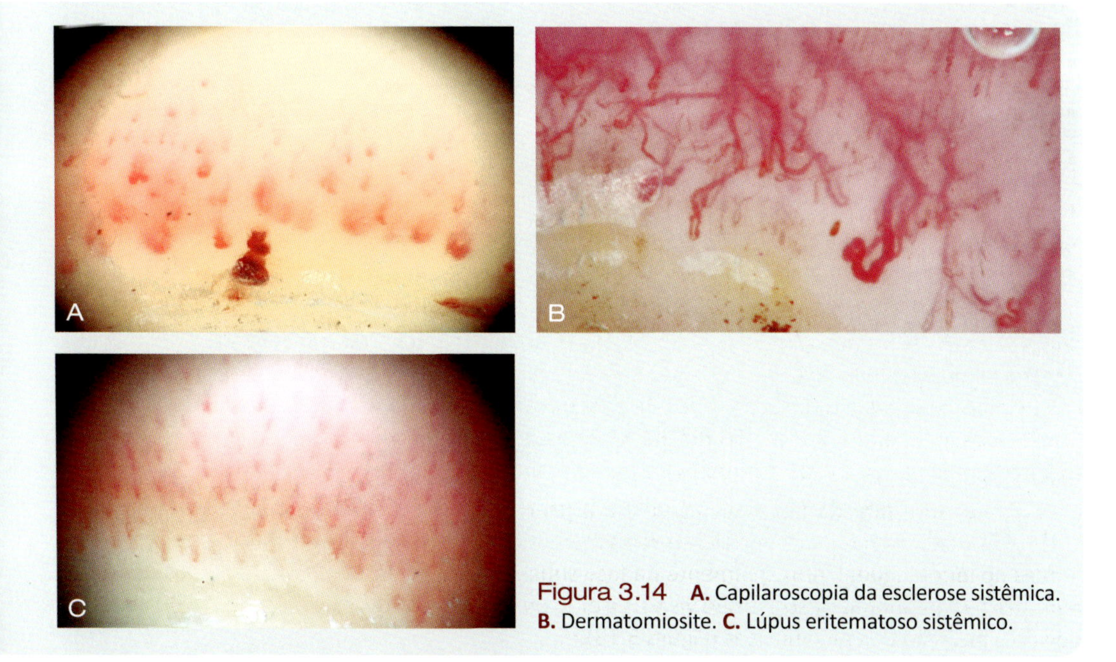

Figura 3.14 **A.** Capilaroscopia da esclerose sistêmica. **B.** Dermatomiosite. **C.** Lúpus eritematoso sistêmico.

micro-hemorragias e alteração completa da arquitetura microvascular. A alteração mais típica é o aspecto tortuoso e arborescente dos capilares.[36] No lúpus eritematoso sistêmico, as alterações capilaroscópicas têm menor especificidade e são caracterizadas por alças tortuosas, às vezes com aspecto serpiginoso, alças esticadas, formato estranho e maior visibilidade do plexo venoso subpapilar, com diâmetro aumentado.[28,37]

ONDE A ONICOSCOPIA É ÚTIL (TABELA 3.3)

Psoríase ungueal

O esfacelamento da placa ungueal é outro sinal de psoríase grave: dermatoscopia a seco da parte proximal da placa ungueal, onde surge para a prega ungueal proximal, mostra as irregularidades da placa ungueal produzidas diretamente pela matriz ungueal, mas não é específico (Figura 3.15 A).

O raro sinal de psoríase ungueal é a lúnula mosqueada, onde a lúnula pode estar irregularmente vermelha como sinal de inflamação (Figura 3.15 B),[38] mas também pode estar presente em outras doenças nas unhas, como líquen plano ou alopecia *areata*. Recomendamos dermatoscopia com gel.

Um sinal menos típico de psoríase ungueal é a presença de várias hemorragias em lascas. Elas surgem como linhas finas e longitudinais que correm na direção do crescimento das unhas. São causadas por trauma capilar e refletem o aspecto dos capilares do leito ungueal, por esse motivo é possível encontrá-las em muitas outras doenças com fragilidade. Pela onicoscopia é possível observar também as manchas salmão, de forma e tamanho irregulares, com uma coloração que vai do vermelho ao laranja.[39]

Tabela 3.3 Onde a onicoscopia é útil.

Psoríase ungueal
• Esfacelamento
• Lúnula mosqueada
• Hemorragias em lascas
• Placas salmão
Líquen plano ungueal
Traquioníquia
Fragilidade ungueal
Leuconíquia traumática
Onicofagia/onicotilomania
Infecção por herpes simples
Verrugas
Granuloma piogênico
Tumor glômico

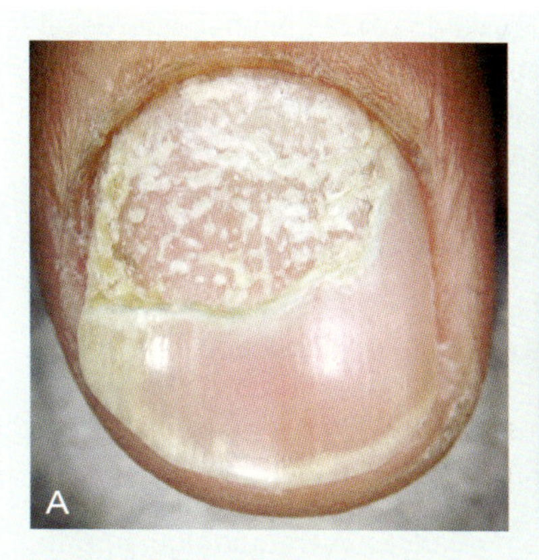

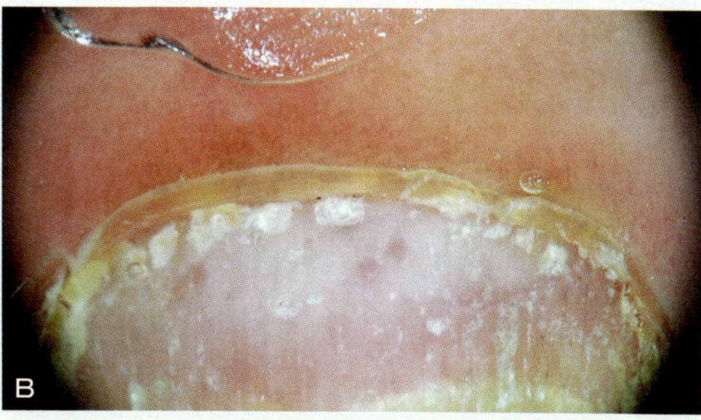

Figura 3.15 **A.** Imagem dermatoscópica de esfacelamento decorrente de psoríase ungueal. **B.** Ampliação dermatoscópica de uma lúnula mosqueada.

Líquen plano

O líquen plano ungueal pode envolver poucas ou muitas unhas. Os sinais clínicos clássicos incluem sulcos longitudinais e fissuras da placa ungueal, com afinamento e divisão distal, mais bem apreciados com dermatoscopia a seco (Figura 3.16). Esses sinais são típicos quando a doença envolve a matriz ungueal e, geralmente, são observados apenas nas unhas.

Ao suspeitar do líquen plano ungueal, recomenda-se uma biópsia da unha para confirmar o diagnóstico para interromper o mais rápido possível uma distrofia permanente, mas a dermatoscopia pode ser usada para complementar os métodos de diagnóstico existentes, mesmo que não seja diagnóstico para o líquen plano ungueal.[40,41]

Nos estágios iniciais da doença, os sinais são representados por depressão e podem evoluir para traquioníquia, e no estágio avançado aparecem como fragmentação lamelar, onicólise e hiperceratose subungueal, principalmente quando a área afetada é o leito ungueal, culminando nos sinais clássicos do líquen da matriz ungueal. Outro sinal típico é o pterígio dorsal, que é

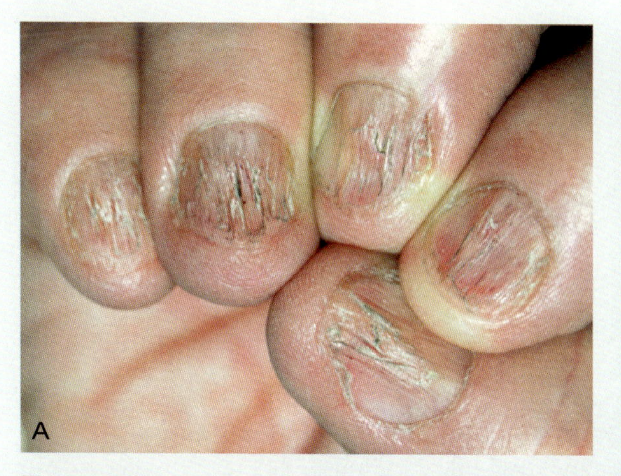

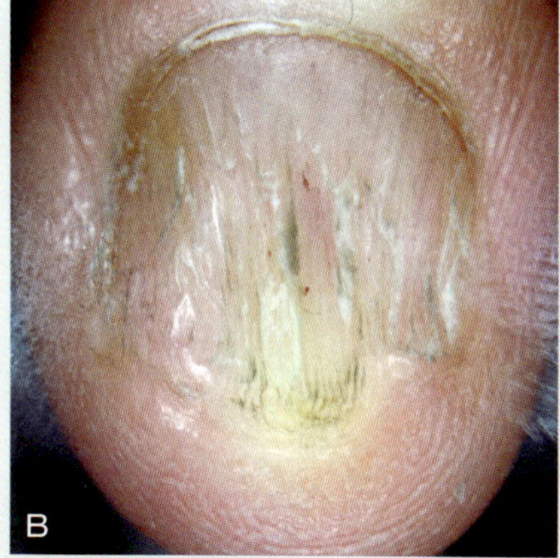

Figura 3.16 **A.** Imagem clínica. **B.** Dermatoscópica do líquen plano ungueal. A onicoscopia a seco possibilita uma melhor visualização da formação de sulco e fissura longitudinal da placa ungueal.

resultado de um dano irreversível da matriz ungueal, com ausência da placa ungueal, aderência da pele dorsal ao leito ungueal e formação de uma extensão em forma de "V" da prega ungueal proximal. Além disso, a traquioníquia pode ser resultado da inflamação da matriz ungueal pelo líquen plano. A apresentação é idêntica a esses tipos de traquioníquia, como alopecia *areata* e psoríase.

A dermatoscopia apenas melhora facilmente a visualização de todos esses sinais.

A observação dermatoscópica da placa ungueal proximal, onde emerge da prega ungueal, possibilita avaliar o curso da doença em pouco tempo, uma vez que mostra a placa ungueal recém-formada.

Traquioníquia

A traquioníquia, ou distrofia de 20 unhas (TND), é uma condição ungueal inflamatória benigna da matriz ungueal proximal, observada especialmente em crianças. A traquioníquia pode ocorrer em qualquer idade, mas é mais frequente em crianças com idade média de surgimento de 2,7 anos (variação de 2 a 7 anos),[42] e é frequentemente associada à alopecia *areata*. O diagnóstico patológico da traquioníquia não é obrigatório, pois a doença geralmente apresenta um desfecho benigno.[43]

Clinicamente, pode ser dividido em dois grupos principais: idiopática e TND associada a outras doenças dermatológicas, como alopecia *areata*, líquen plano, eczema e psoríase. A traquioníquia não é uma doença distinta, mas é apenas o resultado clínico de distúrbios que envolvem a matriz ungueal.[44]

Na ausência de dados anamnésicos ou clínicos que sugiram a doença de base, é impossível detectar o que está causando a traquioníquia sem estudo histopatológico. As unhas acometidas mostram rugosidade difusa com fissuras longitudinais e regulares e, geralmente, são opacas com aparência de lixa, apresentando melhora ao longo do tempo.[42] Na onicoscopia a seco, a placa ungueal mostra estrias longitudinais finas cobertas por escamas finas e afinamento leve, com aspecto opaco na placa ungueal (Figura 3.17). Na variedade "brilhante" de traquioníquia, a unha mostra sulcos superficiais e uma miríade de pequenas cavidades geométricas.[28]

De acordo com Starace *et al.*,[43] a traquioníquia opaca é o tipo mais observado, enquanto a traquioníquia brilhante é menos comum, e a formação de depressão é a característica mais frequentemente observada. A onicoscopia apenas possibilita uma visualização clara desses sinais.

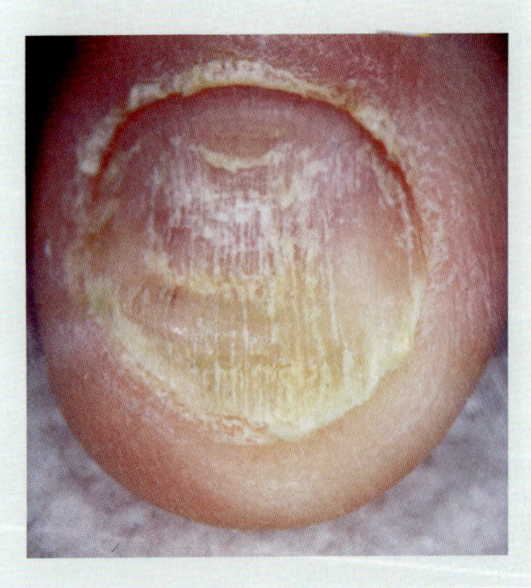

Figura 3.17 Imagem dermatoscópica da traquioníquia.

Fragilidade das unhas

O enfraquecimento da placa ungueal (ou fragilidade ungueal) é uma queixa comum que acomete até 20% da população, especialmente mulheres acima de 50 anos.[45]

Aparece frequentemente nas unhas das mãos e é caracterizada por unhas frágeis e moles com alterações superficiais, que se quebram facilmente. De acordo com fatores causais, duas formas de fragilidade ungueal (FU) foram detectadas: uma forma primária de "síndrome idiopática primária das unhas frágeis" e FU secundária a diferentes causas, como distúrbios inflamatórios das unhas, infecções, doenças sistêmicas e condições gerais, traumas e alterações da hidratação das unhas.

A dermatoscopia a seco é recomendada para observar as alterações na superfície da unha (Figura 3.18).

Existem três tipos diferentes de fragilidade ungueal: a mais comum é a onicosquísia lamelar, em que a dermatoscopia revela uma divisão horizontal de várias camadas da placa distal com bordas irregulares; o segundo tipo é onicorrexe, em que a dermatoscopia mostra a fissura longitudinal da borda distal, diferenciando-se dos tumores ungueais pela presença de onicosquísia lamelar no mesmo ou em outros dígitos; e o último tipo é a granulação de queratina devido ao uso de esmalte por períodos prolongados que, com a dermatoscopia, mostra fissuras finas na placa ungueal e descamação fina e opacidade das manchas brancas friáveis, distinguíveis da onicomicose superficial branca ou leuconíquia traumática. A dermatoscopia da placa ungueal também pode ser usada para monitorar a resposta ao tratamento de pacientes com fragilidade ungueal.[46]

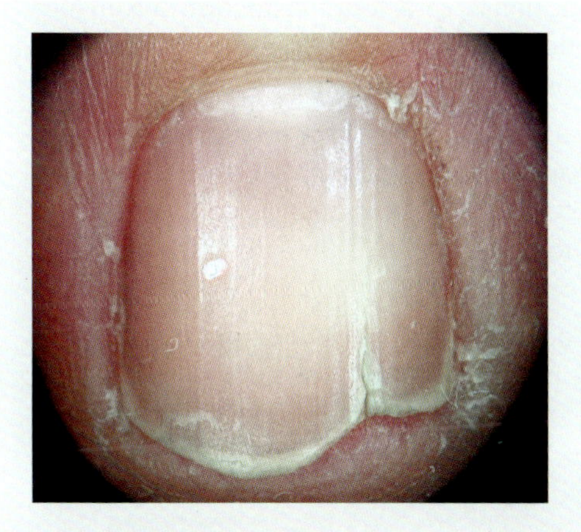

Figura 3.18 Imagem dermatoscópica da fragilidade ungueal com onicorrexe distal.

Leuconíquia traumática

A dermatoscopia promove a observação da leuconíquia e possibilita distinguir a verdadeira leuconíquia (pontuada ou transversal) devido ao trauma, da pseudoleuconíquia como onicopapiloma ou onicomatricoma.[47,48]

A transmissão do trauma para a matriz ungueal distal resulta em queratinização defeituosa periódica com produção de uma ou mais faixas brancas transversais que se movem distalmente com o crescimento da unha.[49]

A onicoscopia mostra um ou mais pontos brancos ou bandas transversais na placa profunda, com uma superfície ungueal normalmente lisa e a descoloração branca típica devido à cor no interior da placa ungueal, facilmente distinguível da onicomicose superficial branca (Figura 3.19). Além disso, o número de pontos ou faixas deve-se a traumas repetidos, e o espaço que os separa da unha normal demonstra a duração e os intervalos entre os eventos traumáticos.

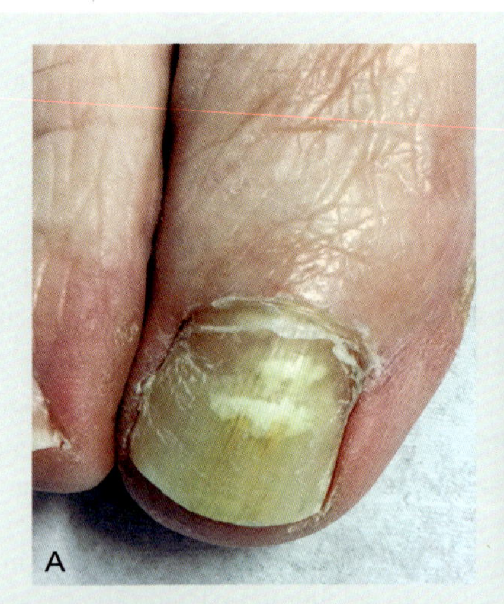

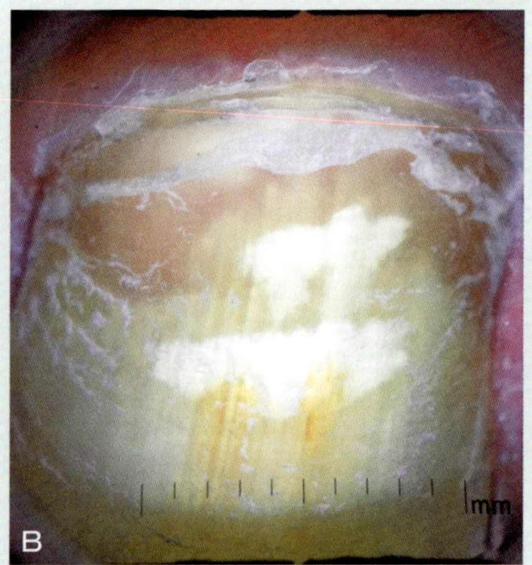

Figura 3.19 **A.** Imagem clínica. **B.** Imagem dermatoscópica da onicólise traumática da unha do pé com leuconíquia transversal.

Onicofagia/onicotilomania

A onicotilomania é um distúrbio autoinduzido contra as unhas, caracterizado por distrofia ungueal e morfologia anormal da placa ungueal, leito ungueal e pele periungueal. Acomete, principalmente, crianças e adolescentes que começam a roer as unhas devido ao estresse, ansiedade ou tédio.

A onicoscopia possibilita observar melhor uma placa ungueal mais curta e irregular, com margem distal irregular e exposição do epitélio do leito ungueal, capilares da prega ungueal proximal dilatados, escamação e crostas, feridas e inflamação difusa das pregas periungueais, associados a hemorragias (Figura 3.20). Uma ou mais faixas de melanoníquia podem estar associadas à ativação melanocítica devido ao trauma da matriz ungueal.

Um estudo recente[50] observou que a ausência da placa ungueal com múltiplas hemorragias do leito ungueal obliquamente orientadas, pigmentação cinza do leito ungueal e presença de linhas onduladas são achados típicos de onicotilomania e não observados em outra doença ungueal.

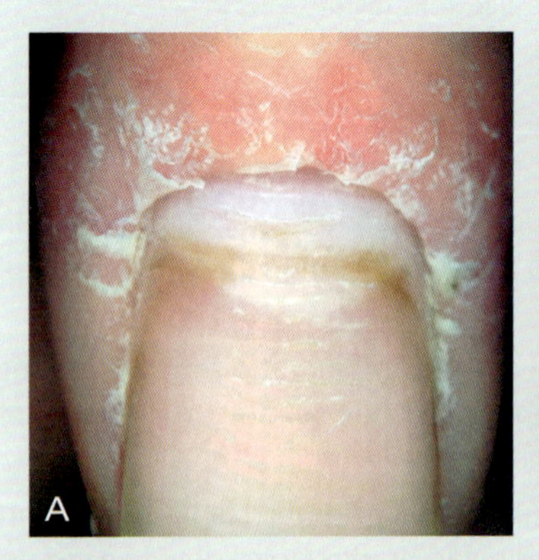

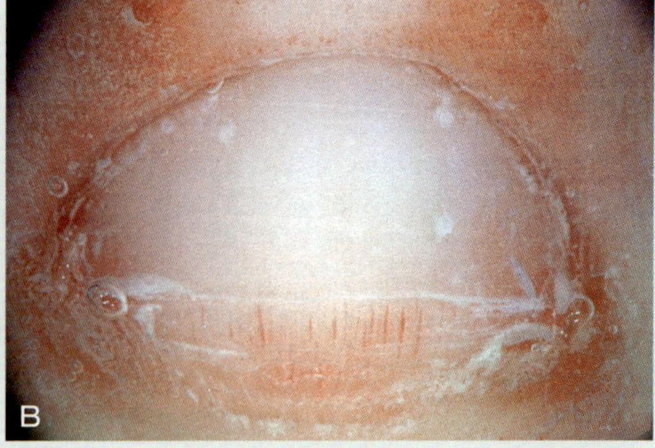

Figura 3.20 **A.** Imagem dermatoscópica da onicofagia: a onicoscopia mostra alterações das placas ungueais, descamação e inflamação difusa das pregas periungueais. **B.** Placa ungueal mais curta e irregular, com margem distal irregular e exposição do epitélio do leito ungueal.

Infecção por herpes simples

A infecção por herpes simples é caracterizada por vesículas agrupadas na prega ungueal lateral. A onicoscopia revela facilmente as vesículas no lado da unha e na pele sobre a articulação do dígito, melhorando a visualização de pequenas vesículas que são difíceis de serem observadas a olho nu.

O diagnóstico é confirmado por esfregaço de Tzank ou cultura viral.

Verrugas

O diagnóstico de verrugas é clínico com as massas periungueais típicas, com superfície rugosa e onicólise causada pela massa queratósica subungueal, mas a dermatoscopia ungueal é muito útil para detectar as verrugas periungueais subclínicas que são pequenas demais para serem observadas a olho nu.

Sugerimos a realização de uma dermatoscopia a seco que mostre uma área hiperceratósica e rugosa bem demarcada, com micropápulas regulares e um colarinho, e pequenos pontos pretos que se agrupam com vasos sanguíneos devido a capilares dilatados da derme papilar. Pequenas verrugas das pregas ungueais, que clinicamente aparecem como pápulas escamosas, na dermatoscopia aparecem primeiramente como onicólise difusa ou linear, e espessamento linear da pele com hemorragia em lascas e secundariamente como leito ungueal hiperceratósico.[51]

Sugerimos biopsiar as verrugas refratárias para descartar um carcinoma verrucoso do leito ungueal,[52] que pode ser muito semelhante (Figura 3.21).

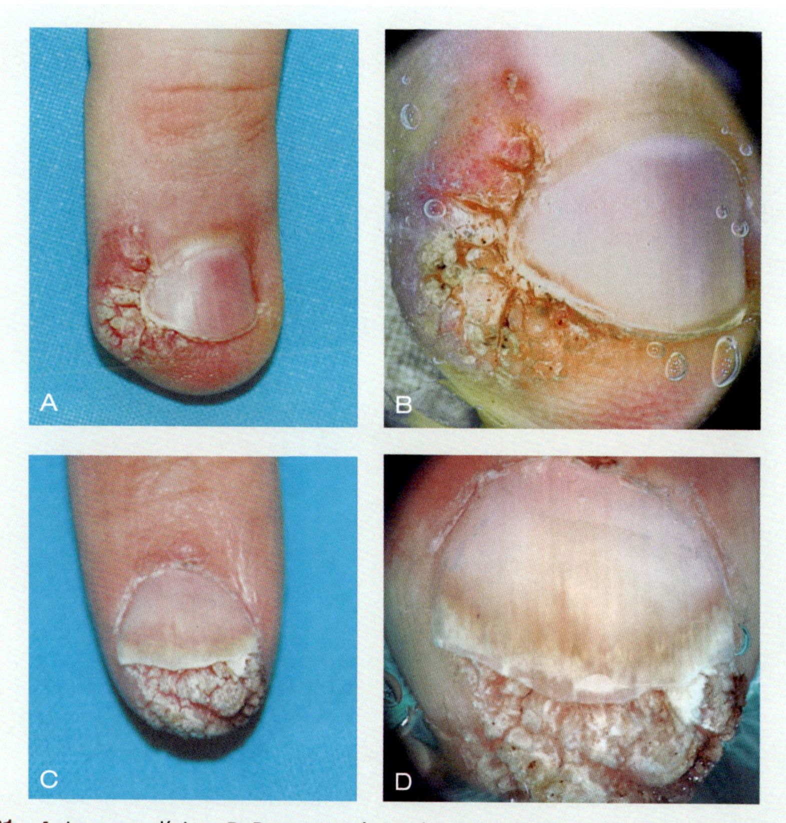

Figura 3.21 **A.** Imagem clínica. **B.** Dermatoscópica de uma verruga. **C.** Imagem clínica. **D.** Dermatoscópica – carcinoma espinocelular. Onicoscopia é muito semelhante.

Granulomas piogênicos

O granuloma piogênico (GP) é um tumor vascular adquirido benigno, com rápido crescimento, que frequentemente acomete os tecidos periungueais e o leito ungueal, ulcerando e sangrando. Granulomas piogênicos são comumente causados por danos traumáticos e unhas encravadas dos pés, induzidos por drogas, secundário a lesões de nervos periféricos e doenças inflamatórias.[53]

Quando o GP acomete apenas um dígito, é necessário descartar tumor maligno.

A onicoscopia não possibilita a compreensão da causa da lesão e apenas indica a idade da lesão. O aspecto dermatoscópico mais importante é o padrão vascular, caracterizado por uma coloração vermelha com véu vermelho-leitoso e padrões regulares dos vasos. Com base na ampliação e no clareamento, todos os vasos aparecem como pontos com baixa ampliação e como linhas regulares com aumento maior. A cor é vermelha, mais escura no centro da lesão e mais pálida na periferia.

Granulomas piogênicos agudos são, frequentemente, ulcerados ou erodidos com predomínio do componente vascular. A cor é vermelho-claro e é visualizada como vasos pontilhados, enquanto tumores mais crônicos apresentam um colarinho facilmente visível e partes opacas esbranquiçadas. Áreas necróticas, de cor marrom, podem estar presentes. Infelizmente, não existem características dermatoscópicas que possibilitam distinguir com segurança se um nódulo erodido subungueal é decorrente de um granuloma piogênico ou de um tumor ungueal maligno, como carcinoma espinocelular e melanoma amelanótico (Figura 3.22). O exame histopatológico é necessário.

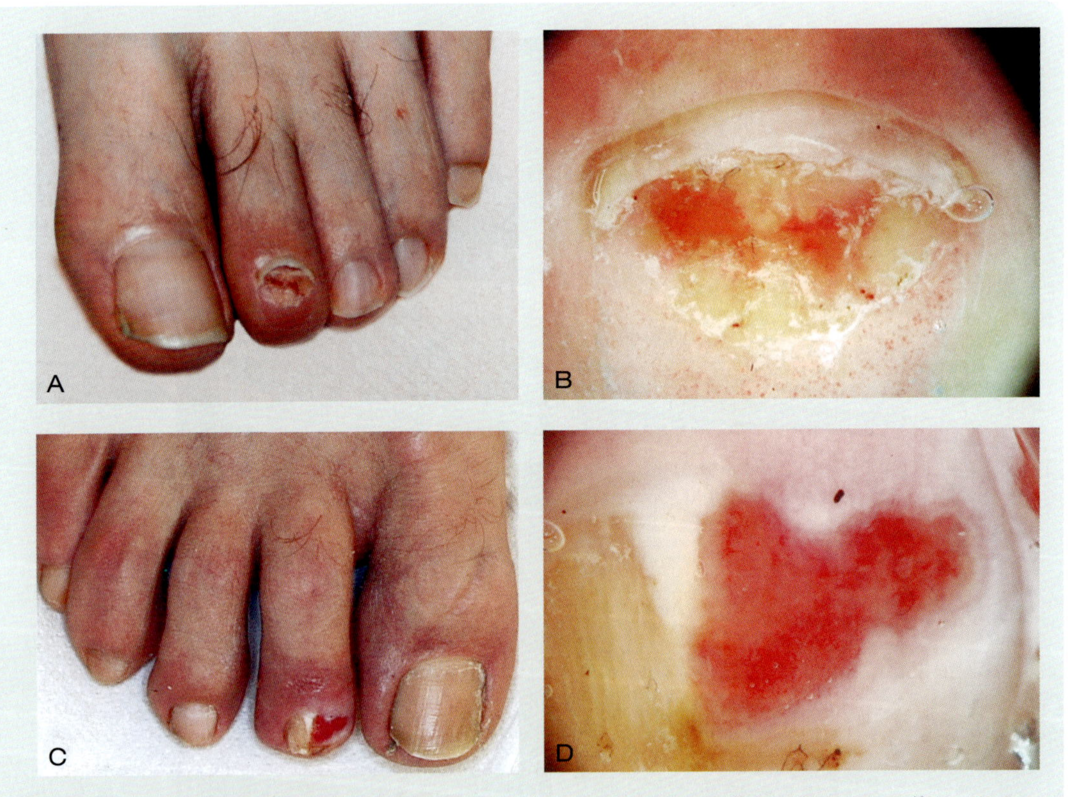

Figura 3.22 **A.** Imagem clínica. **B.** Dermatoscópica – granuloma piogênico. **C.** Imagem clínica. **D.** Dermatoscópica – carcinoma espinocelular. A onicoscopia não é suficiente para o diagnóstico e a patologia é necessária.

Tumor glômico

O tumor glômico é um tumor benigno subungueal incomum, geralmente encontrado em mulheres de meia idade nos dedos longos. O exame clínico pode não ser suficiente para identificar o tumor, especialmente quando pequeno ou sem deformidade visível. Na verdade, frequentemente os sintomas (dor espontânea, dor no frio e dor na pressão) são mais importantes do que os achados clínicos que podem ser bastante sutis.

A onicoscopia pode proporcionar uma melhor visualização da unha. Durante o exame dermatoscópico, não é incomum que o paciente sinta dor, especialmente se for aplicada muita pressão no local do tumor. Este é um sinal altamente sugestivo para tumor glômico. A placa ungueal aparece normal com uma marcação eritematosa sugestiva de anormalidade vascular (Figura 3.23). Com a dermatoscopia, o tumor aparece como uma massa subungueal roxa-avermelhada profunda ou, às vezes, presente como eritroníquia longitudinal, mas geralmente não atinge a margem distal, especialmente em pequenas massas.[54] A intensidade do vermelho contrasta com o rosa-pálido do leito ungueal ou a cor branca da lúnula.[55]

Nos casos de massa maior, a onicólise pode estar associada ao afinamento e fissura da placa ungueal devido à compressão da matriz. Esses sinais são devidos a um aumento elevado do suprimento sanguíneo visível que cria um padrão vascular local e exerce pressão sobre a matriz, explicada por uma redução na função da matriz e consequente afinamento da placa ungueal. Além disso, a dermatoscopia pode indicar o local do tumor, porque quanto mais distal estiver o tumor no leito ungueal, mais difusa é a eritroníquia e menos pronunciada é a integridade da placa ungueal. A ressonância magnética é necessária para um estudo preciso da lesão e das estruturas adjacentes, e a patologia é necessária para o diagnóstico.[56]

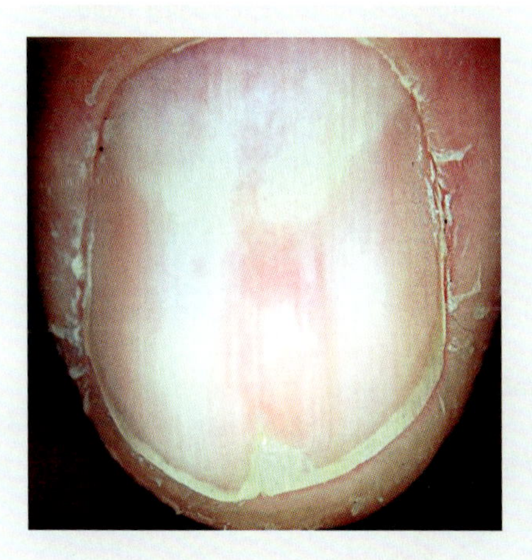

Figura 3.23 Imagem dermatoscópica – tumor glômico: a placa ungueal parece normal com uma marcação eritematosa sugestiva de massa subungueal.

CONCLUSÃO

Todas as doenças ungueais podem ser observadas na onicoscopia, mas em algumas condições essa técnica não é usada apenas para ampliar os sintomas, mas também para fazer o diagnóstico. Em particular, a onicólise é determinada por diferentes causas e uma melhor visualização da borda onicolítica pode ser diagnóstica. No caso de pigmentação das unhas, a onicoscopia é essencial para distinguir o tipo e a natureza da pigmentação em si. Em muitas outras condições, pode adicionar informações importantes pela presença de sinais dermatoscópicos. Em nossa opinião, atualmente a onicoscopia deve ser utilizada rotineiramente na presença de alterações ungueais, como método adjuvante da anamnese e do exame clínico, seguidos de outros exames e patologias, se necessário.

REFERÊNCIAS BIBLIOGRÁFICAS

1. Daniel CR, Iorizzo M, Piraccini BM, et al. Simple onycholysis. Cutis. 2011; 87(5):226-8.
2. Piraccini BM, Balestri R, Starace M, et al. Nail digital dermoscopy (onychoscopy) in the diagnosis of onychomycosis. J Eur Acad Dermatol Venereol. 2013; 27(4): 509-13.
3. Westerberg DP, Voyack MJ. Onychomycosis: Current trends in diagnosis and treatment. Am Fam Physician. 2013; 88(11):762-70.
4. Totri CR, Feldstein S, Admani S, et al. Epidemiologic analysis of onychomycosis in the San Diego pediatric population. Pediatric Dermatology. 2017; 34:46-9.
5. Velásquez Agudelo V, de Bedout Gómez C, Cardona Arias JA, Cano Restrepo LE. Evaluation of the usefulness of nail biopsy in the diagnosis of onychomycosis. Rev Iberoam Micol. 2019 Apr-Jun; 36(2):72-8.
6. Bet DL, Reis AL, Di Chiacchio N, et al. Dermoscopy and onychomycosis: guide nail abrasion for mycological samples. An Bras Dermatol. 2015; 90(6):904-6.
7. Elewski BE, Rich P, Tosti A, et al. Onychomycosis: an overview. J Drugs Dermatol. 2013; 12(7): s96-s103.
8. Piraccini BM, Alessandrini A, Starace M. Onychoscopy: dermoscopy of the nails. Dermatol Clin. 2018 Oct; 36(4):431-8.
9. De Crignis G, Valgas N, Rezende P, et al. Dermatoscopy of onychomycosis. Int J Dermatol. 2014; 53(2):e97-e99.
10. Piraccini BM, Tosti A. White superficial onychomycosis: epidemiological, clinical and pathological study of 79 patients. Arch Dermatol. 2004; 140(6):696-701.
11. Finch J, Arenas R, Baran R. Fungal melanonychia. J Am Acad Dermatol. 2012 May; 66(5):830-41.
12. Kilinc Karaarslan I, Acar A, Aytimur D, Akalin T, Ozdemir F. Dermoscopic features in fungal melanonychia. Clin Exp Dermatol. 2015 Apr; 40(3):271-8.
13. Ohn J, Choe YS, Park J, Mun JH. Dermoscopic patterns of fungal melanonychia: A comparative study with other causes of melanonychia. J Am Acad Dermatol. 2017 Mar; 76(3):488-93.e2.
14. Wanniang N, Navya A, Pai V, Ghodge R. Comparative Study of Clinical and Dermoscopic Features in Nail Psoriasis. Indian Dermatol Online J. 2020 Jan; 11(1):35-40.
15. Tosti A, Piraccini BM, de Farias D. Nail diseases. Dermoscopy in clinical practice: beyond pigmented lesions. London: Informa Healthcare, 2010.
16. Tosti A, Schneider SL, Ramirez-Quizon MN, et al. Clinical, dermoscopic and pathologic features of onychopapilloma: a review of 47 cases. J Am Acad Dermatol. 2016; 74(3): 521-6.
17. Joo HJ, Kim Mr, Cho BK, et al. Onychomatricoma: a rare tumor of nail matrix. Ann Dermatol 2016; 28(2):237-41.
18. Kallis P, Tosti A. Onychomycosis and onychomatricoma. Skin Appendage Disord. 2016 May; 1(4):209-12.
19. Lesort C, Debarbieux S, Duru G, et al. Dermoscopic features of onychomatricoma: a study of 34 cases Dermatology. 2015; 231:177-83.
20. Piccolo V, Argenziano G, Alessandrini AM, Russo T, Starace M, Piraccini BM. Dermoscopy of Subungual Exostosis: A retrospective study of 10 patients. Dermatology. 2017; 233(1):80-5.
21. Starace M, Alessandrini A, Brandi N, Piraccini BM. Use of nail dermoscopy in the management of melanonychia: review. Dermatol Pract Concept. 2019 Jan; 9(1):38-43.
22. Maes M, Richert B, de la Brassinne M. Green nail syndrome or chloronychia. Rev Med Liege. 2002; 57:233-5.
23. Chiriac A, Brzezinski P, Foia L, et al. Chloronychia: green nail syndrome caused by *Pseudomonas aeruginosa* in elderly persons. Clin Interv Aging. 2015; 14(10):265-7.
24. Leung LK, harding J. A chemical mixer with dark-green nails. BMJ Case Rep. 2015; 3.
25. Ronger S, Touzet S, Ligeron C, et al. Dermoscopic examination of nail pigmentation. Arch Dermatol 2002; 138:1327-33.

26. Lencastre A, Lamas A, Sà D, et al. Onychoscopy. Clin Dermatol. 2013; 31(5):587-93.
27. Haas N, Henz BM. Pitfall in pigmentation: pseudopods in the nail plate. Dermatol Surg. 2002; 28(10): 966-7.
28. Alessandrini A, Starace M, Piraccini BM. Dermoscopy in the evaluation of nail disorders. Skin Appendage Disord. 2017 May; 3(2):70-82.
29. Iorizzo M, Dahdah M, Vincenzi C, et al. Videodermoscopy of the hyponychium in nail bed psoriasis. J Am Acad Dermatol. 2008; 58(4):714-5.
30. Grover C, Jakhar D. Onychoscopy: A practical guide. Indian J Dermatol Venereol Leprol. 2017; 83(5):536-49.
31. Ohtsuka T, Yamakage A, Miyachi Y. Statistical definition of nail fold capillary pattern in patients with psoriasis. Int J Dermatol. 1994; 33(11):779-82.
32. Errichetti E, Zabotti A, Stinco G, et al. Dermoscopy of nail fold and elbow in the differential diagnosis of early psoriatic arthritis sine psoriasis and early rheumatoid arthritis. Journal of Dermatology. 2016; 43:1217-20.
33. Piraccini BM, Dika E, Fanti PA. Nail disorders: practical tips for diagnosis and treatment. Dermatol Clin. 2015; 33:185-95.
34. Hasegawa M. Dermoscopy findings of nail fold capillaries in connective tissue disease. J Dermatol. 2011; 38(1):66-70.
35. Pizzorni C, Sulli A, Smith V, Lladò A, Paolino S, Cutolo M, Ruaro B. Capillaroscopy in 2016: new perspective in systemic sclerosis. Acta Rheumatol Port. 2016; 41:8-14.
36. Shenavandeh S, Nezhad MZ. Association of nail fold capillary changes with disease activity, clinical and laboratory findings in patients with dermatomyositis. Med J Islam Repub Iran. 2015; 29:233.
37. Lambova SN, Müller-Ladner U. Capillaroscopic pattern in systemic lupus erythematosus and undifferentiated connective tissue disease: what we still have to learn? Rheumatol Int. 2013; 33:689-95.
38. Shelley WB. The spotted lunula. A neglected nail sign associated with alopecia *areata*. J Am Acad Dermatol. 1980 May; 2(5):385-7.
39. de Farias D, Tosti A, Di Chiacchio N, et al. Dermoscopy of nail psoriasis. An Bras Dermatol. 2010; 85(1):101-3.
40. Nakamura R, Broce AAA, Palencia DPC, et al. Dermatoscopy of nail lichen planus. International Journal of Dermatology. 2013; 52:684-7.
41. Friedman P, Sabban EC, Marcucci C, et al. Dermoscopic findings in different clinical variants of lichen planus. Is dermoscopy useful? Dermatol Pract Concept. 2015; 5(4):51-5.
42. Kumar MG, Phil M, Cilibert H, et al. Long-term follow up of pediatric trachyonychia. Pediatric Dermatology. 2015; 32:198-200.
43. Starace M, Alessandrini A, Bruni F, Piraccini BM. Trachyonychia: a retrospective study of 122 patients in a period of 30 years. J Eur Acad Dermatol Venereol, 2020 Jan.
44. Piraccini BM, Starace M. Nail disorders in infant and children. Dermatology. 2014; 26:1-6.
45. Chessa MA, Iorizzo M, Richert B, López-Estebaranz JL, Rigopoulos D, Tosti A, et al. Pathogenesis, clinical signs and treatment recommendations in brittle nails: a review. Dermatol Ther (Heidelb). 2020 Feb; 10(1):15-27.
46. Rigopoulos D, Ralph D. Management of simple brittle nails. Dermatol Ther. 2012; 25:569-73.
47. Criscione V, Telang G, Jellinek N. Onychopapilloma presenting as longitudinal leukonychia. J Am Acad Dermatol. 2010; 63:541-2.
48. Piraccini BM, Antonucci A, Rech G, et al. Onychomatricoma: first description in a child. Pediatr Dermatol. 2007; 24:46-8.
49. Baran R, Perrin C. Transverse leukonychia of toenails due to repeated microtrauma. Br J Dermatol. 1995; 133:267-9.
50. Maddy AJ, Tosti A. Dermoscopic features of onychotillomania: A study of 36 cases. J Am Acad Dermatol. 2018 Oct; 79(4):702-5.
51. Herschthal J, McLeod Mp, Zaiac M. Management of ungual warts. Dermatol Ther. 2012; 25(6):545-50.
52. Chaabani M, Jaber K, Rabhi F, Abdelli W, Youssef S, Msakni I, et al. Verrucous carcinoma of the nail bed: a new case. Skin Appendage Disord. 2019 Nov; 5(6):370-3.

53. Piraccini BM, Bellavista S, Misciali C, et al. Periungual and subungual pyogenic granuloma. Br J Dermatol. 2010; 163:941-53.
54. Maehara Lde S, Ohe EM, Enokihara MY, et al. Diagnosis of glomus tumor by nail bed and matrix dermoscopy. An Bras Dermatol. 2010; 85:236-8.
55. de Berker D. Erythronychia. Dermatologic Therapy. 2012; 25:603-11.
56. Maalla R, Hmid M, Mellouli O, Klila M. Glomus tumours of the hand. About 10 cases. Tunis Med. 2007 Jun; 85(6):469-72.

capítulo 4

Métodos de Imagens nas Unhas

❖ Ximena Wortsman

INTRODUÇÃO

A unha é um órgão complexo, considerado principalmente como uma entese estreitamente ligada à inserção distal das bandas laterais do tendão extensor e da articulação interfalângica distal.[1] As biópsias da unha podem ser difíceis devido a possibilidade de cicatrizes em uma parte altamente exposta do corpo. O diagnóstico clínico pode ser difícil porque a placa ungueal pode encobrir doenças subjacentes que não são detectadas apenas pelo exame físico realizado por um médico bem treinado. Além disso, o acompanhamento de uma ampla gama de condições que podem acometer a unidade ungueal pode exigir maneiras objetivas e precoces de monitorar os resultados clínicos ou pós-operatórios.

Existem várias modalidades de imagem que podem possibilitar o estudo não invasivo da unha; no entanto, cada um dos métodos apresenta vantagens e desvantagens no estudo da região ungueal que devem ser consideradas ao se encaminhar o paciente para um exame de imagem. Neste capítulo, revisaremos as modalidades de imagem mais comuns, como radiografia, ultrassonografia, tomografia computadorizada e ressonância magnética. No entanto, existem várias modalidades emergentes que, atualmente, estão em fase experimental ou de pesquisa, como tomografia de coerência óptica ou microscopia confocal. As técnicas de imagem mais recentes também podem fornecer informações úteis e de alta resolução sobre a unidade ungueal, mas apresentam penetração extremamente baixa; portanto, sua capacidade é limitada e atinge apenas a parte superficial da unidade ungueal. Além disso, essas modalidades de imagem atualmente não estão disponíveis em todo o mundo.

Radiografia

Essa modalidade de imagem é baseada no uso de radiação e compõe o exame de imagem mais básico para analisar a região da unha. É direcionado principalmente para a avaliação do envolvimento macroscópico da estrutura óssea da falange distal. Deve-se ter em mente que essa modalidade de imagem é barata e está disponível em todo o mundo, mas apresenta limitações importantes, porque, na verdade, não possibilita a observação dos detalhes anatômicos dos tecidos moles da unidade ungueal (Figura 4.1).

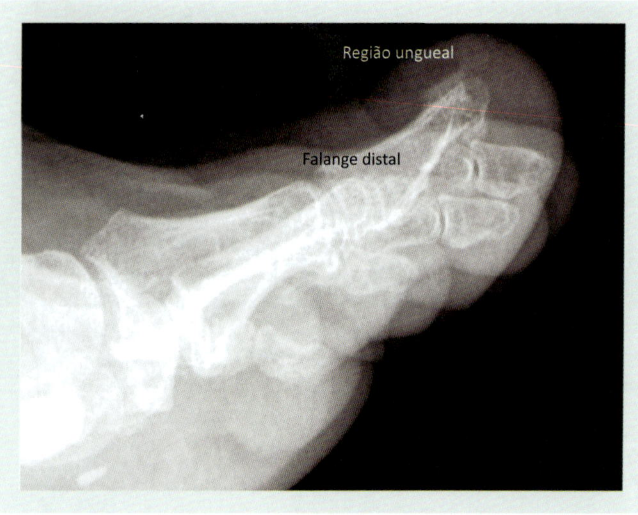

Figura 4.1 Radiografia (incidência lateral) da região ungueal.

Ultrassonografia (US)

Esse exame de imagem é baseado no uso de frequências não audíveis de ondas sonoras. Entre suas principais vantagens estão o bom equilíbrio entre resolução e penetração, mostrando as principais partes da unidade ungueal e tecidos periungueais com alta resolução e definição, apresenta imagens da unha em tempo real, incluindo o fluxo sanguíneo por meio da aplicação de Doppler colorido; é seguro porque não irradia o paciente e, geralmente, é econômico e disponível em todo o mundo. Essa técnica possibilita uma rica interação ao vivo entre o ultrassonografista e o paciente, que poderiam trocar informações importantes durante o exame, além de possibilitar ao ultrassonografista realizar uma inspeção visual rigorosa da lesão. Suas limitações são a detecção de lesões que medem ≤ 0,1 mm, a discriminação de pigmentos como a melanina, a necessidade de equipamento de ultrassom multicanal com sondas de alta frequência variável que funcionam em faixas superiores que atualmente variam de 15 MHz a 22 MHz e, como qualquer modalidade de realização de imagem, a necessidade de um operador treinado que possa interpretar as imagens de acordo com os achados clínicos. O ultrassom pode observar em muitos detalhes os tecidos moles ungueais e periungueais, bem como a margem externa do córtex da falange distal; no entanto, não pode penetrar no osso e observar a medula óssea (Figura 4.2).[2,3]

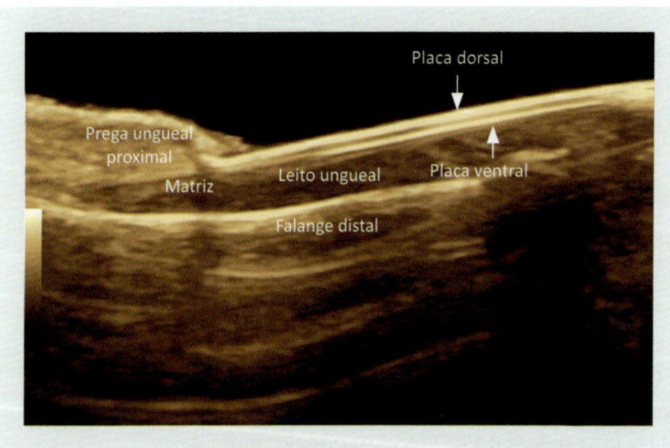

Figura 4.2 Anatomia normal da unidade ungueal no ultrassom.

Tomografia computadorizada (TC)

É uma técnica baseada na multirradiação de qualquer segmento corporal que é posteriormente processada em uma matriz de computador; no entanto, essa técnica concentra-se principalmente na detecção do envolvimento da estrutura óssea, porque sua resolução para o estudo das camadas mais superficiais, como pele e unhas, ainda é limitada. A observação do tecido ósseo pode ser realizada em detalhes e com muita definição, que podem ser úteis em tumores que envolvem ou são originários da falange distal e, secundariamente, envolvem a unha. No entanto, a TC também é cara e irradia os pacientes; portanto, pode não ser a modalidade de primeira escolha para estudar e monitorar doenças ungueais (Figura 4.3).

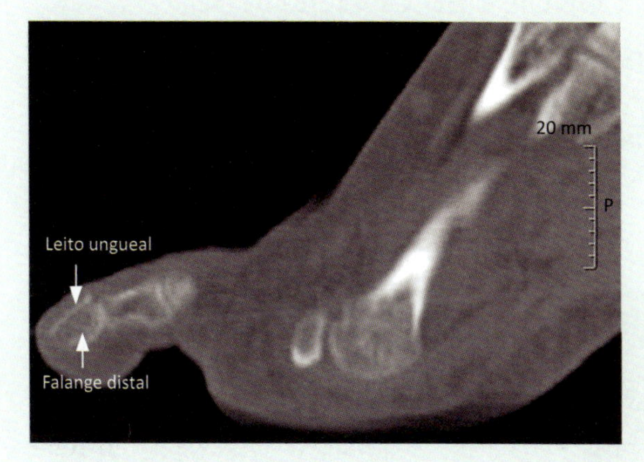

Figura 4.3 Tomografia computadorizada (reconstrução sagital) da região ungueal.

Imagem de ressonância magnética (RM)

Esse exame de imagem é baseado na exposição da unha ou de qualquer órgão a um campo magnético. Ele fornece uma boa resolução para o estudo das unhas e tecidos periungueais, incluindo a margem óssea. Geralmente, requer unidades de alta potência (≥ 1,5 Tesla) e bobinas ou antenas dedicadas. No entanto, no equipamento comercialmente disponível, lesões que medem ≤ 3,0 mm podem não ser detectadas pela RM.[4] Além disso, essa é uma modalidade de imagem cara que restringe o paciente a um espaço solitário e barulhento durante o tempo do exame. Por fim, vários dos padrões que podem ser descritos pela ressonância magnética não são específicos para entidades ungueais (Figura 4.4).[5]

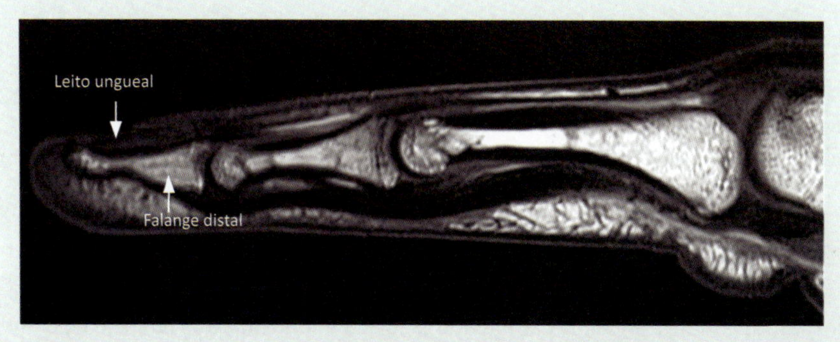

Figura 4.4 Ressonância magnética (imagem ponderada em T1) mostra a visão normal da unha.

Aplicações comuns da realização de imagem da unha

Existe uma ampla gama de condições comuns que podem ser estudadas ou monitoradas sob imagens. Isso inclui: doenças congênitas, inflamatórias e tumorais, entre outras. Em nossa experiência na comparação de todas as técnicas disponíveis comercialmente em todo o mundo para o estudo da unha, o ultrassom tem o melhor equilíbrio entre resolução e penetração, maior relação custo-benefício, segurança e disponibilidade mundial, e essa modalidade parece ser a técnica de imagem de primeira escolha para o estudo da unha de maneira não invasiva. Portanto, a maioria das entidades será coberta principalmente por ultrassonografia. Neste capítulo, revisaremos aplicações comuns de imagem na unha e descreveremos as principais características de imagem dessas entidades.

ALTERAÇÕES LOCALIZADAS E CONDIÇÕES CONGÊNITAS

Unha encravada - onicocriptose

Incrustação anormal da placa ungueal na prega ungueal lateral da unha. No ultrassom, o fragmento da placa ungueal aparece como uma banda bilaminar hiperecoica, envolvida por tecido inflamatório e granulomatoso hipoecoico. Ocasionalmente, pode-se detectar hipervascularidade na região com Doppler colorido (Figura 4.5).[3,5,8]

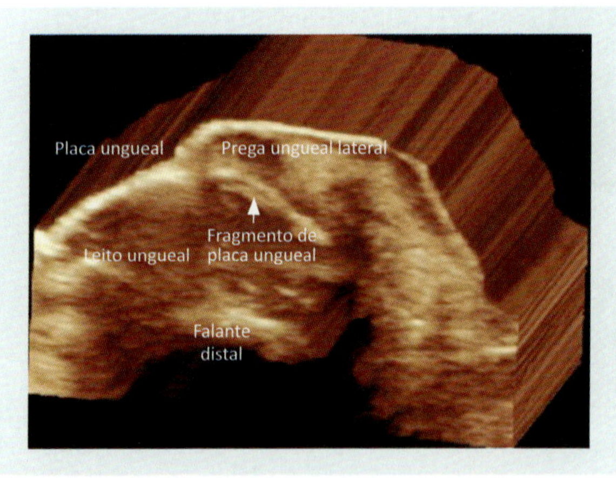

Figura 4.5 Onicocriptose. A reconstrução 3D por ultrassom (incidência transversal) demonstra um fragmento da placa ungueal (*seta*) incrustado na prega ungueal lateral do hálux esquerdo.

Onicomadese

Há uma separação das placas ungueais da matriz devido a doença ou trauma sistêmico grave. Na ultrassonografia, dois ou mais fragmentos das placas ungueais podem ser detectados, além de ecogenicidade reduzida e espessamento do leito ungueal que inclui a região da matriz.[3,5,6]

Retroníquia

Incrustação proximal da placa ungueal na prega ungueal proximal. Geralmente, é decorrente de trauma ou de uma doença sistêmica grave que estimula cicatrizes nessa região. Na ultrassonografia, há um encurtamento anormal da distância entre a origem da placa ungueal e a base da falange distal, diminuição da ecogenicidade e aumento da espessura do leito ungueal.[3,5-7]

Alopecia *areata* (AA)

Foram descritos espessamento e diminuição da ecogenicidade do leito ungueal com depósitos hiperecoicos, espessamento e formato ondulado da placa ungueal que se assemelha a um envolvimento psoriático. No entanto, ao contrário da psoríase, a hipervascularização no leito ungueal não foi relatada na AA.[5]

Ictiose

É composto por um grupo de entidades genéticas com defeito na cornificação. Na ultrassonografia, foi detectado espessamento da placa ungueal e perda do espaço entre placas, entre a placa dorsal e ventral, bem como espessamento da epiderme da região periungueal. O ultrassom pode monitorar o tratamento dessa condição.[5-8]

DOENÇAS INFLAMATÓRIAS

Psoríase

A onicopatia psoriática é comum no curso da psoríase. Isso pode preceder o envolvimento da pele e o envolvimento das unhas está mais associado à artropatia psoriática. Na ultrassonografia, passando da fase inicial para a tardia, ocorre: espessamento e diminuição da ecogenicidade do leito ungueal, perda de definição da placa ventral, depósitos hiperecoicos focais na placa ventral, espessamento e perda de definição da placa dorsal e ventral, espessamento e placas ungueais de formato ondulado. Durante as fases ativas das doenças, a hipervascularidade do leito ungueal é comumente encontrada (Figura 4.6).[3,5,9-11]

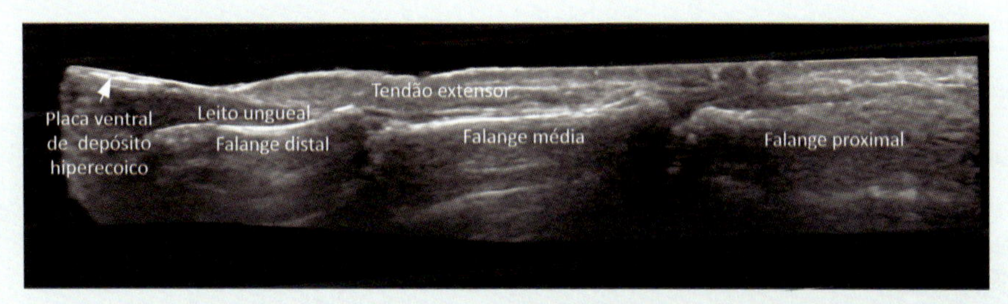

Figura 4.6 Onicopatia psoriática. O ultrassom (incidência longitudinal panorâmica) mostra um depósito hiperecoico na placa ventral.

Esclerodermia - dermatomiosite - lúpus - artrite reumatoide

As doenças do tecido conjuntivo podem acometer a microvasculatura e os tecidos intersticiais da unidade ungueal. Na ultrassonografia, o deslocamento ascendente das placas ungueais com espessamento e diminuição da ecogenicidade do leito ungueal foi descrito na esclerodermia. Depósitos hiperecoicos de cálcio na região periungueal, devido à calcinose, foram relatados como dermatomiosite. Espessamento e afinamento com diminuição da ecogenicidade do leito ungueal, assim como irregularidades das placas ungueais e hipovascularização do leito ungueal foram descritos no lúpus eritematoso. Observou-se espessamento, diminuição da ecogenicidade e hipervascularização do leito ungueal na artrite reumatoide, e são comumente associados a líquido anecoico ou hipoecoico na articulação devido a sinovite, estreitamento do espaço articular, erosão da margem óssea e alterações da ecoestrutura do tendão devido a entesopatia. A ressonância magnética também pode ser útil para avaliar a sinovite nas mãos e a TC pode auxiliar na detecção de erosões no osso.[3,5]

Abscesso subungueal e fístula

O acúmulo de líquidos aparece no ultrassom como espaços anecoicos no leito ungueal, com espessamento do espaço subungueal. Bolhas de ar hiperecoicas produzidas pelo abscesso também podem ser detectadas. Os tratos fistulosos são vistos como bandas hipoecoicas e tortuosas que, geralmente, conectam o leito ungueal ou as pregas ungueais com o restante das estruturas periungueais (p. ex., articulação ou tendão). A RM e a TC podem auxiliar na detecção do comprometimento articular e ósseo.[3,5]

Trauma - corpos estranhos e distrofia ungueal canaliforme mediana

Os *hematomas subungueais* podem aparecer no ultrassom como coleções de líquidos anecoicos que, geralmente, aumentam a espessura do leito ungueal e/ou das placas ungueais. Os *corpos estranhos* apresentam ecogenicidade diferente de acordo com a natureza da estrutura. Eles podem ser separados de acordo com sua origem em orgânicos e sintéticos. Corpos estranhos orgânicos, como lascas de madeira ou espinhos de rosas, tendem a aparecer como estruturas lineares hiperecoicas bilaminares ou monolaminares. Corpos estranhos sintéticos, como fragmentos de metal ou vidro, geralmente, aparecem como faixas hiperecoicas com artefato de reverberação posterior. Esses materiais estranhos são comumente cercados por tecido inflamatório hipoecoico e/ou granulomatoso. A *distrofia ungueal canaliforme mediana (DUM)* aparece no ultrassom como alterações na espessura (espessamento ou afinamento) do leito ungueal, com hipoecogenicidade central do leito ungueal proximal e prega ungueal que envolve a região da matriz. As irregularidades das placas ungueais também podem ser definidas no mesmo eixo da alteração do leito ungueal. Geralmente, a DUM apresenta hipovascularização no leito ungueal, provavelmente devido a cicatrizes.[3,5]

Se o corpo estranho for radiopaco, pode ser, em teoria, rastreável em radiografia ou tomografia computadorizada, evidentemente de acordo com o tamanho. No entanto, não há relatos sobre o uso de TC ou RM na detecção de corpos estranhos subungueais, hematomas ou distrofia canalicular mediana, e essas últimas tecnologias de imagem parecem muito caras para esse fim, e sua resolução para a unha é limitada.

TUMORES E PSEUDOTUMORES

Tumores benignos

Para fins educacionais, dividiremos os tumores e pseudotumores de acordo com sua origem em ungueais e periungueais. A modalidade de imagem de primeira escolha para o estudo de tumores é o ultrassom e, até o momento, existem relatos inespecíficos, escassos ou inexistentes em algumas entidades sobre o uso de outras modalidades de imagem, como tomografia computadorizada ou ressonância magnética, para o diagnóstico de tumores da unha com poucas exceções.[12]

Ungueal

Tumor glômico

Essas entidades são derivadas do glômus neuromioarterial e aparecem no ultrassom como um nódulo hipoecoico de formato oval bem definido, que geralmente gera um recorte da margem hiperecoica da falange distal. Locais proximais no leito ungueal são mais frequentes que locais distais e podem acometer a matriz ungueal. No Doppler colorido, esses tumores geralmente apresentam hipervascularização; no entanto, algumas variantes histológicas, como o glomangioma, podem ser hipovascularizadas. Relatou-se que o ultrassom é capaz de detectar tumores glômicos até mesmo ≤ 1 mm. Na ressonância magnética, esses tumores aparecem como hipointensos em T1 e hiperintensos em T2 e tendem a mostrar realce interno com a injeção de gadolínio. No entanto, a RM tem sido relatada como uma modalidade de imagem limitada para a detecção de tumores ≤ 3 mm (Figura 4.7).[3-5,12-15]

Tumor fibroso

Grupo heterogêneo de tumores composto por vários subtipos histológicos; no entanto, no ultrassom, eles podem se apresentar como estruturas excêntricas hipoecoicas ovais, redondas, fusiformes ou polipoides no leito ungueal. Esses tumores podem acometer a matriz ungueal e a região periungueal, e também remodelar a margem óssea da falange distal. Geralmente, apresentam hipovascularização, com exceção dos subtipos de angiofibroma, que podem apresentar vasos de tamanho pequeno dentro do tumor. Na ressonância magnética, o sinal depende do subtipo histológico; portanto, lesões com alto teor de colágeno mostram sinal baixo e casos com estroma mucoso mais alto parecem hiperintensos nas imagens ponderadas em T2 (Figura 4.8).[3,5,12]

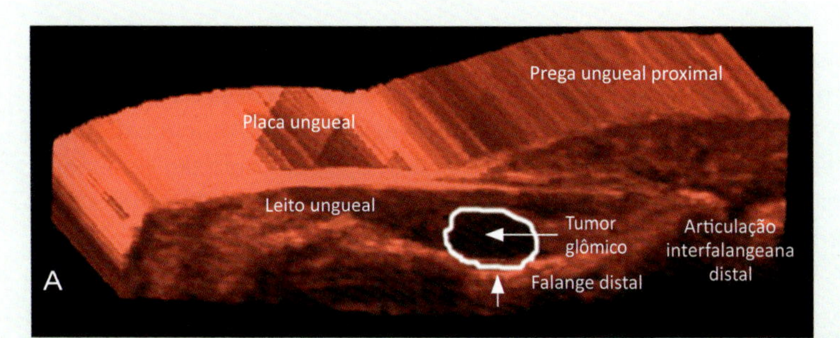

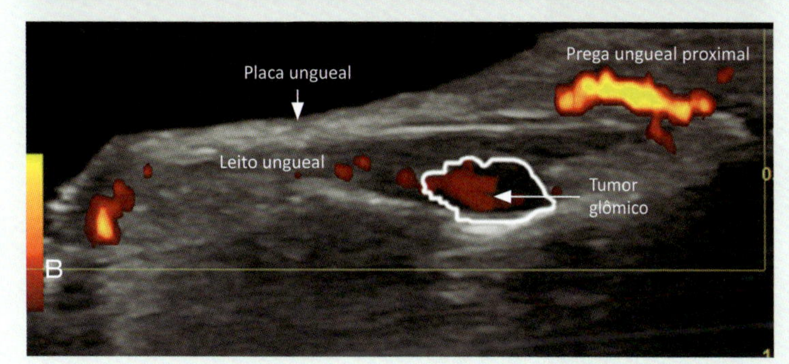

Figura 4.7 Tumor glômico (incidências longitudinais por ultrassom). **A.** A reconstrução 3D demonstra nódulo sólido hipoecoico (delineado) no leito ungueal proximal que produz recorte (seta) da margem óssea da falange distal e desloca para cima a placa ungueal. **B.** O Doppler colorido mostra aumento da vascularização dentro do tumor (descrito).

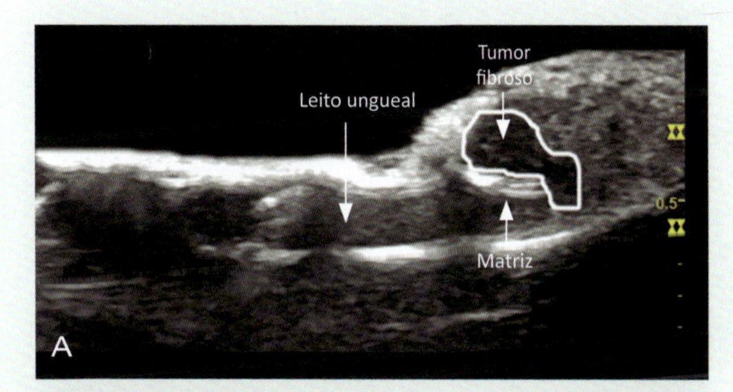

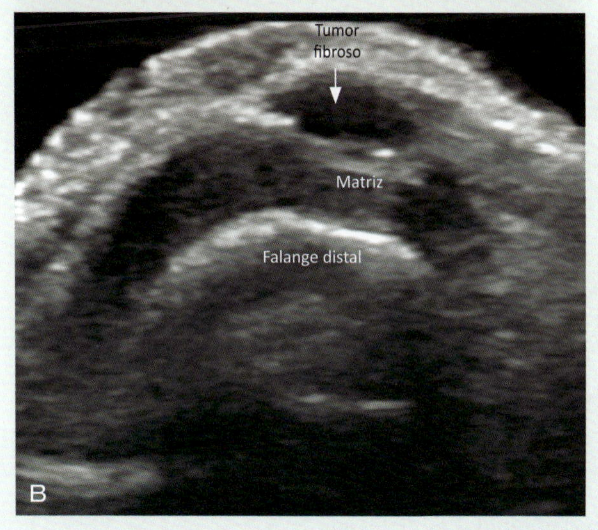

Figura 4.8 Tumor fibroso – ultrassom. **A.** Incidência longitudinal: demonstra nódulo sólido hipoecoico e lobulado (delineado) na prega proximal da unha que comprime a região da matriz. Observe o espessamento secundário da placa ungueal. **B.** Incidência transversal mostra a compressão da matriz ungueal realizada pelo tumor.

Onicomatricoma

Estes são tumores fibroepiteliais que derivam da matriz ungueal. No ultrassom, aparecem como estruturas excêntricas mal definidas, com áreas hipoecoicas misturadas com faixas ou manchas hiperecoicas que, geralmente, envolvem o espaço entre placas e a região da matriz ungueal. A margem óssea da falange distal frequentemente é imperceptível, e no Doppler colorido são geralmente hipovascularizadas. Na ressonância magnética, o tumor apresenta sinal baixo e borda periférica em T1 e sinal mais alto nas sequências ponderadas em T2 (Figura 4.9).[3,5,16]

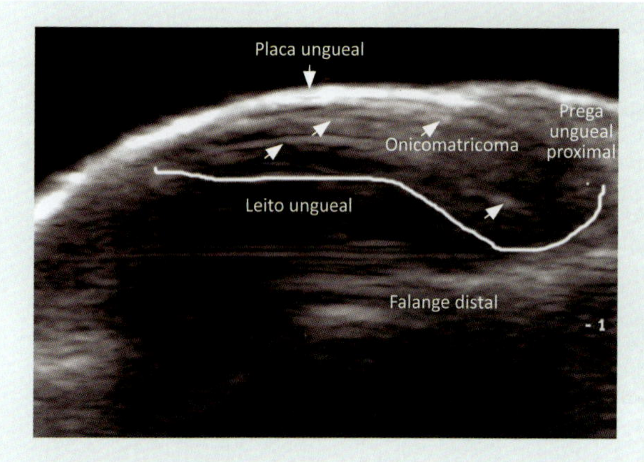

Figura 4.9 Onicomatricoma. O ultrassom (incidência longitudinal) demonstra tumor hipoecoico (*delineado*) que envolve a região da matriz e a placa ungueal. Observe as linhas hiperecoicas dentro da placa ungueal (*pontas de seta*).

Pseudotumores

Granulomas

Derivados de cicatrizes proeminentes, uma reação fibrosa secundária e componentes inflamatórios. No ultrassom, aparecem como uma estrutura hipoecoica mal definida que aumenta a espessura do leito ungueal e desloca a placa ungueal para cima. Eles podem apresentar hipo- ou hipervascularização de acordo com a quantidade de tecido vascular dentro da lesão. Se o granuloma envolve a matriz ungueal, alterações distróficas secundárias na placa ungueal podem ser detectadas (Figura 4.10).[3,5,12]

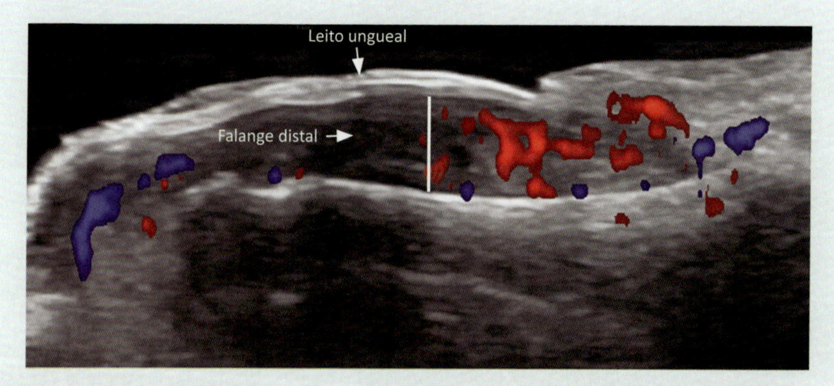

Figura 4.10 Granuloma subungueal. O ultrassom Doppler colorido (incidência longitudinal) mostra aumento da espessura e diminuição da ecogenicidade do leito ungueal. A placa ungueal é deslocada para cima e há aumento da vascularização no leito ungueal.

Verrugas subungueais

São causadas pela infecção pelo papiloma vírus humano e, geralmente, aparecem no ultrassom como estruturas hipoecoicas fusiformes que normalmente envolvem o hiponíquio, mas também podem acometer o restante das partes da unidade ungueal. São comumente hipovascularizadas, porém existem verrugas que podem apresentar hipervascularização na parte dérmica com vasos arteriais e venosos de baixa velocidade (Figura 4.11).[3,5]

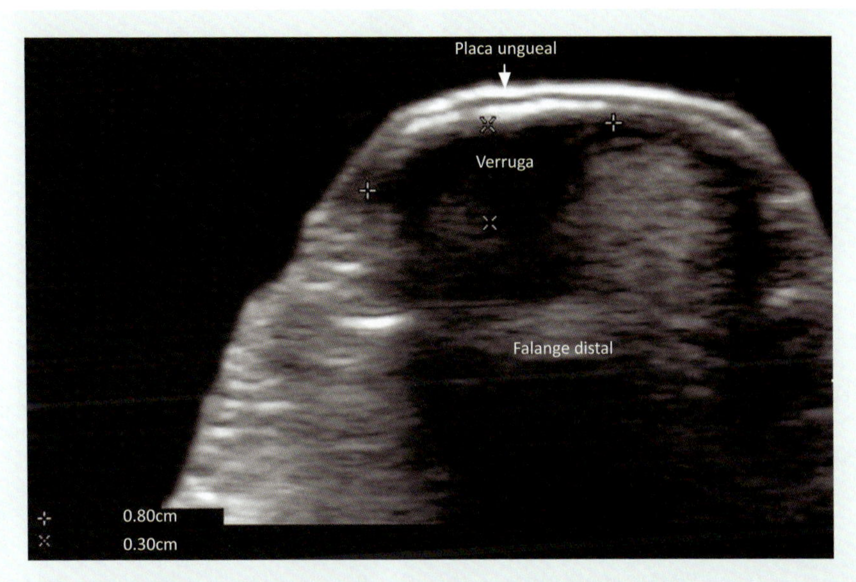

Figura 4.11 Verruga subungueal. O ultrassom (incidência transversal) mostra uma estrutura fusiforme hipoecoica de 8,0 × 3,0 mm (verruga, entre marcadores) subjacente à placa ungueal.

Cisto mucoso

É composto por colágeno e líquido mucoide, e aparece no ultrassom como estrutura anecoica redonda ou oval no leito ungueal que apresentam artefato de reforço acústico posterior. Se comprimir a matriz ungueal, podem ser detectadas alterações distróficas no leito ungueal. No Doppler colorido esses cistos não apresentam vascularização.[3,5]

Origem periungueal

Exostose subungueal

São crescimentos da margem óssea da falange distal que acometem secundariamente o leito ungueal. No ultrassom, eles aparecem como uma banda hiperecoica no leito ungueal que emerge ou conecta-se com a margem óssea hiperecoica subjacente. O tecido hipoecoico ao redor da exostose é comumente observado devido à reação inflamatória e cicatricial, e também um tampão hipoecoico pode circundar a exostose. No Doppler colorido, a exostose é geralmente hipovascularizada. A radiografia pode simplesmente diagnosticar uma exostose subungueal como um crescimento radiopaco do osso. No entanto, essas entidades podem imitar facilmente outras condições ungueais, como micoses ou onicopatia psoriática; portanto, os pacientes podem ser encaminhados primeiro para um exame ultrassonográfico.[3,5,12] Na TC, uma exostose subungueal aparece como um crescimento ósseo hiperdenso. Na RM, a exostose aparece como uma projeção hiperintensa nas imagens ponderadas em T1 que podem estar envolvidas por um tampão hipointenso (Figura 4.12).[17,18]

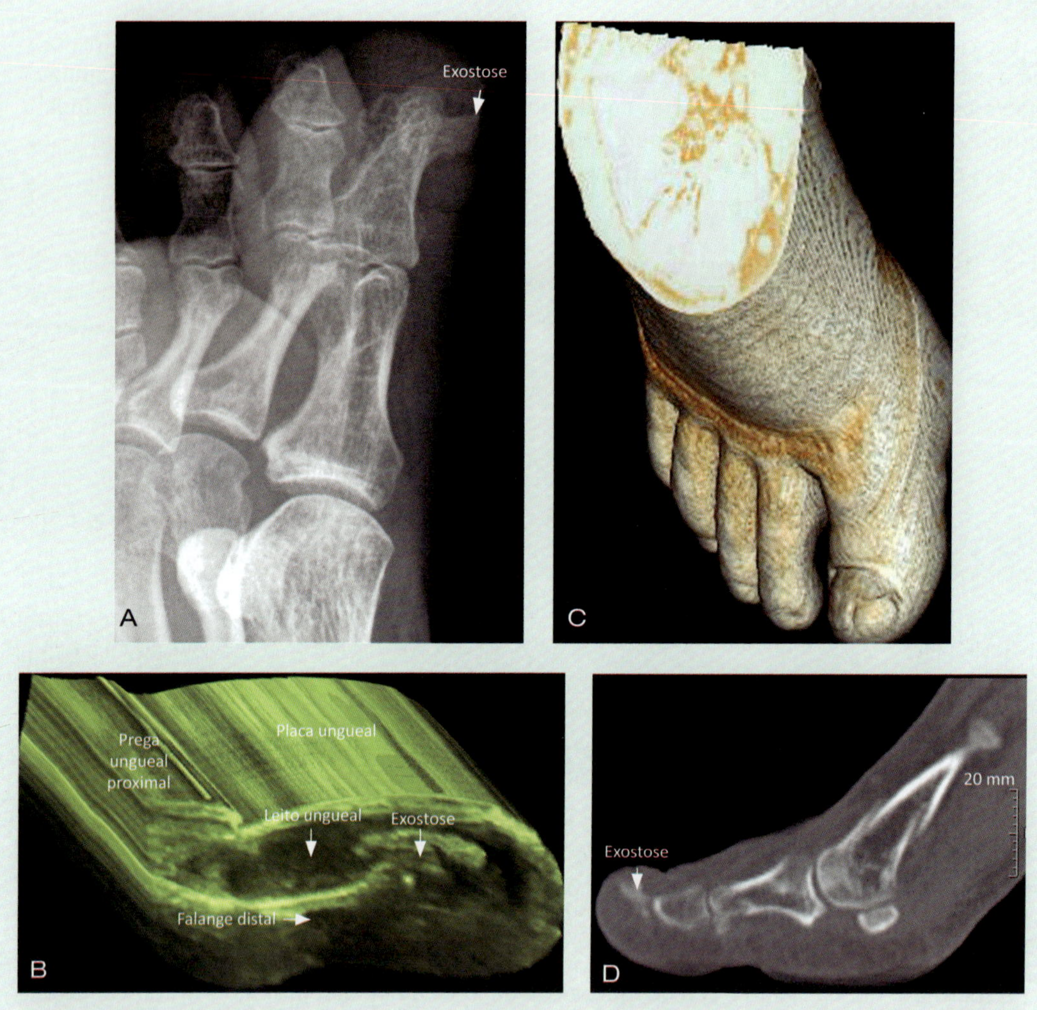

Figura 4.12 Exostose subungueal. Radiografias de **A** e **D**. **A.** (incidência lateral) e **D.** A tomografia computadorizada (reconstrução sagital) demonstra crescimento ósseo hiperdenso. **B.** A reconstrução 3D por ultrassom mostra banda hiperecoica dentro do leito ungueal que corresponde à exostose. **C.** Reconstrução 3D por tomografia computadorizada da superfície ungueal.

Cisto sinovial

Também chamados de cistos mixoides, são causados pelo vazamento de líquido sinovial e/ou proliferação sinovial na região periarticular. Esse cisto é comumente conectado através de tratos finos à articulação ou bainha tendinosa e, geralmente, está relacionado à osteoartrose da articulação interfalângica distal. Ao ultrassom, aparecem como estruturas anecoicas bem definidas, de formato redondo ou oval, com reforço acústico posterior. Eles geralmente acometem a prega ungueal proximal, mas também podem se estender para o leito ungueal e comprimir a matriz ungueal, produzindo alterações distróficas secundárias na placa ungueal.[3,5,12] Na ressonância magnética, esse cisto apresenta hipointensidade nas imagens ponderadas em T1 e hiperintensidade nas imagens ponderadas em T2. Esse cisto não apresenta realce interno com a injeção de gadolínio (Figura 4.13).[5,19]

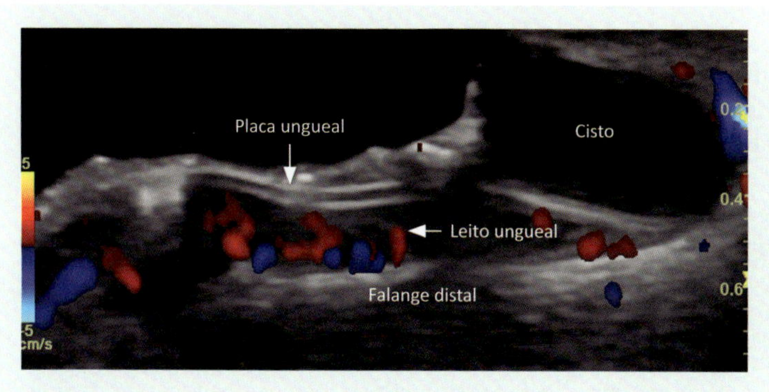

Figura 4.13 Cisto sinovial. O ultrassom Doppler colorido (incidência longitudinal) mostra estrutura anecoica em forma oval (cisto) na prega ungueal proximal. Observe a concavidade da placa ungueal no mesmo eixo do cisto.

Tumores malignos

Melanoma

Embora o ultrassom não possa detectar pigmentos como melanina ou formas *in situ* de melanomas, essa modalidade de imagem pode auxiliar na avaliação de uma massa de tecido mole no leito ungueal. Na ultrassonografia, foram descritas áreas focais de hipervascularização ou massas ungueais hipoecoicas e mal definidas. Esse método também pode sustentar os diagnósticos diferenciais de melanoma, como hematomas subungueais ou necrose dérmica do leito ungueal, secundários a traumas. Além disso, essa modalidade de imagem pode ser usada para realizar o monitoramento em casos congênitos ou adquiridos de hiperpigmentação da unha. Até o momento, não foram relatados sinais específicos para a detecção de melanina na RM, como sinal alto nas imagens ponderadas em T1 e sinal baixo nas imagens ponderadas em T2.[3,5,20]

Carcinoma espinocelular

A detecção de carcinoma espinocelular *in situ* (doença de Bowen) é limitada pela resolução ultrassonográfica; no entanto, a detecção de nódulo ou massa hipoecoica e hipervascularizada mal definida que provoca erosão da margem óssea ou da placa ungueal já foi relatada. A RM mostra achados inespecíficos, porém pode ser detectado um sinal baixo na imagem ponderada em T1 e alto na massa ou nódulo da imagem ponderada em T2.[3,5] A invasão da medula óssea subjacente pode ser detectada na TC ou RM (Figura 4.14).[21]

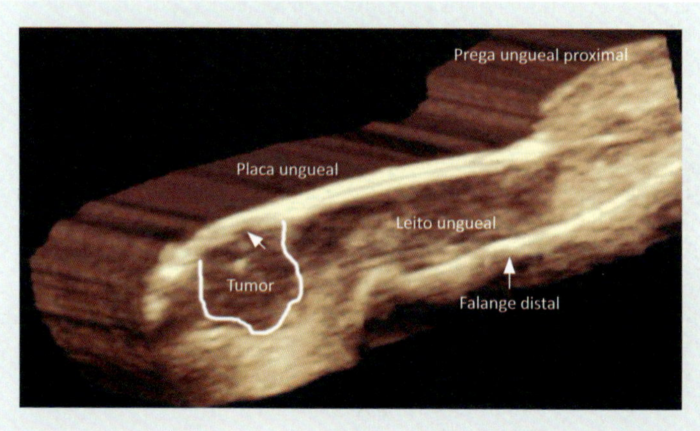

Figura 4.14 Carcinoma de células escamosas. O ultrassom (reconstrução 3D – incidência longitudinal) demonstra nódulo hipoecoico irregular (tumor) na parte distal do leito ungueal. Observe a interrupção da placa ventral (*seta*) em contato com o tumor.

CONCLUSÃO

Existem condições comuns que acometem a unha e a região periungueal que podem ser estudadas na imagem. A modalidade de imagem de primeira linha para o estudo da unha é o ultrassom, que pode fornecer uma janela não invasiva para uma ampla gama de condições que acometem a unha e a região periungueal. Esse método de imagem está disponível em todo o mundo e é econômico; no entanto, suas vantagens e limitações devem ser consideradas. Até o presente momento, tanto a tomografia computadorizada quanto a ressonância magnética parecem apresentar mais limitações e um custo mais alto, e a radiografia fornece apenas informações básicas sobre a estrutura óssea.

O estudo de imagem da unidade ungueal pode fornecer suporte à fase de diagnóstico e monitoramento de entidades comuns, e pode ajudar a evitar estudos histológicos desnecessários que poderiam deixar cicatrizes permanentes nessa região altamente exposta do corpo.

REFERÊNCIAS BIBLIOGRÁFICAS

1. McGonagle D, Tan AL, Benjamin M. The nail as a musculoskeletal appendage – implications for an improved understanding of the link between psoriasis and arthritis. Dermatology. 2009; 218:97-102.
2. Wortsman X, Jemec GBE. Ultrasound imaging of nails. Dermatol Clinics. 2006, 24:323-8.
3. Wortsman X. Sonography of the nail. In: Dermatologic Ultrasound with Clinical and Histologic Correlations. Wortsman X, Jemec GBE (eds). Springer NY. 2013; 419-76.
4. Al-Qattan MM, Al-Namla A, Al-Thunayan A, Al-Subhi F, El-Shayeb AF. Magnetic resonance imaging in the diagnosis of glomus tumours of the hand. J Hand Surg Br. 2005; 30:535-40.
5. Thomas L, Vaudaine M, Wortsman X, Jemec GBE, Drapé JL. Imaging the nail unit. In: Baran & Dawber's Diseases of the Nails and their Management, Fourth Edition. Baran R, de Berker D, Holzberg M, Thomas L (eds.). Wiley. 2012; 132-53.
6. Wortsman X, Wortsman J, Guerrero R, Soto R, Baran R. Anatomical changes in retronychia and onychomadesis detected using ultrasound. Dermatologic Surgery. 2010; 36:1610-4.
7. Wortsman X, Calderon P, Baran R. Finger retronychias detected early by 3D ultrasound examination. J Eur Acad Dermatol Venereol. 2012; 26:254-6.
8. Wortsman X, Aranibar L, Morales C. Postnatal 2- and 3-dimensional sonography of the skin and nail in congenital autosomal recessive ichthyosis correlated with cutaneous histologic findings. J Ultrasound Med. 2011; 30:1437-9.
9. Gutierrez M, Wortsman X, Filippucci E, De Angellis R, Filosa G, Grassi W. High frequency sonography in the evaluation of psoriasis: nail and skin involvement. J Ultrasound Med. 2009; 28:1569-74.
10. Sandobal C, Carbó E, Iribas J, Roverano S, Paira S. Ultrasound nail imaging on patients with psoriasis and psoriatic arthritis compared with rheumatoid arthritis and control subjects. J Clin Rheumatol. 2014; 20:21-4.
11. Soscia E, Sirignano C, Catalano O, Atteno M, Costa L, Caso F, et al. New developments in magnetic resonance imaging of the nail unit. J Rheumatol Suppl. 2012; 89:49-53.
12. Wortsman X, Wortsman J, Soto R, Saavedra T, Honeyman J, Sazunic I, Corredoira Y. Benign tumors and pseudotumors of the nail: a novel application of sonography. J Ultrasound Med. 2010; 29:803-16.
13. Wortsman X, Jemec GBE. Role of high variable frequency ultrasound in preoperative diagnosis of glomus tumors: a pilot study. Am J Clin Dermatol. 2009; 10:23-7.
14. Chiang YP, Hsu CY, Lien WC, Chang YJ. Ultrasonographic appearance of subungual glomus tumors. J Clin Ultrasound. 2014; 42:336-40.

15. Baek HJ, Lee SJ, Cho KH, Choo HJ, Lee SM, Lee YH, et al. Subungual tumors: clinicopathologic correlation with US and MR imaging findings. Radiographics. 2010; 30:1621-36.
16. Soto R, Wortsman X, Corredoira Y. Onychomatricoma: Clinical and sonographic findings. Arch Dermatol. 2009; 145:1461-2.
17. Higuchi K, Oiso N, Yoshida M, Kawada A. Preoperative assessment using magnetic resonance imaging for subungual exostosis beneath the proximal region of the nail plate. Case Rep Dermatol. 2011; 3:155-7.
18. Richert B, Baghaie M. Medical imaging and MRI in nail disorders: report of 119 cases and review of the literature. Dermatol Ther. 2002; 15:159-64.
19. de Berker D, Goettman S, Baran R. Subungual myxoid cysts: clinical manifestations and response to therapy. J Am Acad Dermatol. 2002; 46:394-8.
20. Goettmann S, Drape JL, Idy-Peretti I, Bittoun J, Thelen P, Arrive L, Belaich S. Magnetic resonance imaging: a new tool in the diagnosis of tumours of the nail apparatus. Br J Dermatol. 1994; 130:701-10.
21. Choughri H, Villani F, Sawaya E, Pelissier P. Atypical squamous cell carcinoma of the nail bed with phalangeal involvement. J Plast Surg Hand Surg. 2011; 45:173-6.

capítulo 5

As Unhas nas Doenças Sistêmicas

- Patricia Chang
- Ana Cecilia Rodas Diaz

UNHAS E DOENÇAS SISTÊMICAS

As unhas podem ser afetadas por diferentes causas, sendo uma delas a doença sistêmica. Sinais ungueais não são típicos de uma única doença, pois podem originar-se de diferentes causas. Aqui, vamos nos concentrar naquelas relacionadas com a origem sistêmica. Outros componentes do aparelho ungueal, e em certas ocasiões, o aparelho ungueal inteiro, também podem ser acometidos por uma doença sistêmica.

Acrocianose

É uma condição indolor caracterizada por uma coloração azulada e frieza das mãos e pés agravada pela exposição ao frio e, frequentemente, associada a hiperidrose local. Outras áreas que podem ser acometidas são o nariz, orelhas e lábios. Quando nenhuma causa aparente pode ser determinada, a acrocianose é considerada primária. A acrocianose secundária é uma manifestação de outras doenças que incluem a hipoxemia, acidente vascular cerebral, infarto do miocárdio e doenças pulmonares, doenças do tecido conjuntivo, como artrite reumatoide e lúpus eritematoso, doenças hematológicas, sepse e a exposição a fármaco, como os antidepressivos tricíclicos (Figuras 5.1 e 5.2).[1]

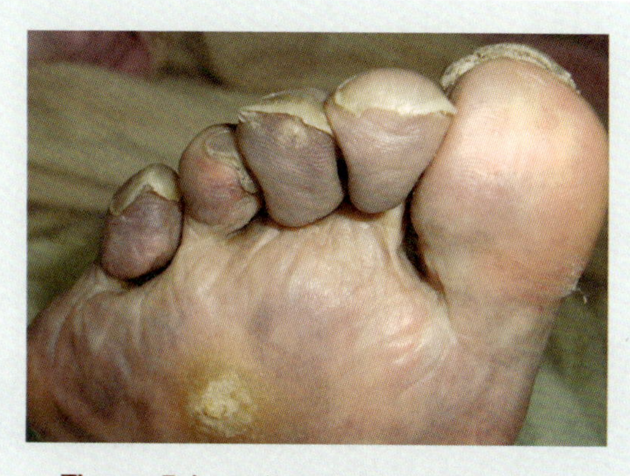

Figura 5.1 Diabetes melito – acrocianose.

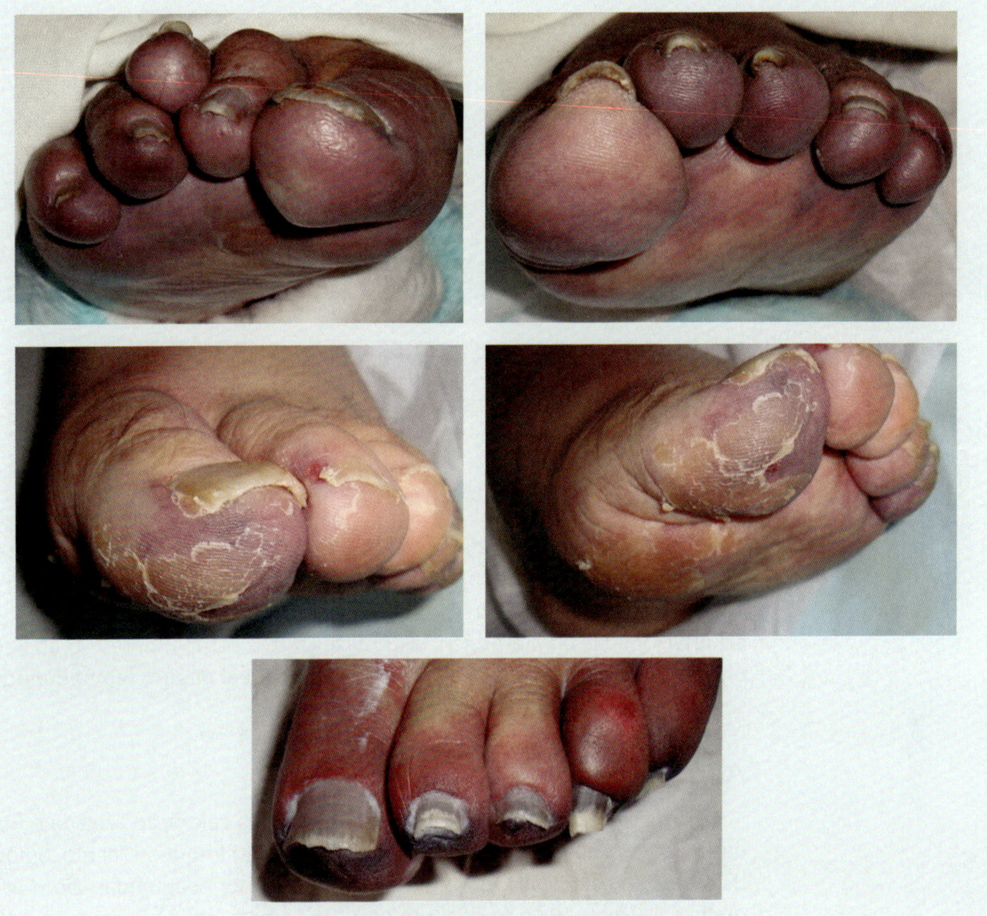

Figura 5.2 Sepse – acrocianose.

Acroesclerose

É uma forma de esclerose sistêmica progressiva que ocorre com o fenômeno de Raynaud, caracterizada por rigidez da pele dos dedos e atrofia do tecido mole das mãos e dos pés (Figuras 5.3 a 5.5).[2]

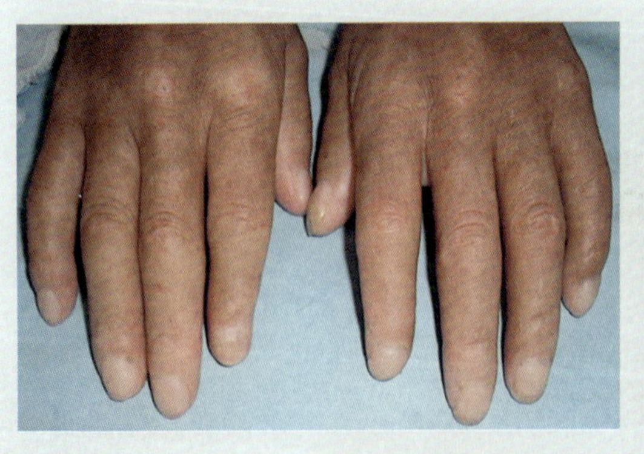

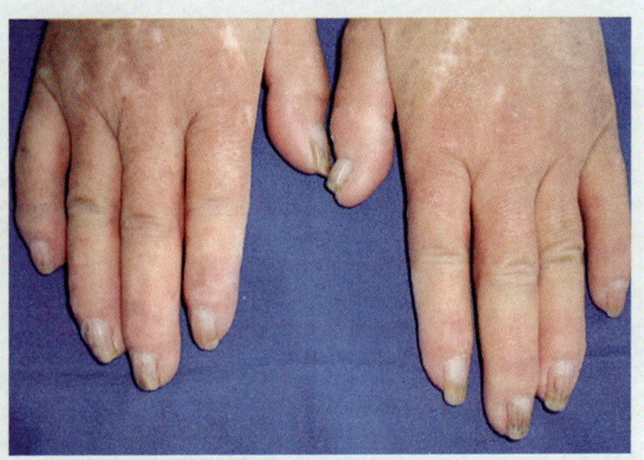

Figura 5.3 Esclerose sistêmica – esclerodactilia.

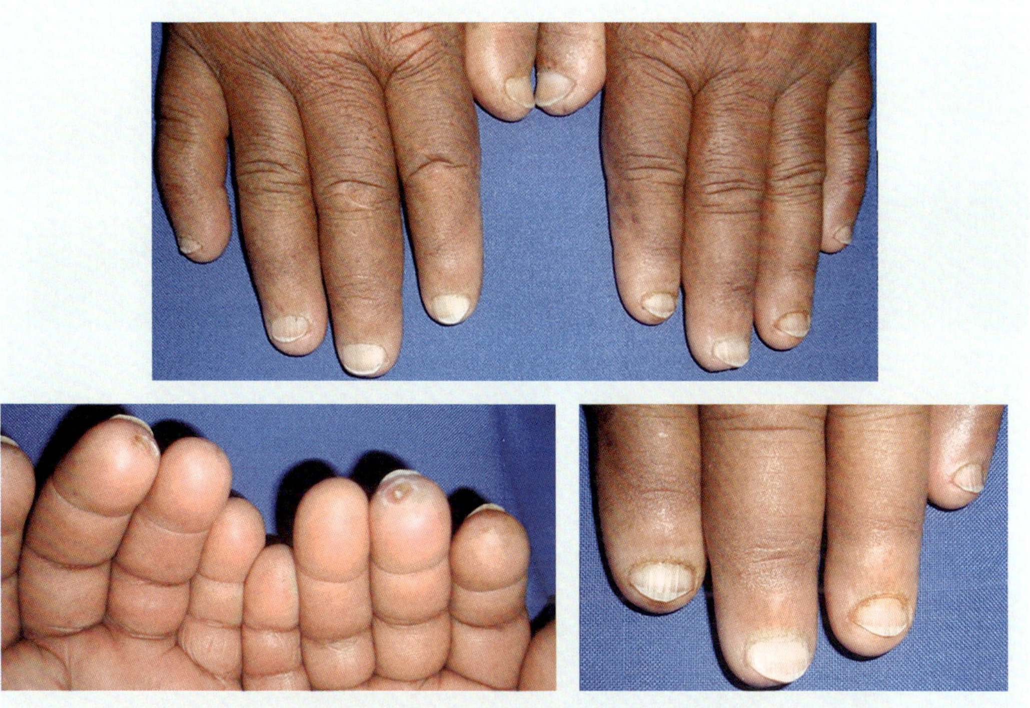

Figura 5.4 Esclerose sistêmica – acrosclerose, cicatrizes nas pontas dos dedos.

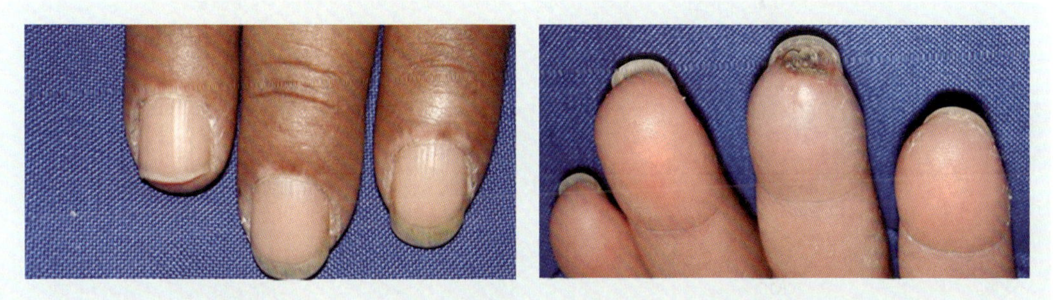

Figura 5.5 Esclerose sistêmica – edema dos dígitos e ulceração.

Linhas de Beau

São depressões transversais na placa ungueal que se originam dentro da matriz e avançam distalmente à medida que a unha cresce. Essas linhas desenvolvem-se de 4 a 11 semanas após um estresse precipitante impedir a função mitótica da matriz proximal. Se houver presença de várias linhas, isso indica um estresse repetitivo ou recorrente. A profundidade da depressão representa a extensão dos danos. Patologias associadas às linhas de Beau incluem as cardiovasculares, como infarto do miocárdio, miocardite, doença vascular periférica; doenças endócrinas, como diabetes melito, hipoparatireoidismo, tirotoxicose; hematológicas, como linfoma de Hodgkin; infecciosas, que incluem doença da mão, pé e boca, doença de Kawasaki, sarampo; pulmonares, como hipoxemia, embolia pulmonar; renais, como insuficiência renal crônica, sepse (Figura 5.6) e, entre outras, o uso de fármacos citostáticos (Figuras 5.7 a 5.10) e febre alta.[3-6]

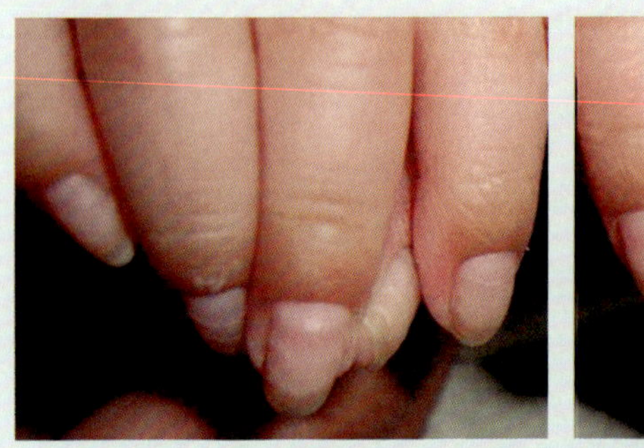
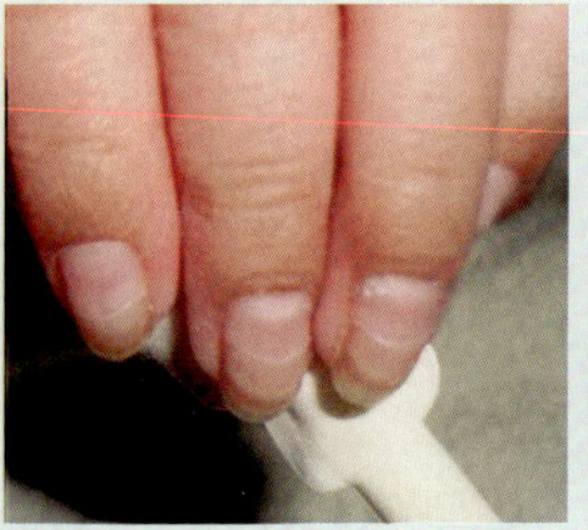
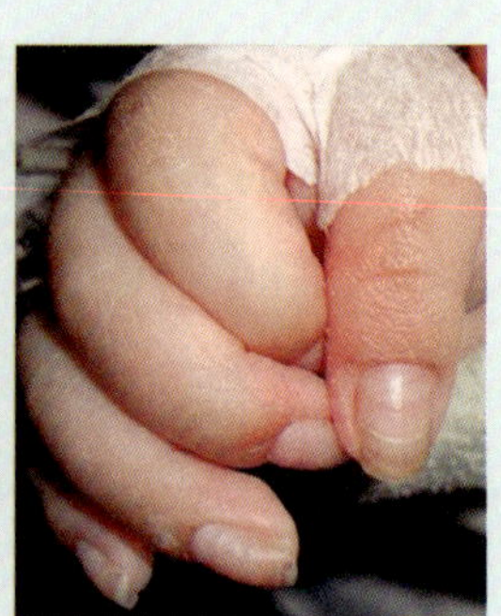

Figura 5.6 Sepse – linhas de Beau.

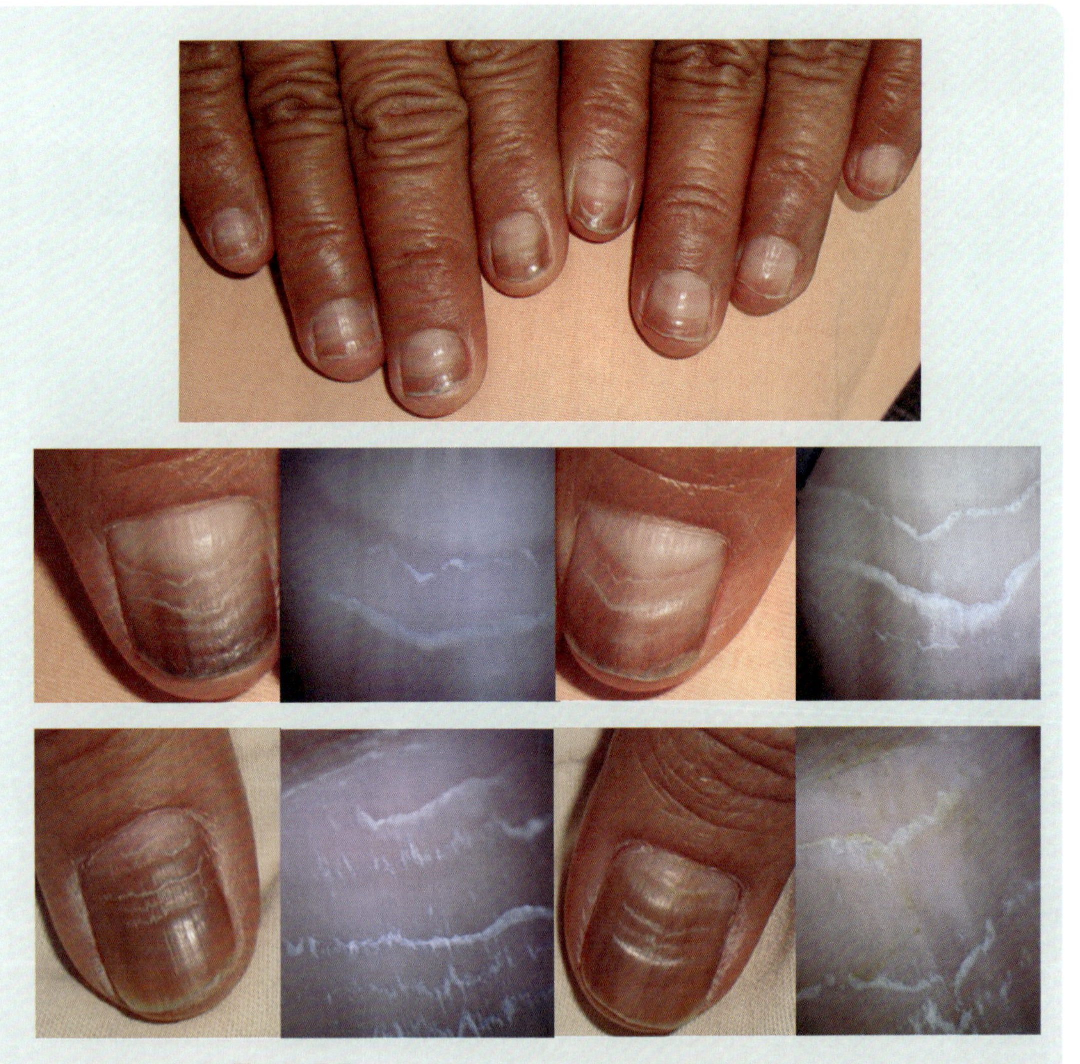

Figura 5.7 Tratamento do câncer de mama – linhas de Beau.

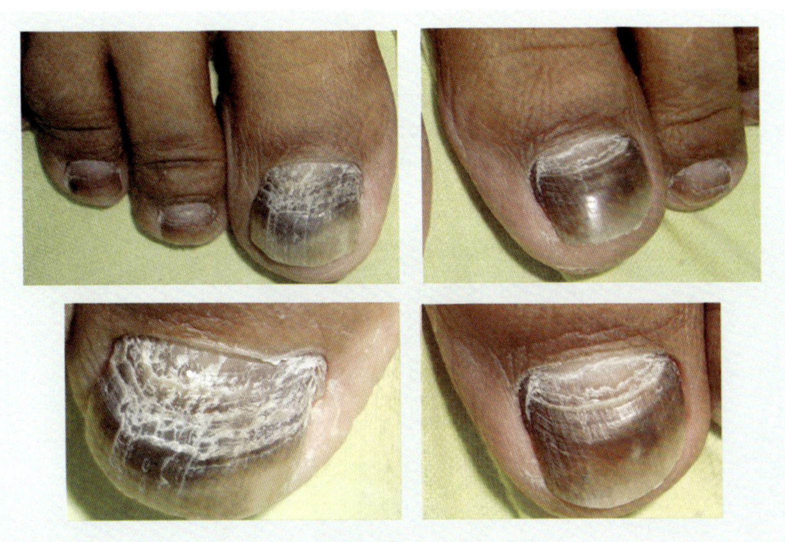

Figura 5.8 Tratamento de câncer de cólon – várias linhas de Beau e melanoníquia.

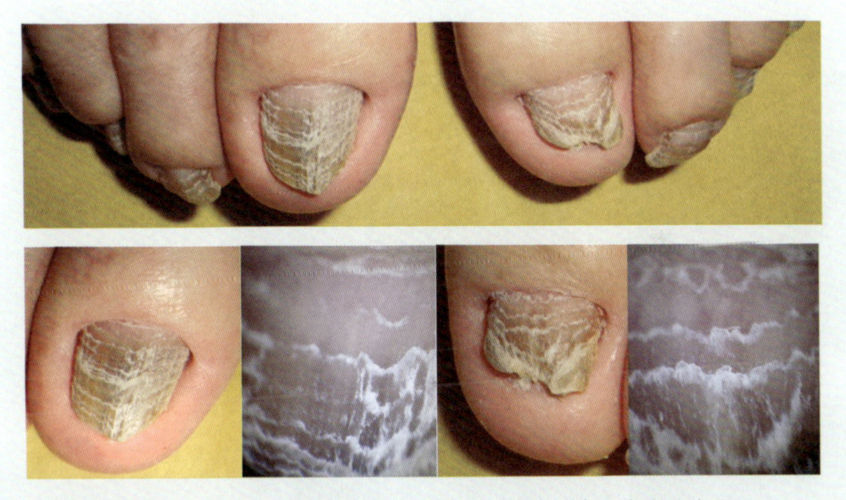

Figura 5.9 Tratamento de linfoma não Hodgkin – várias linhas de Beau.

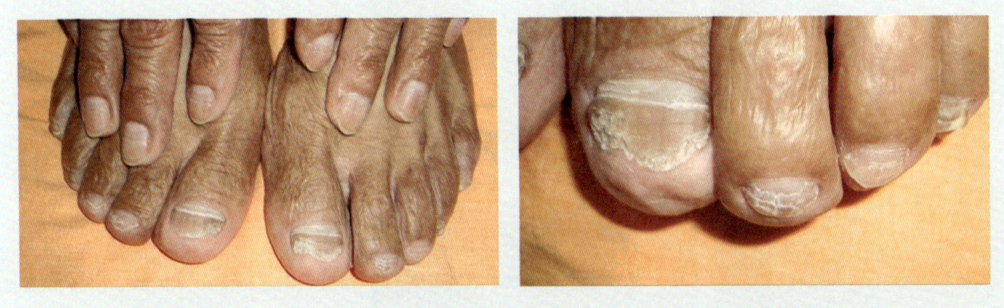

Figura 5.10 Tratamento de câncer gástrico – linhas de Beau das 20 unhas.

Braquioníquia

É uma condição em que a largura da placa ungueal é maior do que o comprimento. Pode ocorrer isoladamente ou em associação com encurtamento da falange terminal. Pode ser herdada de maneira autossômica dominante; também estar associada a pacientes com reabsorção óssea devido a insuficiência renal crônica e hiperparatireoidismo secundário (Figuras 5.11 a 5.14) e artropatia psoriática.[7,8]

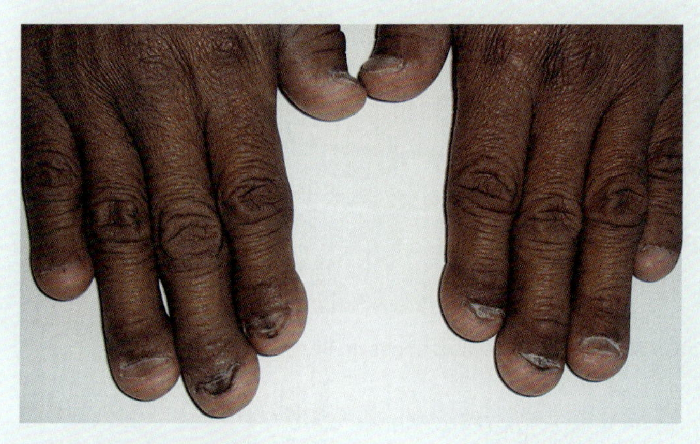

Figura 5.11 Insuficiência renal crônica – braquioníquia e coiloníquia.

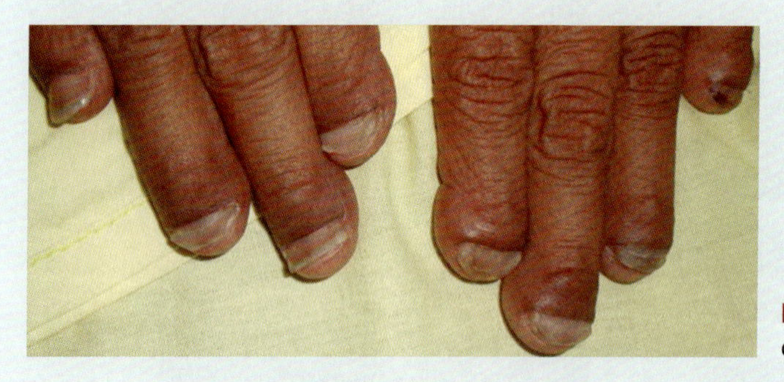

Figura 5.12 Insuficiência renal crônica – braquiníquia.

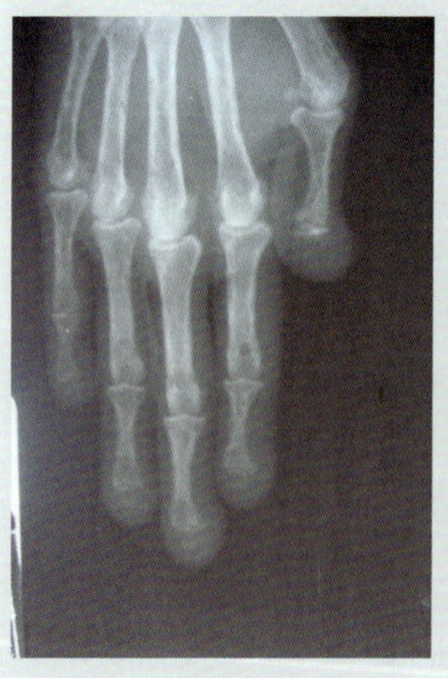

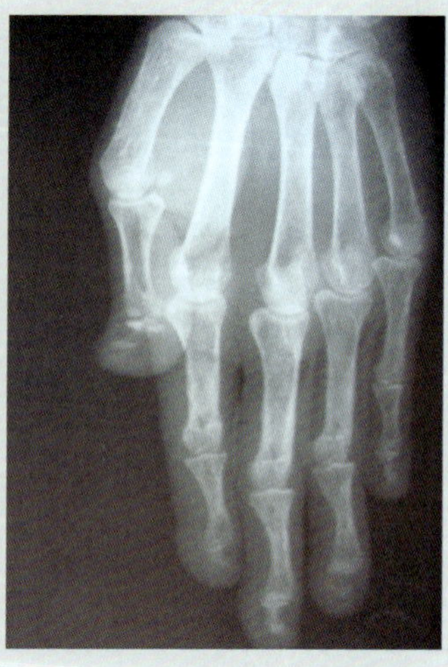

Figura 5.13 Insuficiência renal crônica – braquioníquia: radiografia com reabsorção das falanges distais.

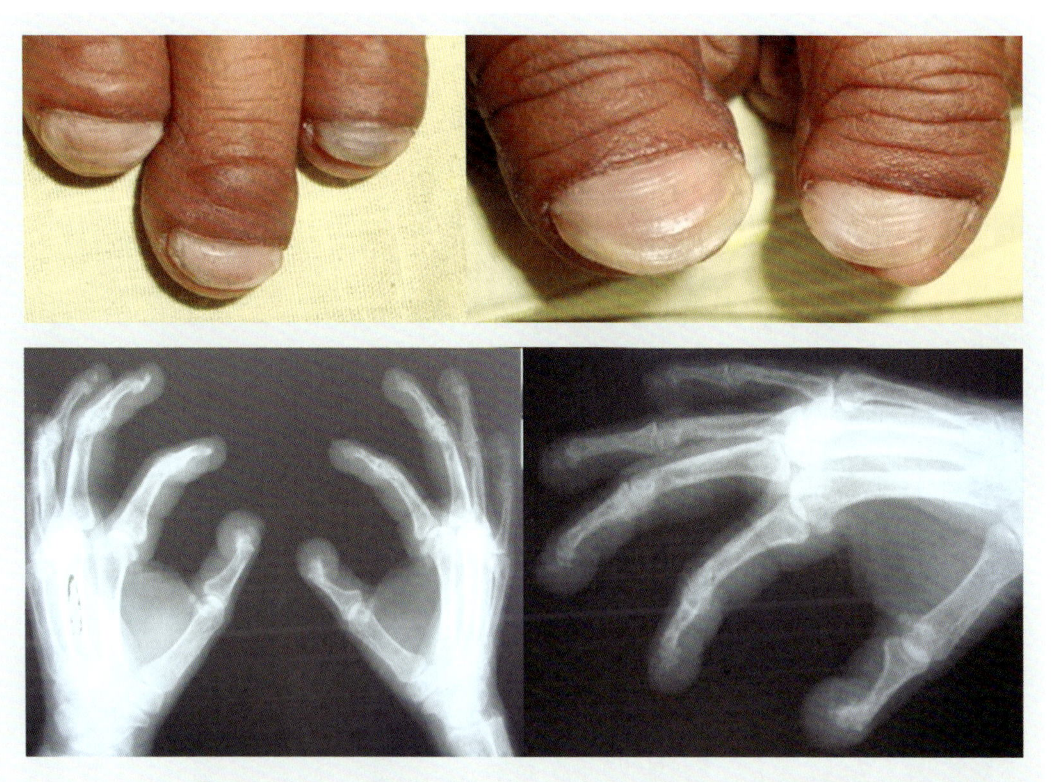

Figura 5.14 Insuficiência renal crônica – detalhe da braquioníquia.

Baqueteamento dos dedos

O baqueteamento é caracterizado pela proliferação de tecido conjuntivo entre a matriz ungueal e a falange distal. O ângulo formado pela prega ungueal proximal e a placa ungueal (ângulo de Lovibond) é maior que 180°. A patogenia do baqueteamento permanece indeterminada, mas as teorias existentes envolvem vasodilatação, hipervascularização, mecanismo neurocirculatório, níveis plasmáticos elevados de hormônio do crescimento, hipóxia e ativação dos macrófagos que liberam fatores de reparo de tecidos pró-fibrosos que têm como alvo locais de vasculatura sensível. O baqueteamento unilateral está associado a distúrbios neurológicos ou vasculares. O baqueteamento bilateral está associado a câncer de pulmão, fibrose pulmonar (Figura 5.15), espru celíaco e doença inflamatória intestinal. As causas cardiovasculares de baqueteamento incluem doença cardíaca congênita cianótica (Figura 5.16), endocardite bacteriana subaguda, insuficiência cardíaca congestiva e tumor mixoide. A cirrose também pode causar baqueteamento.[4,6,9]

Discromia

A discromia ungueal é qualquer alteração de cor da unha. Pode resultar de um processo exógeno ou endógeno. Se o pigmento for decorrente de uma fonte endógena, a mudança de cor corresponde à forma da lúnula, e se for exógena, corresponde ao contorno da prega ungueal proximal. Discromias podem ser brancas, pretas, verde-amarronzadas, amarelas, vermelhas, azuis e cinza, sendo que as mais frequentes são o branco e o preto. A discromia de uma única unha pode resultar de traumatismo, infecção ou tumor, enquanto o envolvimento de várias unhas indica uma doença sistêmica,[4,10,11] como insuficiência renal crônica (Figura 5.17), doença de Addison (Figura 5.18), icterícia obstrutiva (Figura 5.19) e pigmentação ungueal induzida por fármacos (Figuras 5.20 a 5.25).

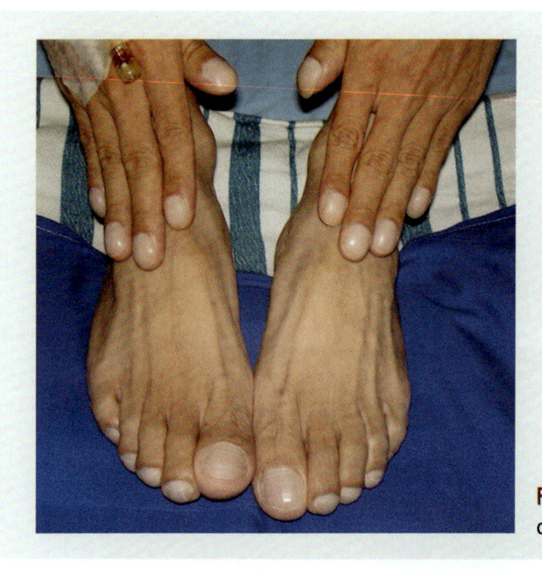

Figura 5.15 Fibrose pulmonar – baqueteamento de dedos das mãos.

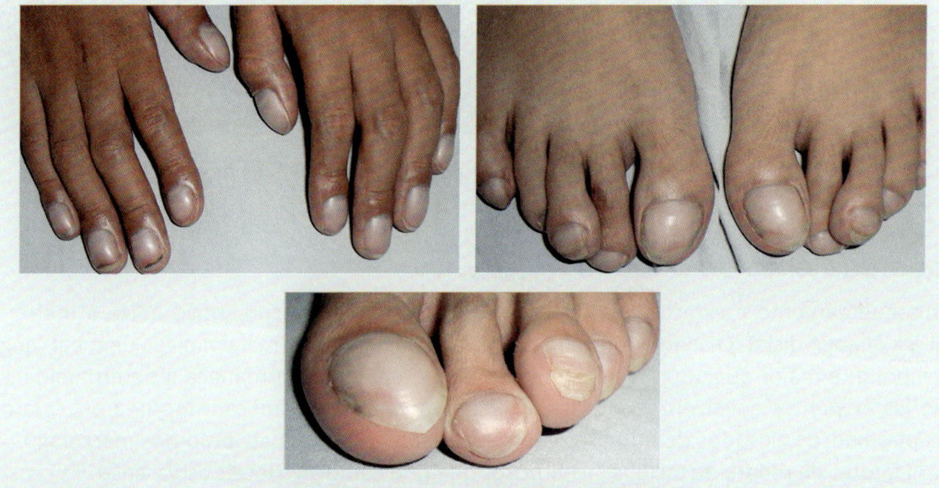

Figura 5.16 Cardiopatia congênita cianótica.

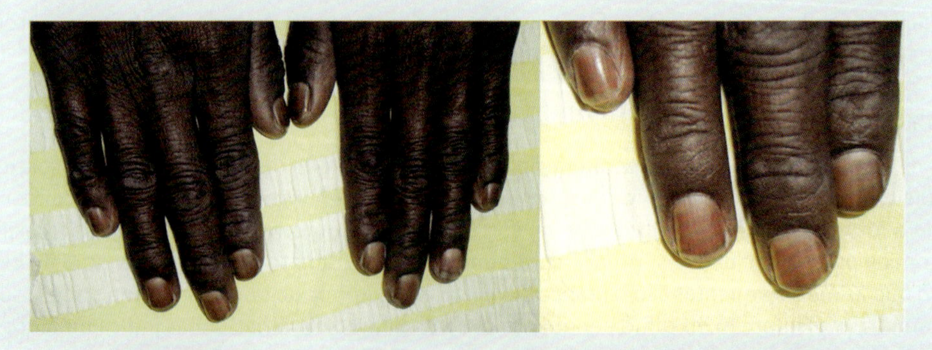

Figura 5.17 Insuficiência renal crônica – unhas das mãos com melanoníquia.

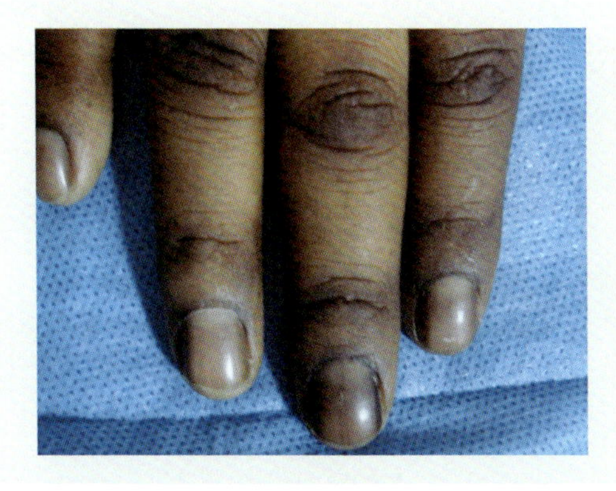

Figura 5.18 Síndrome de Nelson – melanoníquia.

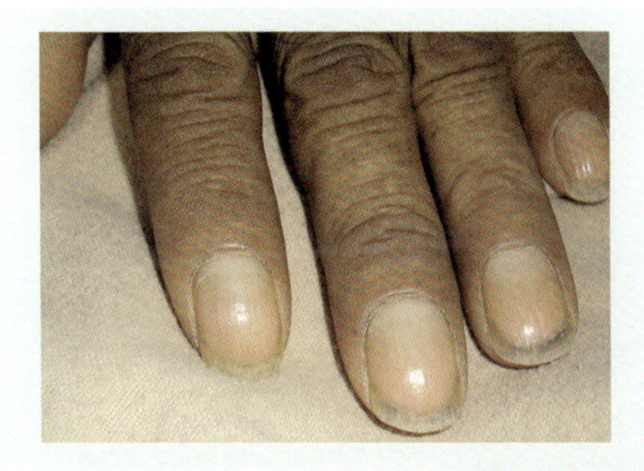

Figura 5.19 Icterícia obstrutiva – xantoníquia.

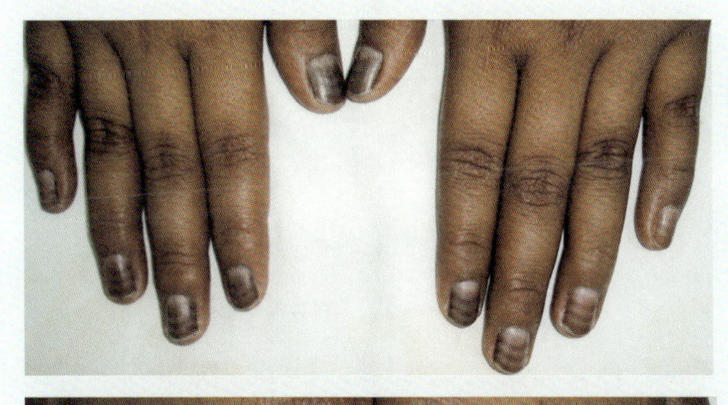

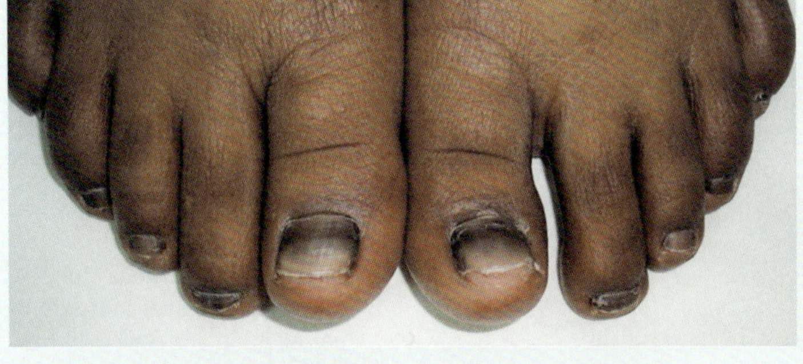

Figura 5.20 Tratamento de osteossarcoma – melanoníquia das 20 unhas.

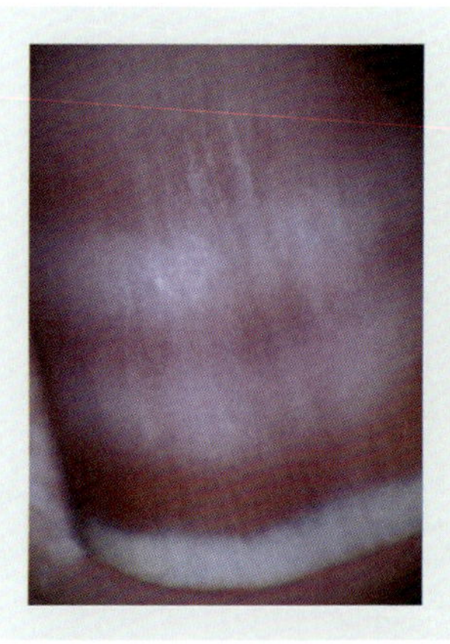
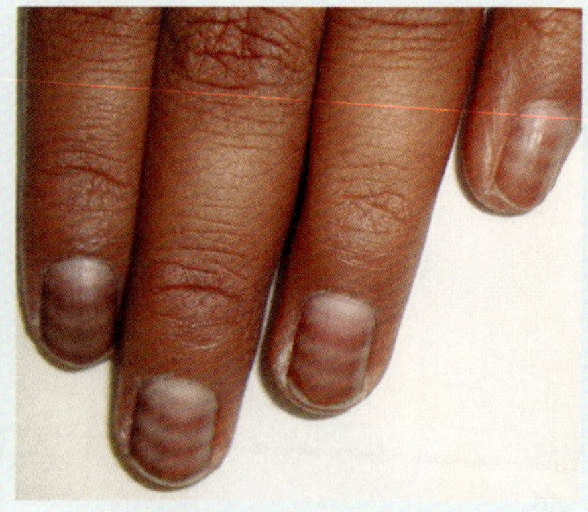

Figura 5.21 Tratamento de câncer de mama – leucomelanoníquia das unhas das mãos.

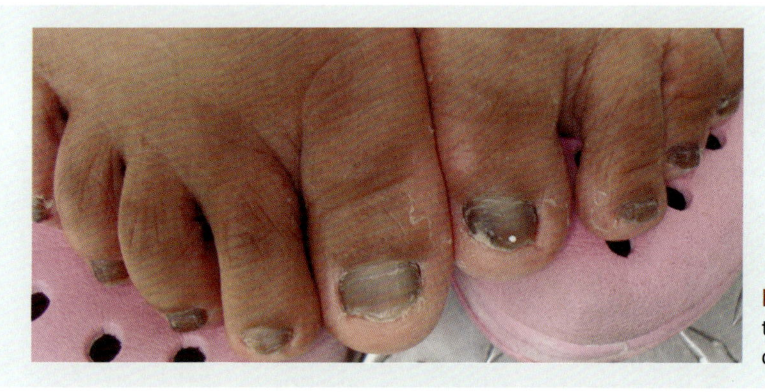

Figura 5.22 Câncer gástrico – melanoníquia de unhas dos pés.

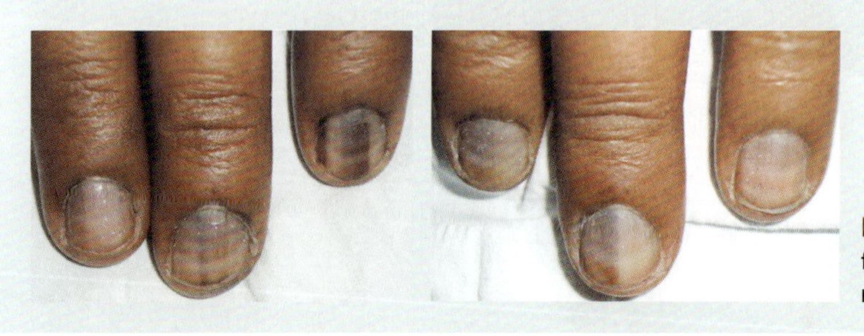

Figura 5.23 Leucemia linfocítica aguda – leucomelanoníquia.

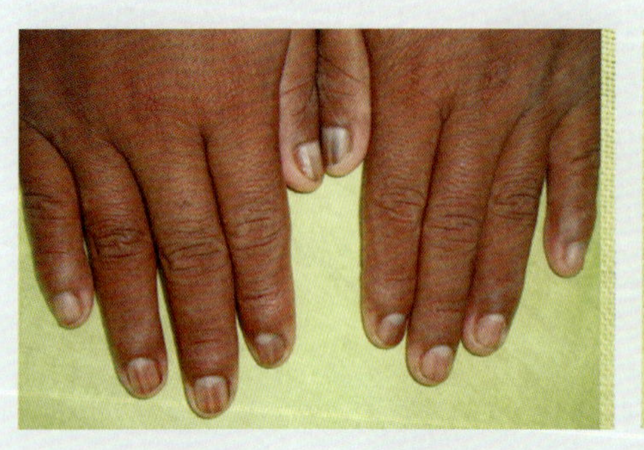
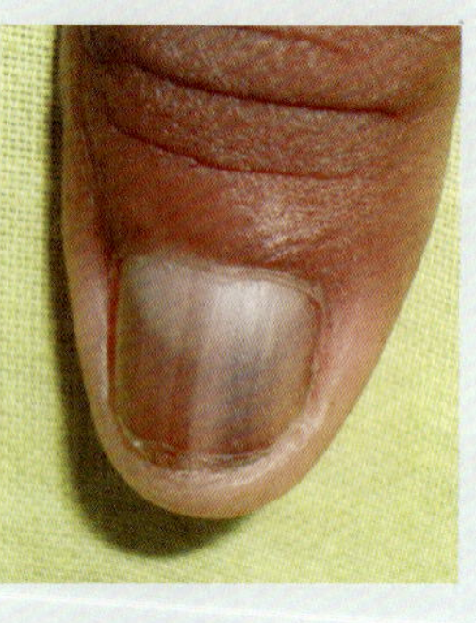

Figura 5.24 AIDS – pigmentação ungueal induzida por AZT.

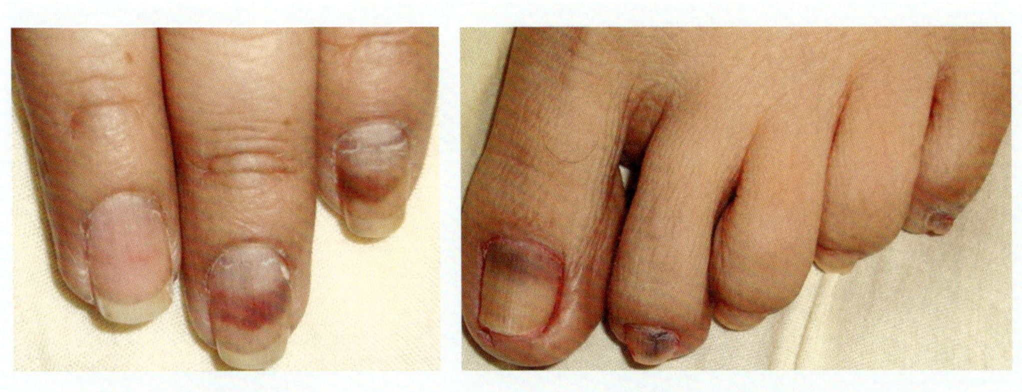

Figura 5.25 Tratamento de câncer de mama – capecitabina: hemorragia subungueal.

Gangrena

É uma condição que ocorre quando uma massa considerável de tecido morre. A principal causa é o suprimento sanguíneo reduzido em uma área afetada. Isso pode estar associado a doenças sistêmicas, como o lúpus eritematoso sistêmico (Figura 5.26), esclerose sistêmica (Figura 5.27), diabetes melito (Figura 5.28), trombose (Figuras 5.29 e 5.30), insuficiência renal crônica, calcifilaxia e sepse (Figura 5.31).

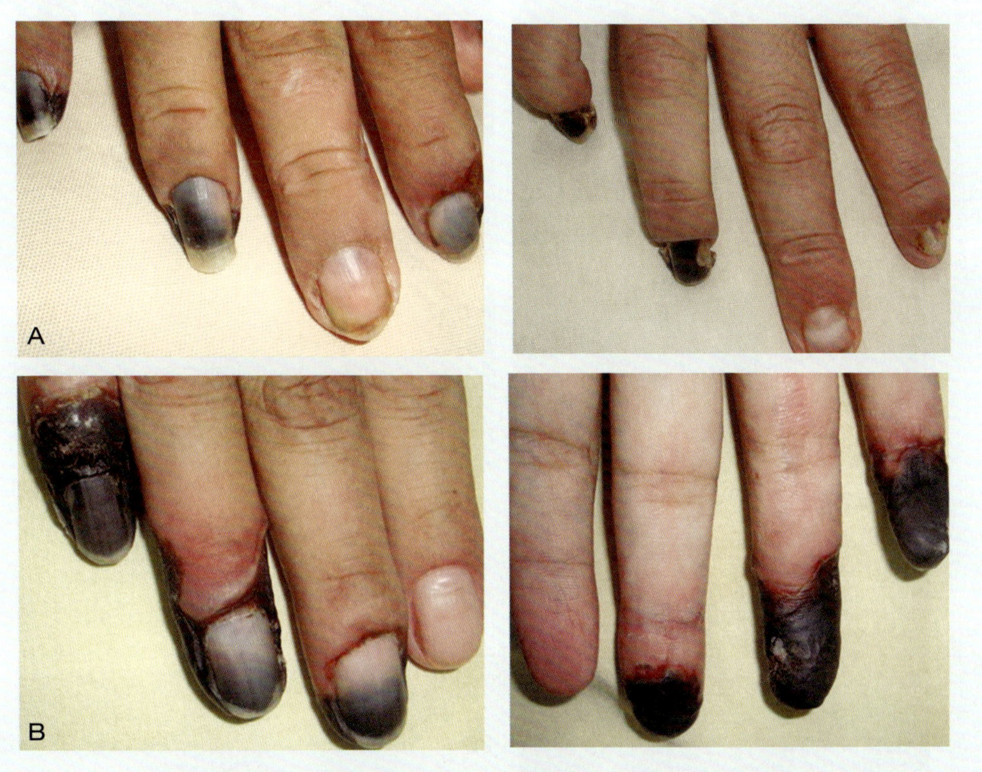

Figura 5.26 Lúpus eritematoso sistêmico – fenômeno de Raynaud.

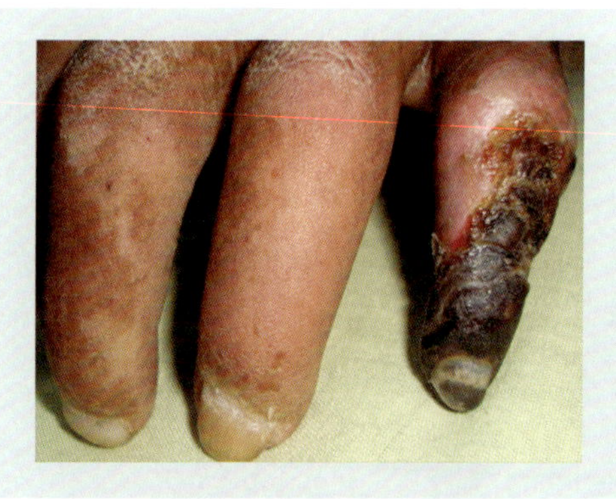

Figura 5.27 Esclerose sistêmica.

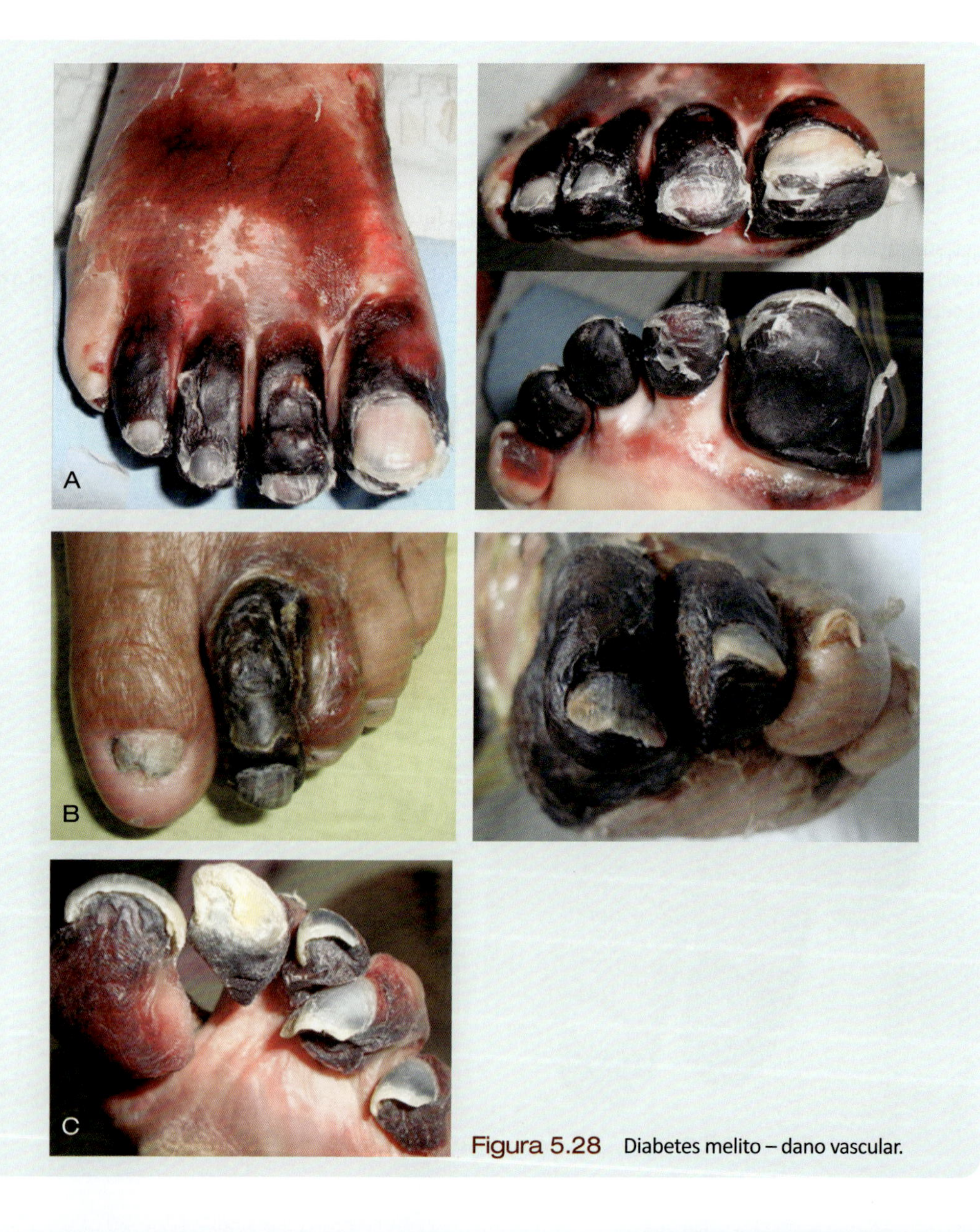

Figura 5.28 Diabetes melito – dano vascular.

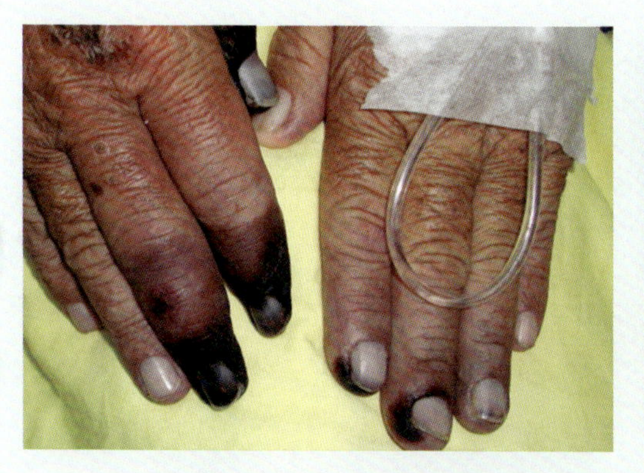
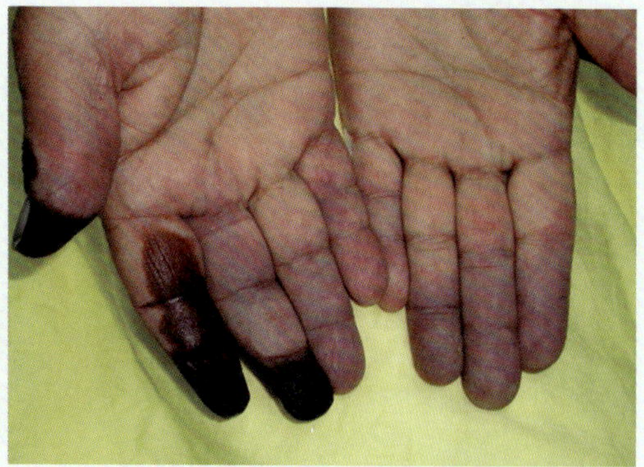

Figura 5.29 Coarctação da aorta – trombo.

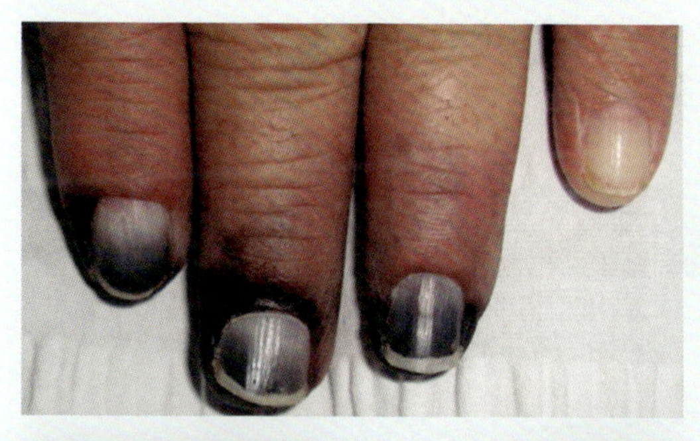
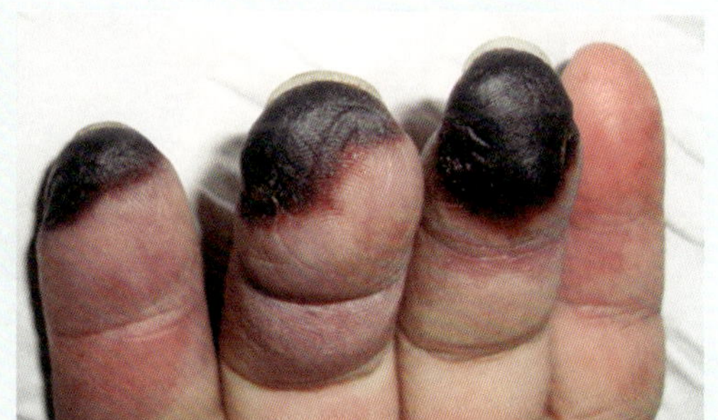
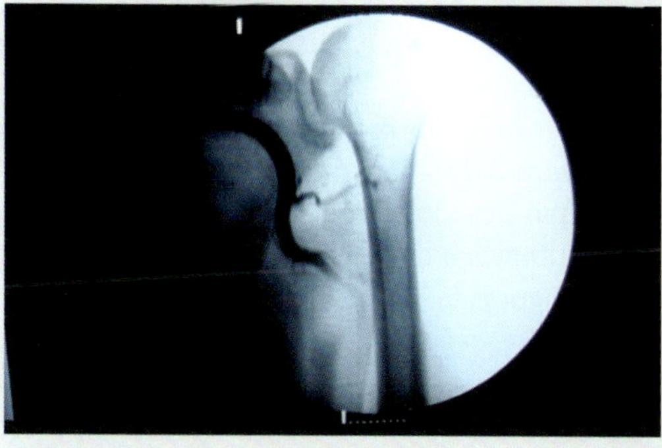

Figura 5.30 Obstrução arterial radial – trombo.

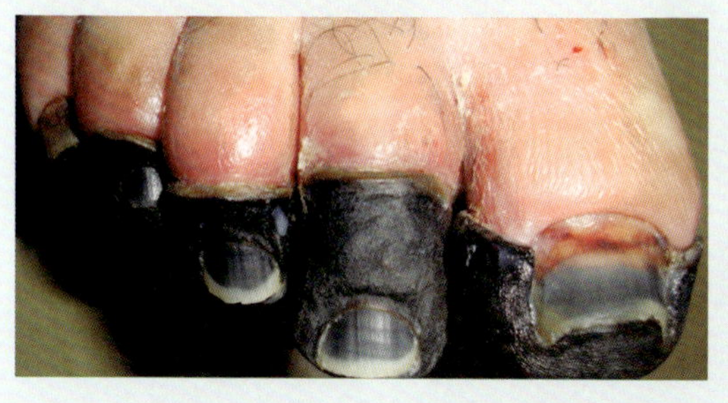
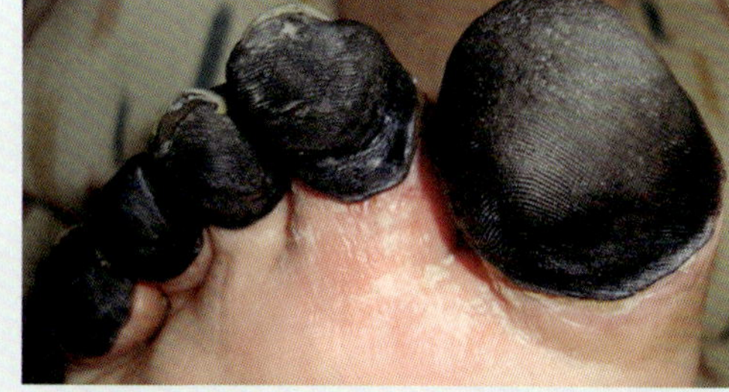

Figura 5.31 Sepse grave.

Coiloníquia

Também chamada de unhas em colher. Elas são caracterizadas como uma placa ungueal côncava com bordas laterais evertidas. Como um sinal de doença sistêmica, está associada à deficiência de ferro com ou sem anemia. Outras doenças sistêmicas associadas incluem acromegalia, doença arterial coronariana, insuficiência renal crônica (Figura 5.32), hemocromatose, desnutrição, policitemia *vera*, hipotireoidismo e lúpus eritematoso sistêmico.[4,6]

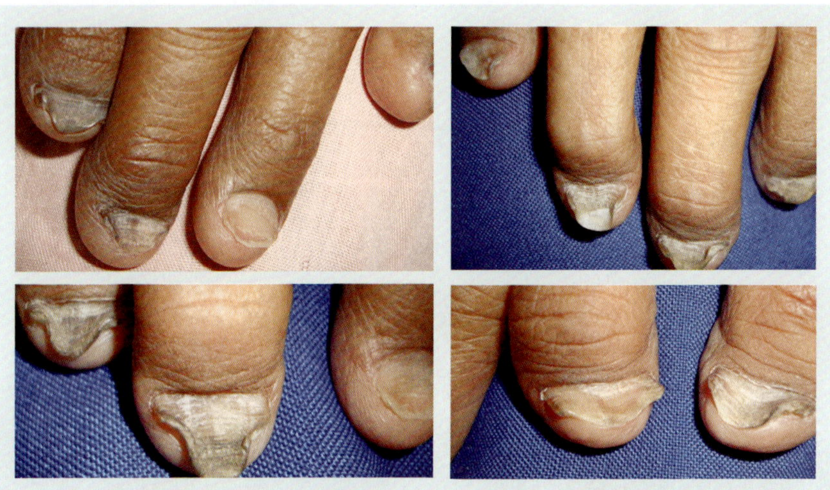

Figura 5.32 Insuficiência renal crônica – coiloníquia.

Leuconiquia

Divide-se em leuconiquia verdadeira, originária de dentro da matriz, e leuconíquia aparente, que surge do leito ungueal. Pode acometer parte da placa ungueal ou toda ela, e pode ocorrer em uma única unha ou em várias. A leuconíquia verdadeira pode ser hereditária ou adquirida. A hereditária pode ser uma condição isolada. A adquirida pode ser associada a traumatismo, agentes quimioterápicos, hipocalcemia, deficiência de zinco, intoxicação por metais pesados e doenças sistêmicas. Existem três formas clínicas de leuconíquia aparente, cada uma atribuível a diferentes processos sistêmicos: unhas de Terry, unhas de Muehrcke e unhas meio a meio (Figuras 5.33 a 5.34).[4,6,12]

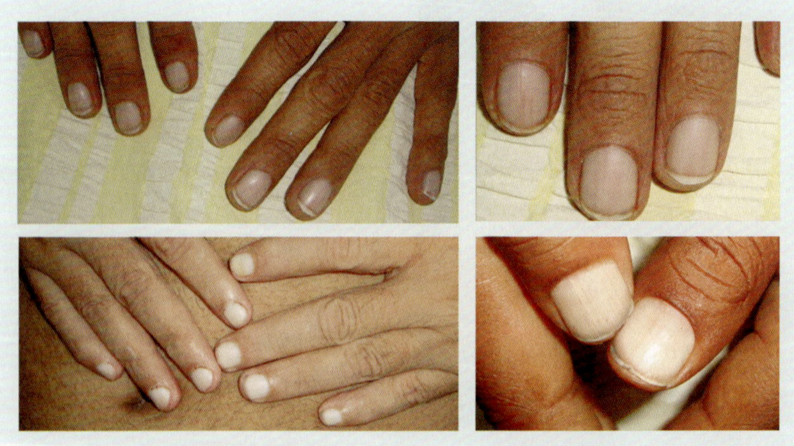

Figura 5.33 Insuficiência renal crônica.

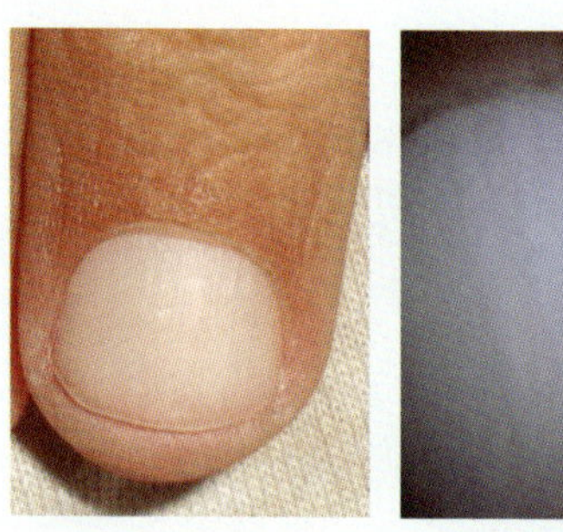

Figura 5.34 Hepatite autoimune.

Unhas meio a meio

Elas também são chamadas de unhas de Lindsay. Aparecem como uma mudança da cor da unha com uma porção proximal branca e uma porção distal rosa-avermelhada a marrom. A mudança de cor não se altera com o crescimento das unhas, indicando que o problema começa no leito ungueal. Essa mudança de cor não se altera com pressão. O mecanismo fisiopatológico exato não está compreendido, mas tem sido observado um aumento do número de capilares e da espessura da parede capilar no leito ungueal. Esse tipo de unha é encontrado em pacientes com insuficiência renal crônica (Figura 5.35).[13-15]

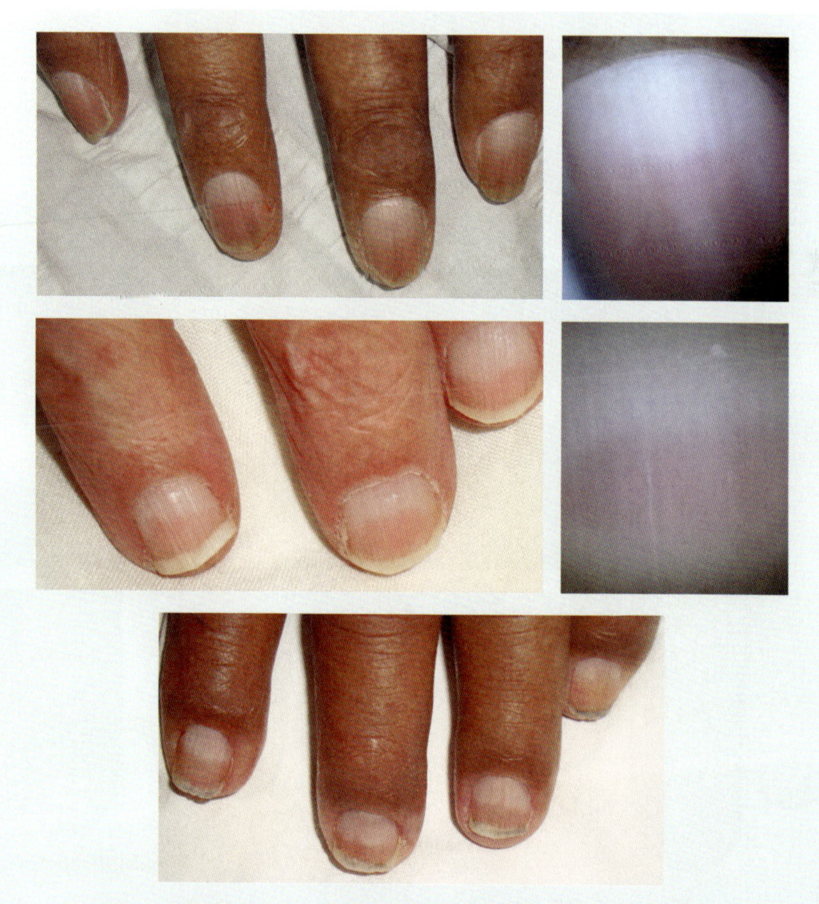

Figura 5.35 Insuficiência renal crônica – unhas meio a meio.

Linhas de Muehrcke

Linhas brancas emparelhadas causadas por congestão vascular no leito ungueal. Elas desaparecem com a compressão digital e não migram com o crescimento da unha. Elas podem resultar de doença hepática, insuficiência renal crônica (Figura 5.36), desnutrição, hipoalbuminemia grave e fármacos citostáticos (Figura 5.37).[3,6]

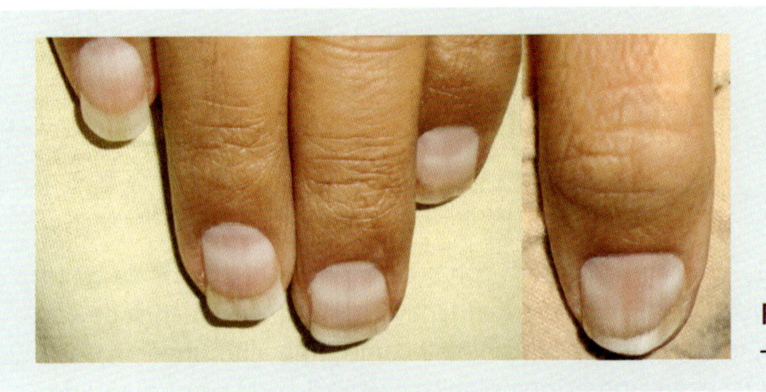

Figura 5.36 Insuficiência renal crônica – hipoproteinemia: bandas de Muehrcke.

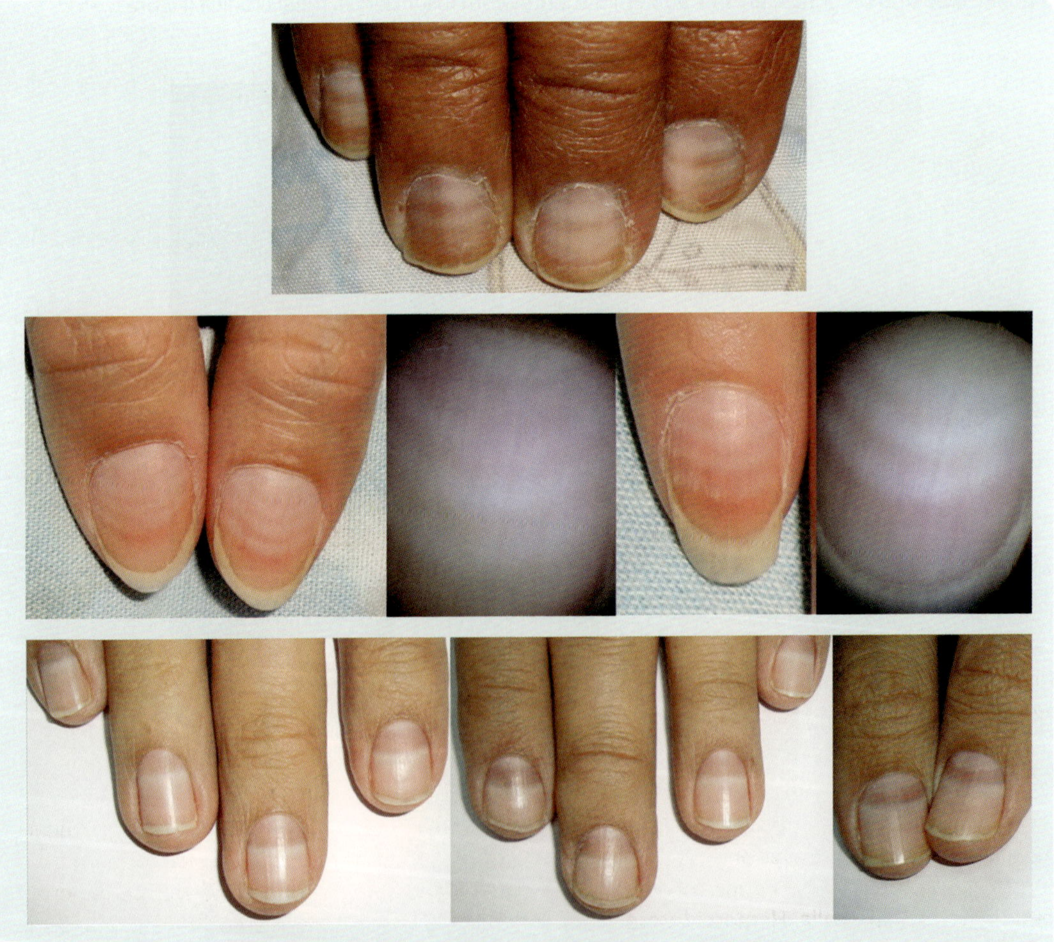

Figura 5.37 Quimioterapia – bandas de Muehrcke.

Unhas de Terry

Presente como leuconíquia de toda a unha, exceto para uma faixa de cor rosa a acastanhada fina de 1 a 2 mm na extremidade livre distal. São associadas a cirrose hepática (Figura 5.38), que geralmente está relacionada com alcoolismo, insuficiência cardíaca congestiva e diabetes melito (Figura 5.39). Também podem ser observadas na hanseníase, desnutrição, doença vascular periférica e tuberculose.[4]

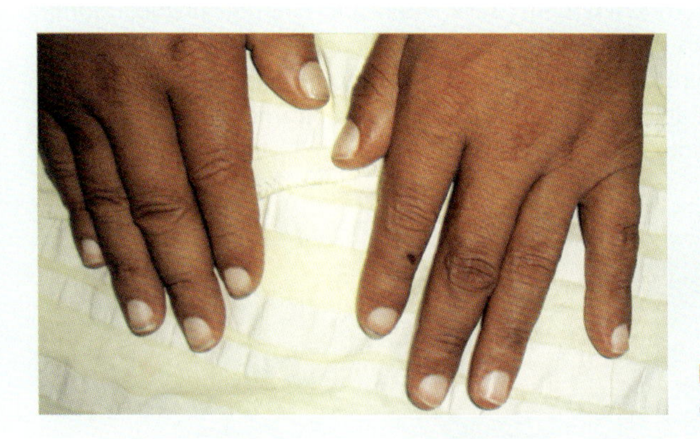

Figura 5.38 Cirrose hepática – unhas de Terry.

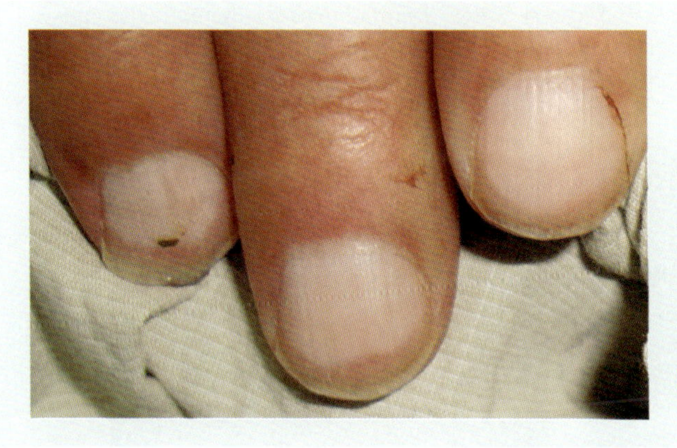

Figura 5.39 Diabetes melito – unhas de Terry.

Linhas de Mee

Bandas brancas transversais que não clareiam e correm paralelas à lúnula em todo o leito ungueal. As bandas são causadas por um ataque à matriz ungueal distal. As linhas de Mee podem ser confundidas com as linhas de Muehrcke; elas estão associadas a doenças cardiovasculares, intoxicação por arsênico, linfoma de Hodgkin, tumores carcinoides, quimioterapia, insuficiência renal aguda, rejeição de aloenxerto renal e lúpus eritematoso sistêmico.[3,4,6,16]

Melanoníquia

A melanina na placa ungueal, na maioria das vezes, tem a aparência de uma faixa longitudinal pigmentada chamada melanoníquia longitudinal. Causas sistêmicas de melanoníquia incluem distúrbios endócrinos, como doença de Addison, síndrome de Cushing, síndrome de Nelson, hipertireoidismo e acromegalia. Hemossiderose, hiperbilirrubinemia, alcaptonuria e porfiria também têm sido descritas como causas de melanoníquia longitudinal. Alguns medicamentos, como agentes quimioterápicos, também podem induzir melanoníquia.[11]

Alterações das pregas ungueais

Anormalidades da prega ungueal são normalmente associadas a doença do tecido conjuntivo, como dermatomiosite (Figuras 5.40 a 5.43), esclerose sistêmica, síndrome de Sjögren e lúpus eritematoso sistêmico. Alterações capilares da prega ungueal observadas com videocapilaroscopia ou dermatoscopia incluem áreas avasculares, alças capilares desorganizadas, alças capilares alongadas, capilares gigantes, hemorragias pontilhadas ou em linhas, hemorragias lineares paralelas e alças capilares encurtadas. Alguns medicamentos também podem causar alterações na prega ungueal, como citostáticos (Figura 5.44), antibióticos (Figura 5.45), antiarrítmicos, anticoagulantes, agentes antifúngicos, alopurinol, inibidores da bomba de prótons, fármacos anti-inflamatórios, inibidores da enzima conversora de angiotensina, diuréticos e betabloqueadores,[4,17] e erupção medicamentosa, como eritema multiforme, síndrome de Stevens-Johnson (Figura 5.46) e síndrome de Lyell (Figuras 5.47 e 5.48).

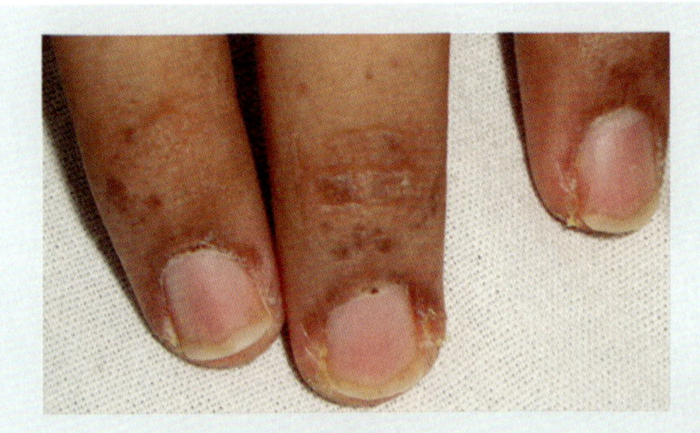

Figura 5.40 Dermatomiosite – hemorragias cuticulares, cutículas ásperas.

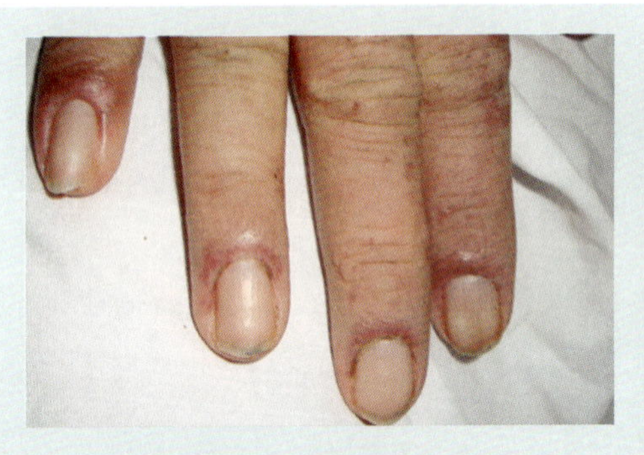

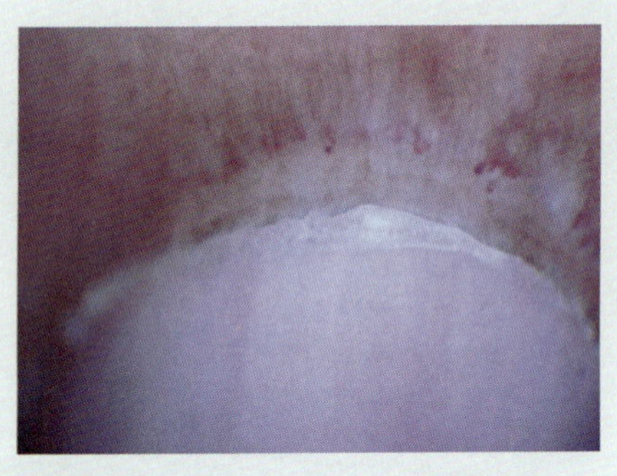

Figura 5.41 Dermatomiosite – prega ungueal proximal: eritema, edema e telangiectasias.

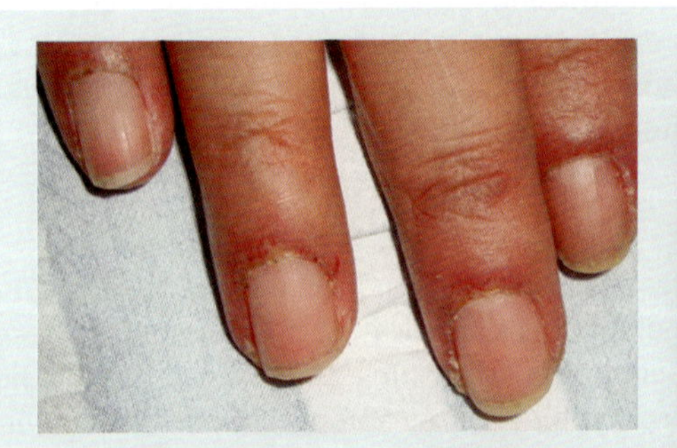

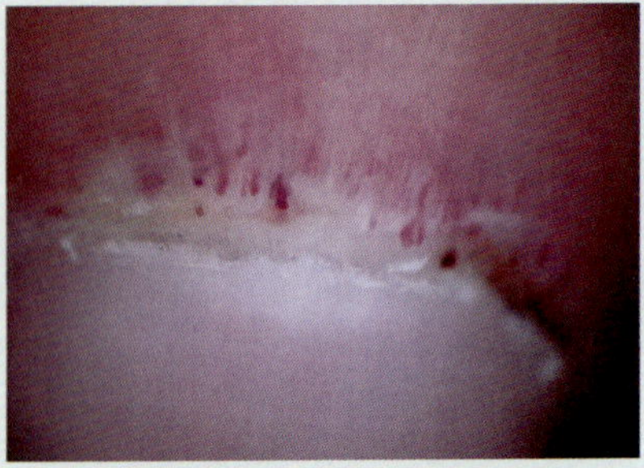

Figura 5.42 Dermatomiosite – capilares das pregas ungueais dilatados.

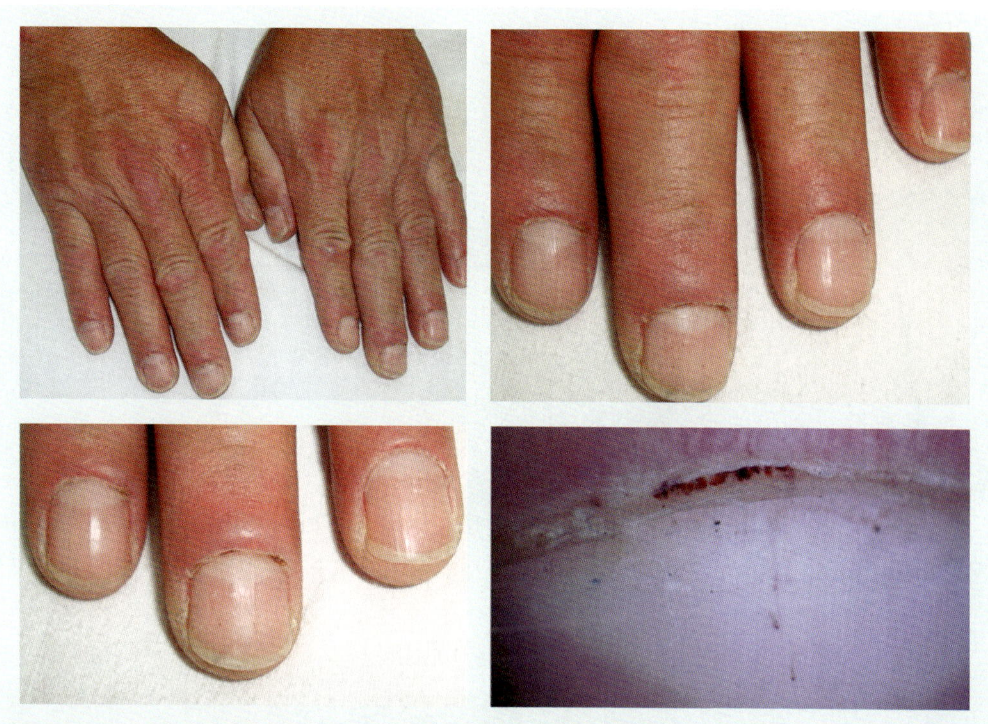

Figura 5.43 Dermatomiosite – eritema de prega ungueal proximal, edema e hemorragia cuticular.

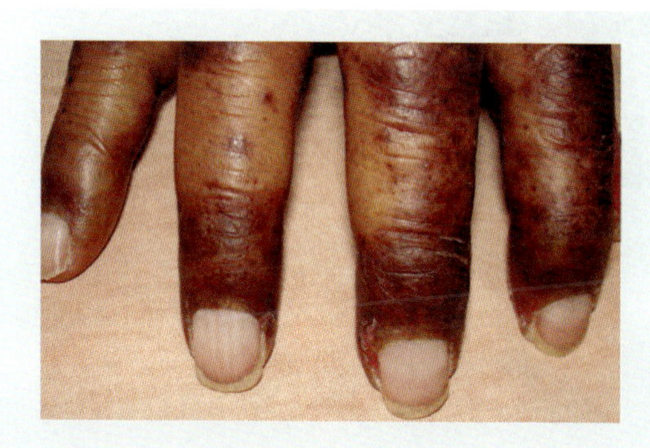

Figura 5.44 Alterações na prega ungueal proximal induzidas por capecitabina.

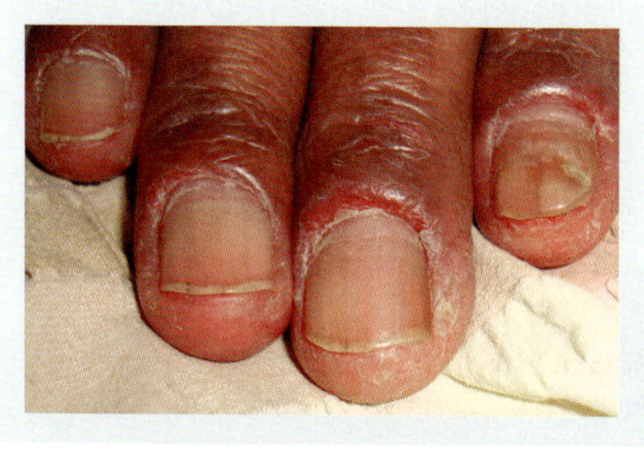

Figura 5.45 Inflamação da PUP induzida por meropenem.

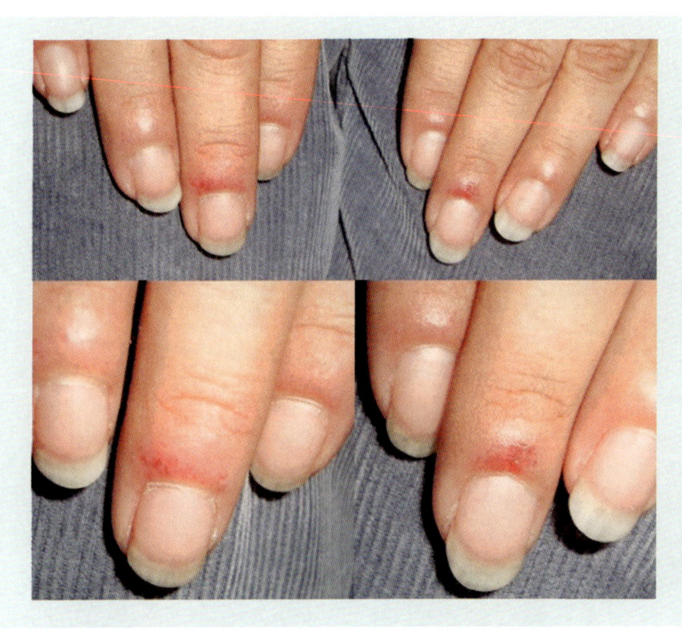

Figura 5.46 Síndrome de Stevens-Johnson devido a sulfonamidas – lesões eritematosas.

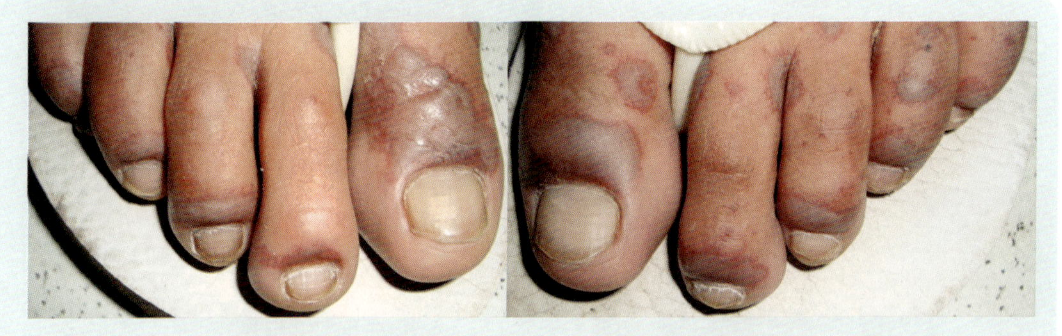

Figura 5.47 Síndrome de Lyell devido à ciprofloxacina – lesões bolhosas.

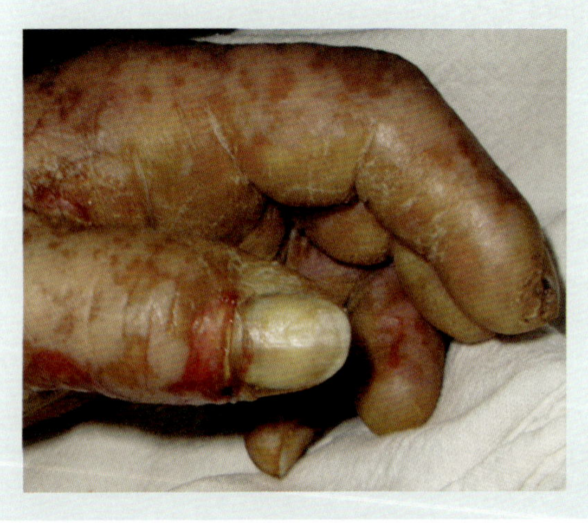

Figura 5.48 Síndrome de Lyell devido à aceclofenaco.

Onicomadese

Resulta de toxicidade completa da matriz e pode apresentar-se com descamação da unha ou sulco que divide a placa ungueal em duas partes. Essa condição é uma expressão extrema das linhas de Beau. As causas de onicomadese são as mesmas das mencionados para linhas de Beau,[3,5] diabetes melito (Figura 5.49), eritrodermia (Figura 5.50).

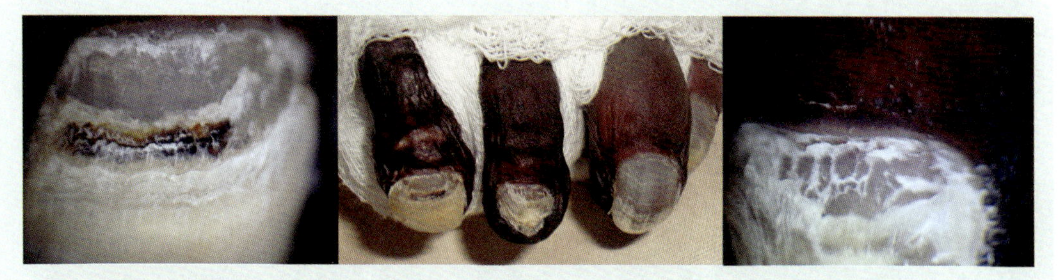

Figura 5.49 Diabetes melito – gangrena da unhas dos pés: onicomadese secundária.

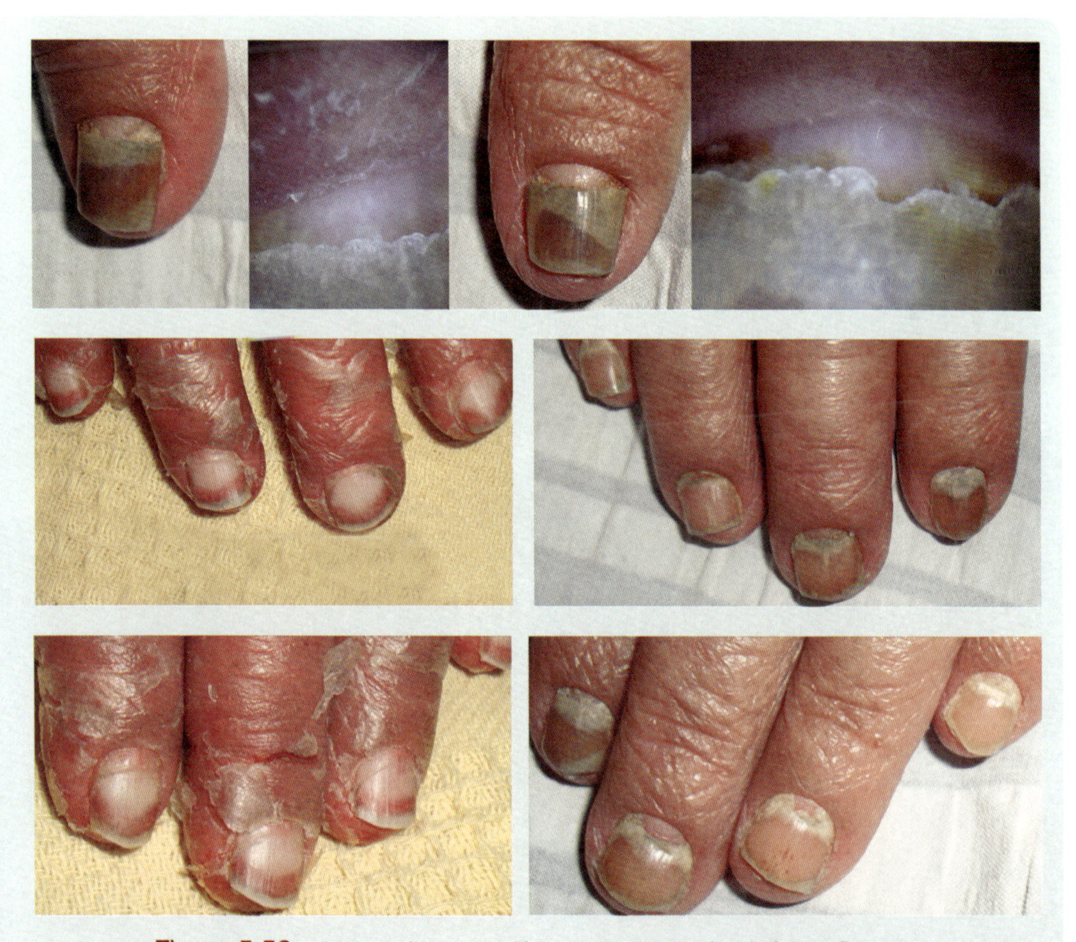

Figura 5.50 Onicomadese secundária a eritrodermia devido à ciprofloxacina.

Onicólise

É causada pelo dano direto ao epitélio do leito ungueal que resulta na perda de aderência entre o leito e a placa ungueal. Apresenta-se como uma separação espontânea da placa ungueal do leito ungueal que se inicia na margem livre distal ou lateral e progride proximalmente. Aparece como uma coloração branca causada pelo ar sob a placa ungueal no local da separação. Ela é dividida em primária e secundária. A onicólise primária é idiopática. A onicólise secundária pode ser hereditária ou associada a doenças sistêmicas, como hipertireoidismo, hipotireoidismo, doença vascular periférica, diabetes melito, anemia ferropriva, porfiria cutânea tardia, carcinoma de pulmão, hanseníase, sífilis, neurite, insuficiência renal crônica, fármacos citostáticos e doenças reumatológicas, como esclerodermia e lúpus eritematoso (Figuras 5.51 a 5.54).[4]

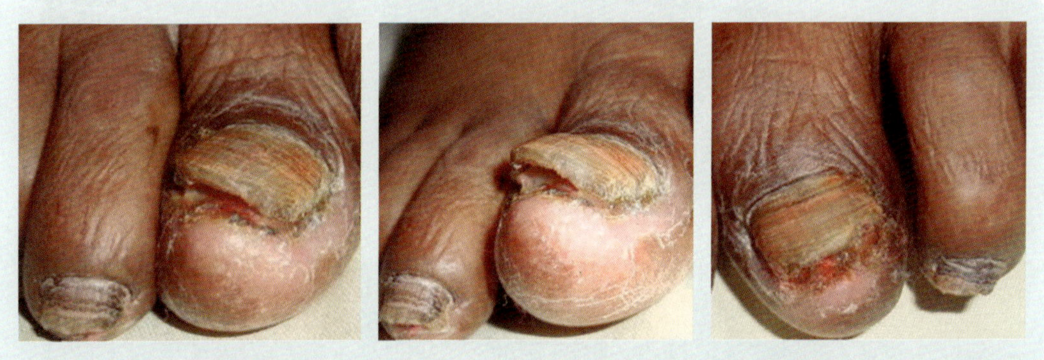

Figura 5.51 Câncer de mama – onicólise devido a capecitabina.

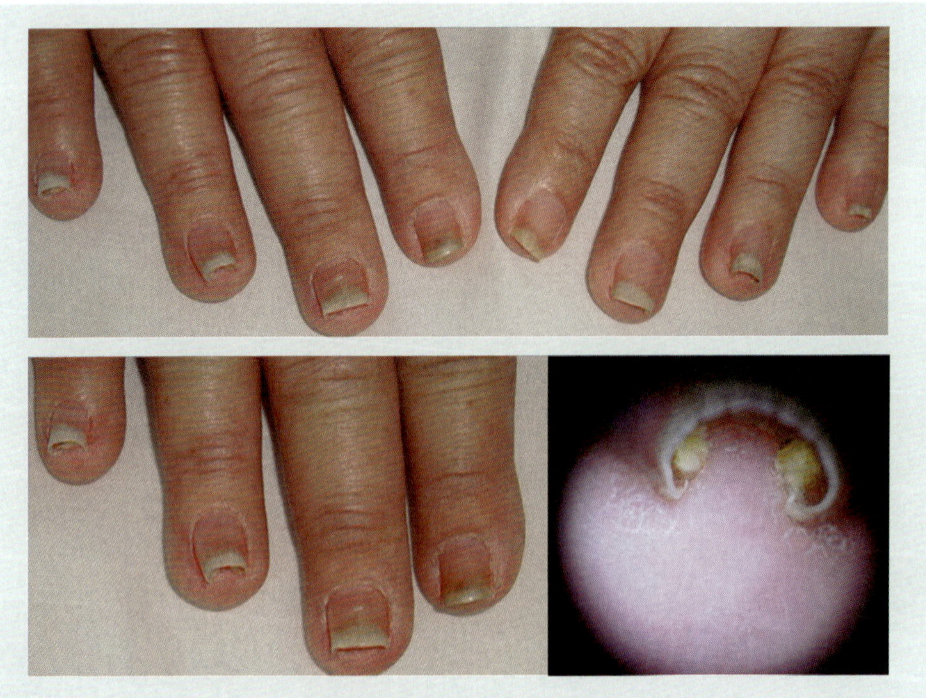

Figura 5.52 Câncer de mama – onicólise devido ao paclitaxel.

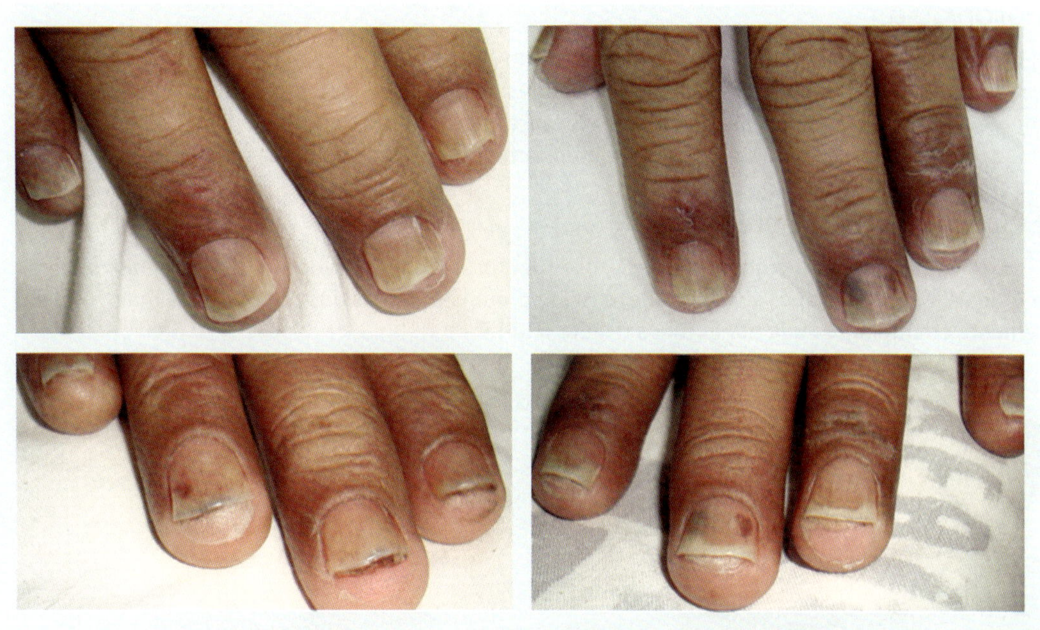

Figura 5.53 Câncer gástrico – onicólise devido a docetaxel.

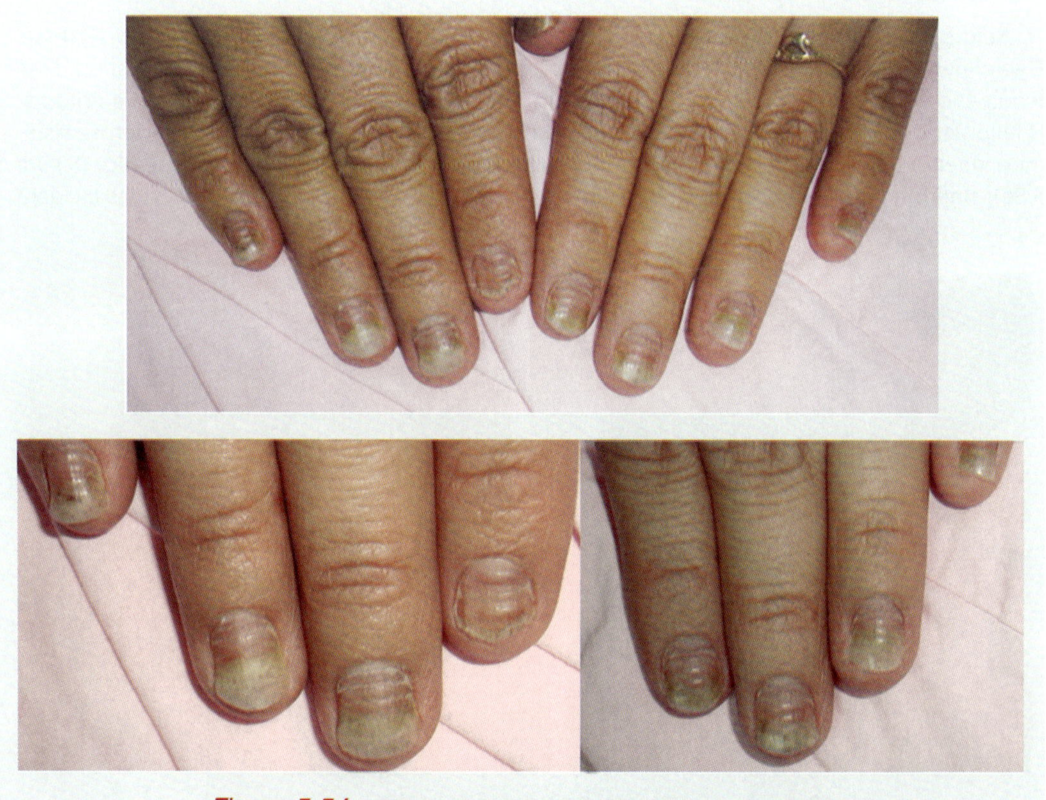

Figura 5.54 Câncer de mama – onicólise devido a docetaxel.

Paroníquia

É uma reação inflamatória das pregas de tecido ao redor da unha. É caracterizada pelo aparecimento rápido de eritema, edema e sensibilidade nas pregas ungueais proximais e laterais. Geralmente, é causada por infecção bacteriana. As causas não infecciosas incluem irritantes de contato, umidade excessiva, traumatismo e reação medicamentosa a docetaxel e capecitabina.[6]

Fibroma periungueal

É uma manifestação cutânea de esclerose tuberosa. É considerado um tumor benigno, geralmente desenvolve-se após a puberdade, é mais comum em unhas dos pés, e ocorre mais frequentemente em mulheres que em homens (Figura 5.55).[18]

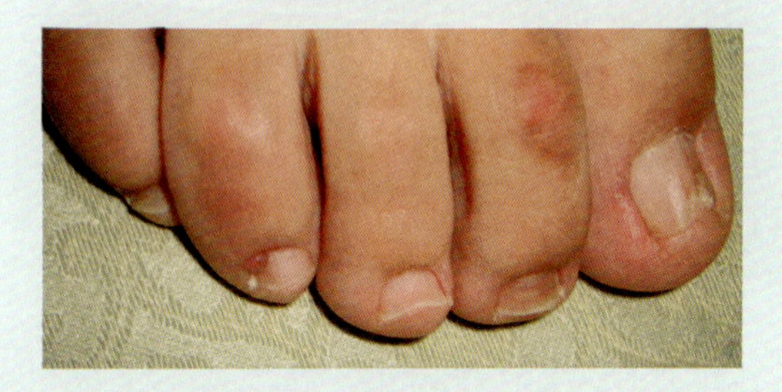

Figura 5.55 Esclerose tuberosa – tumor Köenen.

Fenômeno de Raynaud

Refere-se a espasmo reversível das arteríolas periféricas em resposta ao frio ou ao estresse. É geralmente observado nos dígitos distais, mas também pode envolver o nariz e as orelhas. Esse fenômeno é caracterizado por uma resposta em três fases, que inclui palidez, cianose e eritema. O fenômeno de Raynaud, em geral, é secundário a uma doença autoimune, como esclerose sistêmica, doença mista do tecido conjuntivo, síndrome de Sjögren, lúpus eritematoso sistêmico (Figura 5.56), síndrome antifosfolipídica. Outras doenças sistêmicas que podem estar associadas incluem

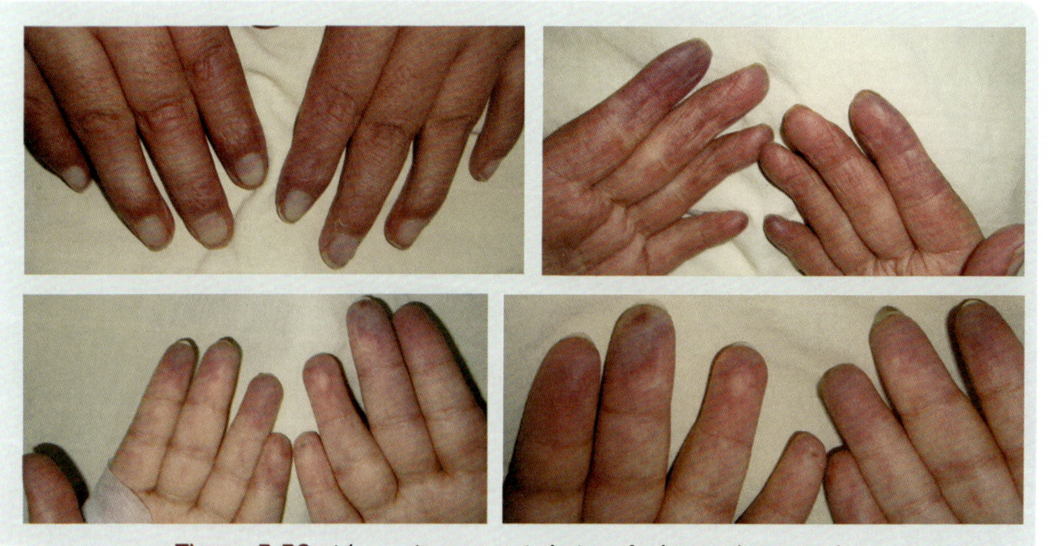

Figura 5.56 Lúpus eritematoso sistêmico – fenômeno de Raynaud.

hipotireoidismo, câncer e síndrome POEMS. Medicamentos têm sido associados a exacerbações desse fenômeno, como antagonistas beta-adrenérgicos, contraceptivos orais e os agentes quimioterápicos, como a bleomicina e os alcaloides vinca.[19]

Lúnula vermelha

A lúnula vermelha pode ser classificada em três tipos: uma forma completa em que toda a lúnula é eritematosa; uma forma incompleta, onde a zona proximal é vermelha e a zona distal parece uma faixa de seta branca, proximal ao leito ungueal rosa; e a terceira, uma forma mosqueada que pode ser observada na artrite reumatoide.

A patogenia da lúnula vermelha permanece desconhecida. Foi descrita como possível resultado do aumento de fluxo sanguíneo arteriolar, um fenômeno de capacitância vasodilatadora, ou alterações nas propriedades ópticas da unha sobrejacente, de modo que os vasos sanguíneos normais tornam-se mais evidentes.

A lúnula vermelha está associada à artrite reumatoide, lúpus eritematoso sistêmico, insuficiência cardíaca (Figura 5.57), cirrose hepática, doença pulmonar, intoxicação por monóxido de carbono, entre outros. Pode ser idiopática, e também foi relatada em pacientes com doenças dermatológicas, como síndrome de Stevens-Johnson, síndrome de Lyell, urticária crônica, psoríase, alopecia *areata*, diabetes melito (Figura 5.58) e sepse (Figura 5.59).[20]

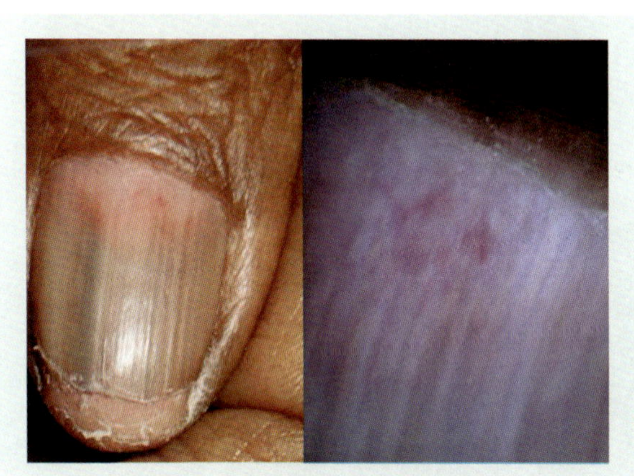

Figura 5.57 Insuficiência cardíaca – lúnula vermelha.

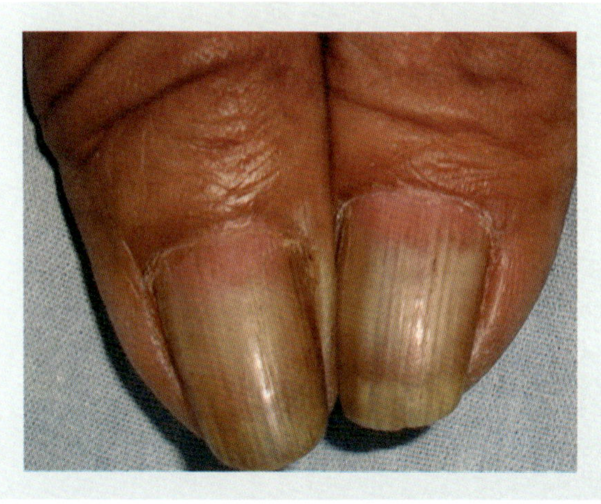

Figura 5.58 Diabetes melito e hipertensão arterial – lúnula vermelha.

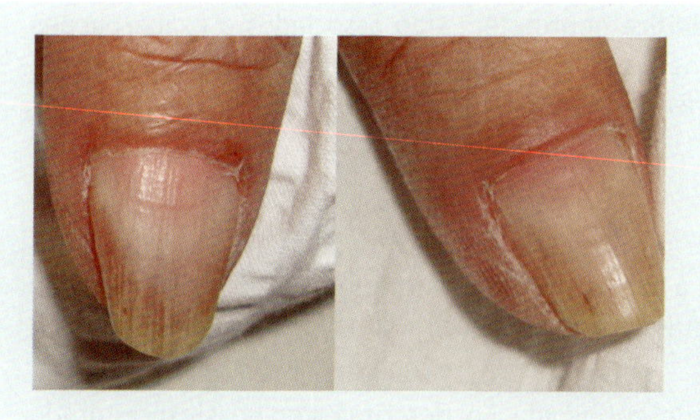

Figura 5.59 Sepse – lúnula vermelha.

Unhas das mãos brilhantes

A superfície da placa ungueal é lisa e pode tornar-se brilhante, e a extremidade livre ficar desgastada. É causada por prurido crônico em pacientes com insuficiência renal crônica (Figura 5.60), icterícia obstrutiva e linfomas.

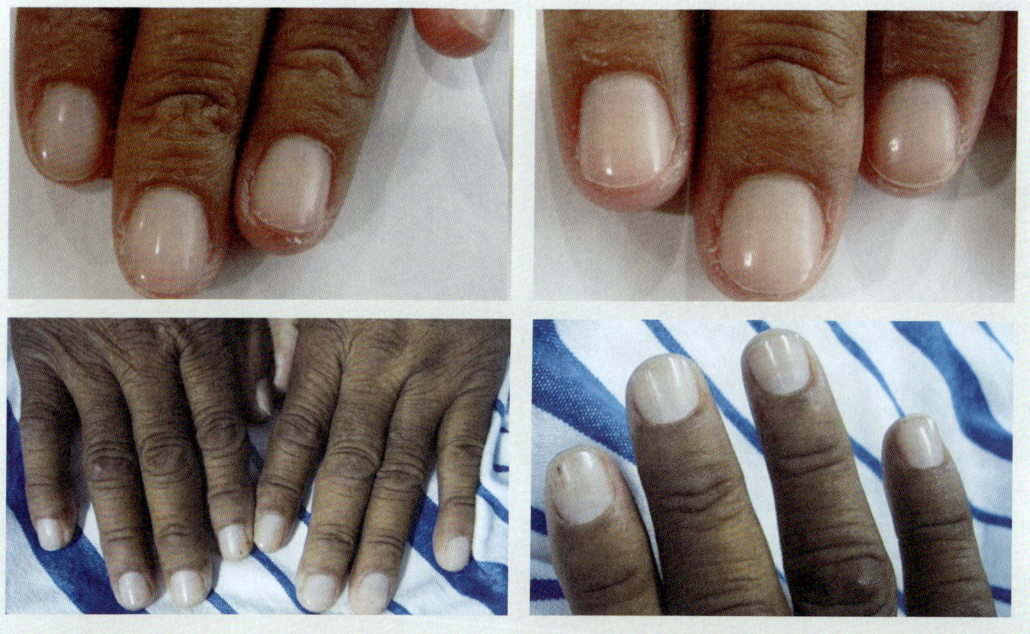

Figura 5.60 Insuficiência renal crônica – unhas brilhantes devido a prurido intenso.

Hemorragia subungueal

As hemorragias subungueais têm 1 a 3 mm de comprimento, são de cor marrom ou preta, situadas no sentido longitudinal abaixo do terço distal da unha. Crescem com a unha. Representam o extravasamento de sangue ao longo dos capilares longitudinais paralelos do leito ungueal. Frequentemente, aparecem como resultado de traumatismo em pessoas saudáveis, mas também podem aparecer no diabetes melito (Figura 5.61), sepse (Figura 5.62), insuficiência renal crônica (Figuras 5.63 e 5.64), endocardite bacteriana, neoplasia maligna interna, úlcera péptica, doenças reumatológicas e toxicidade medicamentosa.[4,6,14,21]

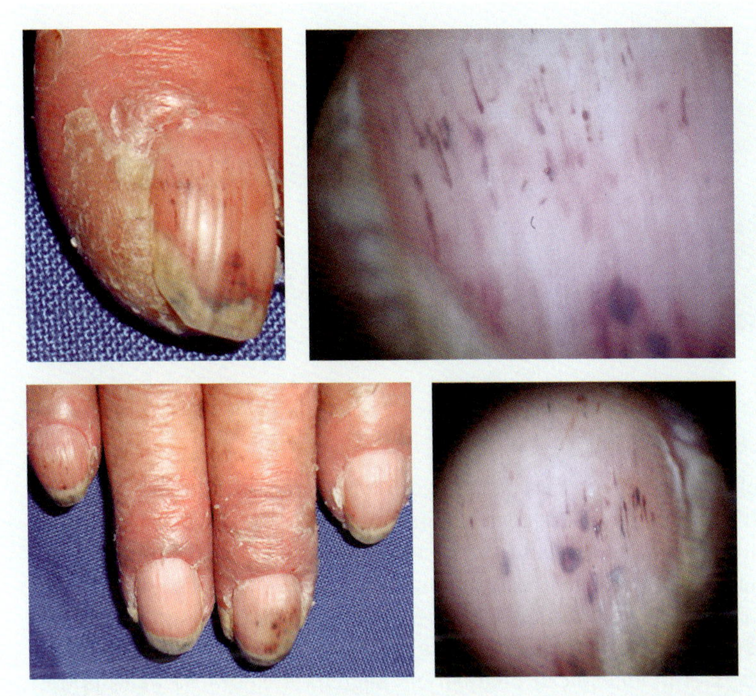

Figura 5.61 Diabetes melito – hemorragia subungueal.

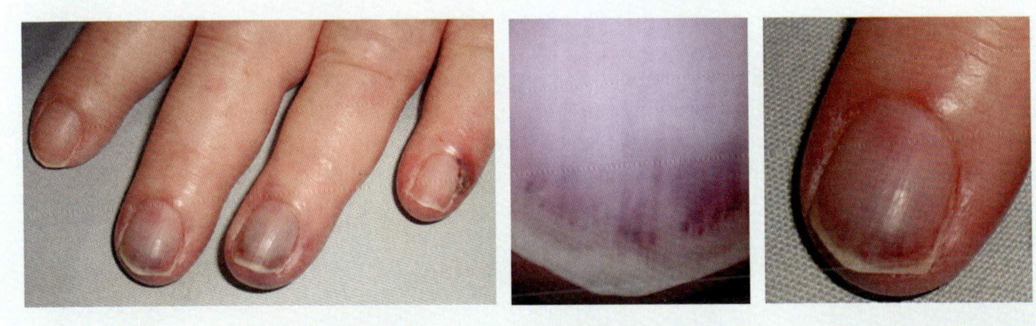

Figura 5.62 Sepse – hemorragia subungueal.

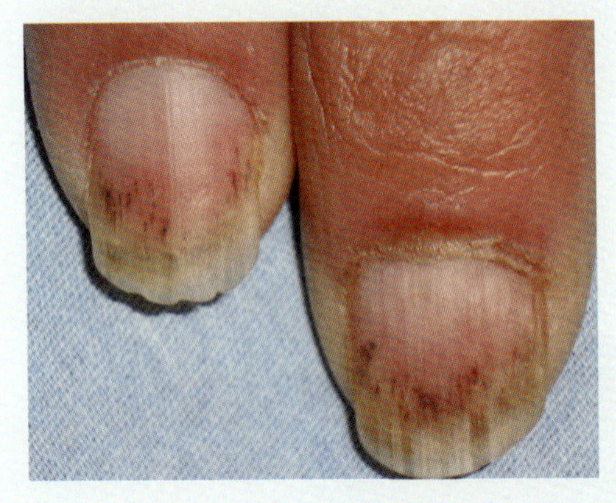

Figura 5.63 Insuficiência renal crônica – hemorragia subungueal.

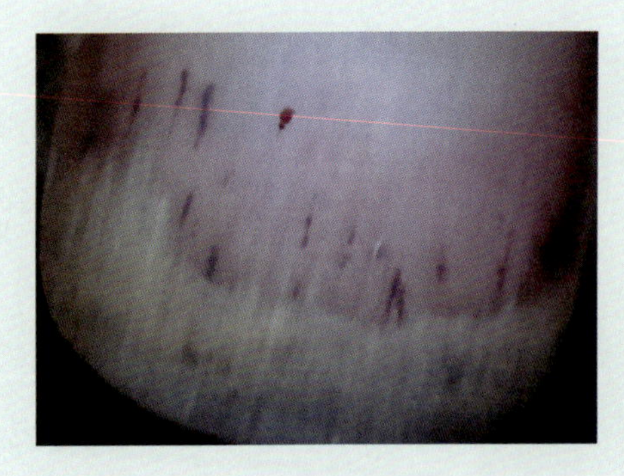

Figura 5.64 Insuficiência renal crônica – dermatoscopia de hemorragia subungueal.

Síndrome das unhas amarelas

A síndrome da unha amarela é uma doença rara de causa obscura, caracterizada pela tríade de unhas amarelas e espessas, linfedema e manifestações respiratórias. A patogenia dessa síndrome não está bem estabelecida. Outros achados ungueais nessa síndrome incluem cristas transversais, curvatura excessiva de lado a lado, pigmentação irregular, lúnula diminuída e onicólise. As associações relatadas com síndrome das unhas amarelas incluem neoplasias, doenças do tecido conjuntivo, diabetes melito, disfunção tireoidiana, hemocromatose, tuberculose, infarto do miocárdio, síndrome nefrótica, entre outros. A manifestação ungueal em seguida melhora na maioria dos pacientes, muitas vezes sem qualquer tratamento específico.[22]

Pterígio ventral

Conhecido também como pterígio ungueal inverso, é uma extensão distal do tecido hiponiquial que ancora à superfície inferior da unha, eliminando, assim, o sulco distal. As doenças sistêmicas que estão associadas incluem esclerose sistêmica, doença de Raynaud, lúpus eritematoso disseminado[23] e insuficiência renal crônica na hemodiálise (Figuras 5.65 e 5.66).

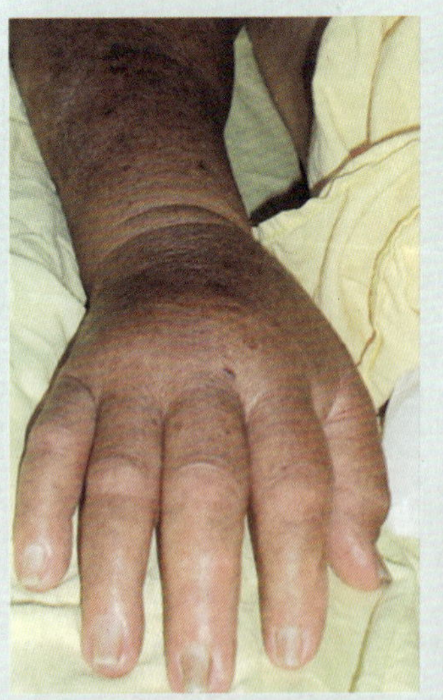

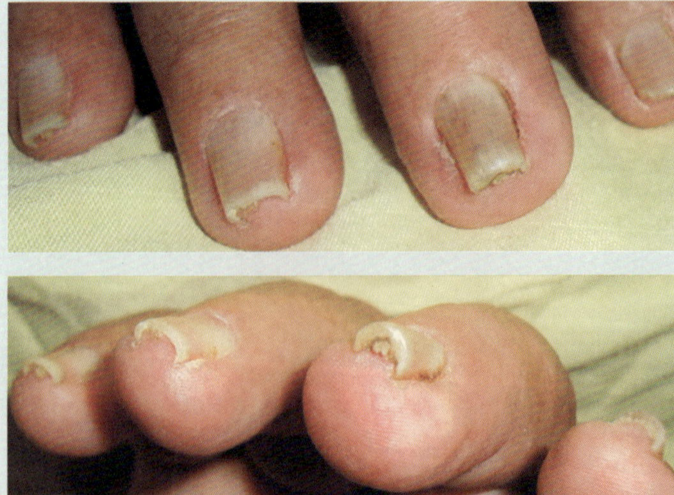

Figura 5.65 Insuficiência renal crônica em hemodiálise – pterígio ventral.

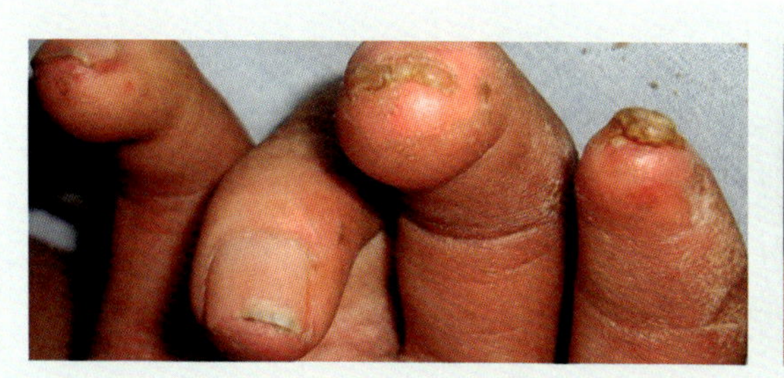
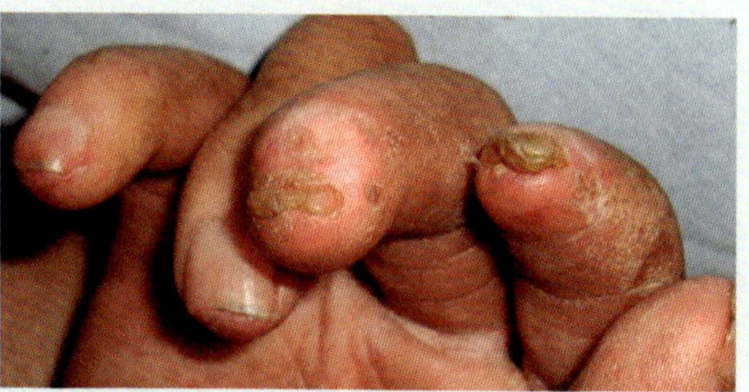

Figura 5.66 Esclerose sistêmica – pterígio ventral.

REFERÊNCIAS BIBLIOGRÁFICAS

1. Kurklinsky AK, Miller VM, Rooke TW. Acrocyanosis: the flying dutchmn. Vasc Med. 2011; 16(4): 288-301.
2. Truelove SC, Whyte HM. Acrosclerosis. British Medical Journal. 1951; 873-6.
3. Huang TC, Chao TY. Mees lines and Beau lines. CMAJ. 2010; 182(3):E149.
4. Zaiac MN, Walker A. Nail abnormalities associated with systemic pathologies. Clinics in Dermatology. 2013; 31:627-49.
5. Shin JY, Cho BK, Park HJ. A clinical Study of Nail Changes Ocurring Secondary to Hand-Foot-Mouth Disease: Onychomadesis and Beau´s lines. Ann Dermatol. 2014; 26(2):280-3.
6. Tully AS, Trayes KP, Studdiford JS. Evaluation of nail abnormalities. American Family Physician. 2012; 85(8):779-87.
7. Kim JH, Ro YS. A case of brachyonychia showing typical autosomal dominant pattern of Inheritance. Korean J Dermatol. 2002; 40(7):855-6.
8. Tosti A, Baran R, Dawber RPR, Haneke E. Nail configuration abnormalities in a text Atlas of Nail Disorders. Techniques in Investigation and Diagnosis. 2003; 29-33.
9. McDonell JK. Cardiac disease and the skin. Dermatol Clin. 2002; 20:503-11.
10. Chang P. Ungual dyschromia. Our Dermatol Online. 2013; 4(4):549-52.
11. André J, Lateur N. Pigmented nail disorders. Dermatol Clin. 2006; 24:329-39.
12. Kim SW, Kim MS, Han TY, Lee JH, Son SJ. Idiopathic acquired true leukonychia totalis and partialis. Ann Dermatol. 2016; 26(2):262-3.
13. Tajbakhsh R, Dehghan M, Azarhoosh R, Haghighi AN, Sadani S, Zadeh SS, et al. Mucocutaneous manifestations and nail changes in patients with end-stage renal disease on hemodialysis. Saudi J Kidney Dis Transpl. 2013; 24(1):36-40.
14. Batista-Peres LA, Passarini SG, Branco MF, Kruger LA. Skin lesions in chronic renal dialysis. J Bras Nefrol. 2014; 36(1):42-7.
15. Gagnon A, Desai T. Dermatological diseases in patients with chronic kidney disease. J Nephropathology. 2013; 2(2):104-9.
16. Parakh A, Kocchar AM. Chemotherapy induced transverse leukonychia (Mees' lines). Indian Pediatrics. 2007; 44:805.
17. Chang P, Gálvez D. Reacciones medicamentosas con afección del pliegue proximal ungueal. DCMQ. 2012; 10(3):172-7.
18. Ma D, Darling T, Moss J, Lee CC. Histologic variants of periungual fibromas in tuberous sclerosis complex. J Am Acad Dermatol. 2011; 64(2):442-4.

19. Saigal R, Kansal A, Mittal M, Singh Y, Ram H. Raynaud's Phenomenon. JAPI. 2010; 58:309-13.
20. Chang P, Vásquez MV. Red lunula. Our Dermatol Online. 2013; 4(4):555-6.
21. Gross NJ, Tall R. Clinical significance of splinter hemorrhages. British Medical Journal. 1963; 1496-8.
22. Maldonado F, Jay H. Yellow nail syndrome. Curr Opin Pulm Med. 2009; 15:371-5.
23. Baran R, Dawber RPR, Haneke E, Tosti A. Nail plate and soft tissue abnormalities in A text Atlas of Nail Disorders. Techniques in Investigation and Diagnosis. 2003; 109-13.

capítulo 6

Alterações Ungueais Secundárias a Deformidades dos Dedos do Pé

❖ Patricia Chang
❖ Rosmin Marroquin Remón

INTRODUÇÃO

O pé faz parte do segmento terminal do membro inferior. É constituído por três grupos de ossos que formam o tarso, o metatarso e as falanges. Possibilita que os seres humanos se mantenham firmes e andem. É a base de apoio do sistema locomotor.

Os dedos dos pés são estruturas importantes para a marcha que podem sofrer alterações traumáticas e não traumáticas.[1] O complexo tornozelo-pé sofre alterações fisiológicas e anatômicas durante o processo de desenvolvimento do ciclo de vida humano. Ao atingir a velhice, essas alterações têm repercussões biomecânicas e ortopédicas. Por exemplo, desenvolvem-se distúrbios do tipo dermatológico, ungueal, vascular e neuropático. Juntas, essas alterações são chamadas doenças podiátricas (DP), pois interferem nos processos sistêmicos de tipos anatômicos e fisiológicos que afetam a estrutura e a funcionalidade do pé.[2] A possibilidade de sofrer uma deformidade nos dedos dos pés aumenta de 2% a 20% com a idade.[3]

As unhas são uma parte importante dos pés; portanto, a importância de incluí-las no exame físico.

Nas consultas de rotina das unhas, as distrofias ungueais de deformidades dos dedos dos pés e dos sapatos são muito semelhantes ou até maiores que o número de casos de onicomicose. Pode ser difícil para o clínico geral conhecer as diferentes lesões nas unhas induzidas por deformidades nos pés e nos sapatos, principalmente porque a literatura dermatológica é extremamente escassa sobre o tema podiátrico.[4] As diferentes deformidades podiátricas podem surgir isoladamente ou em combinação, podem causar uma condição parcial em um ou mais dedos ou acometer todo o pé.[5]

Para conhecer as alterações das unhas dos pés, é necessário conhecer restrições de calçados, a forma do pé, deformidades ortopédicas adicionais, profissão e outros fatores,[4] bem como alterações não traumáticas dos dedos dos pés, como hálux valgo ou joanete, joanete do costureiro, dedos em martelo, garra, marreta ou em pescoço de ganso, dedos cruzados ou montados e clinodactilia, que são importantes no desenvolvimento dessas alterações nas unhas dos pés.[1] Entre esses temos:

Hálux valgo

É reconhecida como uma deformidade da região medial do antepé com desvio em varo do primeiro metatarso e em valgo e rotação externa do primeiro dedo, além de luxação dos sesamoides e aparecimento de proeminência óssea no aspecto medial da articulação metatarsofalângica (Figura 6.1).[5]

Múltiplas teorias sobre a etiologia do hálux valgo foram postuladas, mas nenhuma foi aceita por unanimidade pela comunidade médica.[6] No entanto, fatores extrínsecos e intrínsecos foram descritos. Entre os aspectos intrínsecos, genética, frouxidão ligamentar, artrite reumatoide, paralisia cerebral, cabeça metatársica convexa e pé chato foram mencionados; e entre os fatores extrínsecos, o uso de sapatos altos e estreitos, calos e dedos em martelo.

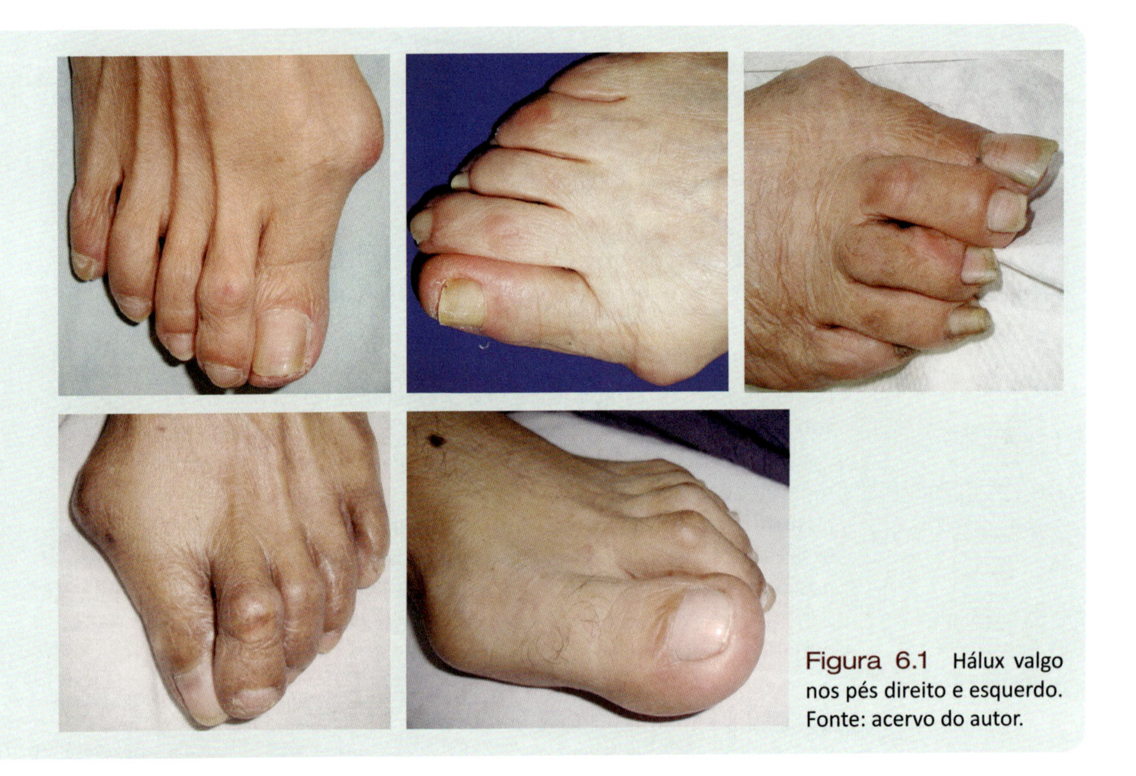

Figura 6.1 Hálux valgo nos pés direito e esquerdo. Fonte: acervo do autor.

Joanete de costureiro

A deformidade em varo do quinto dedo do pé da articulação metatarsofalângica, acompanhada de protrusão da cabeça do quinto metatarso, é denominada "joanete de Sastre ou joanete de costureiro"; é mais frequente em mulheres, com forte tendência hereditária (Figura 6.2). O joanete tem a característica de ser doloroso.[7]

Dedos em martelo

É caracterizada por hiperextensão da articulação metatarsofalângica com hiperflexão da articulação interfalângica proximal e hiperextensão da interfalângica distal. Qualquer um dos dedos pode ser acometido, mas ocorre quase exclusivamente no segundo, terceiro e quarto dedos dos pés.[8] Geralmente, está associado a atividades que causam flexão forçada da articulação interfalângica distal.[5] O dedo do pé flexionado projeta dorsalmente, causando atrito doloroso contra o calçado, com formação de calos, higroma ou bursite supurativa.[8] Uma das causas mais frequentes é o uso de calçados muito estreitos e justos, que comprimem o pé e forçam a flexão de um ou mais dedos (Figura 6.3).[5]

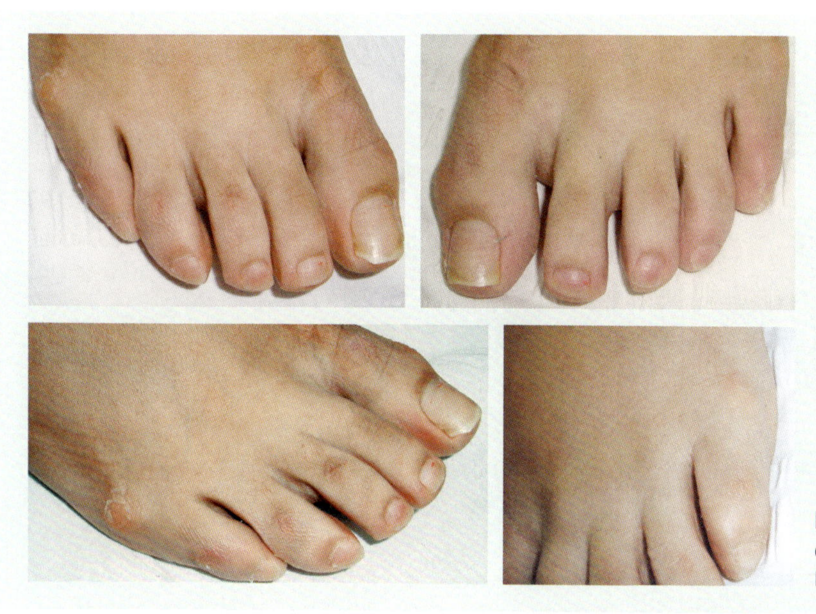

Figura 6.2 Joanete de costureiro bilateral. Fonte: acervo do autor.

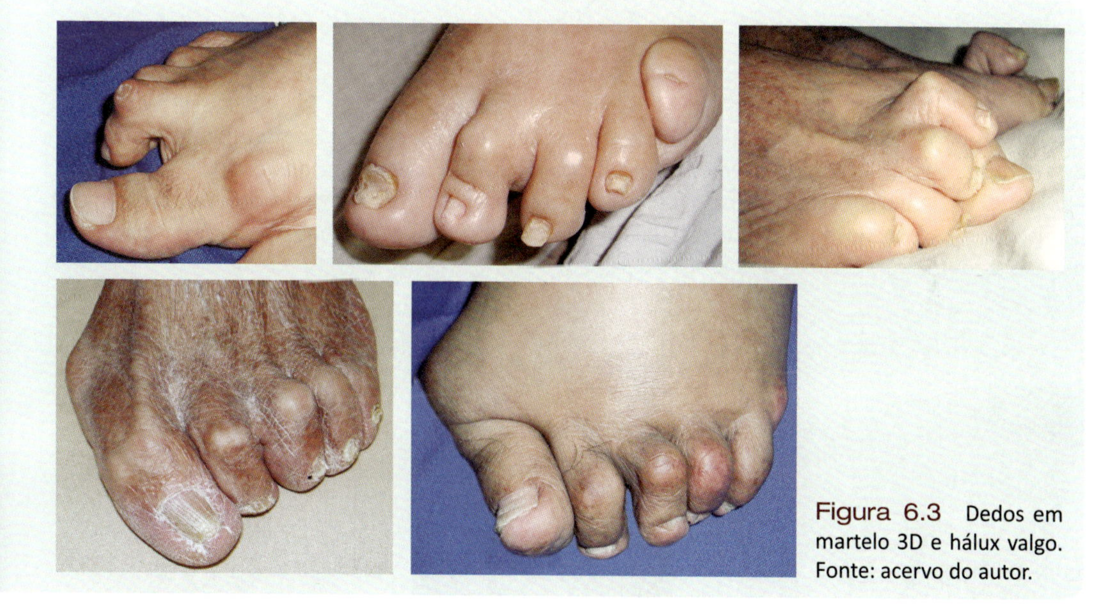

Figura 6.3 Dedos em martelo 3D e hálux valgo. Fonte: acervo do autor.

Dedos dos pés em garra

Caracterizados por hiperextensão da articulação metatarsofalângica com flexão da articulação interfalângica proximal e interfalângica distal, com tendência à rigidez precoce.[5] Pode acometer qualquer dedo do pé, mas ocorre mais nos centrais (Figura 6.4).[8]

Na maioria das vezes é adquirido. Calçado estreito, que força os dedos a flexionar, ou salto alto com ponta pontiaguda, favorece os dedos dos pés em garra decorrente de conflito de espaço.[5] Assim como os dedos em martelo, eles causam dor devido ao atrito dorsal na primeira articulação interfalângica com formação de calos ou higroma, além de dor e calos na parte anterior do antepé ("bola do pé") devido à hiperpressão quando a segunda articulação interfalângica permanece flexionada.[8]

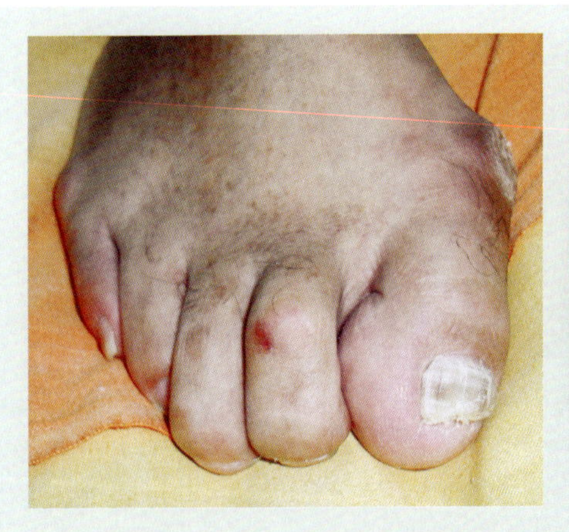
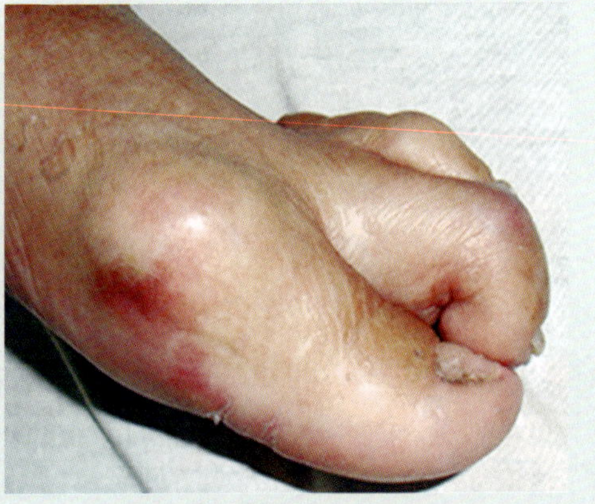

Figura 6.4 Quarto dedo em garra e hálux valgo. Fonte: acervo do autor.

Dedos em marreta

Também chamado pescoço de ganso ou dedo do pé em garra distal. A articulação interfalângica proximal pode ser normal ou hiperestendida, enquanto a articulação interfalângica distal é hiperflexionada. É comum em pessoas com pés com dedos centrais muito longos.[5]

Dedos dos pés cruzados

Corresponde a uma deformidade do plano sagital. Representa uma deformidade em flexão da articulação interfalângica proximal com rotação lateral e alinhamento dos dedos em varo. Sua etiologia não está bem estabelecida. O quinto, quarto e terceiro dedos, nessa ordem, são os mais acometidos. Esse distúrbio é geralmente bilateral, simétrico e assintomático. Em seguida, os dedos dos pés podem ficar rígidos e dolorosos ou podem desenvolver tilose (Figura 6.5).[9]

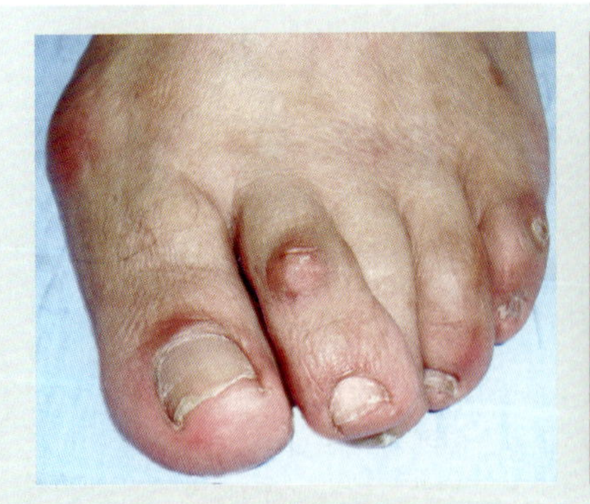
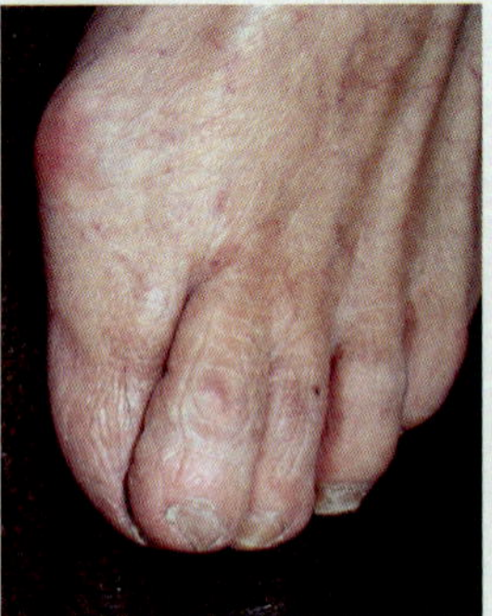
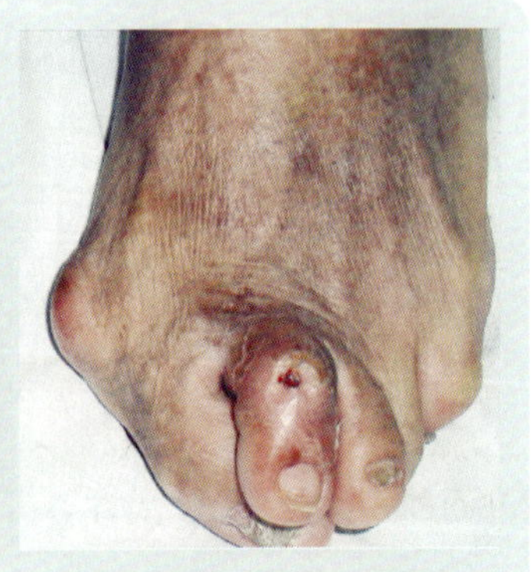

Figura 6.5 Quinto dedo da mão cruzado. Fonte: acervo do autor.

Clinodactilia

Um dedo da mão é desviado em abdução ou adução.[10] É menos frequente, mas muito irritante; o dedo do pé acometido pode estar montado no imediatamente próximo, o que cria um sério problema de espaço dentro do sapato (Figura 6.6) (Tabela 6.1).[8]

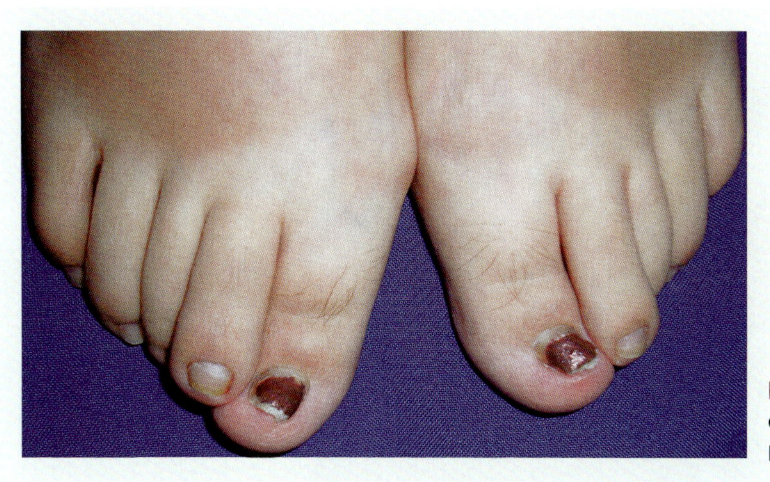

Figura 6.6 Clinodactilia dos dois terceiros dedos do pé. Fonte: acervo do autor.

Tabela 6.1 Deformidades mais comuns dos dedos dos pés.

• Hálux valgo
• Joanete de costureiro
• Dedos em martelo
• Dedos dos pés em garra
• Dedos dos pés em marreta ou pescoço de cisne
• Dedos dos pés cruzados ou agrupados
• Clinodactilia

Fonte: autoria própria.

ALTERAÇÕES NAS UNHAS DEVIDO A DEFORMIDADES DAS UNHAS DOS PÉS

Com relação às alterações nas unhas devido a deformidades dos dedos dos pés, é evidente que o peso corporal cai nos pés; é distribuído uniformemente sobre eles, e eles absorvem o impacto constante da locomoção e sustentação. Sob condições normais, o peso e o impacto são distribuídos uniformemente nos pés. No entanto, existem condições que causam distribuição desigual que resultam em deformidades dos dedos dos pés e, consequentemente, causam alterações nas unhas dos pés.

As várias deformidades dos dedos dos pés podem resultar em calos ou tilomas, interdigitais ou ao redor das unhas (Figura 6.7). Alterações como onicocriptose (Figura 6.8), onicogrifose (Figura 6.9), onicólise (Figura 6.10), achatamento da unha (Figuras 6.11 e 6.12) e coiloníquia (Figuras 6.13 a 6.16) podem ser observadas nas unhas dos pés. Além disso, outras alterações foram relatadas, como hematomas por atrito (Figuras 6.17), pseudo-hematomas (Figura 6.18), pseudomelanoníquia (Figuras 6.19 e 6.20) e alteração da superfície da unha (Figura 6.21) (Tabela 6.2).[3]

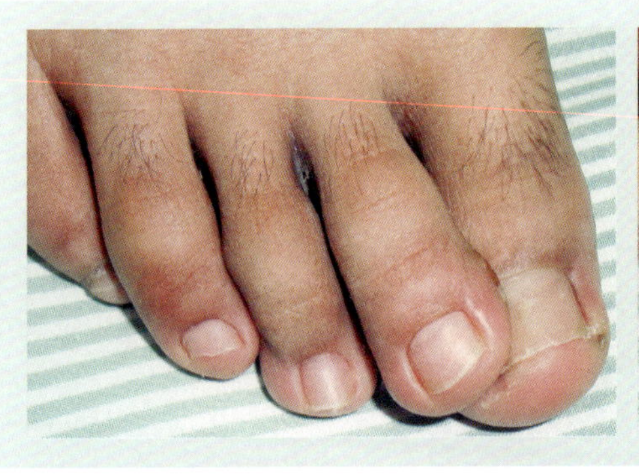
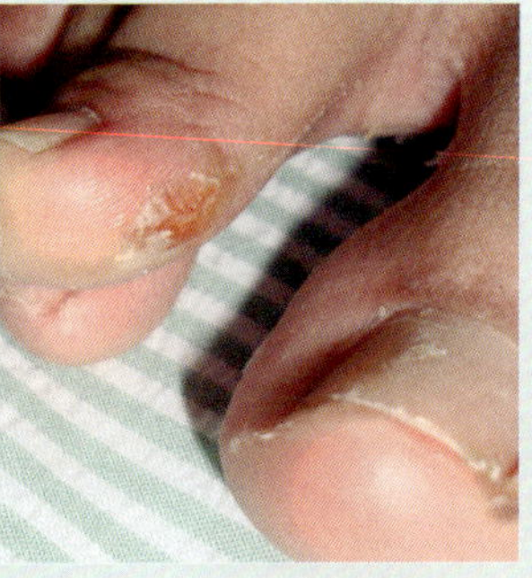

Figura 6.7 Segundo dedo da mão cruzado e tiloma do mesmo dígito. Fonte: acervo do autor.

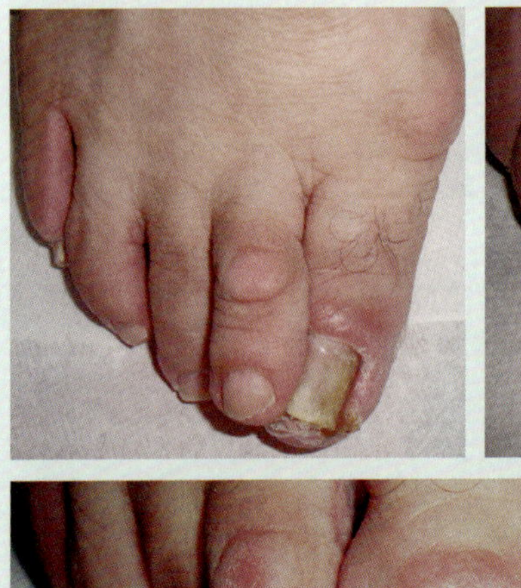
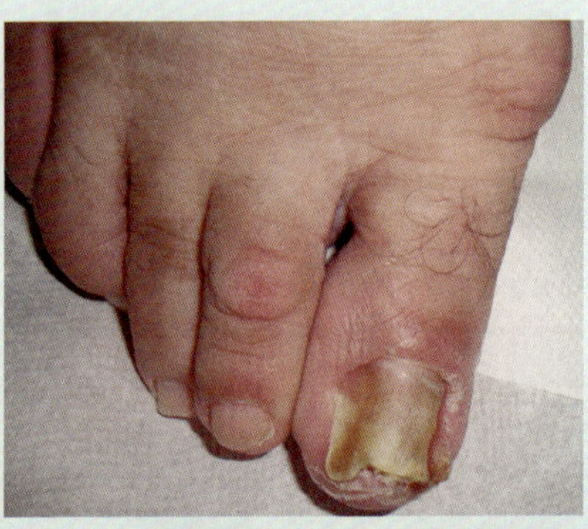
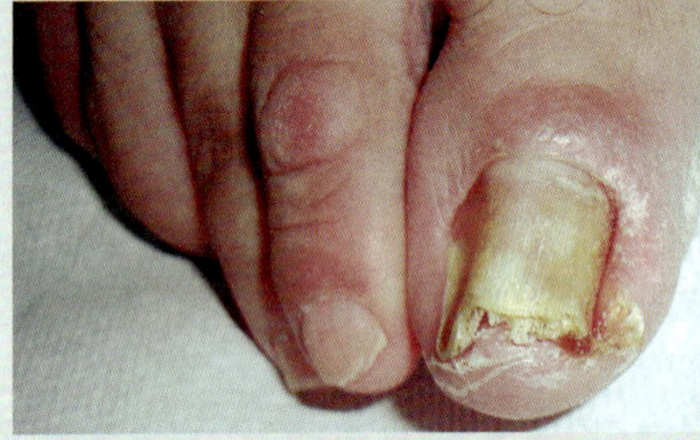
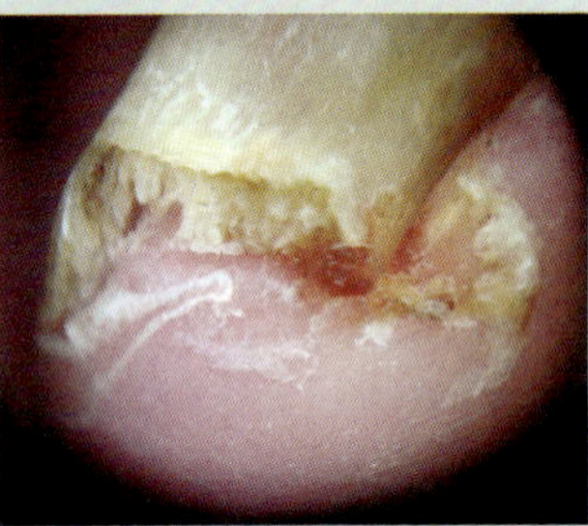

Figura 6.8 Onicocriptose secundária a segundo dedo montado. Fonte: acervo do autor.

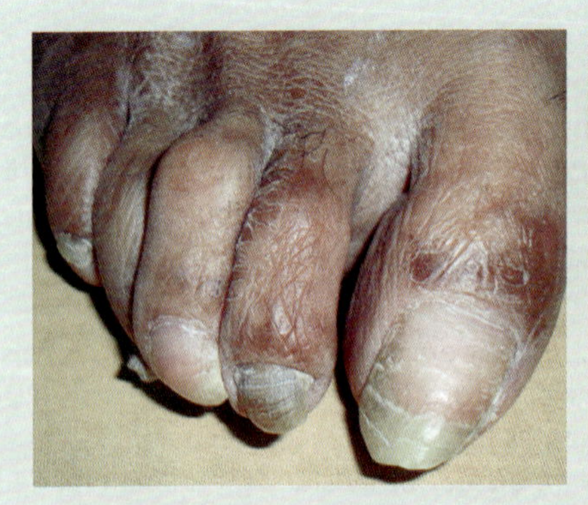
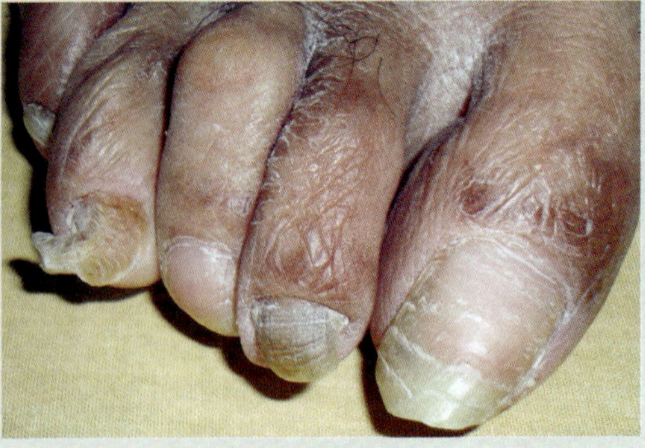

Figura 6.9 Clinodactilia do quarto dedo com onicogrifose. Fonte: acervo do autor.

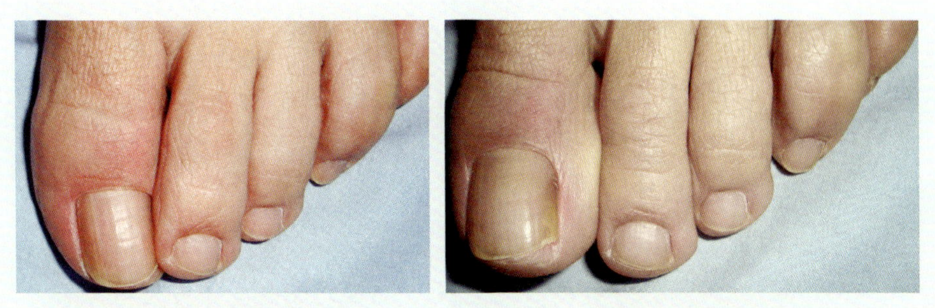

Figura 6.10 Onicólise secundária a segundo dedo cruzado. Fonte: acervo do autor.

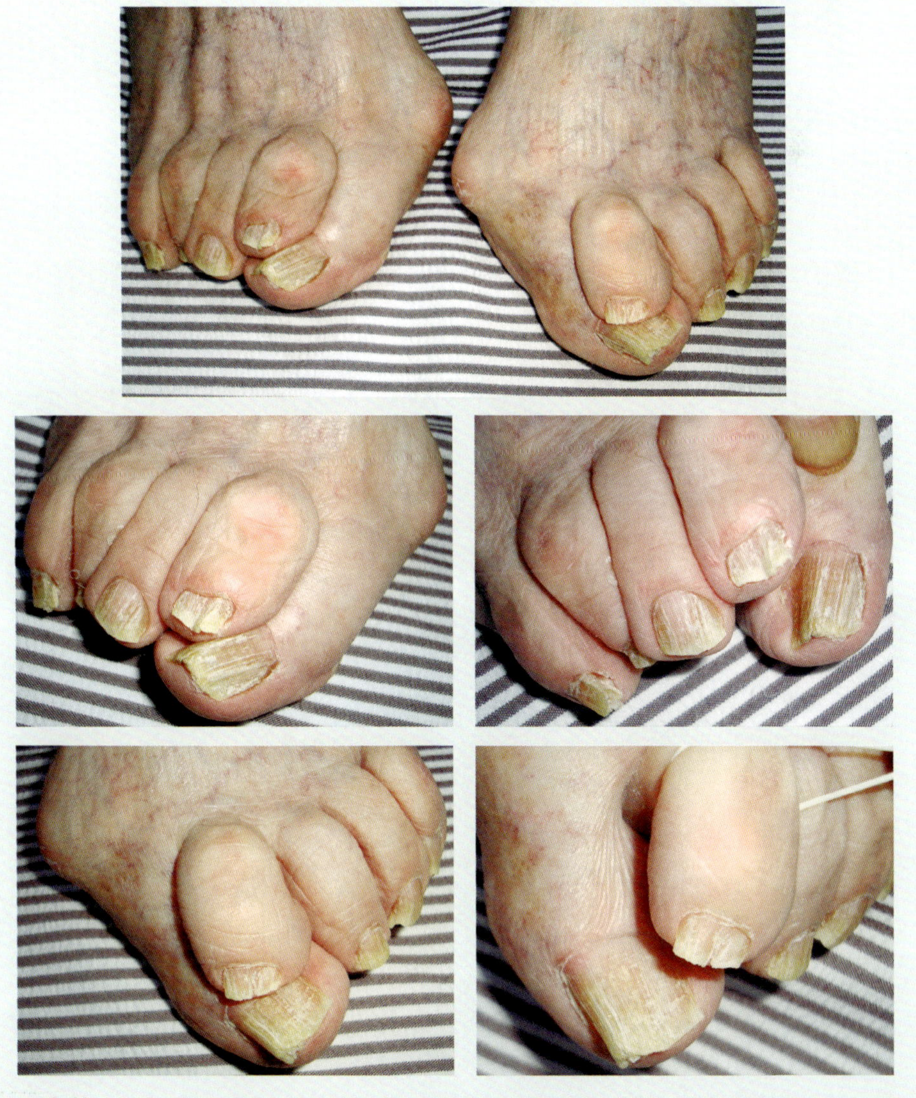

Figura 6.11 Dedos das mãos montados, platoníquia e hálux valgo bilateral. Fonte: acervo do autor.

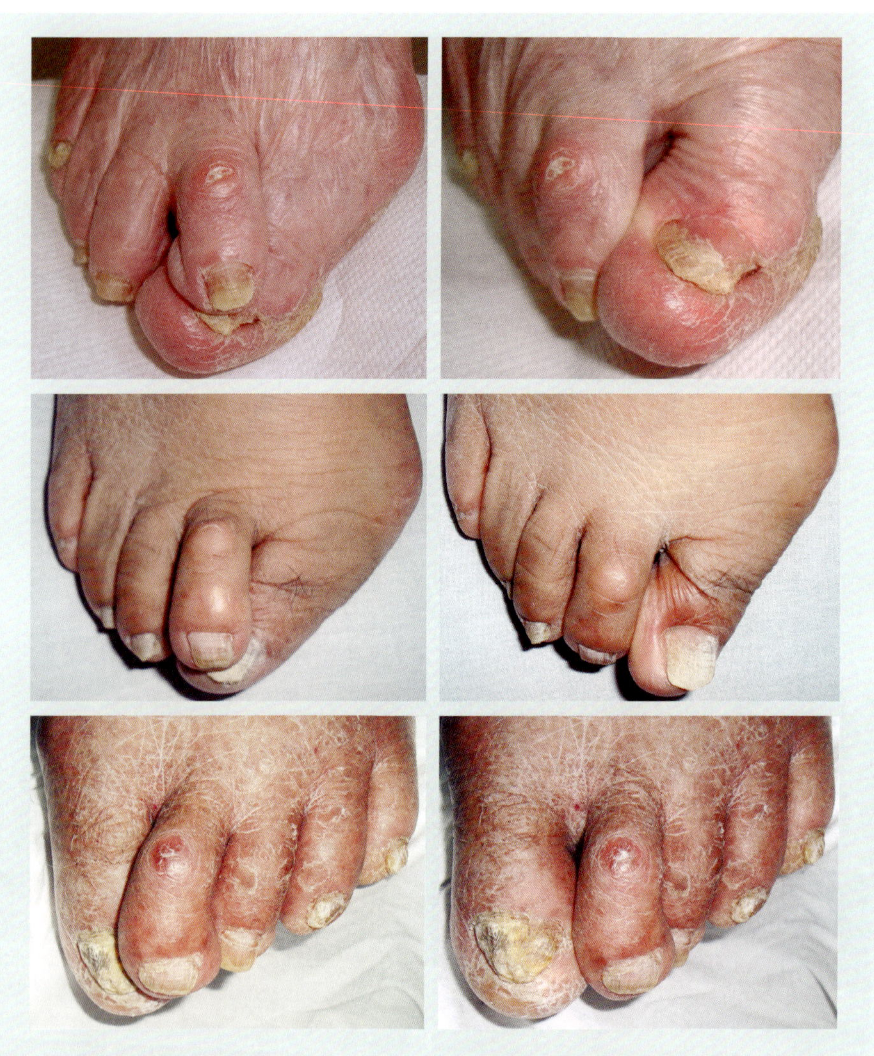

Figura 6.12 Quartos dedos montados e achatamento de unhas. Fonte: acervo do autor.

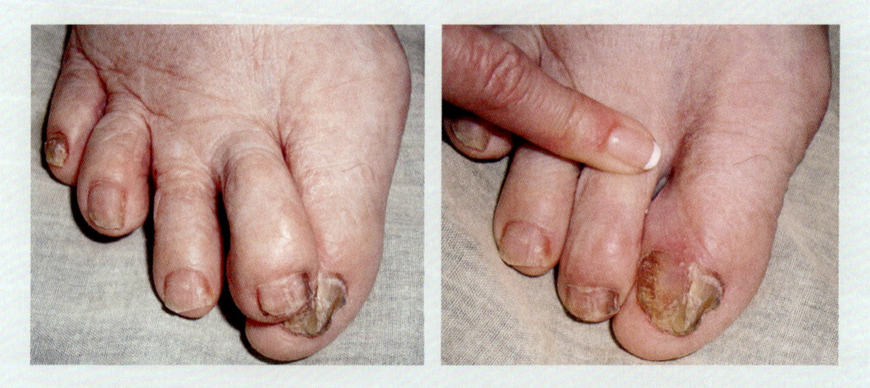

Figura 6.13 Dedo do pé montado e coiloníquia. Fonte: acervo do autor.

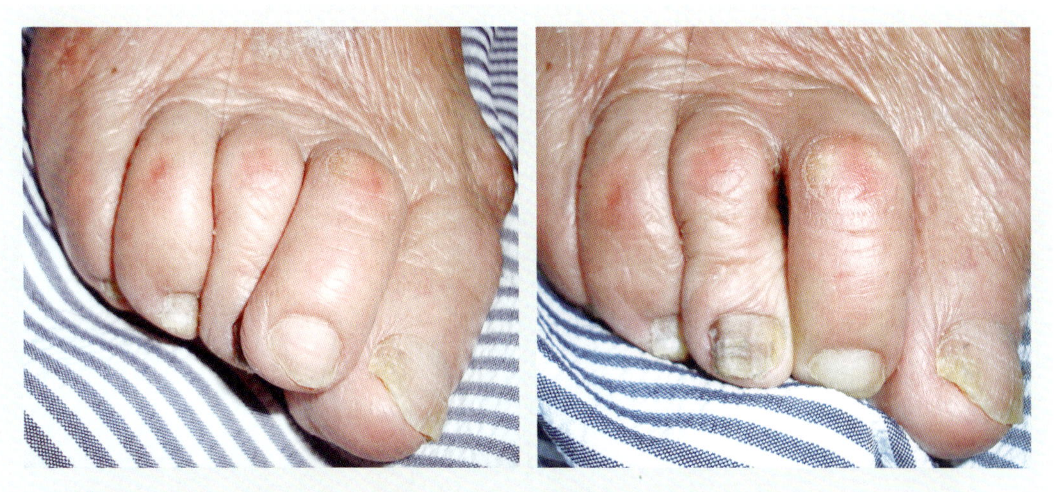

Figura 6.14 Clinodactilia e coiloníquia do quarto dedo do pé direito. Fonte: acervo do autor.

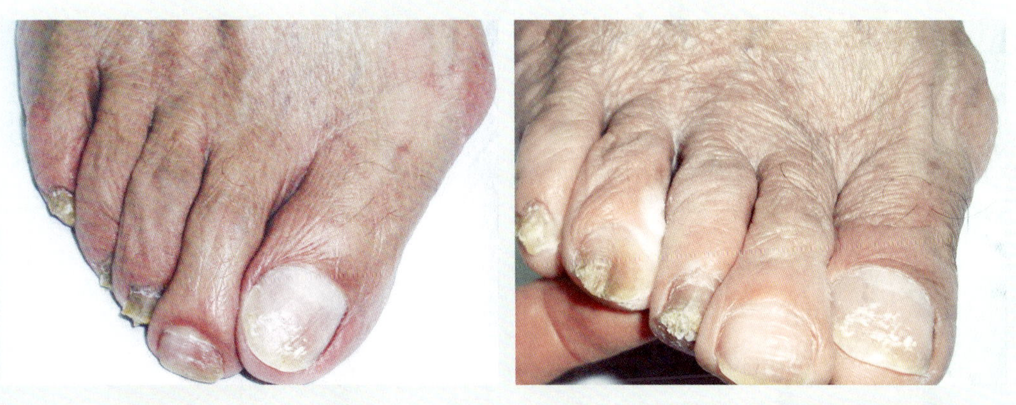

Figura 6.15 Clinodactilia com coiloníquia e discromia. Fonte: acervo do autor.

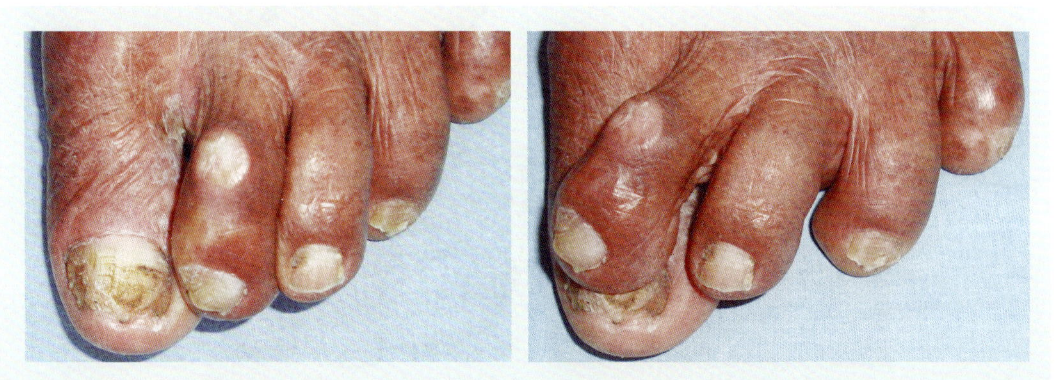

Figura 6.16 Dedo montado e coiloníquia. Fonte: acervo do autor.

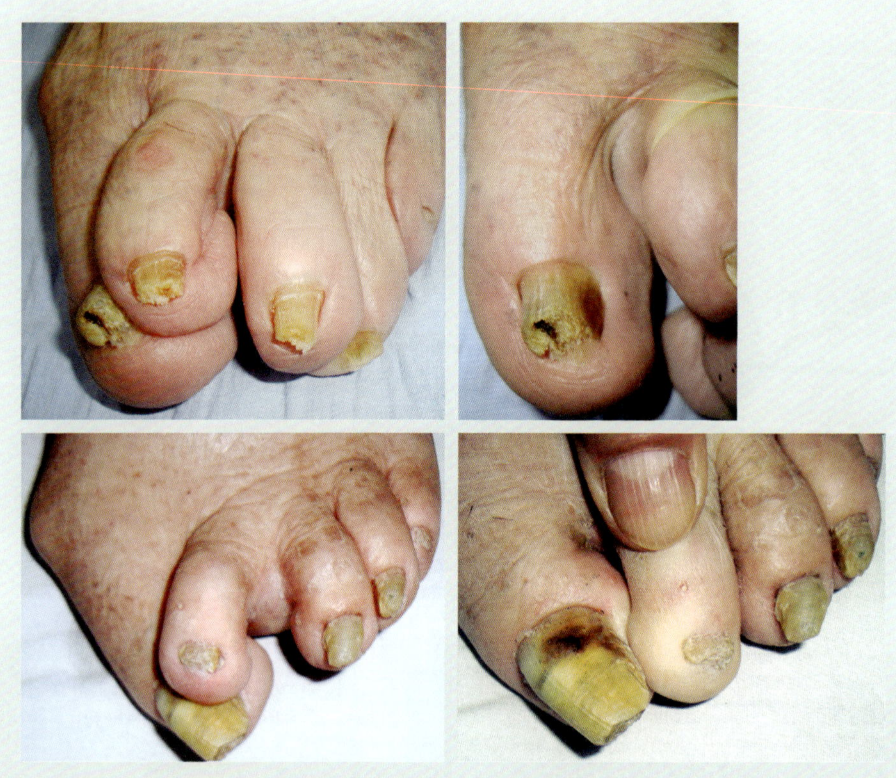

Figuras 6.17 Dedos montados com hematoma por atrito e onicomicose do pé. Fonte: acervo do autor.

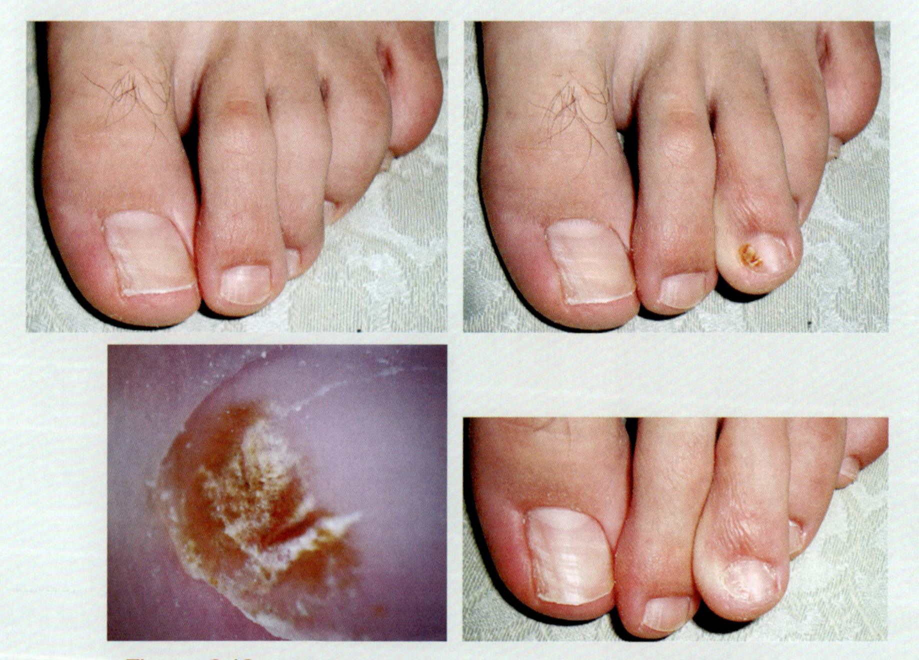

Figura 6.18 Pseudo-hematoma × atrito. Fonte: acervo do autor.

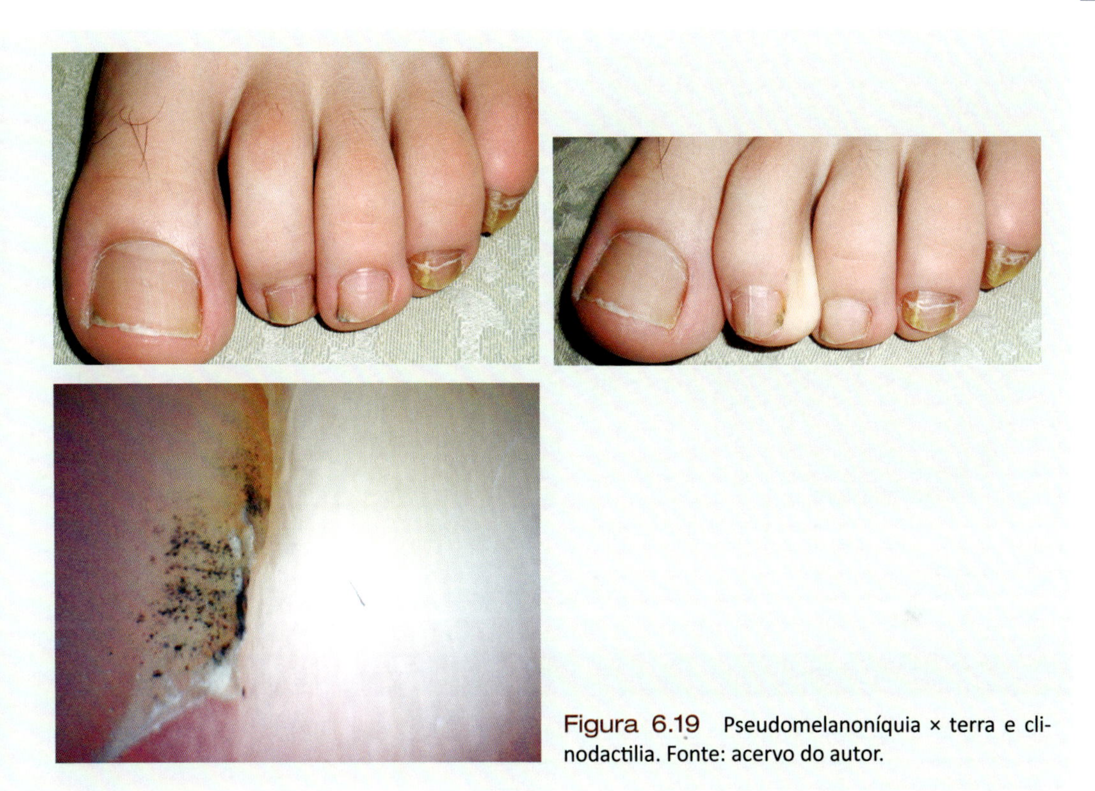

Figura 6.19 Pseudomelanoníquia × terra e clinodactilia. Fonte: acervo do autor.

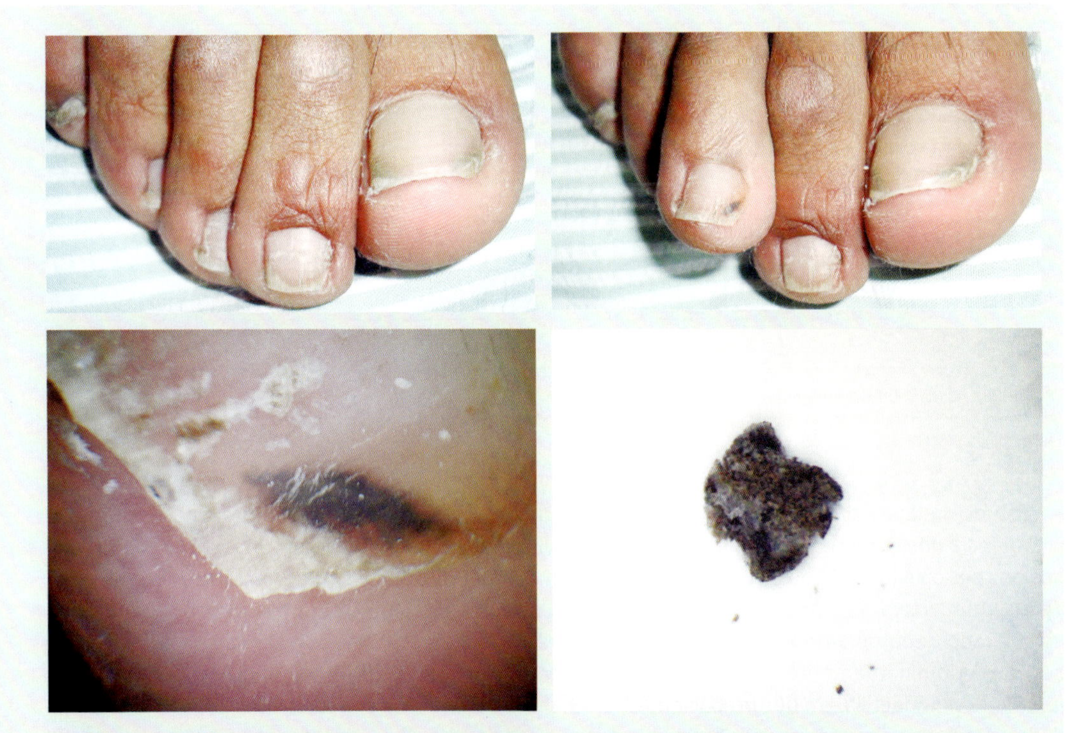

Figura 6.20 Acúmulo de fios de pseudomelanoníquia por clinodactilia. Fonte: acervo do autor.

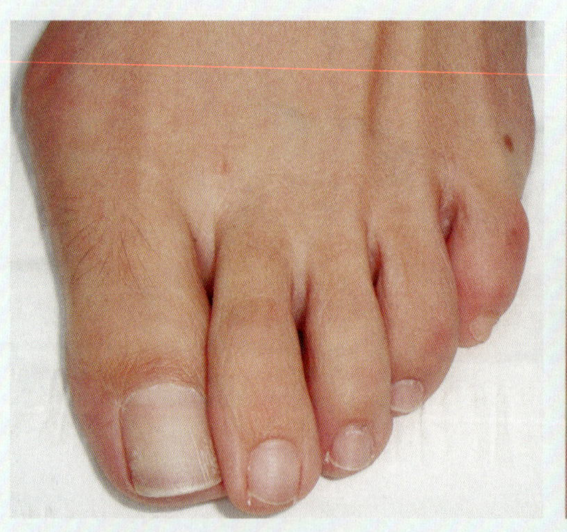

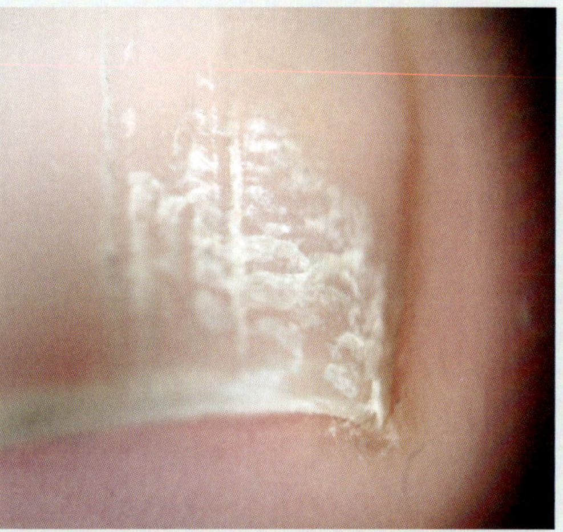

Figura 6.21 Alteração da superfície da unha devido à sobreposição do segundo dedo esquerdo. Fonte: acervo do autor.

Tabela 6.2 Alterações ungueais decorrentes de deformidades das unhas dos pés.

• Achatamento da unha
• Onicocriptose
• Hematoma por atrito
• Pseudo-hematoma
• Pseudomelanoníquia
• Onicólise
• Onicodistrofia
• Coiloníquia
• Onicogrifose
• Alterações da superfície ungueal

Fonte: autoria própria.

Estudos relatam que alterações nas unhas devido a deformidades nos dedos dos pés têm maior prevalência nos homens que nas mulheres, e nas idades entre 60 e 80 anos.[11] Um estudo de 780 dedos dos pés constatou que 261 (33,46%) foram acometidos e as deformidades mais observadas foram dedos em martelo, 119 casos (45,5%), dos quais 26 casos (9,96%) apareceram com maior frequência no segundo dedo de ambos os pés; dedos em garras, 88 casos (33,7%), com 23 casos (8,8%) aparecendo predominantemente no segundo dedo do pé direito; dedos em marreta ou pescoço de cisne (0,38%) e clinodactilia em quatro pacientes (1,53%).[11] Os distúrbios ungueais associados às deformidades dos dedos dos pés ocorridos foram: achatamento da unha, 37 pacientes (48,05%); onicólise, 32 pacientes (41,5%); onicodistrofia, 6 pacientes (7,77%) e coiloníquia, 2 pacientes (2,59%).[11]

Embora para a maioria das pessoas as deformidades nos pés não pareçam ser significativas, elas podem ter consequências negativas para o paciente se a identificação e o tratamento precoces não forem realizados.

O diagnóstico deve ser baseado no quadro clínico, idade, forma do pé, profissão e tipo de calçado. O objetivo de identificar deformidades nos dedos dos pés é prevenir as diferentes alterações ungueais e corrigir a deformidade do paciente, possibilitando um estilo de vida adequado e facilitando a locomoção.

REFERÊNCIAS BIBLIOGRÁFICAS

1. Chang P. ¿Qué alteración ungueal puede ser causada por las deformidades de los ortejos? Dermatol Rev Mex. 2013; 57:283-4.
2. González Y, Zenteno M, Hernández J. Prevalencia de enfermedades podológicas en el adulto mayor de un albergue público. Rev Cubana Investigaciones Biomédicas. 2016; 35(4):331-40.
3. Zurita Molina F, Cabello Manrique D. Influencia del pie en la estática, marcha y otras habilidades en escolares de 6 a 12 años. Revista Digital. 2002; 8(51):1-2.
4. Richert B. Trauma from footwear and pedal deformities. In: Baran and Dawne'rs. Diseases of the Nails and Management, 5 ed. Baran R, Berker D, Holzberg M, Piraccini BM, Richert B, Thomas L (eds.). John Wiley & Sons. 2019; 662-73.
5. Estéver A, García Y, Licea E. Identificación de las deformidades podálicas en personas con diabetes mellitus, una estrategia para prevenir amputaciones. Revista Cubana de Endocrinología. 2013; 24(2):297-313.
6. Wagner E, Wagner P. Hallux valgus en el adulto: conceptos actuales y revisión del tema. Revista Chilena de Ortopedia y Traumatología. 2016; 57(3):89-94.
7. Herminio A, Olivieri JS. Osteotomía oblicua del quinto metatarsiano. Magazine of the Orthopedics and Traumatology Argentinean Association. 2001; 67(2):97-100.
8. Milego JJ, Zwart Salmerón. Deformidades adquiridas de los dedos de los pies (I). JANO. 2001; 61(1397): 26-31.
9. Chang P, Rodas AC. Deformidades de los ortejos en niños. Dermatología CMQ. 2011; 9(3):215-20.
10. Rotés Mas MI, González Trapote L. El pie en crecimiento. Revista Española de Reumatología. 2003; 30(9):516-35.
11. Chang P, Pinzón P. Deformidades de los artejos y alteraciones ungueales. Dermatología CMQ. 2008; 6(4):232-40.

capítulo 7

Alterações Ungueais nas Doenças Reumatológicas

❖ Judith Domínguez-Cherit
❖ Michelle Gatica-Torres

INTRODUÇÃO

As anomalias ungueais nas doenças do tecido conjuntivo (DTC) são bastante comuns. Por serem doenças sistêmicas, todo o aparelho ungueal pode ser acometido. Muitas dessas anomalias são inespecíficas e podem ser encontradas em mais de uma entidade.[1] Outras, como o padrão da esclerodermia capilaroscópica, são bastante específicas e úteis para o diagnóstico de algumas DTC. Mecanismos pelos quais o aparelho ungueal é classificado em três categorias neste capítulo: alterações devido à doença do colágeno, como processos vasculíticos, alterações associadas à imunossupressão e alterações ungueais induzidas por fármacos.

Alterações podem ser encontradas em várias partes do aparelho ungueal, como a cutícula e a prega ungueal proximal, pregas laterais, placa ungueal, leito ungueal e hiponíquio. O local anatômico acometido pode fornecer pistas sobre o mecanismo fisiopatológico pelo qual a alteração da unha está ocorrendo. A prega ungueal proximal é o local anatômico onde encontramos as alterações ungueais com maior frequência. Elas podem ser observadas macroscopicamente e com o auxílio de um dermatoscópio ou um capilaroscópio (Figura 7.1).[1] O termo onicoscopia é agora amplamente utilizado. Pode ser realizado diretamente sobre o aparelho ungueal ou com o uso de gel transparente. Além disso, é determinante saber que em todas essas doenças as unhas dos dedos das mãos tendem a apresentar mais alterações do que as unhas dos dedos dos pés. O tecido ósseo pode ser modificado devido a essas doenças secundárias à vasculite ou isquemia, causando alterações morfológicas nas porções distais das falanges, o que consequentemente modifica toda a estrutura ungueal (Figura 7.2).

CAPILAROSCOPIA

Algumas ferramentas podem ser usadas para aprimorar o estudo de uma unidade ungueal anormal, como a videocapilaroscopia e a onicoscopia. A capilaroscopia ou microscopia capilar da prega ungueal é capaz de analisar a microvasculatura de maneira não invasiva nas doenças reumáticas. Os capilares localizados na prega ungueal proximal correm paralelamente à placa

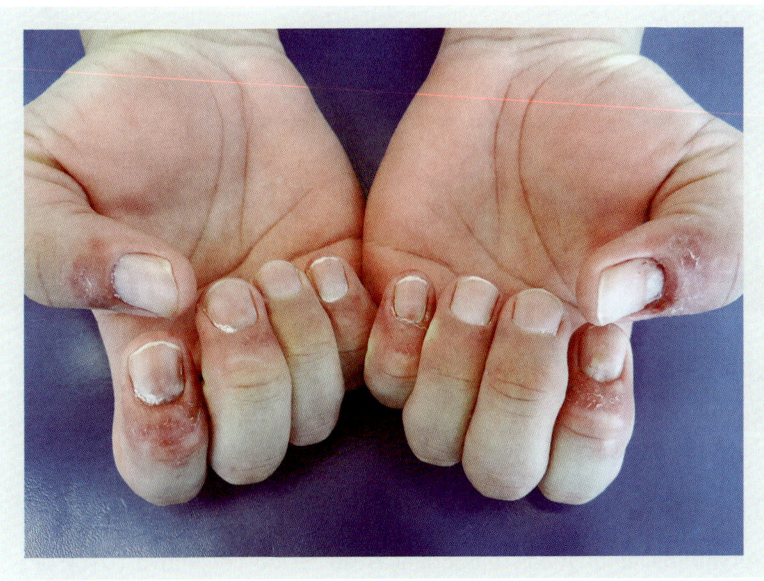

Figura 7.1 Paciente do sexo masculino de 20 anos com LES ativo. A vasculite acometeu quase todos os dedos das mãos, causando eritema periungueal importante e púrpura, bem como alterações na porção proximal do leito ungueal. Fonte: acervo pessoal dos autores.

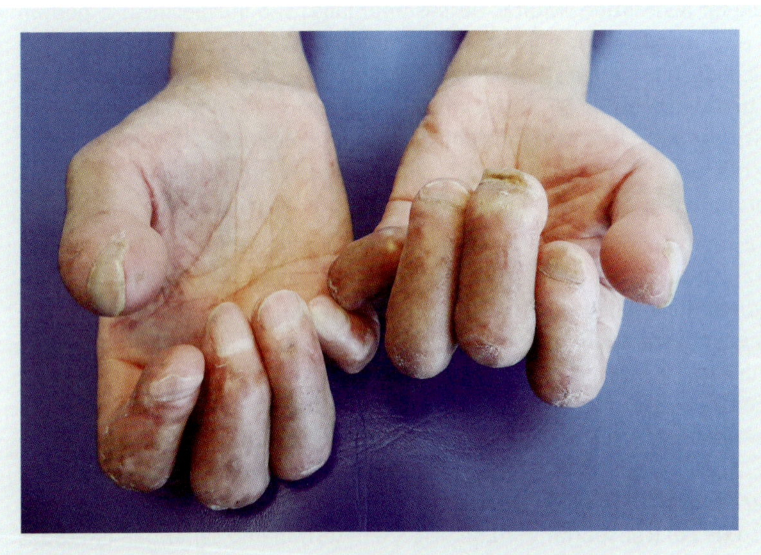

Figura 7.2 Paciente com esclerose sistêmica difusa de fase tardia em que a estrutura do aparelho ungueal foi totalmente modificada. Há inversão do eixo longitudinal e transversal. Esclerodactilia, hiper- e hipopigmentação da pele e contraturas dos dedos das mãos também estão presentes. Fonte: acervo pessoal dos autores.

ungueal e à superfície da pele. A videocapilaroscopia digital é o padrão-ouro para essa finalidade, pois uma análise estrutural e dinâmica pode ser realizada. No entanto, o dermatoscópio pode ser utilizado como substituto, proporcionando imagens com menor aumento, mas adequado para uma análise de padrões.[1,2] Todas as pregas ungueais das mãos devem ser analisadas, levando-se em consideração que o quarto e o quinto dedos são os de maior transparência. Quando o mesmo achado é evidente em duas ou mais pregas ungueais, é considerado anormal. As doenças em que foram descritas alterações nos capilares são principalmente esclerose sistêmica (ES), em que até 97% dos pacientes apresentam algum grau de anormalidades estruturais, dermatomiosite (DM) (74%), doença mista do tecido conjuntivo (DMTC) (65%) e doença indiferenciada do tecido conjuntivo (DITC). Em outras doenças, como lúpus eritematoso sistêmico (LES), síndrome antifosfolípide (SAF) e síndrome de Sjögren primária (SSp), alguns achados inespecíficos também foram descritos. As alterações capilaroscópicas, às vezes, podem preceder os sintomas e o diagnóstico da doença.

Padrões capilaroscópicos

Existem três padrões capilaroscópicos diagnósticos principais: o padrão normal, o padrão da esclerodermia e o padrão inespecífico. No caso de doenças como DM e DMTC, é denominado padrão semelhante à esclerodermia.

- **Padrão normal:** uma distribuição homogênea é encontrada sem perda de capilares ou alterações morfológicas. Os capilares devem ter uma morfologia em grampo de cabelo e devem estar presentes em uma proporção de 10 a 12 capilares por milímetros (Figura 7.3A).
- **Padrão de esclerodermia:** presença de capilares dilatados, hemorragias, desorganização estrutural, perda de capilares ou áreas avascularizadas, capilares tortuosos, ramificados ou espessos. Cutolo *et al.*[3] descreveram três fases para esse padrão:
  - *Fase inicial:* alguns capilares gigantes ou dilatados, poucas hemorragias, sem perda de capilares. Essa fase é de grande relevância para o diagnóstico precoce da ES (Figura 7.3B).
  - *Fase ativa:* hemorragias e capilares gigantes frequentes, perda moderada de capilares com algumas áreas avascularizadas, desorganização leve, capilares ramificados ausentes ou moderados (Figura 7.3C).
  - *Fase tardia:* aumento irregular de capilares, capilares gigantes em pequena quantidade ou ausentes e hemorragias, perda grande de capilares com áreas avascularizadas extensas, desorganização acentuada, capilares ramificados ou espessos.
- **Padrão inespecífico:** não atende aos critérios de esclerodermia ou padrão normal.

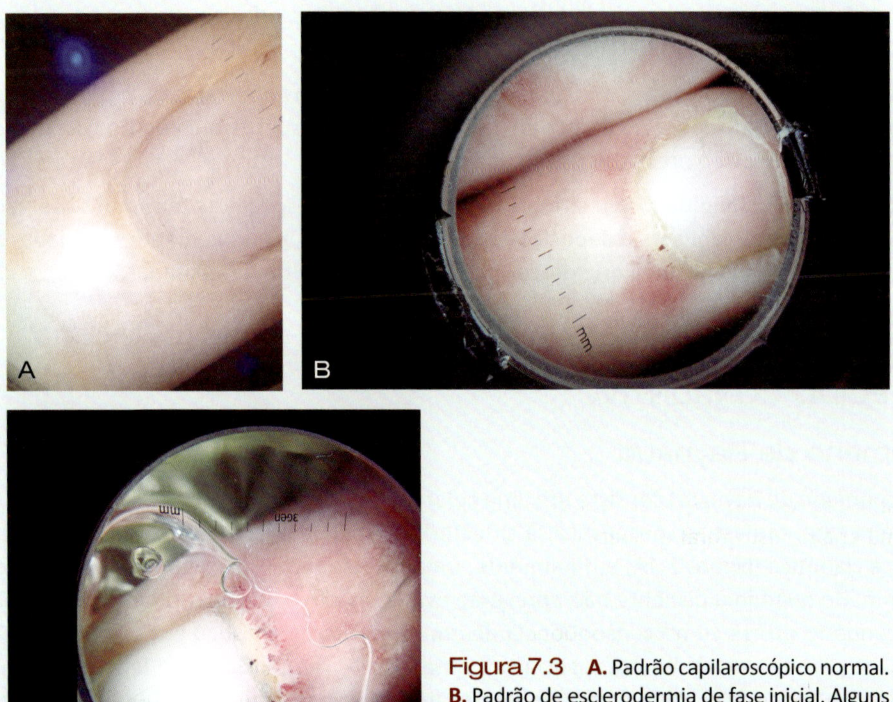

Figura 7.3 **A.** Padrão capilaroscópico normal. **B.** Padrão de esclerodermia de fase inicial. Alguns capilares dilatados, poucas hemorragias, sem perda de capilares. **C.** Padrão de esclerodermia em fase ativa. Capilares gigantes e hemorragias, há perda moderada de capilares com áreas avascularizadas. Fonte: acervo pessoal dos autores.

Achados capilaroscópicos em distúrbios do colágeno

- **Esclerose sistêmica:** anomalias capilaroscópicas podem ser encontradas na grande maioria dos pacientes com ES com os padrões descritos anteriormente. O padrão de esclerodermia está diretamente relacionado com o nível de envolvimento de órgãos.
- **Dermatomiosite:** as hemorragias e o padrão de esclerodermia são frequentemente detectados em pacientes com DM (74%) e sua presença está correlacionada com a atividade muscular e cutânea da doença.[4]
- **Fenômeno de Raynaud (FRy):** a capilaroscopia da prega ungueal é essencial para a diferenciação entre FRy primário e secundário; portanto, deve ser realizada em todos os pacientes que apresentam FRy. Embora a ausência de anomalias capilaroscópicas nas pregas ungueais seja um dos critérios diagnósticos de FRy primário, a densidade capilar reduzida e capilares tortuosos têm sido associados ao FRy secundário. Um padrão de esclerodermia em pacientes com FRy é indicativo do desenvolvimento futuro de uma doença do tecido conjuntivo, principalmente ES, DM, DITC e DMTC. Pacientes com FRy primário devem fazer uma avaliação capilaroscópica a cada 6 meses.[5]
- **Lúpus eritematoso sistêmico:** o chamado padrão capilaroscópico do tipo LES. Capilares alongados, tortuosidade aumentada. A capilaroscopia é bastante útil quando há presença de FRy secundário em pacientes com LES, mas alterações microvasculares também podem ser observadas na ausência de FRy. Um padrão semelhante à esclerodermia pode ser encontrado em até 15% dos pacientes com LES. Isso está associado à presença de anti-U1-RNP,[6] FRy e uma alta atividade imunológica com vasculite ativa.[7] Alguns autores sugeriram a presença de uma sobreposição subclínica com ES.[2]
- **Doença indiferenciada do tecido conjuntivo:** uma proporção importante de pacientes apresenta um padrão semelhante ao da esclerodermia. Padrão inespecífico e padrão capilaroscópico normal também estão presentes em alguns pacientes.[7]
- **Síndrome antifosfolípide (SAF):** alterações morfológicas inespecíficas têm sido observadas na SAF.[8] Hemorragias capilares e deposições de hemossiderina, provavelmente associadas à anticoagulação utilizada pela maioria desses pacientes, também foram relatadas.

ANOMALIAS UNGUEAIS EM DOENÇAS ESPECÍFICAS DO TECIDO CONJUNTIVO

Fenômeno de Raynaud

O fenômeno de Raynaud consiste em uma coloração trifásica paroxística dos dedos das mãos. A primeira fase, ou fase vasoespástica, é caracterizada por uma coloração branca, seguida por uma fase cianótica (Figura 7.4A) e, finalmente, uma fase de reperfusão com eritema. É considerado primário quando o paciente não apresenta evidência clínica ou imunológica de uma DTC. O FRy secundário ocorre como consequência de um evento vasoespástico e de uma anomalia estrutural da parede, e está sempre associado a uma DTC. A frequência desse fenômeno depende do ambiente, sendo mais comum em ambientes frios. A formação inversa de pterígio (extensão do tecido do hiponíquio, ancorado na porção distal da placa ungueal) pode estar associada a LE, esclerose sistêmica e DMTC, principalmente se houver fenômeno de Raynaud. Os pacientes queixam-se de dores intensas que ocorrem inicialmente ao cortar as unhas (Figura 7.4B). O FRy pode ser incapacitante e evoluir para gangrena dos dedos com perda do aparelho ungueal (Figura 7.4C).

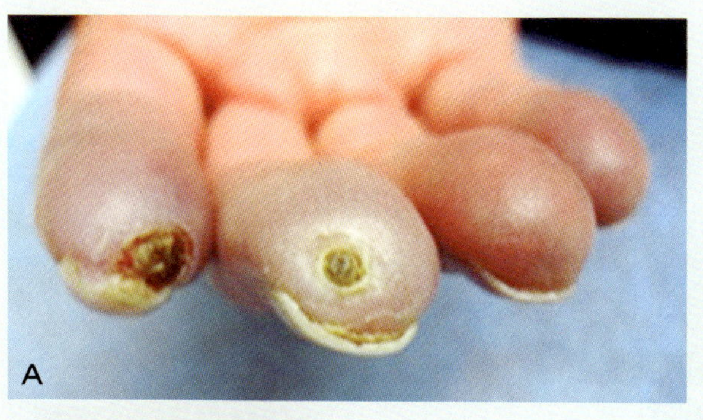

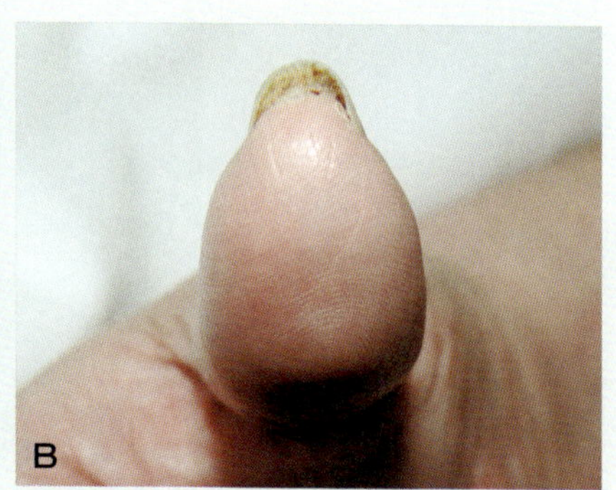

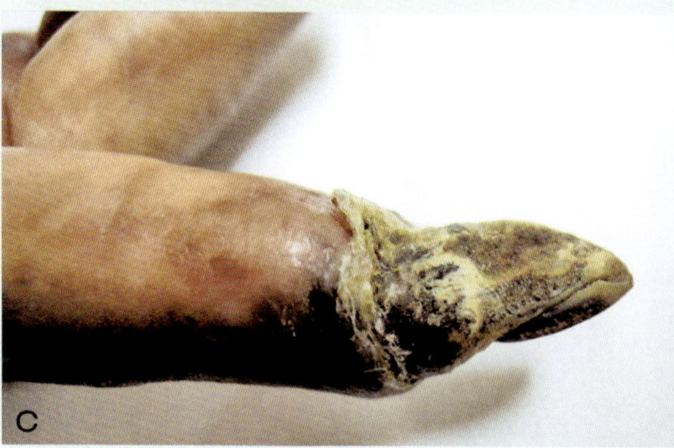

Figura 7.4 **A.** Fase cianótica do fenômeno de Raynaud com úlceras digitais. **B.** Pterígio inverso do primeiro dedo em um paciente com LES. **C.** Gangrena seca da falange distal causando perda total do aparelho ungueal em um paciente com ES e FRy. Fonte: acervo pessoal dos autores.

Lúpus eritematoso sistêmico

Várias anomalias ungueais foram relatadas no LES, nenhuma delas específica o suficiente para fazer o diagnóstico da doença.[9] Em um estudo realizado por Urowitz *et al.*,[10] alterações no aparelho foram encontradas em 31% dos pacientes com LES, sendo que a maioria deles tinha uma doença ativa. Existem poucas anomalias ungueais específicas no LES: lúpus discoide que acomete a unidade ungueal e lúpus hipertrófico que causa hiperceratose do leito ungueal. O termo LE *mutilans unguium* refere-se a uma destruição da falange distal, que subsequentemente causa a perda total do aparelho ungueal. Em casos menos graves, a unha exibe uma aparência cianótica ou uma escama aderente no leito ungueal.[9] Alterações ungueais inespecíficas incluem eritema periungueal, hemorragias em lascas (Figura 7.5A), pterígio ventral, lúnula vermelha, onicólise, telangiectasias periungueais e mudança da coloração da unha.[1] Quando a doença é muito grave, ela interrompe o crescimento das unhas, resultando na formação de linhas de Beau ou mesmo onicomadese (Figura 7.5B). A vasculite ou lúpus pérnio pode acometer as porções distais dos dedos das mãos e atingir a unidade ungueal (Figuras 7.1 e 7.5C).

Esclerose sistêmica e doença mista do tecido conjuntivo

Essa doença causa alterações no nível da falange distal. Essas alterações são chamadas de padrão periarticular, que inclui a presença de reabsorção óssea, calcificações subcutâneas e deformidades em flexão, que culminam na atrofia do coxim do dedo (Figura 7.2). Todas essas alterações são refletidas na unidade ungueal como inversão dos eixos longitudinal e transversal (um eixo transversal mais longo do que um eixo longitudinal) e sobre a curvatura do eixo longitudinal (Figura 7.6).[11]

Lesões isquêmicas dos dedos em pacientes com ES, associadas ao FRy, podem ocorrer, com formação de úlcera e gangrena. Quando suficientemente grave, toda a unidade ungueal pode ser perdida (Figura 7.4C).

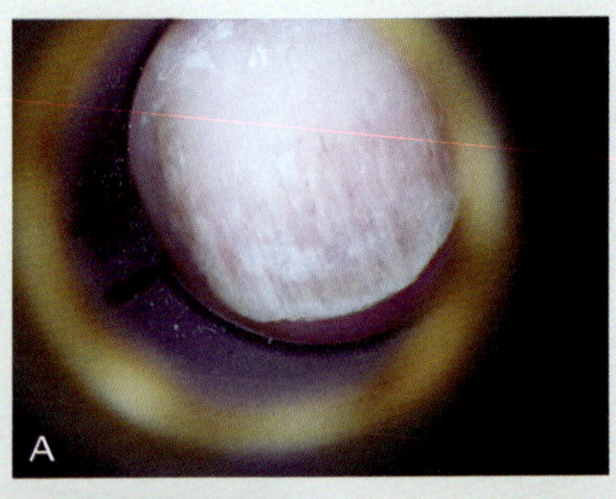

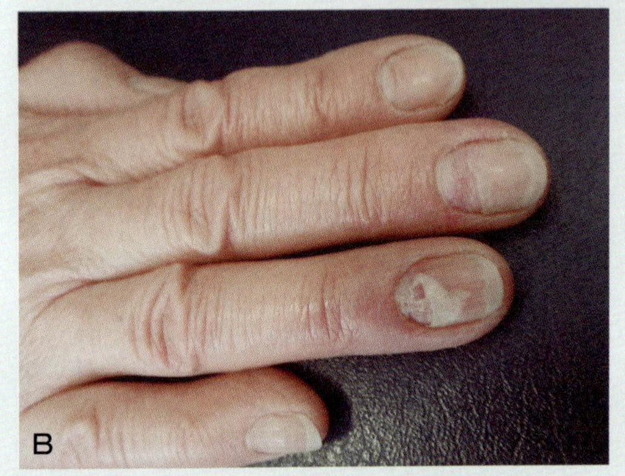

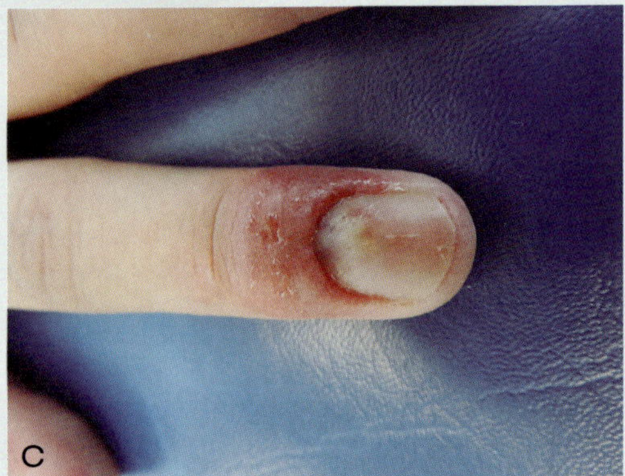

Figura 7.5 **A.** Hemorragias em lascas em um paciente com LES. Quando estão localizados na porção distal da lâmina ungueal, deve-se suspeitar de trauma, enquanto lesões na porção proximal estão associadas a doença ativa. **B.** Linhas de Beau e onicomadese em paciente com LES ativo. **C.** Vasculite associada à doença do tecido conjuntivo com lesões purpúricas das pregas ungueais proximal e lateral. O leito ungueal também está envolvido e é visível através da placa ungueal. Fonte: acervo pessoal dos autores.

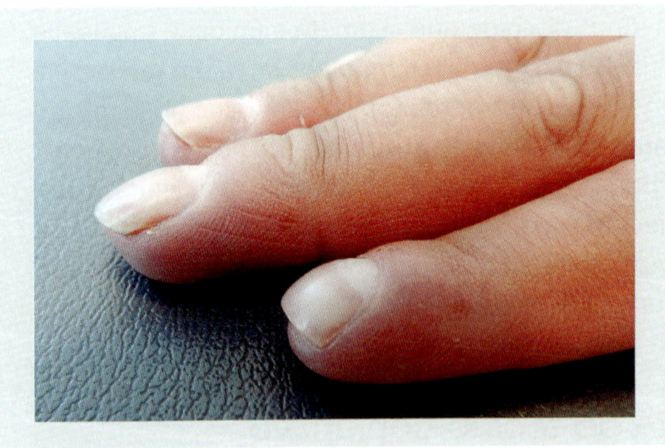

Figura 7.6 Paciente com esclerose sistêmica onde há aumento da hipercurvatura transversa e atrofia do coxim do dedo. Fonte: acervo pessoal dos autores.

Dermatomiosite

As alterações ungueais na dermatomiosite localizam-se, na maioria das vezes, na prega ungueal proximal e no eponíquio, com cutículas irregulares e hiperceratósicas, telangiectasias e hemorragias (Figura 7.7). As alterações capilaroscópicas da prega ungueal foram descritas anteriormente na seção sobre capilaroscopia. O tecido periungueal pode parecer anormal com tecido eritematoso e às vezes hipertrófico, pápulas de Gottron, e se houver presença de mãos de mecânico, o hiponíquio exibirá fissuras e escamas.

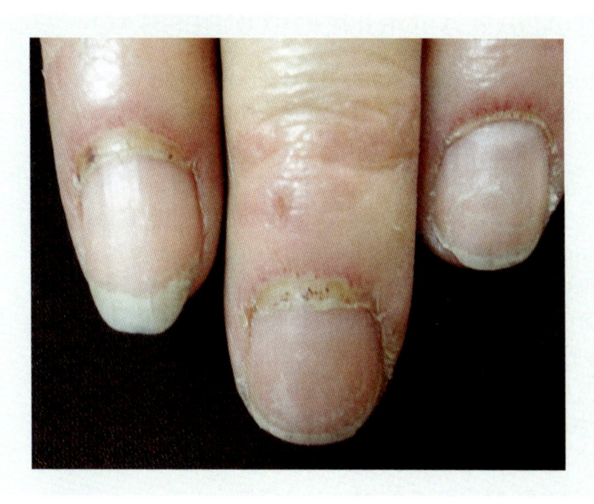

Figura 7.7 Cutículas irregulares e hiperceratósicas, telangiectasias e hemorragias da prega ungueal proximal em uma paciente de 34 anos com DM ativo. Fonte: acervo pessoal dos autores.

Artrite reumatoide

Pacientes com artrite reumatoide podem ter vários achados ungueais secundários a deformidades articulares. Segundo Michel *et al.*,[12] a presença de sulcos longitudinais em nove ou dez unhas das mãos e baqueteamento de pelo menos uma unha estão significativamente associados à AR. Coiloníquia, formação acentuada de cristas e contas na superfície da unha,[13] espessamento da unha, mudança de coloração, leuconíquia (Figura 7.8), hemorragias em lascas, lúnula vermelha, paroníquia, telangiectasias periungueais, pterígio inverso, onicólise, linhas de Muehercke[14] e síndrome da unha amarela[15] são menos comuns. As telangiectasias das pregas ungueais com trombose e infarto podem ser observadas na vasculite reumática. Anomalias nas unhas dos pés em pacientes que vivem com AR estão associadas a danos radiográficos e podem influenciar na deficiência.[16]

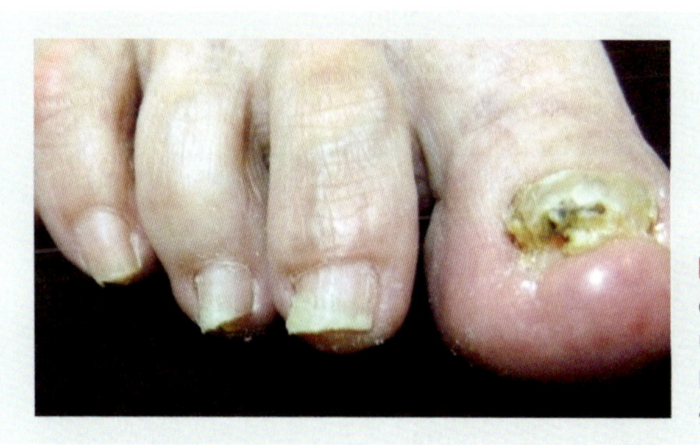

Figura 7.8 Observe a formação de cristas e contas na superfície da unha, espessamento da unha, mudança de coloração e onicomicose da primeira unha em um paciente com AR. Fonte: acervo pessoal dos autores.

RELAÇÃO ENTRE ALTERAÇÕES NAS UNHAS E ATIVIDADE DA DOENÇA

Poucos estudos examinaram a relação entre as alterações das unhas e a atividade da DTC. Na esclerose sistêmica, a hipercurvatura da placa ungueal transversa está relacionada com a atividade da doença. É encontrada em 54,5% dos pacientes com atividade *vs.* 14,8% dos pacientes sem atividade. Um padrão semelhante à esclerodermia no DM e LES demonstrou uma associação com a atividade muscular,[4] e uma alta atividade imunológica no último.[2] Além disso, a presença de hemorragias no DM está fortemente associada à atividade da doença cutânea.[4] Quando o LES está ativo, hemorragias em lascas ocorrem em até metade dos pacientes.

ALTERAÇÕES UNGUEAIS ASSOCIADAS À IMUNOSSUPRESSÃO

Essas alterações são principalmente infecciosas devido ao estado de imunossupressão, sendo que onicomicose, abscessos periungueais ou subungueais, verrugas periungueais e paroníquia são as mais frequentes.

Clinicamente, pode ser difícil diferenciar a onicomicose de algumas das anomalias ungueais descritas anteriormente. Os pacientes geralmente recebem antifúngicos por longos períodos sem qualquer resposta e, em seguida, são encami nhados ao dermatologista. Além disso, algumas dessas doenças apresentam alta prevalência de onicomicose em comparação com a população em geral. Por exemplo, onicomicose pode ser encontrada em 30,4% dos pacientes com LES e em até 40,4% com AR.

Trauma, maceração, atrofia da pele e resposta imunológica deficiente mediada por células são fatores importantes para dermatofitose em AR[17] (Figura 7.8). O diagnóstico definitivo deve ser realizado com exame microscópico e cultura laboratorial *in vitro* do material amostrado.

ALTERAÇÕES UNGUEAIS INDUZIDAS POR FÁRMACOS

Medicamentos frequentemente prescritos em doenças reumatológicas também podem causar alterações nas unhas (Tabela 7.1). As alterações induzidas por medicamentos são geralmente assintomáticas e inócuas, mas podem representar um problema estético para o paciente.[18] Antimaláricos como a cloroquina ou a hidroxicloroquina causam hiperpigmentação ou faixas transversais

Tabela 7.1 Medicamentos mais usados em doenças autoimunes com suas alterações ungueais associadas.

Fármaco	Categoria	Usos	Alterações ungueais associadas
Metotrexato	Medicamento antirreumático modificador de doença	AR, LES, DM	Mudança de coloração, pigmentação das unhas, onicólise, paroníquia
Azatioprina	Análogo de purina	LES, DM	Lúnula vermelha, onicomicose, linhas de Beau
Indometacina	Fármaco anti-inflamatório não esteroide	AR, LES	Onicólise
Cloroquina	Antimalárico	LES, AR, DM	Mudança de coloração, pigmentação das unhas, unhas Shoreline
Hidroxicloroquina	Antimalárico	LES, AR, DM	Mudança de coloração, pigmentação das unhas
Dapsona	Sulfona sintética	LES	Linhas de Beau
Ciclofosfamida	Agente alquilante	LES	Linhas de Beau, leuconíquia, linhas de Muehrche, distrofia ungueal, pigmentação ungueal, banda onicodérmica
Ciclosporina	Inibidor de calcineurina	LES	Crescimento anormal das unhas, unhas quebradiças, leuconíquia, onicocriptose, granuloma periungueal
Micofenolato de mofetila	Imunossupressor	LES, DM	Onicólise
Ouro	Medicamento antirreumático modificador de doença	AR	Líquen plano, distrofia ungueal, perda da unha, pigmentação ungueal, onicólise
Penicilamina	Agente quelante	ES	Helconixe, leuconíquia, cristas longitudinais, distrofia ungueal, pigmentação ungueal, onicosquizia
Adalimumabe	Inibidor de TNF-α	AR	Onicocriptose, onicólise, hiperceratose subungueal

LES: lúpus eritematoso sistêmico; AR: artrite reumatoide; ES: esclerose sistêmica; DM: dermatomiosite.

difusas da placa ungueal. O micofenolato de mofetila foi associado à onicólise distal[19] (Figura 7.9). A ciclofosfamida foi associada a cromoníquia negra, melanoníquia longitudinal variando de cinza a preto, e pigmentação difusa cinza da porção proximal do aparelho.[20] Indometacina, piroxicam e metotrexato são usados quando há envolvimento das articulações e todos foram dobrados para pigmentação da unidade ungueal. D-penicilamina e bucilamina, usadas na AR e ES, causam coloração amarelada, crescimento muito lento, endurecimento da placa ungueal e perda de cutículas.[21]

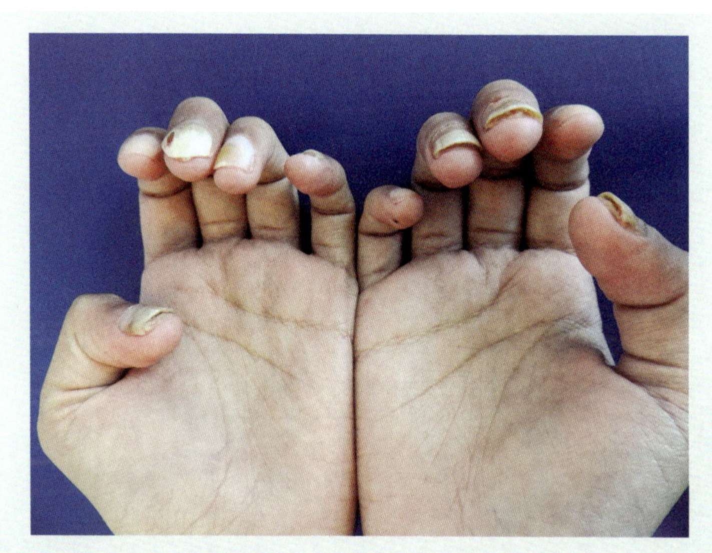

Figura 7.9 Paciente de 20 anos com glomerulonefrite lúpica tratado com micofenolato de mofetila exibindo onicólise proeminente. Fonte: acervo pessoal dos autores.

REFERÊNCIAS BIBLIOGRÁFICAS

1. Alessandrini A, et al. Dermoscopy in the evaluation of nail disorders. Skin Appendage Disord. 2017 May; 3(2):70-82.
2. Lambova SN, Müller-Ladner U. The role of capillaroscopy in differentiation of primary and secondary Raynaud's phenomenon in rheumatic diseases: a review of the literature and two case reports. Rheumatol Int. 2009 Sep; 29(11):1263-71.
3. Cutolo M, Sulli A, Pizzorni C, Accardo S. Nailfold videocapillaroscopy assessment of microvascular damage in systemic sclerosis. J Rheumatol. 2000; 27:155-60.
4. Mugii N, Hasegawa M, Matsushita T, et al. Association between nailfold capillary findings and disease activity in dermatomyositis. Rheumatology (Oxford). 2011; 50(6):1091-8.
5. Pavlov-Dolijanovic S, Damjanov NS, Stojanovic RM, Vujasinovic Stupar NZ, Stanisavljevic DM. Scleroderma pattern of nailfold capillary changes as predictive value for the development of a connective tissue disease: a follow-up study of 3,029 patients with primary Raynaud's phenomenon. Rheumatol Int. 2012; 32(10):3039-45.
6. Furtado RN, Pucinelli ML, Cristo VV, Andrade LE, Sato EI. Scleroderma-like nailfold capillaroscopic abnormalities are associated with anti-U1-RNP antibodies and Raynaud's phenomenon in SLE patients. Lupus. 2002; 11(1):35-41.
7. Lambova SN, Müller-Ladner U. Capillaroscopic pattern in systemic lupus erythematosus and undifferentiated connective tissue disease: what we still have to learn? Rheumatol Int. 2013; 33(3):689-95.
8. Vaz JL, Dancour MA, Bottino DA, Bouskela E. Nailfold videocapillaroscopy in primary antiphospholipid syndrome (PAPS). Rheumatology (Oxford). 2004; 43(8):1025-7.

9. Trueb RM. Hair and nail involvement in lupus erythematosus. Clin Dermatol. 2004; 22:139-47.
10. Urowitz MB, Gladman DD, Chalmers A, et al. Nail lesions in systemic lupus erythematosus. J Rheumatol. 1978; 5:441-7.
11. Erre GL, Marongiu A, Fenu P, et al. The "sclerodermic hand": a radiological and clinical study. Joint Bone Spine. 2008; 75(4):426-31.
12. Michel C, Cribier B, Sibilia J, Kuntz JL, Grosshans E. Nail abnormalities in rheumatoid arthritis. Br J Dermatol. 1997; 137:958-62.
13. Hamilton EB. Nail studies in rheumatoid arthritis. Ann Rheum Dis. 1960; 19:167-73.
14. Chávez-López MA, Arce-Martínez FJ, Tello-Esparza A. Muehrcke lines associated to active rheumatoid arthritis. J Clin Rheumatol. 2013; 19(1):30-1.
15. Tokai J. Yellow nail syndrome and rheumatoid arthritis. J Exp Clin Med. 1991; 16(5-6):203-9.
16. Sánchez-Cárdenas G, Contreras-Yáñez I, Méndez-Flores S, Merayo-Chalico J, Barrera-Vargas A, Domínguez-Cherit J, Pascual-Ramos V. Toenail abnormalities in rheumatoid arthritis patients are associated with radiographic damage and impact disability: a cross sectional study nested within a cohort. Clin Exp Rheumatol, 2020 Jun.
17. Bicer A, Tursen U, Cimen OB, et al. Prevalence of dermatophytosis in patients with rheumatoid arthritis. Rheumatol Int. 2003; 23(1):37-40.
18. Piraccini BM, Alessandrini A. Drug-related nail disease. Clin Dermatol. 2013; 31(5):618-26.
19. Raut R. Mycophenolate-associated onycholysis. Ann Intern Med. 2000; 133(11):921-2.
20. Lopes M, Jordão C, Grynszpan R, Sodré C, Ramos-E-Silva M. Chromonychia secondary to chemotherapy. Case Rep Dermatol. 2013; 5(2):163-7.
21. Yamamoto T, Yokozeki H. Yellow nails under bucillamine therapy for rheumatoid arthritis: a report of two cases. Rheumatol Int. 2007; 27(6):603-4.

capítulo 8

Doenças Inflamatórias das Unhas

- Antonella Tosti
- Cristina Diniz Borges Figueira de Mello

INTRODUÇÃO

As doenças ungueais inflamatórias são comuns e podem apresentar-se como achado clínico isolado ou como parte de uma doença sistêmica. Várias doenças inflamatórias sistêmicas podem acometer o aparelho ungueal, sendo que a mais comum é a psoríase. Outras condições incluem alopecia *areata*, líquen plano e eczema. A apresentação clínica varia dependendo da estrutura da unha acometida e da gravidade do envolvimento. Muitos achados não são específicos de uma doença em particular, e a unha pode ser acometida por mais de uma doença. A fim de proporcionar diagnósticos precisos, sugere-se a avaliação dos achados ungueais, bem como os achados mucocutâneos associados, se presentes.

Neste capítulo, discutiremos os achados ungueais observados em várias doenças inflamatórias dermatológicas, juntamente com as opções de tratamento disponíveis.

Psoríase

A psoríase é uma doença inflamatória crônica da pele que acomete 1% a 3% dos indivíduos em todo o mundo.[1] A sua apresentação varia muito, podendo envolver a pele, as articulações e as unhas. As unhas são afetadas em cerca de 50% dos pacientes, podendo chegar a 80% em indivíduos com artrite psoriática.

A psoríase ungueal sem acometimento cutâneo ocorre em 5% a 10% dos pacientes.[2,3] A doença ungueal afeta significativamente as atividades diárias e a qualidade de vida dos pacientes, e carrega um impacto psicológico acentuado. Infelizmente, isto é muitas vezes subestimado e as opções de tratamento atuais têm eficácia limitada.

Fisiopatologia

A psoríase é uma doença inflamatória, imunomediada, envolvendo células T cutâneas, células dendríticas e ceratinócitos, com liberação subsequente de uma variedade de citocinas e outros mediadores solúveis. Esses sinais químicos são responsáveis pela hiperproliferação dos ceratinócitos e também contribuem para a inflamação aumentada subjacente a várias associações de doenças sistêmicas, incluindo síndrome metabólica, doença cardiovascular e artrite psoriática.[4,5] A psoríase ungueal pode acometer a matriz, o leito e/ou as dobras ungueais.[1]

Doença da matriz ungueal

A ceratinização anormal na matriz ungueal proximal forma aglomerados de células paraceratósicas que se descolam da placa ungueal dorsal resultando em *pittings,* o sinal ungueal mais comum de psoríase. Esses *pittings* são observados como grandes depressões, puntiformes, profundas com uma distribuição irregular na placa ungueal.[6] Após longos períodos de doença ativa, pode ocorrer o esfarelamento da placa, o que pode resultar em destruição desta.[1]

Doença do leito ungueal

Os sinais de psoríase do leito ungueal incluem hemorragia em estilhaço, onicólise, manchas rosa-salmão e hiperceratose subungueal. As hemorragias em estilhaço aparecem como estrias lineares finas marrom-avermelhadas longitudinais observadas na parte distal das unhas; elas representam sangramento de capilares do leito ungueal dispostos longitudinalmente. A placa ungueal pode soltar-se do leito ungueal (onicólise) e o acúmulo de ar por baixo confere uma aparência branca da parte descolada da unha. Paraceratose e acantose debaixo da placa ungueal causam mudança da cor da unha, conhecida como mancha de óleo ou mancha salmão. A hiperceratose resulta em uma placa ungueal espessada. A hiperceratose pode ser branco-prateada ou de cor amarela.[1] As escamas são frouxamente ligadas ao leito ungueal e podem resultar em onicólise quando envolve o hiponíquio.[7]

Apresentação

Existem diferentes apresentações da psoríase ungueal, dependendo da parte da unha que é acometida. A doença da matriz ungueal inclui *pittings*, leuconiquia, linhas de Beau, onicorrexe e fragmentação (*crumbling*) da placa ungueal. A doença do leito ungueal pode se apresentar com hemorragia em estilhaço, manchas salmão, hiperceratose subungueal e onicólise (Figura 8.1). As Tabelas 8.1 e 8.2 mostram as diferentes apresentações da psoríase do leito e da matriz. Acropustulose (pústulas subungueais e periungueais) podem ser observadas na psoríase pustulosa generalizada, bem como na acrodermatite de Hallopeau. Os *pittings* correspondem a apresentação mais frequente, embora alguns autores afirmem que a onicólise e a hiperceratose ungueal são mais comuns.[1] A doença ungueal é mais comum – e grave – quando artrite psoriática acomete as articulações das falanges distais.[8] As unhas dos dedos das mãos são mais propensas a serem acometidas e a gravidade da doença não se correlaciona com envolvimento da pele.[8,9]

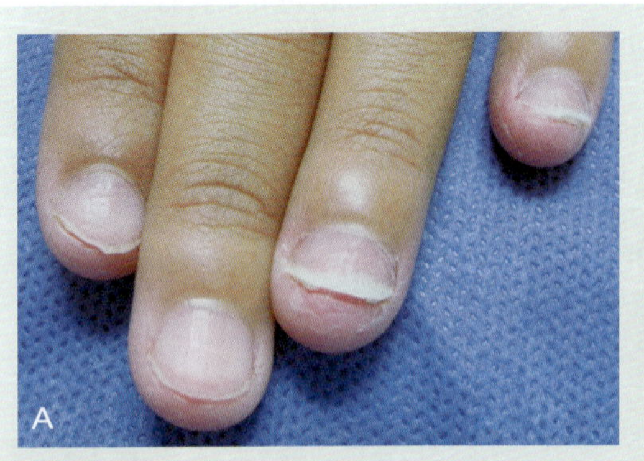

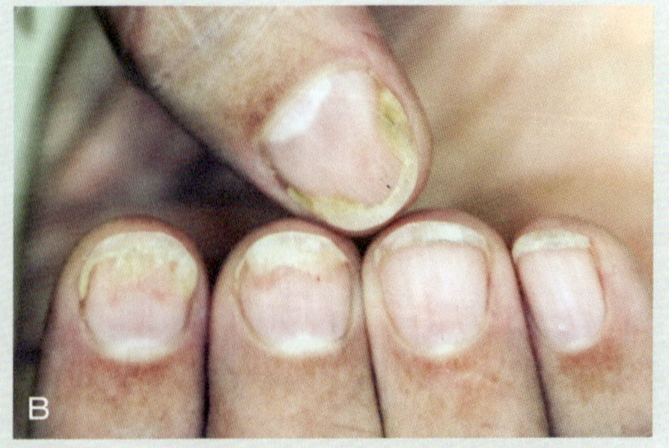

Figura 8.1 Psoríase. **A.** Acometimento do leito e da matriz com *pittings*, onicólise e hiperceratose subungueal. **B.** Onicólise com bordas eritematosas e manchas salmão. Fonte: acervo pessoal das autoras.

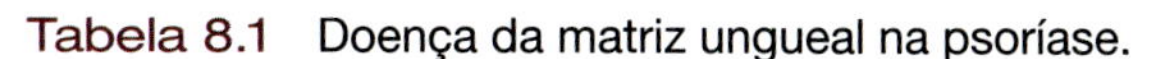

Tabela 8.1 Doença da matriz ungueal na psoríase.

Alterações da matriz ungueal		
Apresentação	**Descrição**	**Diagnóstico diferencial**
Pittings	Depressões profundas, grandes, irregularmente distribuídas na superfície da unha	Alopecia *areata*, eczema, sarcoidose, pênfigo, síndrome de Reiter. Se > 60 *pittings*, altamente sugestivo de psoríase
Leuconiquia	Coloração opaca branca	Traumatismo, alopecia *areata*, onicomicose, doença de Darier
Sulcos de Beau	Depressões transversais	Traumatismo, eczema, paroníquia crônica, fármacos, doença sistêmica (se presente em todas as unhas no mesmo nível)

Fonte: autoria própria.

Tabela 8.2 Doença do leito ungueal na psoríase.

Doença do leito ungueal		
Apresentação	**Descrição**	**Diagnóstico diferencial**
Hemorragias em estilhaço	Linhas marrons e vermelhas longitudinais	Trauma, eczema, onicomicose, doença sistêmica subjacente (endocardite bacteriana, artrite reumatoide, neoplasia maligna, LES, síndrome de antifosfolipídeo)
Onicólise	Descolamento de placa ungueal	Idiopática, onicomicose, hipertireoidismo, trauma
Mancha de óleo ou mancha salmão	Placas vermelho-amareladas translúcidas que são isoladas ou circundam áreas onicolíticas	–
Hiperceratose subungueal	Escamas subungueais brancas ou marrom-amareladas com espessamento da placa	Traumatismo, onicomicose

Fonte: autoria própria.

Diagnóstico diferencial

Muitas dessas apresentações não são específicas para a psoríase e são compartilhadas com outras doenças. O diagnóstico clínico pode ser dificultado pela coexistência de outras doenças ungueais. Os diagnósticos diferenciais incluem onicomicose, escabiose norueguesa, linfoma cutâneo de células T e paraceratose paraneoplásica (síndrome de Bazex).

Diagnóstico

As apresentações ungueais de psoríase nem sempre são diagnósticas e outras manifestações cutâneas da doença, se presentes, podem auxiliar no diagnóstico clínico. A dermatoscopia, bem como a capilaroscopia periungueal, podem ser usadas para ajudar no diagnóstico.[10,11] Tendo em vista que algumas características da psoríase ungueal são semelhantes às observadas na onicomicose, ou que as duas podem coexistir, é importante descartar infecção fúngica. A avaliação clínica da gravidade da doença e o acompanhamento são de extrema importância para determinar a progressão da doença e a eficácia do tratamento. Várias ferramentas de pontuação objetiva da doença estão disponíveis, mas nenhuma foi validada. O Índice de Gravidade da Psoríase Ungueal (NAPSI) é o mais frequentemente utilizado. Quando se utiliza NAPSI, a unha é dividida em quatro quadrantes, e a presença ou ausência de oito características do leito ungueal ou de doença psoriática da matriz ungueal é avaliada. Estas incluem leuconíquia, manchas vermelhas na lúnula, *pittings*, *crumbling*, onicólise, hiperceratose subungueal, mancha de óleo e hemorragia subungueal. O escore para a unha varia de 0 a 8, e o escore máximo poderia ser de 80 para todas as unhas das mãos, ou 160, se as unhas dos pés forem incluídas na avaliação. A principal limitação do NAPSI é que ele não mede a gravidade da doença; portanto, não reflete a melhora clínica da doença durante o tratamento.

Tratamento

Um consenso recente de um grupo de especialistas em unhas forneceu recomendações práticas para o tratamento da psoríase ungueal, levando em conta sua gravidade e o envolvimento da matriz ou do leito (Figura 8.2).[9] A doença de poucas unhas foi considerada quando menos que três unhas são afetadas. No caso de envolvimento da matriz ungueal, as injeções intralesionais de esteroides foram consideradas como tratamento de escolha. Esteroides tópicos isolados ou em combinação com análogos de vitaminas D3 foram sugeridos para a psoríase ungueal limitada ao leito. Para o tratamento sistêmico da psoríase ungueal pode-se empregar metotrexato, ciclosporina e medicamentos biológicos.[9]

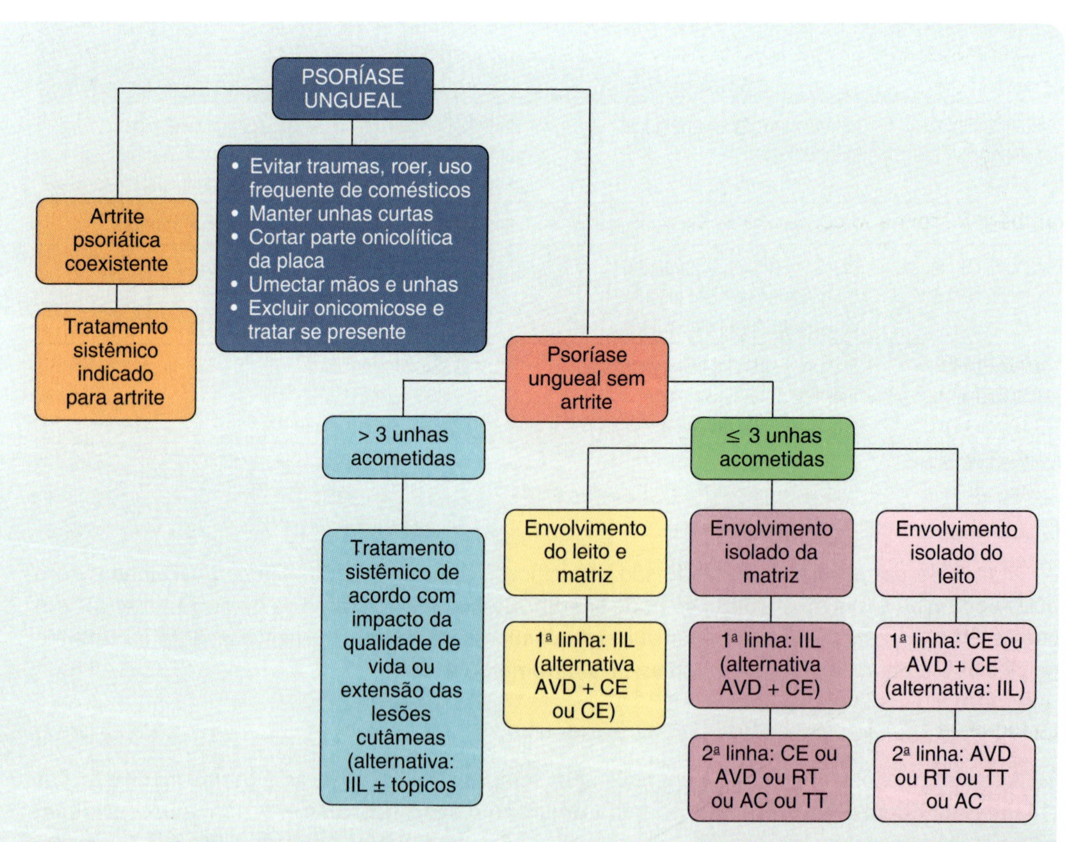

Figura 8.2 Algoritmo de tratamento clínico para psoríase ungueal de acordo com o número de unhas envolvidas e a localização da lesão. IIL: infiltrações intralesionais de esteroides; CE: esteroides tópicos; AVD: análogos da vitamina D3 tópicos; RT: retinoides tópicos; AC: agentes ceratolíticos tópicos; TT: pomada tópica de tacrolimus a 0,1%. (Fonte: adaptada de Rigopoulos D, 2019.[9])

Para evitar o fenômeno de Koebner, medidas de proteção são recomendadas juntamente com o uso de medicamentos tópicos ou sistêmicos, não apenas pela associação com o desenvolvimento ou agravamento da psoríase ungueal, mas também por ser um fator de pior resposta ao tratamento.[9]

Terapias tópicas

As terapias tópicas incluem corticoesteroides, calcipotriol – análogo da vitamina D3, retinoides, agentes ceratolíticos e pomada de tacrolimus.[8,9] No uso de corticosteroides tópicos potentes, como clobetasol, o esquema de tratamento deve ser intermitente para minimizar o risco de efeitos adversos, que incluem atrofia da pele e, raramente, atrofia da falange.[8,9] Quando usado sob oclusão, não é recomendado exceder um mês de tratamento. Análogos da vitamina D3 funcionam diminuindo a inflamação e inibindo a diferenciação do ceratinócito, e podem ser usados em associação com esteroides tópicos. Eles podem causar eritema e irritação.[8]

Retinoides tópicos, como o tazaroteno, também são eficazes, com efeitos colaterais mínimos, que são secundários a irritação da pele, embora a formação de granulomas piogênicos periungueais tenha sido relatada.[12]

Outros tratamentos tópicos incluem tacrolimus e agentes ceratolíticos (como ureia e ácido salicílico).[9]

Terapias intralesionais

O acetato de triancinolona é comumente utilizado e é eficaz no tratamento de doença do leito e da matriz ungueal.[8] Não há evidências suficientes na literatura a respeito da dose, diluição, número ou frequência ideal de injeções. Quando utilizados por médicos com treinamento adequado, os efeitos adversos são mínimos.[9]

O metotrexato, apesar de não ser mencionado no consenso do grupo de especialistas em unhas, também foi relatado como tendo bons resultados, sem efeitos colaterais importantes.[8]

Terapias sistêmicas

O tratamento sistêmico é geralmente indicado para a psoríase ungueal isolada em pacientes com mais de três unhas acometidas ou naqueles em que a doença tem um impacto significativo na qualidade de vida.[9] Quando a psoríase ungueal ocorre no contexto de psoríase cutânea extensa, a escolha do tratamento geralmente é determinada pela gravidade da psoríase e pelo impacto na qualidade de vida do paciente. Nos casos de artrite psoriática coexistente, a gravidade do envolvimento articular deve ditar o tratamento sistêmico escolhido.[9]

Cronogramas para monitoramento adequado com agentes sistêmicos são fornecidos em diretrizes publicadas para o tratamento da psoríase cutânea.[4,5,14]

Evidências científicas sugerem que o tratamento com medicamentos biológicos sistêmicos resulta em melhora rápida e significativa da psoríase ungueal quando usado em pacientes com psoríase ungueal e doença cutânea, artrite ou ambos.[9] Tratamentos com bloqueadores do fator de necrose antitumoral alfa (infliximabe, etanercepte, adalimumabe e golimumabe), inibidores seletivo de IL-12/23 (ustequinumabe), inibidores de IL-17 (secuquinumabe e ixequizumabe), inibidores da fosfodiesterase 4 (apremilast), inibidores da Janus quinase 1/3 (tofacitinibe), inibidor do fator de necrose tumoral alfa peguilado (certolizumabe pegol) e o inibidor de IL-23 (guselkumabe) podem ser considerados.[9]

Acrodermatite contínua de Hallopeau

A acrodermatite contínua de Hallopeau (ACH), também conhecida como acrodermatite de Hallopeau ou dermatite Repens, foi originalmente descrita por Crocker e mais bem caracterizada por Hallopeu em 1890.[15] É considerada uma variante localizada de psoríase pustulosa generalizada (PPG).

Fisiopatologia

Acredita-se que a doença é desencadeada por trauma ou infecção. No entanto, estudos moleculares recentes têm sugerido que a ACH é, de fato, um fenótipo clínico de PPG.[16] Na PPG, mutações do IL36RN, que codifica o antagonista do receptor de interleucina-36 (IL36Ra), foram identificadas. A IL-36 pertence à família de IL-1 de citocinas pró-inflamatórias, e é conhecida por ser suprarregulada em lesões psoriáticas. Portanto, mutações que acometem a IL36Ra não serão capazes de antagonizar a IL-36, levando a uma inflamação persistente.

Apresentação

A ACH não se restringe ao aparelho ungueal, mas é consenso dos especialistas que esta estrutura é sempre acometida na doença.[17] Os pacientes queixam-se de episódios dolorosos agudos – recorrentes – de pústulas estéreis subungueais e periungueais que estão tipicamente presentes na falange distal, sendo o primeiro dedo o mais comumente afetado.[1] Eritema e descamação da falange distal também podem ser observados.[15] O leito ungueal pode ser afetado resultando em distrofia ungueal, anoníquia ou osteólise.[1] Outros sintomas associados incluem onicólise e onicomadese. A progressão da doença em psoríase pustulosa generalizada é rara, mas tem sido relatada.

Diagnóstico diferencial

A dermatite de contato aguda e o eczema disidrótico são diagnósticos diferenciais de ACH.

Estes se apresentam como lesões vesiculares e, geralmente, envolvem as palmas das mãos e/ou plantas dos pés. A onicomicose por fungo não dermatófito pode apresentar exsudato pustuloso geralmente envolvendo as unhas dos pés. Paroníquia infecciosa também pode apresentar-se de maneira semelhante, mas tipicamente não apresenta recidiva. Em infecções virais por herpes simples, recidivas podem ser observadas, mas a unha cicatriza entre os episódios, ao contrário dos casos de ACH.

Diagnóstico

Para o diagnóstico preciso, uma história detalhada da progressão da doença é necessária. O exame histopatológico do tecido afetado apresenta achados sugestivos de psoríase pustulosa com pústulas neutrofílicas subcórneas.[18] Culturas fúngicas ou bacterianas e/ou colorações especiais podem ser necessárias para descartar onicomicose ou outros agentes infecciosos.

Tratamento

As opções de tratamento são semelhantes aos utilizados no tratamento da psoríase ungueal. Análogos tópicos da vitamina D3, isolados ou em combinação com esteroides tópicos podem ser eficazes.[15] Quando as terapias tópicas falham, os tratamentos convencionais com metotrexato, ciclosporina e acitretina são opções válidas e devem sempre ser considerados em monoterapia ou em associação com outras medicações, o que geralmente é necessário para o controle ideal. Quando esses agentes sistêmicos não têm efeito ou não podem ser utilizados, a terapia biológica mostra-se promissora no tratamento dessa condição desafiadora.[19]

Paraceratose pustulosa

A paraceratose pustulosa é uma doença exclusiva de crianças, com as meninas sendo mais afetadas que os meninos.[15] A resolução espontânea é comum, mas algumas crianças podem desenvolver psoríase mais tarde na vida.[15,20]

Fisiopatologia

A etiologia é desconhecida.

Apresentação

A doença geralmente afeta o primeiro ou o segundo dedo, mostrando alterações psoriasiformes, onicólise e hiperceratose subungueal. Antes dessas mudanças, pode haver eritema, descamação e pústulas na ponta do dedo da mão.

Diagnóstico diferencial

A apresentação clínica pode ser semelhante ao eczema, psoríase e pulpite atópica.[7]

Diagnóstico

O diagnóstico é clínico. Achados histológicos são semelhantes aos observados na psoríase e eczema.[7]

Tratamento

A resolução espontânea é comum e deve-se tranquilizar os pais e o próprio paciente.[20] Emolientes, ácido fusídico, esteroides tópicos, análogos da vitamina D3 e uma combinação destes, são úteis.[15]

Líquen plano

O líquen plano (LP) é uma doença caracterizada por distúrbio imunológico idiopático mediado por células inflamatórias que acomete a pele, membranas mucosas e unhas. O envolvimento da unha pode ser associado a outros achados cutâneos ou – menos comumente – pode ser isolado. As unhas das mãos são mais frequentemente acometidas que as dos pés, e não há predisposição de sexo ou raça para a doença.[8]

Fisiopatologia

Os principais mecanismos patogenéticos da LP incluem aumento da apoptose de ceratinócitos e diminuição da apoptose das células T.[21]

Infiltrados na matriz proximal da unha que lentamente espalham distalmente levam a degeneração das células basais da matriz, resultando na formação de uma camada granulosa, provocando adelgaçamento da placa ungueal, fissuras e, subsequentemente, destruição da matriz ungueal com pterígio.[7]

Apresentação

A apresentação depende da parte da unha acometida pela doença. O afinamento das unhas e a formação de fissuras, onicorrexe, pterígio dorsal (Figura 8.3), eritema da lúnula e traquioníquia são sinais de envolvimento da matriz ungueal, enquanto onicólise e hiperceratose subungueal podem ocorrer se o leito ungueal for acometido. A apresentação clássica é a presença de unhas finas com fissuras longitudinais.[7] Pterígio dorsal pode estar presente e indica destruição da matriz ungueal com formação de cicatriz. Devido à destruição da matriz, a dobra ungueal funde-se com o leito ungueal, dividindo a placa em dois segmentos laterais. Na traquioníquia, as unhas têm aparência áspera, fina e frágil com inúmeras fissuras longitudinais. Onicólise também podem ocorrer.

Diagnóstico diferencial

Inclui psoríase, onicomicose, alopecia *areata*, eczema, reações medicamentosas liquenoides, líquen escleroso e atrófico, doença enxerto *versus* hospedeiro, amiloidose, sarcoidose, doença de Darier, doença de Hailey-Hailey, ictiose, entre outras, dependendo da apresentação específica.

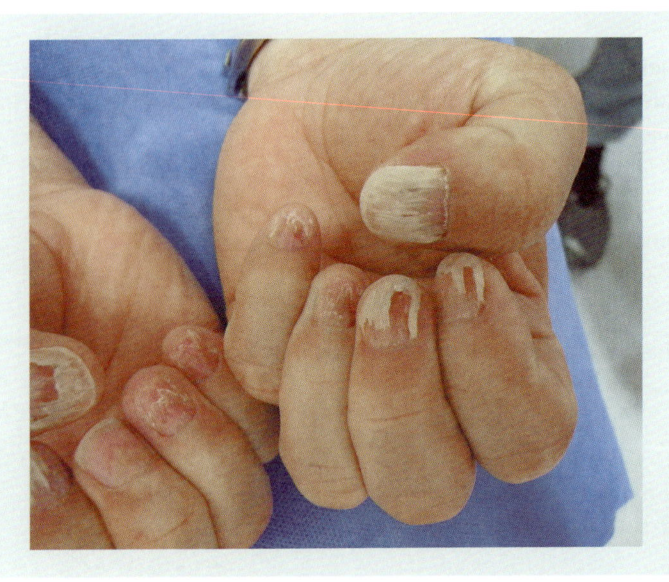

Figura 8.3 Líquen plano ungueal. Fonte: acervo pessoal das autoras.

Diagnóstico

A história clínica completa em associação com os achados do exame físico é crucial para o diagnóstico, embora a biópsia possa ser necessária. A histologia mostra um infiltrado epidermotrópico denso em forma de bandas, espalhando-se para a profundidade da dobra ungueal proximal. Também são observadas degeneração das células basais e espongiose na matriz.[7]

Tratamento

O tratamento precoce é sempre recomendado para o líquen plano ungueal e a abordagem conservadora geralmente não é aconselhável devido à natureza distrófica da doença e seu curso imprevisível.[22] O tratamento tópico isolado tem baixa eficácia em curto prazo e não é recomendado devido à penetração limitada das medicações e aos possíveis efeitos colaterais relacionados ao seu uso prolongado.[23] A infiltração intralesional de triancinolona nas concentrações de 2,5, 5 ou 10 mg/mL é considerada terapêutica de primeira linha. Essa via de administração é ideal, pois o medicamento é administrado no local da inflamação, como a matriz ou leito ungueal, com inúmeras vantagens, se realizada corretamente.[22] O uso de triancinolona intramuscular 0,5 a 1 mg/kg mensal, por 3 a 6 meses, pode ser considerada como um complemento à administração intralesional em caso de doença grave, especialmente se mais de três unhas forem afetadas, e também no caso de ausência de experiência do médico em realizar infiltrações ou diante da recusa do paciente a essa modalidade terapêutica. Retinoides orais são escolhas de segunda linha e agentes imunossupressores, como cloroquina, azatioprina, ciclosporina e metotrexato ou imunobiológicos, podem ser considerados.[8,22,24,25] Mais estudos são necessários, no entanto, para confirmar esses resultados.

Líquen estriado

O líquen estriado (LE), também conhecido como Blaschite, é uma dermatose inflamatória que, caracteristicamente, corre com as linhas de Blaschko. É uma doença rara que comumente acomete as crianças. A unha também pode ser acometida. Frequentemente, ocorre em associação com alterações da pele, mas também pode ser isolado.[26]

Fisiopatologia

A etiologia exata do LE permanece desconhecida. Uma hipótese é a ocorrência de uma mutação pós-zigótica das células-tronco epidérmicas que expressariam novos antígenos de superfície contra os quais a resposta imune é direcionada.[27] Os fatores precipitantes sugeridos incluem autoimunidade, atopia, infecção viral, trauma e vacinação.[27]

Apresentação

As alterações mais comuns das unhas no LE são fissuras longitudinais, sulcos longitudinais, onicomadese, onicólise e perda da placa ungueal.[28] Essas alterações são normalmente limitadas a porção medial ou lateral da unha.[26] O envolvimento ungueal pode ser acompanhado por manifestações cutâneas ou ser o único sinal clínico. A hipótese de LE ungueal isolado deve ser feita frente a um quadro de envolvimento lateral de uma única unha em crianças ou adultos jovens.[26]

Diagnóstico diferencial

O quadro é semelhante ao observado no LP, mas deve suspeitar-se de LE em crianças com achados ungueais restritos a uma parte da unha.[26]

Diagnóstico

O diagnóstico é clínico e a biópsia não é sugerida, pois pode causar cicatrizes permanentes.[26]

Tratamento

Nenhum tratamento é necessário, pois a resolução espontânea ocorre dentro de alguns meses sem sequelas.[26] No entanto, há relatos de sucesso do tratamento com a pomada de tacrolimus.[29]

Líquen nítido

Líquen nítido (LN) é uma doença inflamatória rara que comumente ocorre em crianças em idade escolar.[30] Apresenta-se como pápulas agrupadas normocrômicas, do tamanho da cabeça de alfinete, em crianças e adultos jovens. As lesões são geralmente assintomáticas, na região palmar ou plantar, mas erupções generalizadas têm sido relatadas.[30,31] Quando as palmas das mãos são envolvidas, a unha pode ser acometida.[30] O acometimento ungueal no LN está associado a quadros cutâneos extensos.[32]

Fisiopatologia

O mecanismo da doença permanece desconhecido.

Apresentação

No exame físico ungueal, são encontrados pequenos *pittings*, sulcos longitudinais, mais visíveis na porção lateral da unha, traquioníquia, paroníquia e unhas frágeis.[7,30,32]

Diagnóstico diferencial

O quadro ungueal pode se assemelhar ao LP e ao LS, mas as manifestações cutâneas associadas podem ser usadas para a diferenciação. Ao contrário do LP, as alterações das unhas no LN são raras e menos graves, e não há formação de pterígio ou anoníquia.[32]

Diagnóstico

O diagnóstico é clínico.

Tratamento

Embora seja uma doença progressiva, lesões em LN podem regredir espontaneamente.[30] Como o LN é assintomático, o tratamento geralmente não é necessário, e só é recomendado no caso de lesões perturbadoras do ponto de vista cosmético. Corticosteroides tópicos de média potência, inibidores tópicos da calcineurina, fototerapia com UVB-NB e PUVA são consideradas modalidades eficazes de tratamento. Infiltrações intralesionais de esteroides podem ser extremamente úteis em casos de envolvimento acentuado.[32]

Traquioníquia

A traquioníquia não é considerada uma doença distinta, mas sim o resultado clínico de distúrbios inflamatórios da matriz ungueal proximal.[33] Pode se apresentar como uma entidade isolada ou estar associada a doenças, como alopecia *areata*, LP, psoríase e eczema.[8,33] Ocorre em 10% dos pacientes com LP ungueal e cerca de 4% de pacientes com alopecia *areata*, sendo mais comum em crianças, mas podendo acometer indivíduos de qualquer idade.[34] Como muitas vezes a traquioníquia acomete todas as unhas, o termo distrofia das vinte unhas também é comumente usado.

Fisiopatologia

Existem vários relatos de uma forma hereditária de traquioníquia, sugerindo que pode haver alguma predisposição genética subjacente.[35] A traquioníquia acomete a matriz ungueal, no entanto, não resulta na formação de cicatrizes.[34] As alterações são mais evidentes na matriz ungueal proximal e dobra ungueal proximal. Os níveis de atividade inflamatória não são constantes, o que leva a diferentes intensidades de alterações clínicas.

Apresentação

As unhas são ásperas, finas e frágeis com inúmeros sulcos longitudinais (Figura 8.4).[8] A apresentação clínica e a gravidade podem variar entre os indivíduos acometidos e também dentre as unhas dos mesmos pacientes. Baran *et al.* descreveram duas variedades de traquioníquia: a traquioníquia opaca, do tipo mais grave e comum, resultante de insulto inflamatório persistente à matriz ungueal

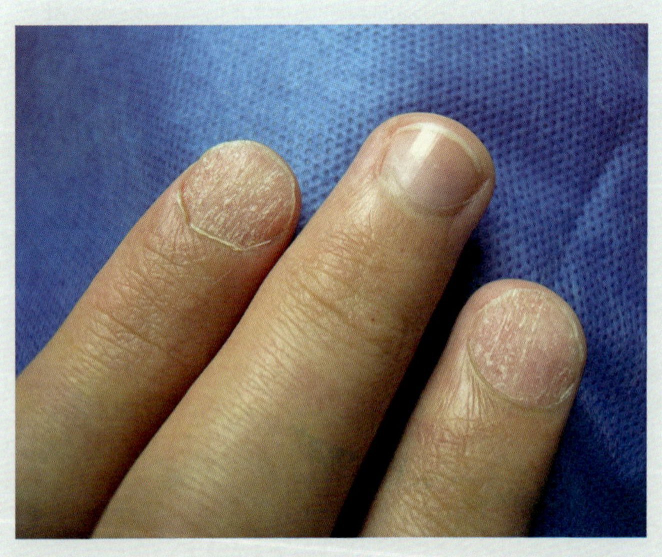

Figura 8.4 Traquioníquia. Fonte: acervo pessoal das autoras.

e caracterizada por unhas ásperas, com aparência de lixa; e a traquioníquia brilhante, causada por insultos inflamatórios intermitentes, separados por períodos de função normal da matriz, que se manifesta com unhas brilhantes e opalescentes e numerosos *pittings* superficiais.[33,36]

Diagnóstico diferencial

O quadro clínico é semelhante aos da síndrome das unhas frágeis, alopecia *areata*, psoríase e LP. Na síndrome das unhas frágeis, as unhas quebram longitudinalmente, superficialmente, sem a formação de múltiplos sulcos ou rugosidade. *Pittings* superficiais, observados na alopecia *areata* podem se assemelhar aos observados na traquioníquia. Fissura e pterígio, em geral presentes no LP, não são observados na traquioníquia.[34]

Diagnóstico

O diagnóstico é clínico, especialmente quando diante de outras doenças associadas. A biópsia de unha é reservada a casos graves e/ou resistentes à terapia ou quando o diagnóstico clínico é duvidoso.[33,37] Os achados histopatológicos típicos incluem um infiltrado linfocítico superficial leve no epitélio ungueal e espongiose.[8] Outros achados semelhantes aos observados na psoríase, eczema e LP, como hipergranulose, também podem ser observados. A onicoscopia pode ser usada para detectar e acompanhar os quadros de traquioníquia.[38]

Tratamento

Considerando a ausência de dor e a alta taxa de resolução espontânea, independentemente da idade do paciente, do número de dígitos envolvidos ou de uma doença subjacente, o tratamento geralmente é prescrito por razões cosméticas, se a doença apresentar um impacto significativo na qualidade de vida dos pacientes ou em casos mais severos.[33] Várias opções de tratamento foram descritas e incluem esteroides tópicos, cremes com ureia, ácido retinoico, esmaltes cosméticos.[33] Outros tratamentos possíveis são gel de tazaroteno 0,1%, infiltração intralesional de triancinolona, griseofulvina, corticoides, retinoides sistêmicos e tofacitinibe.[34]

Alopecia *areata*

Alopecia *areata* (AA) é uma alopecia inflamatória não cicatricial, imunomediada. Pode envolver o aparelho ungueal em 10-60% dos pacientes, e o envolvimento ungueal isolado também é relatado.[39] Há uma maior probabilidade de envolvimento ungueal em pacientes mais jovens e aqueles com alopecia mais extensa.[7]

Fisiopatologia

Especula-se que, como as unhas têm estrutura e crescimento semelhantes aos folículos capilares, as alterações ungueais da AA provavelmente estão associadas a um infiltrado linfocítico semelhante ao encontrado no bulbo capilar desses pacientes. Mais pesquisas são necessárias para entender a fisiopatologia dessas alterações.[40]

Apresentação

Múltiplos pequenos *pittings*, regulares, dispostos em linhas verticais ou horizontais, traquioníquia e onicorrexe são tipicamente observados.[39] Quando há um início agudo, a lúnula pode ser eritematosa.[7] As apresentações geralmente são leves e envolvem as unhas das mãos, mas casos intensos são relatados.

Diagnóstico diferencial

Traquioníquia, psoríase e eczema são incluídos no diferencial. *Pittings* não são tão profundos quanto os observados na psoríase.[7] Os achados histológicos também podem ser semelhantes aos do eczema, com exocitose linfocítica e espongiose.[7]

Diagnóstico

O diagnóstico clínico geralmente pode ser feito quando há perda de cabelos associada. As características histopatológicas das alterações ungueais associadas a AA sugerem um distúrbio da ceratinização da matriz, afetando predominantemente sua parte proximal, sendo menos intensa distalmente e quase insignificante no leito. Infiltrado linfocítico, exocitose linfocítica e espongiose são típicas da doença.[40,41]

Tratamento

O tratamento geralmente não é necessário, mas corticosteroides sistêmicos podem ser necessários para formas graves. O tofacitinibe (inibidor da Janus quinase 1/3) demonstrou melhora da doença ungueal relacionada à alopecia *areata* em relatos recentes, e a resposta ungueal ao tratamento parece não estar relacionada às respostas capilares.[42,43]

Eczema

Eczema refere-se a uma ampla categoria de dermatites, caracterizadas histologicamente por inflamação e espongiose da epiderme, incluindo dermatite atópica, dermatite numular, dermatite alérgica de contato, dermatite irritante de contato, entre outras.[44] As alterações ungueais tipicamente ocorrem quando há envolvimento das mãos.[45] O acometimento ungueal é mais frequente em pacientes com maior tempo de doença e naqueles com envolvimento periungueal. A gravidade da doença parece não se correlacionar com as alterações ungueais.

Fisiopatologia

O eczema da dobra ungueal proximal pode afetar a parte mais proximal da matriz, resultando em alterações na superfície da unha. Alterações eczematosas no leito ungueal e do hiponíquio são frequentemente um sinal de dermatite alérgica de contato. As causas mais comuns são a resina toluenosulfonamida/formaldeído contida em esmaltes e vários tipos de acrilatos contidos em unhas artificiais.[44]

Apresentação

Quando o eczema é agudo, há eritema e vesículas na dobra ungueal proximal e no hiponíquio. *Pittings*, linhas de Beau – apresentação mais comum – e onicomadese também podem ocorrer em casos mais intensos, devido a alterações na matriz ungueal. No eczema crônico, onicólise, hiperceratose subungueal e fissuras do hiponíquio podem ser encontrados.[15] Também pode ocorrer paroníquia crônica quando o eczema acomete a dobra ungueal proximal.

Diagnóstico diferencial

As apresentações ungueais não são específicas e podem ser semelhantes a outras doenças, como LP, psoríase e AA.

Diagnóstico

Os achados cutâneos associados auxiliam no diagnóstico clínico da apresentação ungueal.[7]

Tratamento

O tratamento adequado da doença de pele resulta em subsequente melhora dos achados ungueais.[15]

Pitiríase rubra pilar

A pitiríase rubra pilar (PRP) é uma doença crônica papuloescamosa. A PRP tipo I comumente acomete as unhas de adultos, quando as palmas e plantas estão envolvidas.[7]

Fisiopatologia

A etiologia é desconhecida, mas acredita-se haver uma resposta imunológica a um fator antigênico. Casos familiares têm herança autossômica dominante e estão associados a mutações no gene CARD.[46] A expressão da IL-17A pode estar aumentada em pacientes com PRP.[47]

Apresentação

Os pacientes desenvolvem hiperceratose subungueal distal, hemorragia em estilhaço, coloração amarelada distal das unhas e sulcos longitudinais.[7]

Diagnóstico diferencial

A síndrome de Sézary pode apresentar coloração amarelada da unha, associada a outras alterações das unhas.[7]

Diagnóstico

Nenhum exame específico é necessário para o diagnóstico.

Tratamento

Dependendo da gravidade da doença e da resposta ao tratamento, terapias tópicas a sistêmicas podem ser utilizadas. Inibidores de TNF-alfa como o etanercepte e infliximabe foram relatados como eficazes.[48] Resultados promissores foram demonstrados com antagonistas da interleucina (IL) -17A1 e antagonistas dos receptores de IL-17.[49]

Eritema multiforme

O eritema multiforme (EM) é uma resposta imunológica sistêmica aguda a agentes infecciosos ou fármacos. Caracteriza-se pelo desenvolvimento de lesões cutâneas targetoides e envolvimento das mucosas. Apesar de rara, a unha também pode ser acometida. A síndrome de Stevens-Johnson (SSJ) e necrólise epidérmica tóxica (NET) envolvem uma resposta generalizada de hipersensibilidade a um agente (também infecções ou fármacos), resultando em descolamento epidérmico. Alterações ungueais também foram relatadas nessas condições.

Fisiopatologia

EM, SSJ e NET podem acometer o leito ungueal e a matriz ungueal, bem como a área periungueal.[7]

Apresentação

Lesões periungueais causam paroníquia aguda (Figura 8.5), que é acompanhada de onicomadese. Eritroníquia, anoníquia permanente ou pterígio podem ocorrer.[7,50]

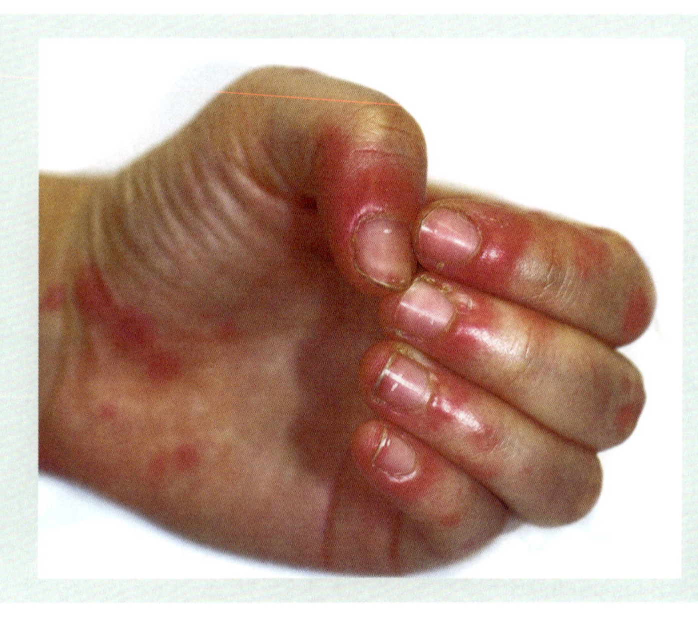

Figura 8.5 Eritema multiforme.
Fonte: acervo pessoal das autoras.

Diagnóstico diferencial

Anormalidades ungueais semelhantes podem ocorrer em todas as três condições.

Diagnóstico

O diagnóstico é clínico, com base nas características das lesões cutâneas e mucosas associadas e no histórico do paciente.[7]

Tratamento

Não existe um tratamento específico para as alterações ungueais observadas nessas doenças, já que a maioria desparece com a resolução da doença ou resulta em distrofia ungueal permanente.[51]

CONCLUSÃO

Doenças ungueais inflamatórias são frequentemente observadas. É importante fazer o diagnóstico correto, a fim de determinar a urgência do tratamento, visando evitar uma possível distrofia ungueal permanente, e fornecer o tratamento adequado. O efeito psicológico no paciente e as comorbidades também devem ser levados em conta para decisão terapêutica. Com o diagnóstico correto, o paciente pode ser orientado quanto às opções de tratamento disponíveis e expectativas realistas devem ser estabelecidas. Infelizmente, as opções de tratamento disponíveis têm eficácia limitada e terapias mais eficazes devem ser objeto de estudos futuros.

REFERÊNCIAS BIBLIOGRÁFICAS

1. Schons KR, Knob CF, Murussi N, Beber AA, Neumaier W, Monticielo OA. Nail psoriasis: a review of the literature. Anais Brasileiros de Dermatologia. 2014; 89(2):312-7.

2. Langley RG, Dauden E. Treatment and management of psoriasis with nail involvement: a focus on biologic therapy. Dermatology. 2010; 221(Suppl 1):29-42.
3. Salomon J, Szepietowski JC, Proniewicz A. Psoriatic nails: a prospective clinical study. J Cutan Med Surg. 2003; 7(4):317-21.
4. Joint American Academy of Dermatology – National Psoriasis Foundation guidelines of care for the management of psoriasis with systemic nonbiologic therapies. Disponível em: https://www.jaad.org/article/S0190-9622(20)30284-X/fulltext. Acesso em: July 5, 2020.
5. Joint AAD-NPF guidelines of care for the management and treatment of psoriasis with biologics. Acesso em: July 5, 2020.
6. Zaias N. Psoriasis of the nail. A clinical-pathologic study. Archives of Dermatology. 1969; 99(5):567-79.
7. Haneke E. Non-infectious inflammatory disorders of the nail apparatus. Journal der Deutschen Dermatologischen Gesellschaft. Journal of the German Society of Dermatology. JDDG. 2009; 7(9):787-97.
8. Dehesa L, Tosti A. Treatment of inflammatory nail disorders. Dermatologic Therapy. 2012; 25(6): 525-34.
9. Rigopoulos D, Baran R, Chiheb S, et al. Recommendations for the definition, evaluation, and treatment of nail psoriasis in adult patients with no or mild skin psoriasis: A dermatologist and nail expert group consensus. J Am Acad Dermatol. 2019; 81(1):228-40. doi:10.1016/j.jaad.2019.01.072
10. Farias DC, Tosti A, Chiacchio ND, Hirata SH. Dermoscopy in nail psoriasis. Anais Brasileiros de Dermatologia. 2010; 85(1):101-3.
11. Ribeiro CF, Siqueira EB, Holler AP, Fabricio L, Skare TL. Periungual capillaroscopy in psoriasis. Anais Brasileiros de Dermatologia. 2012; 87(4):550-3.
12. Piraccini BM, Venturi M, Patrizi A. Periungual pyogenic granulomas due to topical tazarotene for nail psoriasis. Giornale italiano di dermatologia e venereologia: organo ufficiale, Societa Italiana di Dermatologia e Sifilografia. 2014; 149(3):363-6.
13. Tosti A, Ricotti C, Romanelli P, Cameli N, Piraccini BM. Evaluation of the efficacy of acitretin therapy for nail psoriasis. Archives of Dermatology. 2009; 145(3):269-71.
14. Nast A, Gisondi P, Ormerod AD, et al. European S3-guidelines on the systemic treatment of psoriasis vulgaris – update 2015 – short version – EDF in cooperation with EADV and IPC. J Eur Acad Dermatol Venereol. 2015; 29(12):2277-94.
15. AntonellaTosti, Piraccini BM. Nail disorders. In: Dermatology, 3 ed. JL B, JL J, JV S (eds.). United States: Elsevier. 2012; 1129-47.
16. Abbas O, Itani S, Ghosn S, Kibbi AG, Fidawi G, Farooq M, et al. Acrodermatitis continua of Hallopeau is a clinical phenotype of DITRA: evidence that it is a variant of pustular psoriasis. Dermatology. 2013; 226(1):28-31.
17. Navarini AA, Burden AD, Capon F, Mrowietz U, Puig L, Köks S. European consensus statement on phenotypes of pustular psoriasis. Journal of the European Academy of Dermatology and Venereology. 2017; 31(11):1792-9.
18. Waller JM, Wu JJ, Murase JE, Dyson SW, Kelly KM. Chronically painful right thumb with pustules and onycholysis. Diagnosis: acrodermatitis continua of Hallopeau. Clinical and Experimental Dermatology. 2007; 32(5):619-20.
19. Maliyar K, Crowley EL, Rodriguez-Bolanos F, O'Toole A, Gooderham MJ. (). The Use of biologic therapy in the treatment of acrodermatitis continua of hallopeau: A Review. Journal of Cutaneous Medicine and Surgery, 2019.
20. Richert B, Andre J. Nail disorders in children: diagnosis and management. American Journal of Clinical Dermatology. 2011; 12(2):101-12.
21. Gorouhi F, Davari P, Fazel N. Cutaneous and mucosal lichen planus: a comprehensive review of clinical subtypes, risk factors, diagnosis, and prognosis. Scientific World Journal. 2014; 742-826.
22. Iorizzo M, Tosti A, Starace M, et al. Isolated nail lichen planus: An expert consensus on treatment of the classical form [published online ahead of print, 2020 Feb 26]. J Am Acad Dermatol. 2020; S0190-9622(20)30300-5. doi:10.1016/j.jaad.2020.02.056.

23. Deffer TA, Goette DK. Distal phalangeal atrophy secondary to topical steroid 368 therapy. Arch Dermatol. 1987; 123:571-2.
24. Manousaridis I, Manousaridis K, Peitsch WK, Schneider SW. Individualizing treatment and choice of medication in lichen planus: a step by step approach. Journal der Deutschen Dermatologischen Gesellschaft. Journal of the German Society of Dermatology: JDDG, 2013.
25. Butsch F, Jetter A, Schopf RE. Successful treatment of palmoplantar nail lichen planus with cyclosporine. Journal der Deutschen Dermatologischen Gesellschaft. Journal of the German Society of Dermatology: JDDG, 2014.
26. Tosti A, Peluso AM, Misciali C, Cameli N. Nail lichen striatus: clinical features and long-term follow-up of five patients. Journal of the American Academy of Dermatology. 1997; 36(6 Pt 1):908-13.
27. Jones J, Marquart JD, Logemann NF, DiBlasi DR. Lichen striatus-like eruption in an adult following hepatitis B vaccination: a case report and review of the literature. Dermatol Online J. 2018; 24(7).
28. Kim M, Jung HY, Eun YS, Cho BK, Park HJ. Nail lichen striatus: report of seven cases and review of the literature. International Journal of Dermatology. 2015; 54(11):1255-60. doi:10.1111/ijd.12643.
29. Tejera-Vaquerizo A, Ruiz-Molina I, Solis-Garcia E, Moreno-Gimenez JC. Adult blaschkitis (lichen striatus) successfully treated with topical tacrolimus. Actas Dermo-Sifiliograficas. 2009; 100(7): 631-2.
30. Tilly JJ, Drolet BA, Esterly NB. Lichenoid eruptions in children. Journal of the American Academy of Dermatology. 2004; 51(4):606-24.
31. Tay EY, Ho MSL, Chandran NS, Lee JS-S, Heng YK. Lichen Nitidus presenting with nail changes-case report and review of the literature. Pediatric Dermatology. 2014; 32(3):386-8.
32. Kataria V, Singal A, Arora VK. Lichen nitidus associated with onychodystrophy and response to therapy: report of two cases. skin appendage disord. 2019; 5(3):158-61. doi:10.1159/000493534Skin Appendage Disord. 2019 Apr; 5(3): 158–161.
33. Starace M, Alessandrini A, Bruni F, Piraccini BM. Trachyonychia: a retrospective study of 122 patients in a period of 30 years. Journal of the European Academy of Dermatology and Venereology, 2020.
34. Gordon KA, Vega JM, Tosti A. Trachyonychia: a comprehensive review. Indian Journal of Dermatology, Venereology and Leprology. 2011; 77(6):640-5.
35. Sehgal VN. Twenty nail dystrophy trachyonychia: an overview. J Dermatol. 2007 Jun; 34(6):361-6. Review.
36. Baran R, Dupré A, Christol B, Bonafé JL, Sayag J, Ferrère J. Vertical striated sandpapered twenty-nail dystrophy (author's transl). Ann Dermatol Venereol. 1978 Apr; 105(4):387-92.
37. Haber JS, Chairatchaneeboon M, Rubin AI. Trachyonychia: review and update on clinical aspects, histology, and therapy. Skin Appendage Disord. 2017 Jan; 2(3-4):109-15.
38. Jo G, Park JS, Yu A, Ohn J, Sheu SL, Mun JH. Onychoscopy of trachyonychia: an analysis of 30 patients and comparison with onychomycosis. British Journal of Dermatology. 2018; 179:491-3.
39. Kasumagic-Halilovic E, Prohic A. Nail changes in alopecia areata: frequency and clinical presentation. Journal of the European Academy of Dermatology and Venereology. JEADV. 2009; 23(2):240-1.
40. Chelidze K, Lipner SR. Nail changes in alopecia areata: an update and review. Int J Dermatol. 2018; 57(7):776-83.
41. Laporte M, Andre J, Stouffs-Vanhoof F, et al. Nail changes in alopecia areata: light and electron microscopy. Arch Dermatol Res. 1988; 280(Suppl):S85-S89.
42. Ferreira SB, Scheinberg M, Steiner D, Steiner T, Bedin GL, Ferreira RB. Remarkable Improvement of nail changes in alopecia areata universalis with 10 months of treatment with tofacitinib: a case report. Case Reports in Dermatology. 2016; 8:262-6.
43. Lee JS, Huh C-H, Kwon O, Yoon H-S., Cho S, Park H. Nail involvement in patients with moderate-to--severe alopecia areata treated with oral tofacitinib. Journal of Dermatological Treatment. 2018; 1-4.
44. Piraccini BM, Holzberg M, Pach M, Rigopoulos D. The nail in dermatological conditions. In: Baran & Dawber's diseases of the nails and their management. 5 ed. Baran R, de Berker D, Holzberg M, Thomas L (eds.). Hoboken: Wiley-Blackwell. 2019; p. 426.

45. Yu M, Kim SW, Kim MS, Han TY, Lee JH, Son SJ. Clinical study of patients with hand eczema accompanied by nail dystrophy. The Journal of Dermatology. 2013; 40(5):406-7.
46. Mohrenschlager M, Abeck D. Further clinical evidence for involvement of bacterial superantigens in juvenile pityriasis rubra pilaris (PRP): report of two new cases. Pediatric Dermatology. 2002; 19(6):569.
47. Feldmeyer L, Mylonas A, Demaria O, et al. Interleukin 23-helper T cell 17 axis as a treatment target for pityriasis rubra pilaris. JAMA Dermatol. 2017; 153(4):304-8.
48. Manoharan S, White S, Gumparthy K. Successful treatment of type I adult-onset pityriasis rubra pilaris with infliximab. The Australasian Journal of Dermatology. 2006; 47(2):124-9.
49 Haynes D, Strunck JL, Topham CA, Ortega-Loayza AG, Kent G, Cassidy PB, Greiling TM. Evaluation of ixekizumab treatment for patients with pityriasis rubra pilaris. JAMA Dermatology, 2020.
50. Peña-Romero AG, Domínguez-Cherit J, Guzmán-Abrego AC. Under-reported finding in acral erythema multiforme. Indian J Dermatol. 2015; 60(6):636.
51. Sheridan RL, Schulz JT, Ryan CM, Schnitzer JJ, Lawlor D, Driscoll DN, et al. Long-term consequences of toxic epidermal necrolysis in children. Pediatrics. 2002; 109(1):74-8.

capítulo 9

Distúrbios Ungueais em Crianças

❖ Matilde Iorizzo
❖ Marcel C. Pasch

INTRODUÇÃO

As doenças das unhas são uma causa bastante incomum de consulta dermatológica em crianças: elas podem ser hereditárias, congênitas ou adquiridas. Antes de avaliar qualquer distúrbio ungueal, é sempre obrigatório conhecer a anatomia e a fisiologia do aparelho ungueal para diferenciar patologia de fisiologia. Em crianças, no entanto, uma biópsia para confirmar o diagnóstico nem sempre é viável.

É importante não limitar a consulta apenas às unhas, porque elas podem ser a pista ou o primeiro sinal de uma condição oculta. Com relação ao tratamento, existe um número muito limitado de medicamentos que podem ser utilizados em crianças, pois os medicamentos tópicos geralmente não são eficazes, demoram no caso da unidade ungueal e a maioria dos medicamentos sistêmicos não é aprovada para administração na infância ou nem tem suporte de ensaios clínicos.

Por esse motivo, o diagnóstico e o tratamento de distúrbios ungueais em crianças, às vezes, podem ser um verdadeiro desafio.

ANORMALIDADES FISIOLÓGICAS

Além das condições patológicas, há uma série de alterações fisiológicas que merecem destaque, a fim de evitar tratamento médico desnecessário.[1]

Em geral, as unhas dos recém-nascidos são moles, finas e frequentemente apresentam um certo grau de coiloníquia que regride espontaneamente quando a placa ungueal engrossa com a idade. Se a anormalidade persistir, é aconselhável verificar os pais para excluir ou confirmar uma forma hereditária.[2]

A lúnula das unhas das mãos geralmente está ausente nas primeiras semanas de vida e, se não aparecer, deve-se suspeitar de um distúrbio congênito, endócrino ou hematológico.

As unhas dos pés, especialmente a do hálux, podem ter uma forma triangular ao nascimento, dando a impressão de hipertrofia das pregas distais e laterais da unha (pseudo-hipertrofia das pregas ungueais) (Figura 9.1). Esta é uma condição transitória diferente da congênita que aparece mais tarde na lactância.

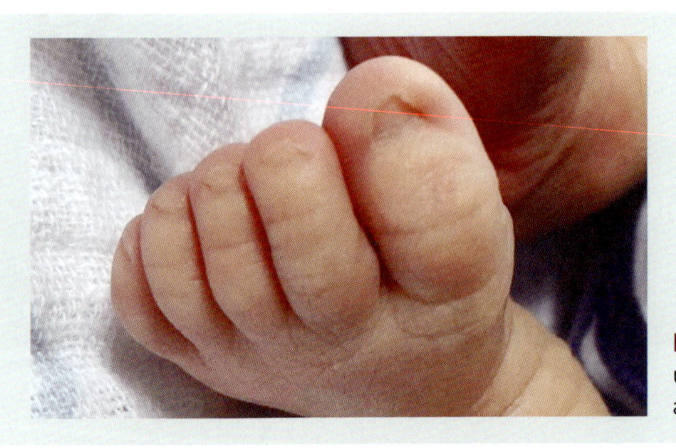

Figura 9.1 Pseudo-hipertrofia das dobras ungueais: a placa ungueal triangular causa aparência de hipertrofia.

Onicólise leve, onicosquízia, linhas de Beau e leuconíquia pontuada também podem estar presentes ao nascimento ou logo após. Elas, geralmente, são consequências de pequenos traumas como os decorrentes de chupar os dedos, estresse no parto, desnutrição durante os primeiros dias de alimentação. Quando vários dígitos estão envolvidos, especialmente pelas linhas de Beau e pela onicomadese leve, isso pode indicar uma condição sistêmica como ataque febril ou infecção viral como a doença mão-pé-boca (Figura 9.2).[3,4] É importante observar que a verdadeira leuconíquia pontuada, geralmente causada por deficiência de cálcio, não apresenta relação com o teor de cálcio da unha.

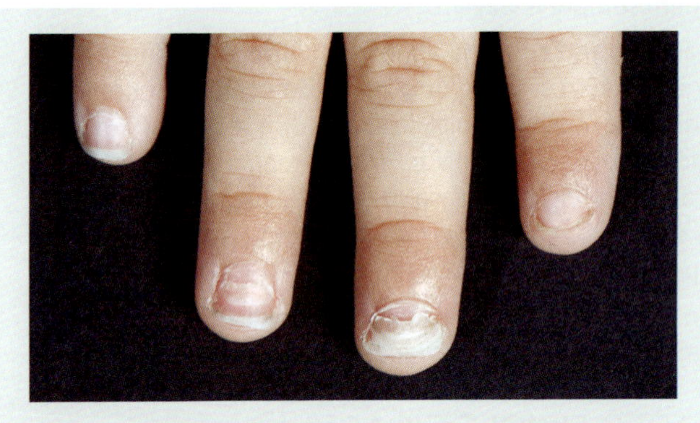

Figura 9.2 Linhas de Beau e onicomadese leve de múltiplas placas podem indicar uma condição sistêmica como a doença mão-pé-boca.

As unhas de Chevron são uma variante normal da superfície da placa ungueal, tipicamente observada nas unhas das mãos de crianças pequenas, onde o sulco oblíquo forma um "V" com o ponto no ponto médio da unha distal. Regressão espontânea ocorre com a idade. Parece que elas são decorrentes de uma formação incompleta da porção central da matriz dorsal ou de um crescimento transversal da placa ungueal reduzido com relação ao crescimento longitudinal.[5]

Duas outras anormalidades típicas que acometem os tecidos periungueais são:

Pigmentação periungueal

A hiperpigmentação da superfície dorsal da falange distal é comum em recém-nascidos de pele escura, mas também foi relatada em 30% dos bebês caucasianos (Figura 9.3).[6] A pigmentação é de cor marrom-clara a ocre, e envolve o aspecto dorsal do terceiro segmento articular dos dedos das mãos. A pigmentação é geralmente visível entre os 2 e os 6 meses de idade e desaparece espontaneamente antes de 1 ano de idade. Em casos raros, persiste até a adolescência (Figura 9.4). Supõe-se que a causa seja uma possível reação aos hormônios pigmentares maternos,[7] mas isso é apenas especulativo.

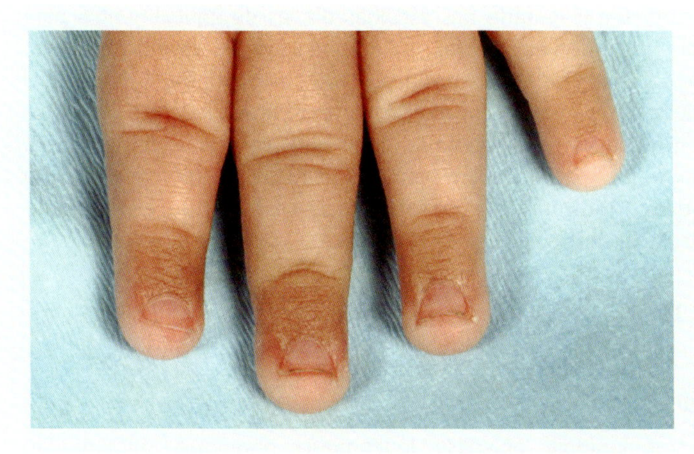

Figura 9.3 Hiperpigmentação periungueal em criança caucasiana.

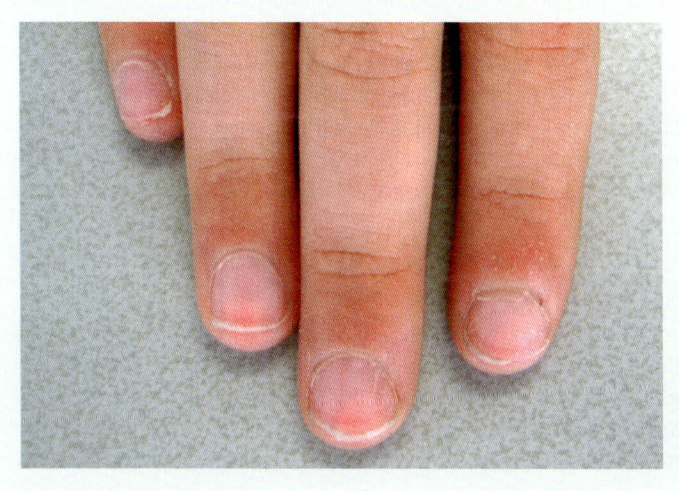

Figura 9.4 Adolescente com hiperpigmentação periungueal persistente.

Unhas encravadas nas mãos e paroníquia devido ao reflexo de preensão

Essa entidade parece ser comum em lactentes de 6 dias a 4 meses. Várias unhas das mãos apresentam unhas laterais encravadas com paroníquia e granulomas pseudopiogênicos. O encravamento é consequência da compressão da placa ungueal nos tecidos periungueais induzida pelo reflexo de preensão.[8] Essa condição desaparece espontaneamente quando o reflexo de preensão desaparece por volta dos 3 a 4 meses de idade.

ANORMALIDADES PODIÁTRICAS

As anormalidades podiátricas não devem ser subestimadas e devem ser consideradas como possíveis causas de anormalidades nas unhas em crianças.[9] Mau posicionamento dos dedos dos pés, diferença de forma e tamanho entre os dois pés, marcha anormal ou sapatos inadequados são causas de anormalidades nas unhas se subestimados ou mal diagnosticados. É sempre importante não checar uma unha isoladamente sem examinar todo o pé e a marcha, não confundir uma doença com uma distrofia ungueal devido a uma anormalidade podiátrica.

Também é muito importante fazer um inventário das escolhas diárias de equipamentos para calçados, atividades esportivas e ambiente doméstico. Um dedo do pé saudável deve ficar reto no sapato e durante a marcha, mas se for levantado ou abaixado, a borda distal livre da placa ungueal toca o sapato ou o chão e isso produz espessamento e hiperceratose como forma de proteção contra trauma repetitivo. A onicólise pós-traumática permanente também pode ser outra consequência. Não é necessário tratamento clínico nesses pacientes. Em vez disso, medidas conservadoras, como desbridamento de unhas e dispositivos ortodigitais, são opções melhores. Finalmente, é importante que o paciente e os pais sejam instruídos sobre a escolha de calçados e suportes de arco ideais.

ANORMALIDADES PATOLÓGICAS

Condições hereditárias

Distúrbios restritos à unidade ungueal

Coiloníquia, baqueteamento, traquioníquia, onicólise, leuconíquia, anoníquia, microníquia, braquioníquia e polidactilia (de lúnula dupla a dedo da mão/pé duplo) são todas distrofias ungueais que podem ser transmitidas em um padrão autossômico dominante (AD) ou autossômico recessivo (AR). Embora unhas das mãos/pés e anormalidades ósseas possam estar associadas, a distrofia ungueal é geralmente a principal característica. É importante lembrar que a anoníquia e a microníquia, ao nascimento, também podem ser resultado de uso de medicamentos (anticonvulsivantes, anticoagulantes, morfina) pela mãe durante a gravidez. Por esse motivo, quando essa anormalidade ocorre, é aconselhável verificar o histórico da mãe antes de tirar conclusões sobre a herança. A importância de reconhecer essas entidades antecipadamente é evitar exames adicionais e tratamento desnecessário.

Com relação à leuconíquia, pode ser total, parcial ou estriada. Quando total, é importante excluir anormalidades auditivas associadas; quando estriada é importante excluir distúrbios sistêmicos.

A onicodisplasia do dedo indicador (doença de Iso-Kikuchi) pertence a esse grupo de distúrbios ungueais isolados porque acomete um ou ambos os dedos indicadores (Figura 9.5)[10,11] e, ocasionalmente, outros dedos, como o terceiro dedo, mas nenhum outro órgão, como a pele. As unhas acometidas geralmente apresentam microníquia ou hemionicogrifose, mas a anoníquia também pode estar presente. O defeito é caracteristicamente mais pronunciado no lado radial (medial) da unha. As

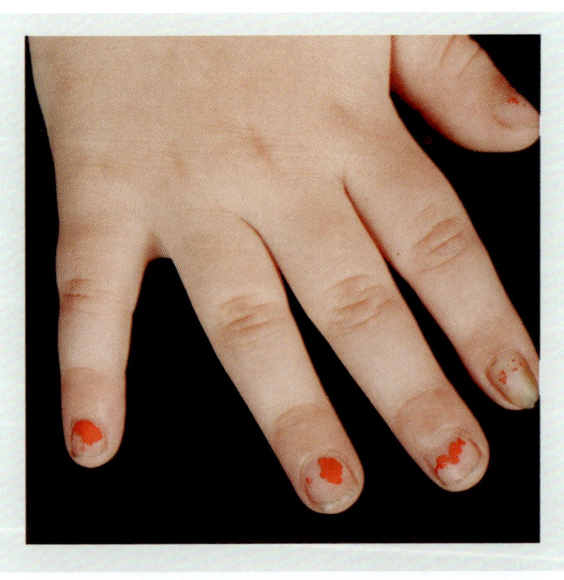

Figura 9.5 Onicodisplasia do dedo indicador em paciente com doença de Iso-Kikuchi.

possíveis causas para esse distúrbio são uma isquemia intrauterina da artéria digital radial, mais fina e mais delicada que a ulnar, ou uma preensão anormal do dedo (polegar no dedo em vez de dedo no polegar). Um padrão de herança AD também foi relatado, além da forma congênita, mas os *loci* genéticos ainda estão sob investigação. O diagnóstico é clínico, mas uma radiografia pode servir como confirmação, mostrando uma bifurcação em forma de "Y" da falange distal na projeção lateral.

Distúrbios que acometem as unhas e outros órgãos

Epidermólise bolhosa

Na epidermólise bolhosa, as alterações ungueais são comuns, embora não sejam específicas de nenhum dos subtipos da epidermólise bolhosa (simples, distrófica, juncional). A formação de bolhas nas unhas, erosões, paquioníquia, onicogrifose, atrofia das unhas e anoníquia são possíveis distrofias que ocorrem.[12] Todos eles são exacerbados por trauma. As formas AD começam ao nascimento, as AR aparecem entre as idades de 6 e 8 anos. Não há cura para as distrofias ungueais decorrentes de epidermólise bolhosa, mas diretrizes de cuidados foram recentemente publicadas para pacientes e cuidadores.[13] Outras características clínicas da epidermólise bolhosa incluem bolhas nas mãos, pés, cotovelos, joelhos e boca, perda de padrões dos dedos, hipodontia e cárie dentária. O diagnóstico nem sempre é fácil, mas o maior desafio é quando o diagnóstico é oculto e o único indício é uma história familiar de distrofia ungueal dos dedões dos pés adquirida na infância.

Síndrome unha-patela

Nessa condição, que é causada por uma mutação do gene *LMX1B* e é herdada em um padrão AD, a hipoplasia ungueal está associada a anormalidades nos ossos e rins. Glaucoma e surdez também são uma associação possível. As anomalias das unhas podem ser restritas aos polegares ou acometer todas as unhas. Os dígitos acometidos podem apresentar ausência/hipoplasia da placa ungueal ou distrofia leve da placa ungueal, geralmente mais acentuada na porção ulnar (lateral) da placa ungueal.[14,15] Lúnulas triangulares também são características. Alterações leves nas unhas podem causar um pequeno desconforto e podem não ser reconhecidas: o diagnóstico é tardio, colocando os pacientes em risco de desenvolver uma nefropatia grave (o envolvimento renal é relatado em 30% a 50% dos pacientes, e 10% desenvolvem insuficiência renal em estágio terminal).[16] As anormalidades ósseas características dessa síndrome incluem patela ausente ou hipoplásica, anormalidades da cabeça radial e cornos ilíacos.

Displasias ectodérmicas

As displasias ectodérmicas são anormalidades em duas ou mais estruturas derivadas ectodérmicas: unhas, cabelos, dentes, glândulas sudoríparas. Outros órgãos, como a pele, podem ser envolvidos. Vários distúrbios estão incluídos nesse grupo e mais de 150 genes estão envolvidos. As anormalidades das unhas nas displasias ectodérmicas podem variar de fragilidade simples a distrofia grave.[17]

- A *displasia ectodérmica hipoidrótica* (ou anidrótica) (síndrome de Christ-Siemens-Touraine) é a displasia ectodérmica mais comum.[18] Geralmente, é uma displasia ectodérmica hereditária recessiva ligada ao X, mas também podem ocorrer outros modos de herança. É caracterizada principalmente pela tríade de sinais que consiste em uma capacidade reduzida de suar (hipoidrose), anormal ou ausência de vários dentes (anodontia ou hipodontia) e cabelos esparsos (hipotricose). Durante a infância, unhas hipoplásicas, finas e quebradiças, além de coiloníquia, também podem ser encontradas em vários pacientes com displasia ectodérmica hipoidrótica e mutações de *WNT10A*. Um ceratodermia leve está frequentemente presente nesses pacientes. No caso de outras mutações, as unhas geralmente são normais, mas unhas espessas com hiperceratose subungueal também foram relatadas na síndrome de Christ-Siemens-Touraine geneticamente não classificada.[19]

- A *displasia ectodérmica hidrótica* (síndrome de Clouston) é uma displasia ectodérmica hereditária autossômica dominante, caracterizada pelo funcionamento normal das glândulas sudoríparas, mas por uma tríade clínica de onicodistrofia, hipotricose generalizada e ceratodermia palmoplantar. As unhas podem ser aplásicas, hipoplásicas ou displásicas, mas também foi relatada uma apresentação na qual as unhas, durante a lactância, são tipicamente brancas leitosas e espessam gradualmente ao longo da infância. Em seguida, a placa ungueal muda de cor ficando marrom-amarelada, curta, espessa, hiperconvexa e com crescimento lento.[20] Às vezes, a displasia ectodérmica hidrótica é confundida com paquioníquia congênita, mas a presença de perda auditiva e cabelos finos e esparsos durante a infância não é típica da paquioníquia congênita.
- A *síndrome de ectrodactilia-displasia ectodérmica-fendas orofaciais* (síndrome EEC) é uma displasia ectodérmica caracterizada pela ausência de todo ou parte de um ou mais dedos das mãos e/ou dos pés (ectrodactilia) ou outras malformações digitais; uma fenda palatina e fenda labial; e/ou anormalidades do cabelo, ductos lacrimais, conjuntivite. A distrofia ungueal também pode estar presente na síndrome da EEC e é caracterizada por unhas finas, quebradiças e deformadas e estriadas.[21]
- A *síndrome anquilobléfaro – defeitos ectodérmicos – fenda palatina/labial* (AEC) é uma síndrome de displasia ectodérmica autossômica dominante com mutações no gene *TP63* que causa manifestações variáveis de displasia ectodérmica e fenda orofacial. EAC é o termo sobreposto para a síndrome de Hay-Wells e a síndrome de Ray-Happ. Originalmente, a síndrome de Hay-Wells e a síndrome de Ray-Happ eram consideradas entidades separadas, porque não há anquilobléfaro na síndrome de Ray-Happ. No entanto, demonstrou-se que eles não apenas se sobrepõem a outras manifestações clínicas, mas também apresentam exatamente as mesmas mutações.[22] Os sintomas típicos da síndrome de AEC são anquilobléfaro em cerca de metade dos casos, fenda facial com fenda palatina e labial e displasia ectodérmica grave com hipoidrose, displasia ungueal, cabelos esparsos e rijos, alterações palmares/plantares e alterações dentárias.[23,24] As erosões do couro cabeludo são típicas da síndrome de AEC e não são observadas em outros distúrbios relacionados ao *TP63*. As alterações ungueais variam entre os indivíduos, mas estão presentes em todos os pacientes e são mais óbvias com a idade. Foi relatada uma ampla variedade de anormalidades nas unhas na AEC: ausência parcial ou total das placas ungueais – na maioria das vezes, aspecto distal, onicólise, onicosquízia, onicauxe, onicogrifose, coiloníquia, linhas de Beau, atrofia com aparência de líquen plano, formação de pseudopterígio, hiperceratose subungueal, descamação periungueal do tipo eczema, desintegração da placa ungueal, borda distal desgastada com reabsorção, depressão psoriasiforme, desalinhamento, aumento da convexidade transversal ou longitudinal, micro/anoníquia, descoloração do leito ungueal semelhante ao sinal em "gota de óleo" e algumas falanges distais de aspecto bulboso.
- A *paquioníquia congênita* é um grupo de displasia ectodérmica que se caracteriza pelo aumento da espessura da unha e hiperceratose das palmas das mãos, plantas dos pés, joelhos e cotovelos. A paquioníquia congênita é herdada em um padrão autossômico dominante e devido a uma mutação no gene da queratina 6a, 6b, 6c, 16 ou 17. A classificação atual é baseada na presente mutação, PC-K6a, PC-K6b, PC-K6c, PC-K16 e PC-K17. As mutações da queratina-6a (Figura 9.6) e queratina-17 acometem as unhas de maneira mais grave do que outras paquioníquias congênitas com espessamento das unhas, hiperceratose acentuada no leito das unhas, onicólise e crescimento lento das unhas. A presença adicional de leucoceratose oral deve sugerir fortemente PC-K6a, enquanto os dentes de leite e cistos apontam para PC-K17.[25] Nas mutações da queratina-6c, as unhas não são acometidas. As características clínicas associadas incluem hiperceratose palmoplantar dolorosa, hiperceratose folicular, leucoceratose oral, rouquidão e preservação dos dentes de leite. Na maioria dos pacientes, as anormalidades nas unhas aparecem durante o primeiro ano de vida. Aproximadamente 70% e 50% dos pacientes apresentaram episódios de infecções secundárias nas unhas das mãos e dos pés, respectivamente. Cerca de

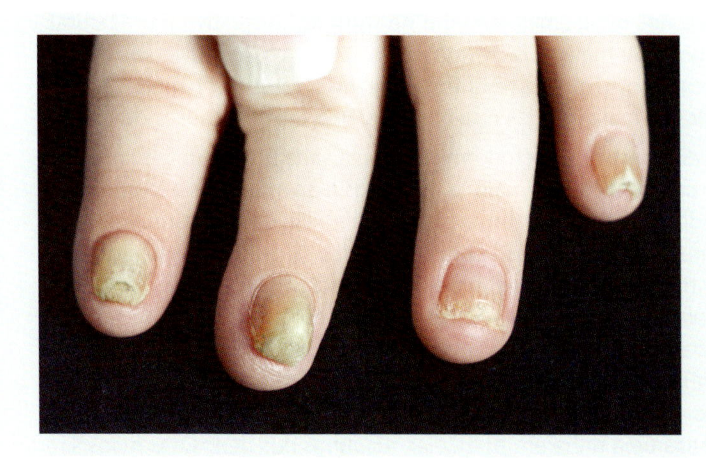

Figura 9.6 Unha espessa e hipercurvatura típicas em paciente com paquiníquia congênita.

metade dos pacientes relata comprometimento da sudorese. A presença de dentição neonatal é indicativa de mutações em keratin-17, enquanto a rouquidão e a leucoceratose durante a infância são indicativas de mutações em keratin-6a. A doença manifesta-se completamente somente após os 5 anos de idade. Nessa idade, a ceratodermia plantar é observada em cerca de 70% das crianças. Isso foi caracterizado como uma dor neuropática e, devido ao seu extremo desconforto, tornou-se o alvo do tratamento.[26] No nível plantar, a hiperceratose pode ser tão dolorosa que a marcha é gravemente prejudicada. Em alguns casos, a paquioníquia congênita pode acometer apenas alguns dígitos ou apresentar alterações sutis das unhas (onicólise distal leve e hemorragia em lascas) que podem passar facilmente despercebidas (Figura 9.7).[27]

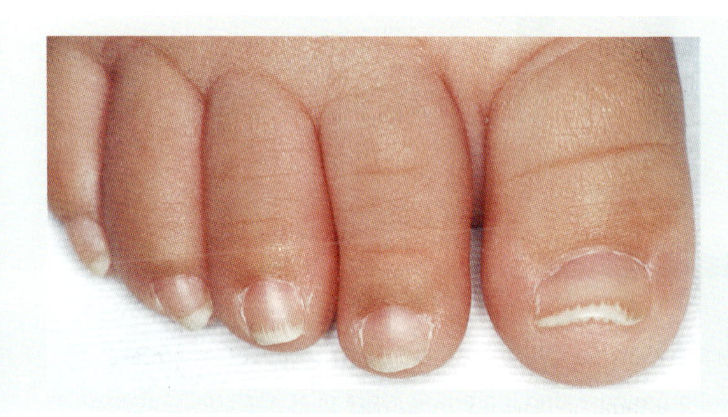

Figura 9.7 Paciente com paquioníquia congênita com alterações sutis das unhas.

- A *disceratose congênita* (síndrome de Zinsser-Cole-Engman) é uma displasia ectodérmica na qual vários genes estão envolvidos e ocorrem vários modos de herança. A apresentação clássica é caracterizada por uma tríade de pigmentação reticulada da pele, distrofia ungueal e leucoplasia.[28,29] Nos casos recessivos e autossômicos recessivos ligados ao X, a apresentação na unha e outros sinais começam na adolescência. A apresentação, geralmente, é mais branda e na idade adulta em casos autossômicos dominantes. Inicialmente, as unhas tornam-se finas e podem apresentar coiloníquia com sulco longitudinal. Mais tarde, pode ocorrer formação de pterígio e perda completa das unhas. As unhas das mãos são envolvidas antes das unhas dos pés na maioria dos casos. Outras características cutâneas da disceratose congênita incluem hiperceratose palmar, hiperidrose e hiperpigmentação reticulada. As anormalidades da mucosa não podem ser encontradas apenas na boca e nos olhos, mas também no trato aerodigestivo e urogenital. Estes têm um alto risco de degeneração maligna. Anormalidades oculares, auditivas, cerebrais, ósseas, genitais e hematopoéticas também são frequentes na disceratose congênita. Insuficiência da medula óssea e neoplasias malignas das mucosas são as principais causas de morte.

- A *incontinência pigmentar* é uma displasia neuroectodérmica rara causada por um defeito no gene *IKBKG* (anteriormente conhecido como *NEMO*). A maioria dos casos é de mutações esporádicas e 25% a 35% são familiares, seguindo um padrão de herança dominante ligada ao X. Geralmente, é letal no sexo masculino, mas as mulheres sobrevivem por causa do mosaicismo da inativação por X. O distúrbio é tipicamente identificado por uma série de quatro estágios de achados cutâneos únicos, que acompanham as linhas de Blaschko, que surgem ao longo do primeiro ano de vida em associação com outras anormalidades que acometem o sistema nervoso central, olhos, dentes, glândulas mamárias, cabelos, unhas, pele e outras partes do corpo.[30] Alterações ungueais são observadas em cerca de 40% dos pacientes com incontinência pigmentar. Pode acometer todas as unhas das mãos e pés, ou apenas uma unha em particular. As unhas dos dedos das mãos são mais frequentemente envolvidas do que as unhas dos pés. As unhas podem parecer amareladas e pode-se observar uma forma de colher (coiloníquia). A distrofia ungueal pode variar desde unhas quebradiças, com fendas longitudinais ou transversais, até hiperceratose e onicólise. O diagnóstico diferencial com traquioníquia pode ser desafiador (Figura 9.8).[31] Os tumores disceratósicos subungueais dolorosos são uma das manifestações tardias e aparecem após a puberdade. Esses tumores subungueais na incontinência pigmentar podem crescer em semanas.[32]

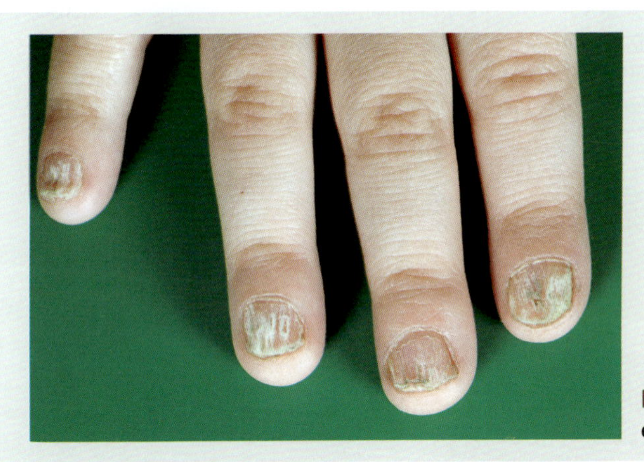

Figura 9.8 Alterações ungueais possíveis em paciente com incontinência pigmentar.

Doenças hereditárias das unhas onde as unhas podem ser acometidas

A doença de Darier-White, neurofibromatose tipo I, pitiríase rubra pilar, esclerose tuberosa e síndrome de Lesh-Nyhan são distúrbios em que as unhas podem estar envolvidas e o exame das unhas pode ajudar no diagnóstico.[33] Observe, no entanto, que as alterações das unidades ungueais na síndrome de Lesh-Nyhan são causadas por automutilação e não são induzidas geneticamente.

Esclerose tuberosa

É um distúrbio autossômico dominante caracterizado por múltiplos hamartomas da pele, sistema nervoso central, rim, retina e coração. O diagnóstico do complexo de esclerose tuberosa pode ser feito por análise genética ou com base em critérios de diagnóstico clínico. O fibroma ungueal ou periungueal (≥ 2) é um dos principais critérios de diagnóstico do complexo de esclerose tuberosa. Esses pacientes geralmente apresentam, na puberdade, múltiplos fibroceratomas digitais, chamados tumores de Koenen. Aparecem como pápulas em sua maior parte assintomáticas, firmes, lisas, de cor da pele ou avermelhadas ao redor ou sob as unhas das mãos e dos pés. O fibroma periungueal é mais comum que o fibroma subungueal.[34] Eles frequentemente causam deformações nas unhas e dor induzida por pressão. A excisão cirúrgica pode melhorar as unhas e aliviar a dor, mas as recorrências são comuns.

Condições adquiridas comuns

Desalinhamento da unha do hálux

Nessa condição, a placa ungueal da unha do hálux desvia lateralmente do eixo longitudinal da falange distal, provavelmente devido a um posicionamento inadequado no útero ou a um aumento da tensão do tendão extensor do hálux.[35,36] Um padrão de herança AD foi suposto, mas nunca demonstrado.[37] Lesões traumáticas diárias repetitivas nas unhas dos pés durante a marcha, sapatos inadequados e o próprio desalinhamento comprometem o aspecto clínico da placa ungueal que se torna espessa, de cor marrom-amarelado e apresenta sulco transversal (linhas de Beau) devido a danos intermitentes na matriz ungueal. Diferentes níveis de gravidade são possíveis, dependendo da gravidade do desalinhamento e do tempo no diagnóstico (Figura 9.9). Um diagnóstico precoce possibilita, na verdade, a redução de traumas na placa ungueal e previne complicações como paroníquia, encravamento distal da unha, encravamento e onicólise permanente. Após a unha perder a inserção, o prognóstico é de fato pior. A condição pode ser monolateral ou bilateral. A cirurgia corretiva é um dilema:[38,39] ainda se debate se isso deve ser feito precocemente (< 2 anos de idade) e apenas em casos mais leves para garantir um bom desfecho ou aguarda-se para ver se o problema será autocorrigido. Uma autocorreção total é rara, mas uma melhora é possível com a idade,

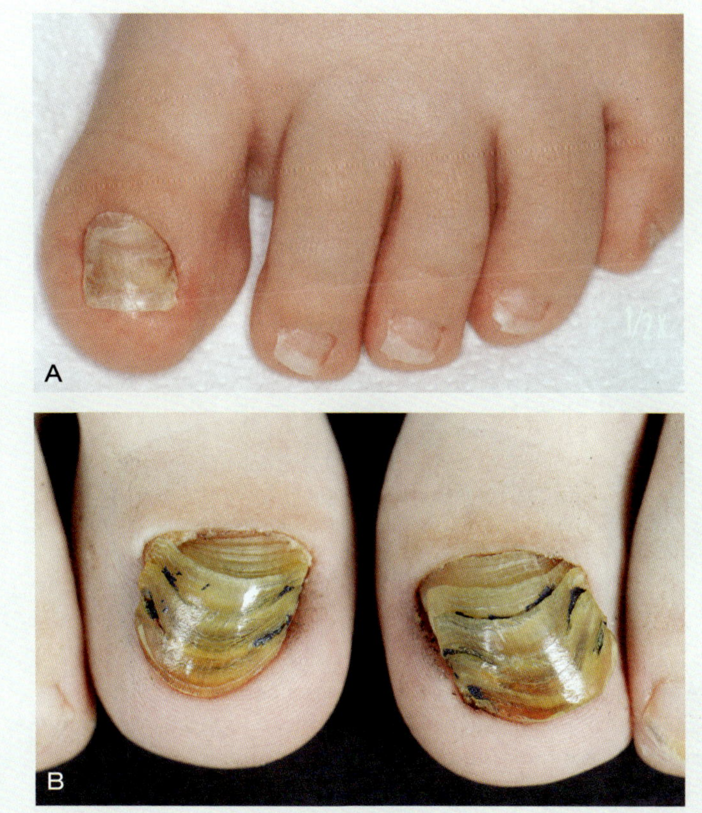

Figura 9.9 Mau alinhamento da unha do halux numa criança (**A**) e em um adulto com sulcos transversos devido a traumas diários (**B**).

principalmente se o diagnóstico for feito precocemente e se forem tomadas medidas corretivas. Cirurgia significa descolar todo o leito e matriz ungueais e girá-lo no aspecto dorsal da falange, a fim de retornar o alinhamento do eixo longo da unha com o da falange distal. O sucesso da cirurgia não pode ser garantido. O desalinhamento deve sempre ser considerado em crianças com unhas dos pés distróficas ou encravadas e não deve ser diagnosticado de maneira equivocada como onicomicose. O espessamento isolado da unha do hálux também pode mascarar uma epidermólise bolhosa de início tardio, mas as bolhas geralmente ocorrem inicialmente ao redor das unhas, por isso é sempre aconselhável observar nessa área antes de realizar um diagnóstico definitivo.

Hipertrofia das pregas ungueais laterais/distais

A hipertrofia das pregas ungueais laterais é típica do hálux, onde os tecidos aumentados formam um lábio em forma de cúpula que cobre parcialmente a placa ungueal (Figura 9.10).[40] A condição é geralmente assintomática, mas o crescimento anormal dos tecidos moles pode desviar a placa ungueal lateralmente e pode causar o encravamento da unha com reação inflamatória aguda e dor em casos mais graves. Geralmente, aparece ao nascimento ou logo em seguida e é frequentemente bilateral. Provavelmente é causada por uma ausência de pressão de uma placa ungueal muito fina sobre os tecidos periungueais. Na maioria dos casos, a hipertrofia regride espontaneamente com a idade e a cirurgia é uma opção rara. Uma massagem suave diária com emolientes tópicos dos lábios hipertróficos, afastando-os da placa ungueal, geralmente é o tratamento de escolha. A "técnica de colocação de esparadrapo de Arai" é outra opção:[41] um esparadrapo firme de 10 a 15 mm de largura é aplicado diariamente nos lábios e puxado em torno do dígito a partir da placa até o coxim, para remover os tecidos hipertróficos da placa ungueal e possibilitar que o crescimento da unha prossiga sem interferência. Em casos mais graves, podem ser necessários esteroides tópicos leves (mometasona) e antibióticos tópicos.

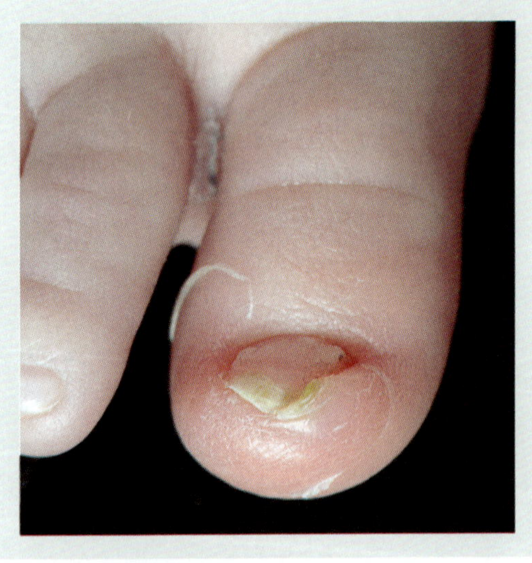

Figura 9.10 Hipertrofia das dobras laterais é típica do halux onde os tecidos aumentados formam um lábio em forma de cúpula que cobre parcialmente a lâmina ungueal.

Unhas encravadas

As unhas encravadas geralmente acometem o hálux de adolescentes e podem ser consequência de um desalinhamento mal diagnosticado, pregas ungueais hipertróficas não tratadas e anormalidades podiátricas não reconhecidas. Outros fatores predisponentes incluem o corte incorreto das unhas (especialmente de uma unha do pé em forma de leque), traumatismo, hiperidrose e calçados oclusivos. As manifestações clínicas podem ser divididas em três estágios:

- Estágio I, incrustação de uma espícula da placa ungueal na prega ungueal lateral que produz inflamação, inchaço e dor na prega ungueal. Este estágio pode ser resolvido com a extração da espícula incrustada e a introdução de um maço de algodão não absorvente sob o canto lateral da placa ungueal.[42]

  Pode ser necessária uma técnica de colocação de esparadrapo para afastar a prega ungueal das bordas das unhas que estão produzindo a agressão. Aparelhos para unhas podem ser necessários para orientar a placa ungueal a tornar-se mais plana[43] (resultados em seis meses, mas as recorrências são relatadas em menos de um).

- Estágio II, formação de um tecido de granulação que cobre a placa ungueal. Este estágio pode ser tratado com a aplicação tópica de um esteroide de alta potência (clobetasol) sob oclusão por alguns dias. Antibióticos tópicos (ácido fusídico ou mupirocina) também podem ser necessários.
- Estágio III, o tecido de granulação é coberto pela epiderme. Este estágio é irreversível e requer tratamento cirúrgico com redução (*debulking*) dos tecidos moles e destruição seletiva do corno lateral da matriz ungueal (excisão em cunha de Kocher ou matricectomia com fenol).[44-46]

A unha encravada é geralmente lateral, mas também pode ser distal no caso de hipertrofia congênita da prega ungueal anterior e crescimento excessivo de tecidos moles distais após a perda da unha.

Quando o encravamento é proximal (placa ungueal proximal e prega ungueal proximal), estamos diante de retroníquia (Figura 9.11).[47,48] O crescimento proximal é possível após um traumatismo de pequeno porte, uma onicomadese incompleta e o crescimento de uma nova placa ungueal incapaz de afastar a antiga placa ungueal que está incompletamente separada e bloqueada pelas pregas ungueais laterais.[49] Em casos graves, várias gerações de placas ungueais desalinhadas são observadas juntamente com paroníquia aguda e tecido de granulação. Nos casos mais leves, apenas uma leve paroníquia é visível, mas a ausência da cutícula deve surgir como suspeita de retroníquia. A avulsão da placa ungueal é o procedimento diagnóstico e curativo de escolha, apesar dos relatos de recidiva.[50] Em casos mais leves, o creme de propionato de clobetasol a 0,05% sob oclusão, uma vez ao dia na hora de dormir, pode ser tentado juntamente com a remoção do agente causador (geralmente sapatos impróprios).[51]

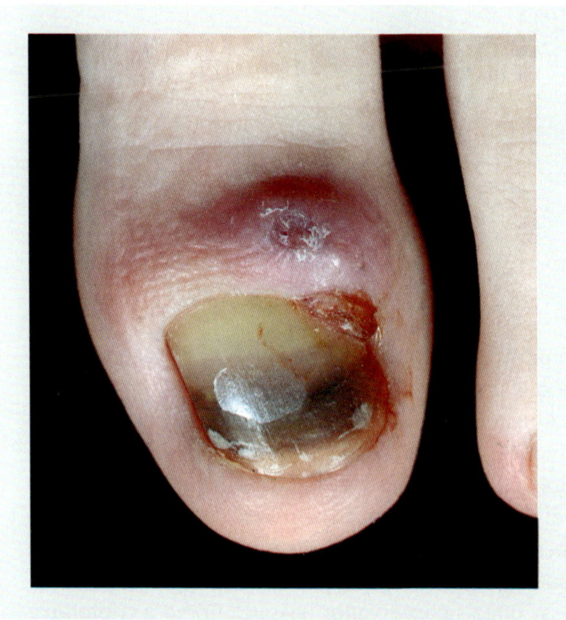

Figura 9.11 Retroníquia: encravamento proximal.

Onicofagia e onicotilomania

Roer unhas é um hábito comum na infância.[52] A onicotilomania, por outro lado, é bastante incomum.[53] A onicotilomania mostra apresentações clínicas altamente variáveis e pode mimetizar muitos distúrbios ungueais (Figura 9.12).[54] Infelizmente, a histologia não é específica e raramente é diagnóstica. A dermatoscopia demonstrou ser útil em casos duvidosos para detecção de múltiplas hemorragias no leito ungueal obliquamente orientadas e na presença de linhas onduladas como achados típicos não observados em outras doenças ungueais.[55] O hábito de pegar e puxar a pele sobre a prega ungueal proximal pode estar associado à onicofagia. Isso pode produzir lesão na matriz ungueal com anormalidades na superfície da placa ungueal e melanoníquia longitudinal devido à ativação do melanócito da matriz. A onicofagia e onicotilomania são causas de infecções secundárias, especialmente verrugas, paroníquia e encravamento.

A maioria das crianças para de roer as unhas quando crescem, mas às vezes não. A aplicação frequente de preparações tópicas de paladar desagradável na unha e na pele periungueal pode desencorajar os pacientes a roer as unhas, mas não impede de ficar puxando a pele, o que pode ser evitado com curativos oclusivos.

Ambas as técnicas devem ser sustentadas por modificações de comportamento, controle de estímulos e treinamento em reversão de hábitos.[56] Como tratamento médico, sugeriu-se que a N-acetilcisteína de 1.200 a 2.400 mg/dia seja eficaz e mais segura que os antidepressivos. No entanto, uma revisão sistemática da farmacoterapia para distúrbios de puxar a pele não demonstrou nenhum benefício real da farmacoterapia sobre o placebo.[57]

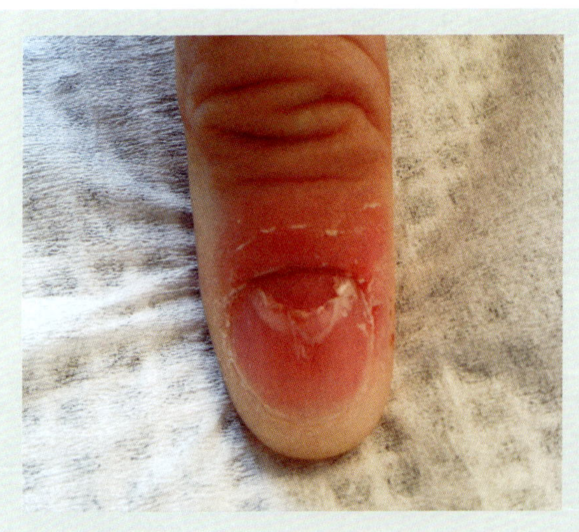

Figura 9.12 Onicotilomania: o paciente tinha o hábito de manipular as cutículas e remover a porção proximal da placa ungueal.

Verrugas[58]

Verrugas periungueais e subungueais são muito comuns em crianças, geralmente acometendo mais de um dígito ao mesmo tempo. São causadas pelo papiloma vírus humano (HPV) e são mais comuns nas unhas das mãos que nas dos pés. A pele lesionada ou macerada é uma condição predisponente para o seu desenvolvimento. Geralmente, as verrugas ungueais são inestéticas, mas assintomáticas em outros aspectos, embora fissuras ou localização subungueal possam causar dor. O tratamento de verrugas da unidade ungueal é um desafio, devido às baixas taxas de cura e altas taxas de recorrência. A maioria das verrugas desaparece espontaneamente, mas o tratamento geralmente é recomendado por causa do constrangimento social. Em crianças pequenas, os procedimentos cirúrgicos devem ser evitados e o tratamento deve ser o mais conservador possível. Como a crioterapia na área periungueal pode estar associada a danos na matriz ungueal, essa técnica deve ser desencorajada. As formulações tópicas contendo ácidos salicílico e láctico ou agentes virucidas podem ser facilmente prescritas, embora sua eficácia seja geralmente limitada. Opções melhores, porém mais agressivas, são vacinas,[59,60] 5-fluorouracil tópico e bleomicina intralesional.[61] A imunoterapia tópica com sensibilizadores fortes (dibutiléster do ácido esquárico ou difenciprona) é outra boa solução,[62,63] eficaz e indolor, mas nem sempre viável devido a uma possível dificuldade em encontrar os produtos.

Paraceratose pustulosa

A paraceratose pustolosa é uma condição crônica e recorrente que acomete exclusivamente crianças (meninas mais que meninos) e geralmente envolve um ou dois dígitos no máximo. Alterações eczematosas, associadas a hiperceratose subungueal distal leve, onicólise, linhas de Beau e, às vezes, depressão são típicas (Figura 9.13).[64] Em casos mais graves, pequenas pústulas podem ser observadas nos tecidos periungueais e a placa ungueal pode ficar quebradiça e lascada. O histórico familiar de crianças acometidas costuma ser positivo para psoríase ou atopia e a maioria das crianças desenvolve psoríase leve nas unhas na idade adulta. Ainda é preciso comprovar se a paraceratose pustolosa é uma forma limitada de psoríase ungueal ou uma manifestação clínica de dermatite de contato/atópica. Os testes de contato podem, contudo, ser úteis para descartar a dermatite de contato. As lesões nas unhas geralmente desaparecem espontaneamente, mas o tratamento tópico com uma combinação de esteroide e antibiótico pode ajudar na indução da remissão parcial dos sinais clínicos.

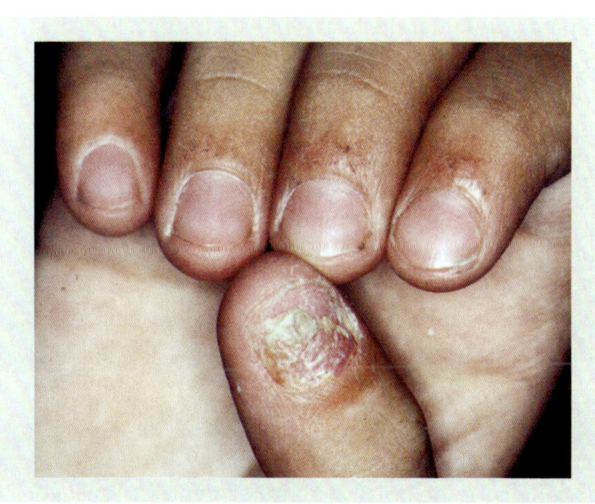

Figura 9.13 Alterações eczematosas associadas com leve hiperqueratose subungueal distal, onicolise, linhas de Beau e, às vezes, *pittings* são típicos de paraqueratose pustulosa.

Psoríase

Enquanto cerca de metade dos adultos com psoríase cutânea tem envolvimento das unhas, isso é bastante incomum em crianças. As manifestações clínicas da psoríase ungueal em crianças são muito semelhantes às dos adultos, mas o envolvimento no leito ungueal é geralmente ausente ou leve, e a depressão (*pitting*) é o sinal mais comum. A depressão psoriática é caracterizada por depressões arredondadas grandes e com distribuição irregular e não deve ser confundida com a depressão da alopecia *areata*, onde os orifícios são mais superficiais, regulares e distribuídos homogeneamente. Supõe-se que a gravidade da psoríase ungueal na infância não se correlaciona com a das lesões psoriáticas da pele,[65] mas um estudo multicêntrico recente mostrou o contrário.[66] O mesmo estudo mostrou também uma associação entre psoríase ungueal e artrite psoriática. Além disso, a psoríase ungueal em crianças pode ser um potencial preditor clínico para um curso mais grave da doença ao longo do tempo.[67]

O tratamento da psoríase ungueal é desafiador, em crianças mais que em adultos, devido a uma escolha limitada de medicamentos. Recorrências e recidivas tornam o tratamento ainda mais frustrante.

Após o diagnóstico, é importante identificar se a matriz, o leito ou ambos são acometidos, para planejar o tratamento adequado que deve ser adaptado ao paciente individual e selecionado de acordo com os tipos e gravidade dos sinais clínicos, número de unhas acometidas, extensão da psoríase na pele/articulações, comorbidades, levando em consideração tratamentos anteriores bem ou mal sucedidos, idade do paciente e, acima de tudo, qualidade de vida.[68] Tranquilizar o paciente é geralmente a melhor opção de tratamento para a psoríase ungueal leve restrita às unhas sem envolvimento das articulações. Nenhum tratamento ou emolientes/esmaltes leves contendo ureia pode ser uma opção nesses casos. Para casos mais graves, sempre restritos às unhas e sem envolvimento das articulações, é útil um creme contendo calcipotriol e dipropionato de betametasona na hora de dormir, especialmente para a doença do leito ungueal. A eficácia pode ser melhorada aplicando o produto diretamente no leito ungueal, com uma oclusão noturna, após aparar a placa ungueal onicolítica. A aplicação de tazaroteno tópico a 0,1%, com ou sem oclusão, é outra boa opção, mas a irritação das pregas ungueais é um efeito colateral frequente. Tanto o calcipotriol quanto o tazaroteno são incapazes de alcançar a matriz ungueal se aplicados na prega ungueal proximal, portanto são quase inúteis para a doença da matriz ungueal. Neste último caso, um esteroide de alta potência (clobetasol) deve ser uma opção melhor, mesmo que tenha sido comprovado que, se aplicado por muito tempo, pode causar atrofia óssea. Assim, não é aconselhável exceder um mês de aplicação, tempo considerado curto demais para apresentar melhora. Por esse motivo, injeções intralesionais de acetonido de triamcinolona 5 a 10 mg/mL são uma opção melhor para a psoríase da matriz ungueal, mas não são viáveis em crianças pequenas. Quando o tratamento tópico é inviável por causa de uma doença muito grave, outras áreas do corpo acometidas, envolvimento das articulações, baixa adesão do paciente aos tópicos, o tratamento sistêmico deve ser considerado. Os medicamentos sistêmicos tradicionais incluem acitretina, metotrexato e ciclosporina. Novos medicamentos incluem produtos biológicos ou apremilast. O envolvimento das articulações pode incluir outros medicamentos, mas uma avaliação reumatológica é aconselhável. Especialmente com os novos medicamentos, faltam estudos sobre psoríase ungueal em crianças, mas os resultados bem-sucedidos mostrados em pacientes adultos e na psoríase pediátrica da pele/articulações os tornam uma opção de tratamento muito promissora.

Exostoses

As exostoses subungueais são crescimentos de ossos normais ou restos cartilaginosos calcificados. Eles produzem um nódulo subungueal firme decorrente do aspecto dorsomedial da falange distal que eleva a placa ungueal causando onicólise e dor (que não deve ser confundida com uma verruga ou cisto epidermoide) (Figura 9.14).[69,70] Frequentemente, são precipitados por um trauma e envolvem quase exclusivamente as unhas dos pés, mais comumente do hálux. A detecção recente de uma translocação patognomônica *t (X; 6) (q22; q13-14)* sugere que as exostoses podem ser tumores verdadeiros e não apenas lesões reativas. A radiografia é diagnóstica, mostrando uma lesão exofítica no osso falangiano distal. É necessária uma cirurgia para remover a lesão.[71]

Condições adquiridas incomuns

Líquen plano

O líquen plano das unhas é raro em crianças, mas provavelmente subestimado devido à relutância em realizar biópsias de unhas.[72] Parece mais comum em meninos que em meninas e a unha da mão parece ser mais acometida que as unhas dos pés e, geralmente, não está associada a sinais cutâneos ou mucosos da doença.

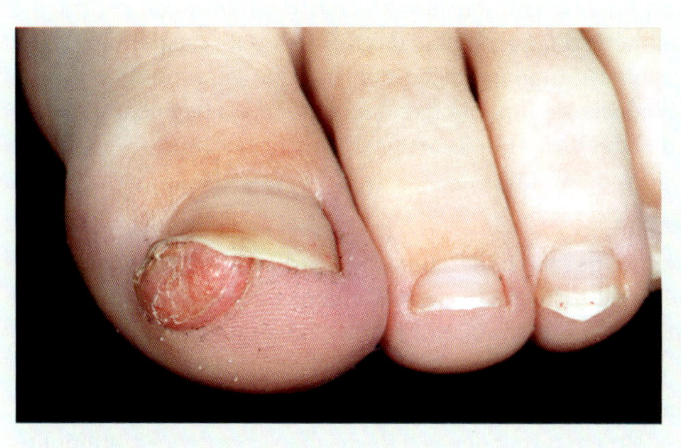

Figura 9.14 Nódulo subungueal devido a exostose. A radiografia é sempre diagnóstica.

Três apresentações clínicas diferentes podem ser observadas:

- *Líquen plano ungueal típico:* as anormalidades das unhas são caracterizadas por afinamento, formação de sulco longitudinal e divisão (Figura 9.15). O envolvimento do leito ungueal com hiperceratose e onicólise distal é frequentemente associado. Onicorrexe grave e pterígio são raros.[73,74]
- *Traquioníquia:* a superfície da placa ungueal é áspera, lixada e opaca devido à inflamação da matriz proximal da unha. Quando a inflamação é leve e intermitente, o resultado é a variante brilhante. Como a traquioníquia pode acometer todas as unhas, também é chamada distrofia das vinte unhas (Figura 9.16).

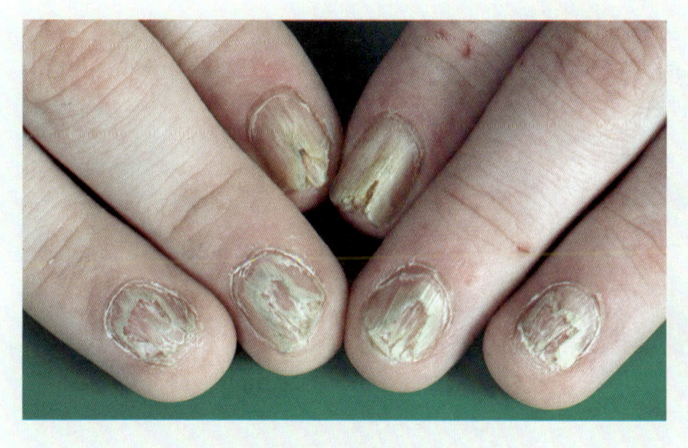

Figura 9.15 Líquen plano ungueal. Forma clássica com o padrão longitudinal típico de sulcos e fissuras.

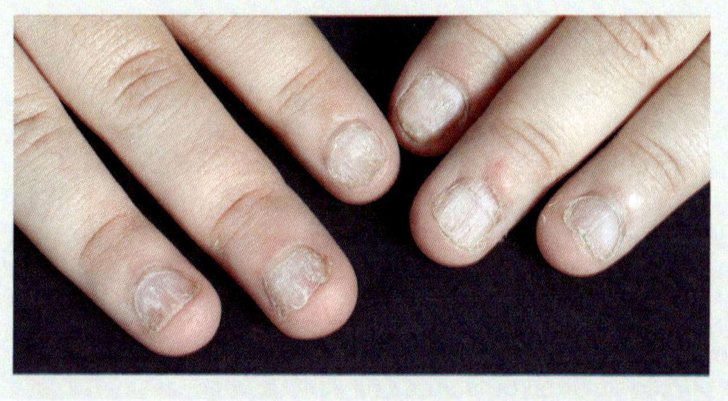

Figura 9.16 Traquioníquia. Variante opaca.

A traquioníquia não é específica do líquen plano das unhas, mas também pode ocorrer na alopecia *areata*, na psoríase, no eczema e como condição idiopática. A patologia é necessária para o diagnóstico diferencial, mas, como é uma condição benigna que geralmente melhora espontaneamente com a idade, uma biópsia geralmente não é recomendada devido à sua invasividade e irrelevância para o curso da doença.[75]

- *Atrofia idiopática das unhas:* esta é a forma mais rara, e as unhas são rapidamente destruídas com ou sem formação de pterígio (Figura 9.17).

O líquen plano das unhas costuma ser um desafio para o tratamento, com altas taxas de falhas, recidivas e recorrências. Além disso, muitos casos passam despercebidos para médicos não especialistas e, quando finalmente diagnosticados, ocorrem distrofia grave ou cicatrizes permanentes, e é impossível obter melhora.[76]

Não existem diretrizes para o tratamento do líquen plano ungueal e não há medicação com indicação específica para seu tratamento. No entanto, apenas a forma clássica merece tratamento clínico, pois a traquioníquia geralmente melhora com a idade e emolientes leves, e a atrofia idiopática da unha tem um início repentino e curso agressivo que não responde a nenhum tratamento.

Os esteroides intramusculares (acetonido de triamcinolona 0,5 mg/kg por mês) e/ou intralesionais (acetonido de triancinolona 5 a 10 mg/mL por mês) são necessários para evitar a destruição da matriz ungueal. O tratamento tópico é considerado ineficaz devido à penetração limitada do fármaco nos tecidos ungueais, dificuldade em manter a adesão do paciente devido à sua longa duração de uso e aos possíveis efeitos colaterais relacionados à aplicação prolongada.

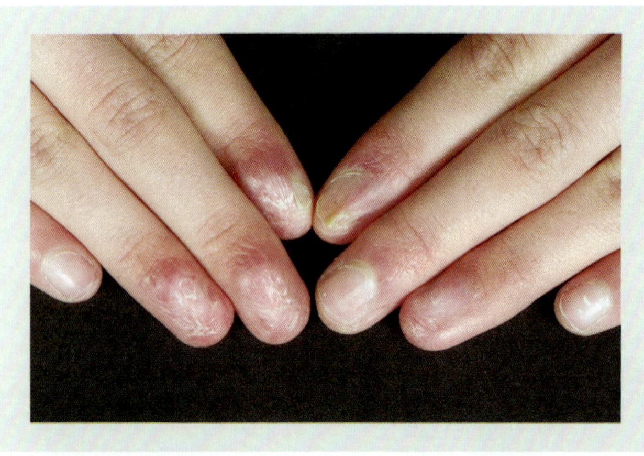

Figura 9.17 Atrofia idiopática das unhas em uma mulher jovem.

Líquen estriado

O líquen estriado é uma dermatose inflamatória unilateral ainda mais rara que o líquen plano que afeta quase exclusivamente as crianças. Há uma hipótese que o líquen estriado deriva de um mosaicismo cutâneo. Supõe-se que haja tolerância a esse mosaicismo até que um evento desencadeante, mesmo um trauma simples, induza a expressão de novos antígenos de membrana responsáveis por uma resposta mediada por linfócitos T CD8+ autoimunes autolimitantes.[77] A inflamação produz a dermatose linear típica demonstrada por pápulas de topo achatado, cor de carne ou levemente vermelhas que acompanham as linhas de Blaschko. Geralmente, a distrofia ungueal é coexistente com as pápulas cutâneas e lesões cutâneas podem preceder ou acompanhar o desenvolvimento da distrofia ungueal. Casos limitados à unidade ungueal também são possíveis (Figura 9.18). As alterações ungueais liquenoides clássicas típicas são facilmente detectáveis, mais frequentemente restritas a apenas uma porção da unha ou a uma única placa ungueal.

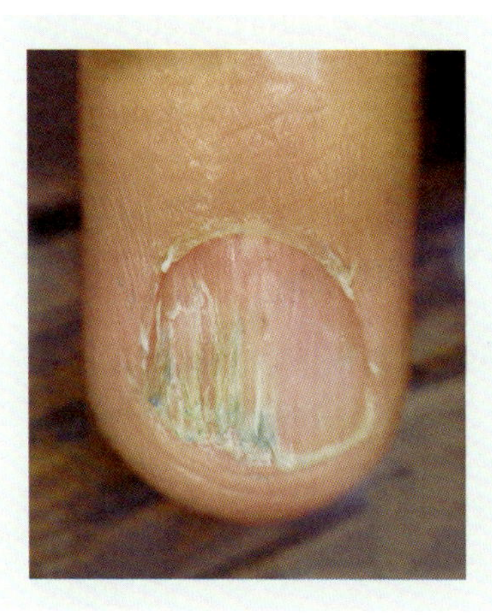

Figura 9.18 Líquen estriado ungueal somente com a placa ungueal afetada. O diagnóstico diferencial com líquen plano pode ser um desafiador.

O diagnóstico do líquen estriado pode ser desafiador, pois há características clinicamente sobrepostas com dermatoses relacionadas.[78] Uma armadilha diagnóstica comum ocorre com o nevo epidérmico verrucoso inflamatório linear e o líquen plano. Das entidades no diagnóstico diferencial, a que precisa ser diferenciada com maior urgência é o líquen plano devido a cicatrizes. O líquen plano da unidade ungueal apresenta características histológicas sobrepostas. Se uma amostra de pele for possível, o envolvimento histológico das glândulas écrinas pode ser útil para favorecer o líquen estriado sobre o líquen plano. Não é necessário tratamento para o líquen estriado, porque as lesões regridem espontaneamente em poucos anos.

Onicomicose

A onicomicose é extremamente rara antes dos 2 anos de idade e começa a ser mais frequente após os 6 anos. No geral, é menos frequente que nos adultos (0,14% *vs.* 3,2%).[79] A prevalência de onicomicose infantil varia em todo o mundo de 0,35% a 5,5% e relata-se que causa 15,5% de todas as distrofias ungueais em crianças.[80] Geralmente, acomete unhas vulneráveis devido a anormalidades traumáticas ou distróficas. Outros fatores predisponentes incluem tinha de pé, infecções fúngicas em membros da família, síndrome de Down e estado imunológico comprometido. Os dermatófitos são responsáveis pela maioria dos casos. A onicomicose subungueal distal e lateral por *T. rubrum* é o tipo mais comum. A onicomicose superficial branca (OSB) também pode ser observada e deve-se principalmente a *T. mentagrophytes*. Também é possível o envolvimento de toda a espessura da placa ungueal (OSB profunda) e depende do fato de que, em crianças, a placa ungueal é fina.

A onicomicose por *Candida* também pode ocorrer. Em recém-nascidos saudáveis, ela desaparece em alguns meses e tem sido associada à contaminação durante o parto e geralmente devido à candidíase vaginal da mãe. Em crianças mais velhas, é observada na presença de defeitos imunológicos. A candidíase mucocutânea crônica é caracterizada pela infecção crônica por *Candida* da pele, das mucosas e das unhas. Nesta condição, a *Candida* invade as unhas produzindo onicomicose total. As unhas acometidas são espessas, quebradiças e de cor marrom-amarelada, com paroníquia mais ou menos grave.

É sempre importante confirmar o diagnóstico clínico da onicomicose antes de estabelecer o plano de tratamento adequado. O tratamento tópico pode ser a primeira opção apenas na OSB ou quando a infecção é restrita à porção distal da placa ungueal (menos de 50%). Apesar da baixa adesão, as taxas de sucesso podem ser maiores do que nos adultos, devido à placa ungueal mais fina e ao crescimento mais rápido das unhas, geralmente observado em crianças.[81] O esmalte para unhas ciclopirox 8% pode ser usado diariamente,[82] juntamente com um desbridamento profissional semanal, se necessário. O esmalte para unhas amorolfine 5% é outra boa opção, mas não é formalmente aprovado em crianças. Novos medicamentos tópicos (efinaconazol e tavaborol), já comercializados para pacientes adultos, estão sendo testados atualmente para a população pediátrica para sejam disponibilizados em breve.[83]

Os antifúngicos sistêmicos são uma opção quando várias unhas são acometidas ou a placa ungueal é acometida em mais de 50%. As opções possíveis incluem:

- Terbinafina (peso < 20 kg: 62,5 mg/dia; peso 20-40 kg: 125 mg/dia; peso > 40 kg kg: 250 mg/dia);
- Itraconazol (5 mg/kg/dia como pulsoterapia 1 semana por mês ou 200 mg/dia como tratamento contínuo).

Acredita-se que os tratamentos sistêmicos sejam mais eficazes que os tratamentos tópicos, mas estão associados a um maior risco de eventos adversos (mesma incidência que os adultos, no entanto) e requerem ajustes frequentes da dose.[84]

Dactilite distal bolhosa

A dactilite distal bolhosa (DDB) é uma infecção superficial incomum que envolve o coxim gorduroso volar da falange distal dos dígitos, e geralmente se apresenta como bolhas cheias de líquido com diâmetro de 10 a 30 mm.[85,86] As bolhas podem evoluir para erosões ao longo de vários dias. Os organismos causadores comuns são bactérias Gram-positivas, *Streptococcus* beta-hemolítico do grupo A mais comum, menos comumente *Staphyloccous aureus* e *Staphyloccoccus epidermis*. A faixa etária normal é de 2 a 16 anos, mas há relatos de casos dessa infecção abaixo dessa idade e em adultos. A DDB pode coexistir e pode ser secundária a infecções da nasofaringe, conjuntiva ou ânus. O tratamento da DDB envolve:

- Incisão e drenagem de bolhas.
- Compressas úmidas a secas para secar as áreas erodidas
- Um curso de antibióticos resistentes a betalactamase.

Melanoníquia

A melanoníquia descreve a presença de melanina na placa ungueal e pode ser causada por ativação melanocítica ou a hiperplasia melanocítica benigna (lentigo, nevo) ou maligna (melanoma).

Ao lidar com melanoníquia, é sempre aconselhável considerar as primeiras causas possíveis de ativação melanocítica, como raça, medicamentos ou um distúrbio inflamatório/infeccioso (líquen plano, paroníquia, onicomicose, onicotilomania).[87] Se forem excluídos, com o auxílio de um dermatoscópio, uma hiperplasia melanocítica deve ser avaliada. Nevos da matriz ungueal, congênitos ou adquiridos, são a causa mais comum de melanoníquia em crianças.[88,89]

O melanoma *in situ* é bastante raro, mesmo que tenha sido descrito várias vezes.[90] Não foram relatados casos de melanoma subungueal invasivo em crianças de pele clara.

Os nevos ocorrem com mais frequência nas unhas das mãos do que nas unhas dos pés, sendo o polegar acometido em cerca de metade dos casos. As características clínicas e dermatoscópicas dos nevos da matriz ungueal em crianças são frequentemente alarmantes e diferentes daquelas observadas em adultos. É comum ver uma pigmentação dos tecidos periungueais, bem como um aumento progressivo e escurecimento da banda. Também pode ocorrer afinamento e divisão distal da placa ungueal pigmentada. A pigmentação das unhas também pode regredir espontaneamente com a idade. Esse fenômeno, relatado exclusivamente em crianças, pode ser erroneamente interpretado como um sinal clínico benigno. No entanto, o desbotamento da pigmentação indica apenas uma atividade diminuída das células do nevo e não uma regressão do nevo em si. Na dermatoscopia, pontos e linhas também foram recentemente descritos como sinais de regressão.[91]

O tratamento da melanoníquia longitudinal em crianças ainda é discutido. O acompanhamento rigoroso e periódico é sempre aconselhável. Em geral, é aconselhável retirar lesões que aumentam e escurecem.[92,93]

REFERÊNCIAS BIBLIOGRÁFICAS

1. Chinazzo M, Lorette G, Baran R, Finon A, Saliba E, Maruani A. Nail features in healthy term newborns: a single-centre observational study of 52 cases. J Eur Acad Dermatol Venereol. 2017; 31:371-5.
2. Jellinek N, et al. Koilonychia: update on pathophysiology, differential diagnosis and clinical relevance. J Eur Acad Dermatol Venereol. 2016; 30:1985-91.
3. Haneke E. Onychomadesis and hand, foot and mouth disease – is there a connection? Euro Surveill. 2010; 15:19664.
4. Long DL, Zhu S, Li C, Chen CY, Du WT, Wang X. Late-onset nail changes associated with hand, foot, and mouth disease: a clinical analysis of 56 cases. Pediatr Dermatol. 2016; 33:424-8.
5. Shuster S. The significance of chevron nails. Br J Dermatol. 1996; 135:151-2.
6. Crespel E, Plantin P, Schoenlaub P, Blayo M, Queinnec C, Broussine L. Hyperpigmentation of the distal phalanx in healthy Caucasian neonates. Eur J Dermatol. 2001; 11:120-1.
7. Iorizzo M, Oranje AP, Tosti A. Periungual hyperpigmentation in newborns. Pediatr Dermatol. 2008; 25:25-7.
8. Matsui T, Kidou M, Ono T. Infantile multiple ingrowing nails of the fingers induced by the graspreflex – a new entity. Dermatology. 2002; 205:25-7.
9. Iorizzo M, Lipner S, Vlahovic TC. Nail dystrophy due to toe malposition in children. Eur J Pediatr. 2017; 176:1089-91.
10. Iso R. Congenital nail defects of the index finger and reconstructive surgery. Seikei Geka. 1969; 20:1383-4.
11. Kikuchi I, Horikawa S. Amano F. Congenital onychodysplasia of the index fingers. Arch Dermatol. 1974; 110:743-6.
12. Fine JD, et al. Inherited epidermolysis bullosa: updated recommendations on diagnosis and classification. J Am Acad Dermatol. 2014; 70:1103-26.
13. Kahn MI, et al. Foot care in epydermolysis bullosa: evidence-based guidelines. Br J Dermatol. 2019; e-Pub.
14. Schulz-Butulis BA, Welch MD, Norton SA. Nail-patella syndrome. J Am Acad Dermatol. 2003; 49:1086-7.
15. Daniel CR, Osment LS, Noojin RO. Triangular lunulae: a clue to Nail-Patella syndrome. Arch Dermatol. 1980; 116:448-9.
16. Starace M, Di Altobrando A, Alessandrini A, Piraccini BM. A double case of nail-patella syndrome in the same family: the importance of nail changes asdiagnostic clues for renal involvement. Skin Appendage Disord. 2019; 5:405-8.
17. Visinoni ÁF, Lisboa-Costa T, Pagnan NAB, Chautard-Freire-Maia EA. Ectodermal dysplasias: Clinical and molecular review. American Journal of Medical Genetics Part A. 2009; 149A(9):1980-2002.
18. Reyes-Reali J, Mendoza-Ramos MI, Garrido-Guerrero E, Méndez-Catalá CF, Méndez-Cruz AR, Pozo--Molina G. Hypohidrotic ectodermal dysplasia: clinical and molecular review. International Journal of Dermatology. 2018; 57:965-72.
19. Retnakumari N, Varghese M, Kannan VP. Christ Siemens Touraine syndrome: A rare case report. J Indian Soc Pedod Prev Dent. 2016; 34:185-8.
20. Arif T, Amin SS, Adil M, Mohtashim M. Diffuse palmoplantar keratoderma, onychodystrophy, universal hypotrichosis and cysts. Acta Dermatovenerologica Croatica ADC. 2017; 25:161-3.
21. Marwaha M, Nanda KD. Ectrodactyly, ectodermal dysplasia, cleft lip, and palate (EEC syndrome). Contemp Clin Dent. 2012; 3:205-8.
22. Clements SE, Techanukul T, Holden ST, Mellerio JE, Dorkins H, Escande F, et al. Rapp-Hodgkin and Hay--Wells ectodermal dysplasia syndromes represent a variable spectrum of the same genetic disorder. British J Dermatol. 2010; 163:624-9.

23. Sutton VR, van Bokhoven H. GeneReviews®: TP63-Related Disorders [Internet]. Seattle 1993-2020. University of Washington; 2010 Jun 8 [Updated 2019 Dec 5] Disponível em: https://www.ncbi.nlm.nih.gov/books/NBK43797/.
24. Julapalli MR, Scher RK, Sybert VP, Siegfried EC, Bree AF. Dermatologic findings of ankyloblepharon--ectodermal defects-cleft lip/palate (AEC) syndrome. Am J Med Genet. 2009; 149A:1900-6.
25. Samuelov L, Smith FJD, Hansen CD, Sprecher E. Revisiting pachyonychia congenita: a case-cohort study of 815 patients. British Journal of Dermatology, 2019; e-pub.
26. Zhao Y, Gartner U, Smith FJ, McLean WH. Statins downregulate K6a promoter activity: a possible therapeutic avenue for pachyonychia congenita. J Invest Dermatol. 2011; 131:1045-52.
27. Iorizzo M, Vincenzi C, Smith FJ, Wilson NJ, Tosti A. Pachyonychia congenita Type 1 presenting with subtle nail changes. Pediatr Dermatol. 2009; 26:492-3.
28. Kelmenson DA, Hanley M. Dyskeratosis congenita. N Engl J Med. 2017; 376:1460.
29. Sharma RK, Gupta M, Sood S, Gupta A. Dyskeratosis congenita: presentation of cutaneous triad in a sporadic case. BMJ Case Rep. 2018; p. 11.
30. Cammarata-Scalisi F, Fusco F, Ursini MV. Incontinentia Pigmenti. Actas Dermosifiliogr. 2019; 110:273-8.
31. Scardamaglia L, Howard A, Sinclair R. Twenty-nail dystrophy in a girl with incontinentia pigmenti. Australas J Dermatol. 2003; 44:71-3.
32. Mahmoud BH, Zembowicz A, Fisher E. Controversies over subungual tumors in incontinentia pigmenti. Dermatol Surg. 2014; 40:1157-9.
33. Baran R, Hadj-Rabia S, Silverman R. Pediatric nail disorders. CRC Press, 2017.
34. Aldrich CS, Hong CH, Groves L, Olsen C, Moss J, Darling TN. Acral lesions in tuberous sclerosis complex: insights into pathogenesis. J Am Acad Dermatol. 2010; 63:244-51.
35. Cohen JL, Scher RK, Pappert AS. Congenital malalignment of the great toenails. Pediatr Dermatol. 1991; 8:40-2.
36. Cohen PR. Congenital malalignment of the great toenails: case report and literature review. Pediatr Dermatol. 1991; 8:43-5.
37. Harper KJ, Beer WE. Congenital malalignment of the great toenails: an inherited condition. Clin Exp Dermatol. 1986; 11:514-6.
38. Baran R, Haneke E. Etiology and treatment of nail malalignment. Dermatol Surg. 1998; 24:719-21.
39. Richert B, Choffray A, de la Brassinne M. Cosmetic surgery for congenital nail deformities. J Cosm Dermatol. 2008; 7:304-8.
40. Piraccini BM, Parente GL, Varotti E, Tosti A. Congenital hypertrophy of the lateral nail folds of the hallux: clinical features and follow-up of seven cases. Pediatr Dermatol. 2000; 17:348-51.
41. Arai Arai H, Arai T, Nakajima H, et al. Improved conservative treatment of ingrown nail-acrylic affixed gutter treatment, sculptured nail, taping, antibiotic impregnated gauze packing, plastic nail brace, and nail iron. Rinsho Hifuka. 2003; 57:110-9.
42. Yang G, Yanchar NL, Lo Ay. Treatment of ingrown toenails in the pediatric population. Pediatr Surg. 2008; 43:931-5.
43. Shih YH, Huang CY, Lee CC, Lee WR. Nail brace application: a noninvasivetreatment for ingrown nails in pediatric patients. Dermatol Surg. 2019; 45:323-6.
44. Richert B. Surgical management of ingrown toenails – an update overdue. Dermatol Ther. 2012; 25:498-509.
45. Eekhof JA, Van Wijk B, Knuistingh Neven A, van der Wouden JC. Interventions for ingrowing toenails. Cochrane Database Syst Rev. 2012; 4:CD001541.
46. André MS, Caucanas M, André J, Richert B. Treatment of ingrowing toenails with phenol 88% or trichloroacetic acid 100%: a comparative, prospective, randomized, double-blind study. Dermatol Surg. 2018; 44:645-50.
47. de Berker DA, Richert B, Duhard E, Piraccini BM, André J, Baran R. Retronychia: proximal ingrowing of the nail plate. J Am Acad Dermatol. 2008; 58:978-83.
48. Piraccini BM, Richert B, de Berker DA, Tengattini V, Sgubbi P, Patrizi A, Stinchi C, Savoia F. Retronychia in children, adolescents, and young adults: a case series. J Am Acad Dermatol. 2014; 70:388-90.

49. Gerard E, Prevezas C, Doutre MS, Beylot-Barry M, Cogrel O. Risk factors, clinical variants and therapeutic outcome of retronychia: a retrospective study of 18 patients. Eur J Dermatol. 2016; 26:377-81.
50. Baumgartner M, Haneke E. Retronychia: diagnosis and treatment. Dermatol Surg. 2010; 36:1610-4.
51. Lencastre A, Iorizzo M, Caucanas M, Cunha N, Trakatelli MG, Zaraa I, et al. Topical steroids for the treatment of retronychia. J Eur Acad Dermatol Venereol. 2019; 33:e320-e322.
52. Winebrake JP, Grover K, Halteh P, Lipner SR. Pediatric onychophagia: a survey-based study of prevalence, etiologies, and co-morbidities. Am J Clin Dermatol. 2018; 19:887-91.
53. Pacan P, Grzesiak M, Reich A, Kantorska-Janiec M, Szepietowski JC. Onychophagia and onychotillomania: prevalence, clinical picture and comorbidities. Acta Derm Venereol. 2014; 94:67-71.
54. Rieder EA, Tosti A. Onychotillomania: An underrecognized disorder. J Am Acad Dermatol. 2016; 75:1245-50.
55. Maddy AJ, Tosti A. Dermoscopic features of onychotillomania: A study of 36 cases. J Am Acad Dermatol. 2018; 79:702-5.
56. Halteh P, Scher RK, Lipner SR. Onychotillomania: diagnosis and management. Am J Clin Dermatol. 2017; 18:763-70.
57. Magid M, Mennella C, Kuhn H, Stamu-O'Brien C, Kroumpouzos G. Onychophagia and onychotillomania can be effectively managed. J Am Acad Dermatol. 2017; 77:e143-e144.
58. Iorizzo M, Pasch MC. Bacterial and viral infections of the nail unit. Derm Clin. 2020; in press.
59. Iorizzo M, Marazza G. Measles, mumps, and rubella vaccine: a new option to treat common warts? Int J Dermatol. 2014; 53:e243-5.
60. Pham CT, Juhasz M, Sung CT, Mesinkovska NA. The human papillomavirus vaccine as a treatment for human papillomavirus-related dysplastic and neoplastic conditions: A literature review. J Am Acad Dermatol. 2020; 82:202-12.
61. Sardana K, Garg V, Relhan V. Complete resolution of recalcitrant periungual/subungual wart with recovery of normal nail following "prick" method of administration of bleomycin 1%. Dermatologic Therapy. 2010; 23:407-10.
62. Lee AN, Mallory SB. Contact immunotherapy with squaric acid dibutylester for the treatment of recalcitrant warts. Journal of the American Academy of Dermatology. 1999; 41:595-9.
63. Choi Y, Kim DH, Jin SY, Lee AY, Lee SH. Topical immunotherapy with diphenylcyclopropenone is effective and preferred in the treatment of periungual warts. Ann Dermatol. 2013; 25:434-9.
64. Tosti A, Peluso AM, Zucchelli V. Clinical feature and long term follow-up of 20 cases of parakeratosis pustulosa. Pediatr Dermatol. 1998; 15:259-63.
65. Piraccini BM, Triantafyllopoulou I, Prevezas C, Starace M, Neri I, Patrizi A, et al. Nail psoriasis in children: common or uncommon? results from a 10-year double-center study. Skin Appendage Disord. 2015; 1:43-8.
66. Pourchot D, Bodemer C, Phan A, Bursztejn AC, Hadj-Rabia S, Boralevi F, et al. Nail psoriasis: a systematic evaluation in 313 children with psoriasis. Pediatr Dermatol. 2017; 34:58-63.
67. Bronckers IMGJ, Bruins FM, van Geel MJ, Groenewoud HMM, Kievit W, van de Kerkhof PCM, et al. Nail involvement as a predictor of disease severity in paediatric psoriasis: follow-up data from the Dutch Child CAPTURE Registry. Acta Derm Venereol. 2019; 99:152-7.
68. Rigopoulos D, Baran R, Chiheb S, Daniel CR, Di Chiacchio N, Gregoriou S, et al. Recommendations for the definition, evaluation, and treatment of nail psoriasis in adult patients with no or mild skin psoriasis: A dermatologist and nail expert group consensus. J Am Acad Dermatol. 2019; 81:228-40.
69. DaCambra MP, Gupta SK, Ferri-de-Barros F. Subungual exostosis of the toes: a systematic review. Clin Orthop Relat Res. 2014; 472:1251-9.
70. Davis DA, Cohen PR. Subungual exostosis:case report and review of the literature. Pediatr Dermatol. 1996; 13:212-8.
71. De Berker DA, Langtry J. Treatment of subungual exostoses by elective day case surgery. Br J Dermatol. 1999; 140:915-8.
72. Pandhi D, Singal A, Bhattacharya SN. Lichen planus in childhood: a series of 316 patients. Pediatr Dermatol. 2014; 31:59-67.

73. Tosti A, Peluso AM, Fanti PA, Piraccini BM. Nail lichen planus: clinical and pathologic study of twenty--four patients. J Am Acad Dermatol. 1993; 28:724-30.
74. Chiheb S, Benchikhi H. Clinical characteristics of nail lichen planus and follow-up: a descriptive study of 20 patients. Ann Dermatol Venereol. 2015; 142:21-5.
75. Jacobsen AA, Tosti A. Trachyonychia and twenty-nail dystrophy: a comprehensive review and discussion of diagnostic accuracy. Skin Appendag Disord. 2016; 2:7-13.
76. Piraccini BM, Saccani E, Starace M, Balestri R, Tosti A. Nail lichen planus: response to treatment and long term follow-up. Eur J Dermatol. 2010; 20:489-96.
77. Taieb A, El Youbi A, Grosshans E, Maleville J. Lichen striatus: a Blaschko linear acquired inflammatory skin eruption. J Am Acad Dermatol. 1991; 25:637-42.
78. Taieb A, El Youbi A, Grosshans E, Maleville J. Lichen striatus: a Blaschko linear acquired inflammatory skin eruption. J Am Acad Dermatol. 1991; 25:637-42.
79. Gupta AK, Daigle D, Foley KA. The prevalence of culture-confirmed toenail onychomycosis in at-risk patient populations. J Eur Acad Dermatol Venereol. 2015; 29:1039-44.
80. Solis-Arias MP, Garcia-Romero MT. Onychomycosis in children. A review. Int J Dermatol. 2017; 56:123-30.
81. Eichenfield LF, Friedlander SF. Pediatric onychomycosis: the emerging role of topical therapy. J Drugs Dermatol. 2017; 16(2):105-9.
82. Friedlander SF, Chan YC, Chan YH, Eichenfield LF. Onychomycosis does not always require systemic treatment for cure: a trial using topical therapy. Pediatr Dermatol. 2013; 30:316-22.
83. Rich P, Spellman M, Purohit V, Zang C, Crook TJ. Tavaborole 5% topical solution for the treatment of toenail onychomycosis in pediatric patients: results from a phase 4 open-label study. J Drugs Dermatol. 2019; 18:190-5.
84. Chang C-H, Young-Xu Y, Kurth T, Orav JE, Chan AK. The safety of oral antifungal treatments for superficial dermatophytosis and onychomycosis: a meta-analysis. Am J Med. 2007; 120:791-8.
85. Lyon M, Doehring MC. Blistering distal dactylitis: a case series in children under nine months of age. J Emerg Med. 2004; 26(4):421-3.
86. Scheinfeld NS. Is blistering distal dactylitis a variant of bullous impetigo? Clin Exp Dermatol. 2007; 32:314-6.
87. Tosti A, Piraccini BM, de Farias DC. Dealing with melanonychia. Semin Cutan Med Surg. 2009; 28:49-54.
88. Goettmann-Bonvallot S, Andre J, Belaich S. Longitudinal melanonychia in children: a clinical and histopathologic study of 40 cases. J Am Acad Dermatol. 1999; 41:17-22.
89. Cooper C, Arva NC, Lee C, Yélamos O, Obregon R, Sholl LM, et al. A clinical, histopathologic, and outcome study of melanonychia striata in childhood. J Am Acad Dermatol. 2015; 72:773-9.
90. Khatri SS, Wang M, Harms KL, Durham AB, Johnson TM, Nazarian RM, et al. Subungual atypical lentiginous melanocytic proliferations in children and adolescents: A clinicopathologic study. J Am Acad Dermatol. 2018; 79:327-36.
91. Murata Y, Kumano K. Dots and lines: a dermoscopic sign of regression of longitudinal melanonychia in children. Cutis. 2012; 90:293-6.
92. Jellinek N. Nail matrix biopsy of longitudinal melanonychia: diagnostic algorithm including the matrix shave biopsy. J Am Acad Dermatol. 2007; 56:803-10.
93. Colin Tan W, Wang DY, Seghers AC, Koh MJA, Nicholas Goh SG, Joyce Lee SS. Should we biopsy melanonychia striata in Asian children? A retrospective observational study. Pediatr Dermatol. 2019; 36:864-8.

capítulo 10

Unhas Frágeis

❖ Tatiana Villas Boas Gabbi

INTRODUÇÃO

A síndrome das unhas frágeis se caracteriza pela fragilidade excessiva da placa ungueal com separação das lâminas. É mais frequentemente diagnosticada em mulheres e afeta cerca de 20% da população.[1]

Além do problema estético, há maiores sensibilidade e dificuldade para desempenhar tarefas cotidianas. O tratamento inclui evitar irritantes, limitar a imersão em água e usar emolientes.[2]

EPIDEMIOLOGIA

Está entre as principais queixas relacionadas com as unhas no consultório de dermatologia geral,[3] uma vez que está presente em cerca de 20% da população.[4,5] Um estudo brasileiro publicado em 2013 encontrou 57% de critérios de unhas frágeis na população analisada, que era de pacientes dermatológicos.[6]

Segundo a literatura médica, as mulheres são acometidas duas vezes mais do que os homens, e a prevalência é maior nos idosos.[7] Gequelim e colaboradores fizeram um estudo de coorte em que 138 pacientes do sexo feminino foram incluídas e encontraram uma média de idade de 36,5 anos e uma percepção de fragilidade ungueal maior em pacientes atópicas, deprimidas e das raças negra e mestiça.[6]

PATOGÊNESE

A placa ungueal é um arranjo coerente de corneócitos, formado por um esqueleto intracelular de fibrilas de queratina, e de uma matriz extracelular, formada por proteínas associadas à queratina.[8] Suas propriedades mecânicas de flexibilidade e resistência estão relacionadas com a organização dos filamentos de queratina, assim como a sua ligação com a água, em uma porcentagem ótima de 18%.

É composta por aproximadamente 25 camadas de queratinócitos empilhados, dispostos em três camadas horizontais distintas. A camada dorsal, produzida pela porção proximal da matriz, proporciona à unha dureza, superfície lisa e transparência. A intermediária, produzida pela porção distal da matriz é a mais espessa e possui as fibras de queratina dispostas em paralelo, conferindo à unha elasticidade e flexibilidade. A camada ventral, aderida ao leito, é formada por ele e representa uma barreira cutânea.[9]

A seguir, descrevemos os mecanismos implicados no desenvolvimento da patogênese da síndrome das unhas frágeis:

- Adesão intercelular alterada dos corneócitos (ciclos de lavagem e secagem podem levar a uma ruptura dos corneócitos devido à expansão forçada dessas células; traumas mínimos, como a digitação, instrumentos musicais; químicos, removedores de esmaltes etc.).
- Redução da taxa de crescimento da unha: leva a um impacto maior dos fatores externos anteriormente mencionados.
- Formação anormal da lâmina ungueal: pode ser impactada por diversos fatores. Para haver uma formação adequada da lâmina, é preciso termos um leito e uma matriz saudáveis, queratinização e crescimento epitelial adequados. Sabemos que a vascularização e a oxigenação da matriz impactam diretamente a queratinização da unha e, portanto, o próprio crescimento ungueal. Além disso, ambos sofrem influência do controle hormonal, do aporte nutricional, alterações endocrinológicas etc.

Sabemos que a dureza das unhas se deve ao alto teor de enxofre, representado pelas pontes de dissulfeto que liga uma cisteína a outra e às ligações da queratina. Já a flexibilidade é reflexo da hidratação das unhas, resultado da presença de gordura e água. A resistência é uma combinação da força e da flexibilidade. Na síndrome das unhas frágeis devido aos fatores expostos acima temos um comprometimento das propriedades de força, dureza, flexibilidade e resistência das unhas.[3]

ETIOLOGIA

Como discutido no tópico anterior, a síndrome das unhas frágeis está associada a um defeito intrínseco ou extrínseco da aderência dos queratinócitos que compõem a lâmina ungueal.[10] Essa aderência é facilitada por lipídeos estruturais, pontes de dissulfeto entre os resíduos de cisteína e pelo cruzamento dos filamentos de queratina, com disposição paralela entre si, mas perpendiculares ao eixo de crescimento da unha.

A lâmina normal é composta de 10% de enxofre, 10% a 18% de água, localizada na porção ventral e até 5% de lipídeos, que ficam tanto na porção ventral quanto na dorsal e impedem a perda de água.[11]

Quando ocorre uma alteração nos componentes da unha, quer seja em composição, concentração ou organização, e não é possível detectar uma causa subjacente, dizemos que se trata de uma síndrome das unhas frágeis idiopática.[9]

Os fatores de risco que predispõem à síndrome das unhas frágeis incluem:

- *Sexo feminino:* a composição lipídica, associada a fatores hormonais, torna a unha da mulher mais propensa à síndrome das unhas frágeis.[12]
- *Ocupação:* pessoas que trabalham em ambientes úmidos, submetendo às unhas das mãos a ciclos de lavagem/secagem, uso de produtos alcalinos, solventes e ácidos, soluções de açúcar e sal, detergentes apresentam maior risco para o desenvolvimento desse quadro.[13] Além disso, microtraumatismos de repetição (digitadores, músicos, artesãos, costureiras), doenças sistêmicas ou cutâneas.
- *Manipulação:* pessoas que lixam excessivamente as unhas, ou aplicam muitos produtos diferentes, possuem algum distúrbio comportamental de limpeza excessiva, onicotilomania ou onicofagia.[14]
- *Idade:* maior exposição da lâmina ao meio, pois a taxa de crescimento da unha decai com a idade. Há menor teor de gordura e, consequentemente, menor hidratação das lâminas ungueais, favorecendo o surgimento da síndrome das unhas frágeis.[15]

Já a fragilidade ungueal que acompanha algumas doenças dermatológicas é considerada uma síndrome das unhas frágeis secundária. Nesses casos, vemos associação com doenças como a psoríase, líquen plano, alopecia areata, Darier, eczema etc. No entanto, este capítulo se concentra no estudo da síndrome das unhas frágeis considerada idiopática.[9]

CARACTERÍSTICAS CLÍNICAS

Os pacientes frequentemente se queixam que as unhas estão frágeis e quebradiças, enganchama nos cabelos e nas roupas.

Onicorréxis

Caracteriza-se por sulcos e estrias longitudinais paralelos que se dispõem por toda a placa ungueal de maneira superficial e que cobrem ao menos 70% de sua superfície (Figura 10.1).

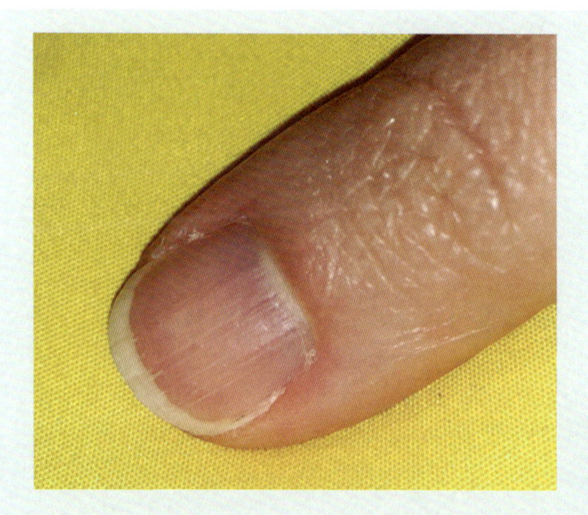

Figura 10.1 Onicorréxis: estrias longitudinais superficiais acometendo mais de 75% da lâmina ungueal. Fonte: acervo pessoal da autora.

Onicosquizia

Observamos a divisão das lâminas em camadas que se manifesta na borda distal da lâmina ungueal (Figura 10.2).

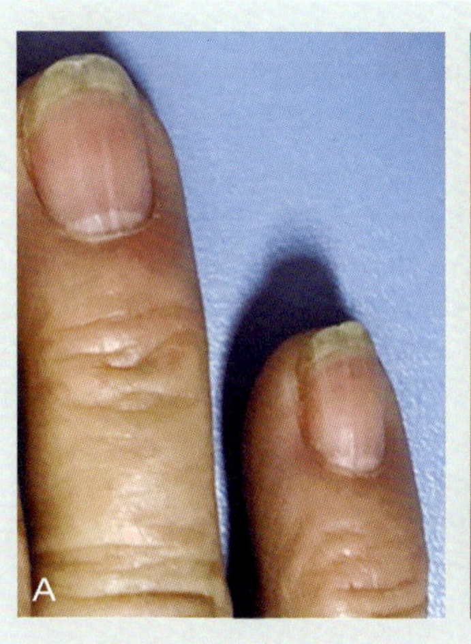

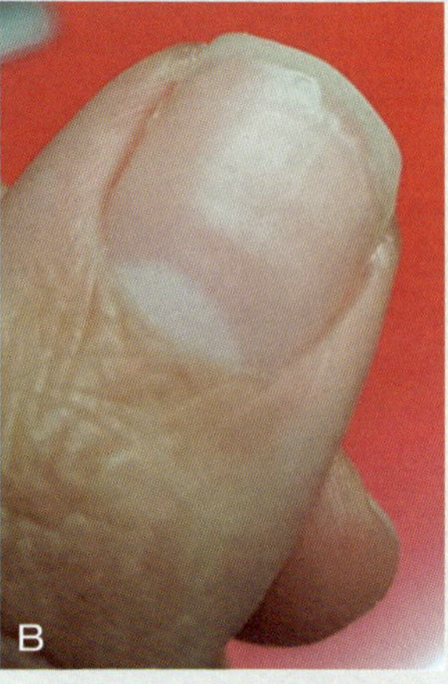

Figura 10.2 Onicosquizia. **A.** Onicosquizia leve. **B.** Onicosquizia moderada. Fonte: acervo pessoal da autora.

Divisão longitudinal única

Fissura ou ruptura longitudinal que se manifesta na borda livre e que pode ocasionalmente se estender até a região proximal (Figura 10.3).

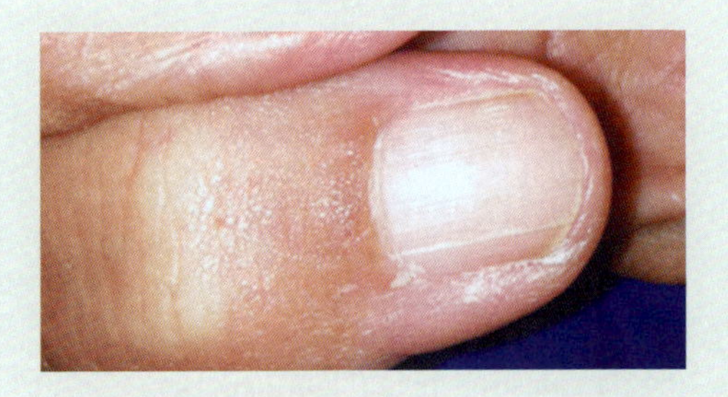

Figura 10.3 Fissura longitudinal única que se estende desde a borda livre até o eponíquio. Fonte: acervo pessoal da autora.

Divisões longitudinais múltiplas (torre de castelo)

Fissuras ou rupturas longitudinais múltiplas que dividem a lâmina na borda livre em peças retangulares ou triangulares que podem se depreender (Figura 10.4).

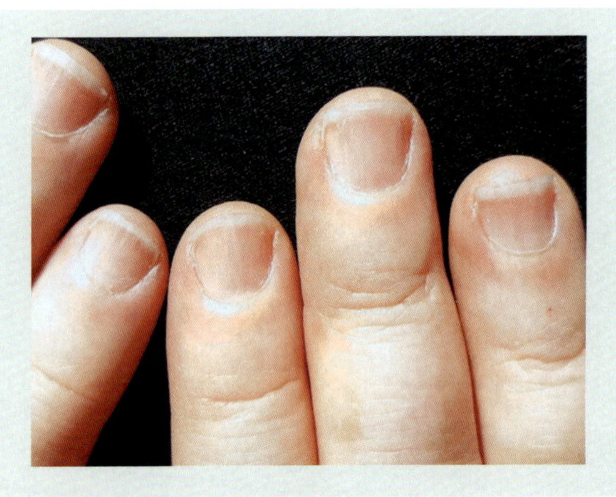

Figura 10.4 Divisões longitudinais múltiplas. Fonte: acervo pessoal da autora.

Pérolas de queratina

Granulações da queratina com perda do brilho e do polimento da unha, que deixa de ser lisa e se torna progressivamente mais áspera (Figura 10.5).

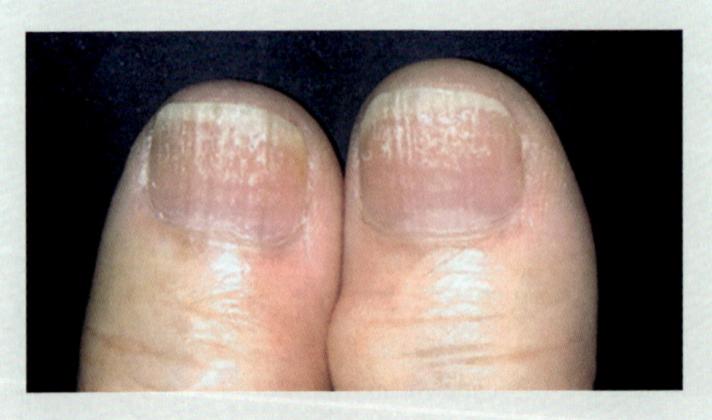

Figura 10.5 Pérolas de queratina: granulações grosseiras na superfície da unha, acompanhada de rugosidades e perda do brilho e do polimento da lâmina ungueal. Fonte: acervo pessoal da autora.

Fratura da unha

Fissura ou fratura transversal da borda livre que se prolonga até a dobra ungueal lateral contrária de maneira progressiva ou acidental, levando ao desprendimento completo daquele pedaço de lâmina

ESTÁGIO (ÍNDICE DE GRAVIDADE)

Apesar de as características clínicas citadas anteriormente serem bem descritas na literatura, algumas dessas alterações são bastante subjetivas e difíceis de quantificar. Em 2005, Kerkhof e colaboradores propuseram um sistema de graduação para onicorréxis, onicosquizia, fratura da unha e divisão longitudinal, com o objetivo de fornecer ao clínico uma classificação em estágios de gravidade, para facilitar o seguimento e tornar mais objetiva a análise da resposta ao tratamento.[16]

Onicosquizia

- *1: leve:* sulcos transversais distais; não há comprometimento completo da borda livre da lâmina ungueal (Figura 10.2A).
- *2: moderado:* sulcos transversais distais, com comprometimento total da borda livre da lâmina (Figura 10.2B).
- *3: grave:* divisão completa da borda livre distal, com desprendimento de pelo menos 1/3 da superfície distal.

Onicorréxis

- *0: nenhuma:* não há formação de estrias ou sulcos longitudinais.
- *1: leve:* cristas longitudinais superficiais e em pequena quantidade.
- *2: moderada:* poucos sulcos profundos e cristas longitudinais.
- *3: grave:* comprometimento de mais de 70% da lâmina com cristas e sulcos profundos.

Ruptura das bordas laterais

- *0: nenhuma:* sem sinais clínicos de comprometimento da borda livre.
- *1: leve:* uma divisão horizontal superficial da lâmina ungueal distal.
- *2: moderada:* 2 a 3 divisões horizontais da lâmina ungueal distal.
- *3: grave:* divisões horizontais que levam ao desprendimento de pelo menos 1/3 da unha distal.

Divisões longitudinais

- *0: nenhuma:* não há sinais clínicos de divisão longitudinal da lâmina ungueal.
- *1: leve:* somente uma divisão longitudinal superficial da lâmina.
- *2: moderada:* uma divisão longitudinal profunda ou da unha toda.
- 3: grave: múltiplas divisões.

TRATAMENTO

De modo geral, o tratamento inclui evitar irritantes, limitar a imersão em água e usar emolientes.[17]

A escolha do tratamento deve levar em conta o quadro clínico predominante: onicorréxis ou onicosquizia, para que os fatores desencadeantes possam ser investigados, identificados e, sempre que possível, eliminados.

No caso da onicosquizia, o contato com a água, levando a ciclos de imersão e dessecamento deve ser evitado ou limitado pelo uso de luvas. A proteção mais adequada são as luvas de borracha sobre as luvas de algodão, isso é sempre recomendado quando identificamos exposição ocupacional aos agentes de limpeza e outros agentes químicos previamente citados.

Outra recomendação importante é o corte adequado das unhas: manter as unhas curtas ajuda a evitar o fenômeno de alavanca e evita a transmissão do trauma causado na ponta das unhas para a região da matriz. Isso é especialmente relevante para aqueles que estão sujeitos aos microtraumatismos de repetição.

Os pacientes com onicorréxis devem ser investigados com exames complementares, conforme explicado anteriormente. No entanto, uma vez que a onicorréxis também pode levar à quebra das lâminas e pode se combinar à onicosquizia, é interessante observar às mesmas recomendações gerais feitas para a onicosquizia.

MEDIDAS GERAIS

- Evitar a exposição prolongada a água, evitar lavar as mãos e unhas de maneira agressiva, bem como o uso de desinfetantes à base de triclosana, uma vez que ressecam a superfície da unha.
- Corte adequado e frequente das unhas, sem a retirada completa das cutículas. Unhas curtas reduzem as microfraturas vistas na síndrome das unhas frágeis.
- Esmaltes podem ajudar, uma vez que criam uma barreira mecânica ao trauma, mas a base solvente pode agredir a queratina, levando a formação de pérolas de queratina (digestão parcial da proteína) e maior fragilidade ungueal.
- Removedores de esmalte, especialmente a acetona, aumentam a perda de água transungueal e impactam de forma negativa o quadro de unhas frágeis. Evitar usá-los de maneira excessiva e preferir os produtos sem acetona.
- Uso de luvas de algodão por debaixo das luvas de vinil ou borracha sempre que for mexer em produtos de limpeza ou outras substâncias químicas.
- Evitar o uso de unhas artificiais e prolongamentos ungueais, pois a retirada dessas próteses é, normalmente, traumática e o comprimento pode levar ao mecanismo de alavanca, gerando traumas à matriz da unha.
- Checar a presença de hiperidrose e tratar: um estudo feito com 500 trabalhadores manuais demonstrou uma associação positiva entre a hiperidrose e a síndrome das unhas frágeis (Figura 10.6).[13]

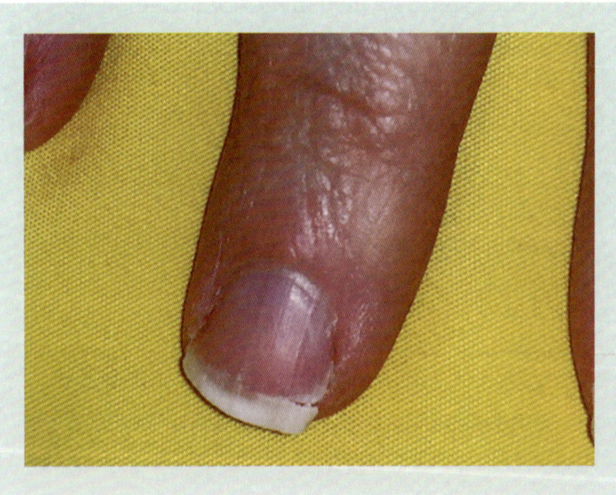

Figura 10.6 Fratura transversal da lâmina ungueal por fragilidade. Fonte: acervo pessoal da autora.

TÓPICOS

Emolientes

- Usar emolientes nas unhas, de preferência ricos em fosfolipídeos, ureia 20% e ácido láctico 1× ao dia, especialmente a noite, antes de dormir.
- Essa prática melhora significativamente a hidratação das unhas.
- Umectantes, como a glicerina e o propilenoglicol, assim como agentes oclusivos como a vaselina e a lanolina, também são recomendados.

Agentes endurecedores

Há dois tipos de endurecedores disponíveis no mercado:

- Esmaltes modificados que contêm proteínas hidrolisadas, fibras naturais ou artificiais (seda ou náilon, por exemplo), acrilatos etc. Agem por meio da formação de uma superfície protetora que se liga à superfície da lâmina ungueal, dando suporte a ela. Essas substâncias não têm a capacidade de alterar a estrutura da unha.[9]
- Esmaltes que aumentam o *crosslinking* da queratina e, portanto, modificam a estrutura química da lâmina ungueal. São compostos por formaldeído ou hidroxiureia. A hidroxiureia, mais segura que o formol, infelizmente não está disponível no Brasil, quer seja em produtos industrializados ou para manipulação. O formaldeído é liberado pela Anvisa para uso até 5% com o objetivo de fortalecer as unhas. No entanto, deve-se usar com extrema cautela, pois causa desidratação, piorando no médio e no longo prazo a síndrome das unhas frágeis. Além disso, cruza a lâmina e atinge o leito, podendo causar onicólise dolorosa, hematoma subungueal e pterígio invertido. A principal indicação para o uso de esmaltes a base de formol são as unhas amolecidas ou extremamente finas. Sempre usar por períodos curtos e alternando com emolientes.[18]

ESMALTES ESPECIAIS DESENVOLVIDOS PARA O TRATAMENTO DE UNHAS FRAGILIZADAS

Um deles possui em sua formulação hidroxipropil quitosana (HPCH), Equisetum arvense e metilsulfonilmetano. Uma vez aplicado nas unhas, o HPCH forma um filme invisível que adere às estruturas da lâmina, protegendo-a do trauma mecânico. O esqueleto de polímero de quitosana carrega resíduos hidrofílicos que explicam a alta afinidade do HPCH pela queratina. Esse esmalte tem como objetivo a redução da onicosquizia. Há trabalhos que mostram a sua ação, melhorando unhas psoriásicas.

Outro esmalte que foi estudado nesse contexto tem 16% de poliuretano. Essa substância também adere à superfície da unha e forma uma barreira hidrofóbica flexível ao meio. Ela penetra os espaços intercelulares e os sulcos ungueais, garantindo sustentação mecânica. Foi aprovado pelo FDA para o uso na síndrome das unhas frágeis, mas infelizmente não está disponível no mercado brasileiro.

TRATAMENTOS SISTÊMICOS

Biotina

A biotina é uma vitamina hidrossolúvel do complexo B que age como uma coenzima para diversas carboxilases humanas. A deficiência de biotina é extremamente rara e pode ser herdada ou adquirida. As formas adquiridas podem ocorrer em casos graves de desnutrição, nutrição parenteral total sem a suplementação de biotina, terapêutica prolongada com anticonvulsivantes ou antibióticos e ingestão de claras de ovos cruas. As condições herdadas incluem a deficiência de biotinidase e deficiência múltipla de carboxilases.[9]

No início dos anos 1990, os pesquisadores começaram a avaliar o uso da biotina em humanos, como um possível agente de melhora da saúde das unhas, uma vez que a biotina já era conhecida por décadas por melhorar a consistência e a resistência dos cascos de animais, notadamente os cavalos.

Os trabalhos publicados na literatura até o momento defendem o uso de biotina na dosagem de 2,5 mg ao dia por 6 a 12 meses,[19–22] com o objetivo de melhorar as unhas frágeis. Os efeitos colaterais registrados em literatura médica incluem desconforto gastrintestinal e a alteração de exames laboratoriais.

É importante enfatizar que a biotina pode alterar testes clínicos que utilizam o ensaio de biotina-estreptoavidina, como a troponina, beta HCG sérico e urinário, função da tireoide, bem como alguns marcadores tumorais e hormônios. A interferência nesses testes pode ser aumentando ou reduzindo o valor real do exame, portanto recomenda-se avisar aos pacientes que estejam utilizando mais do que 90 microgramas de biotina para se absterem do uso por 72 horas, antes da coleta de exames de sangue.[17]

Silício orgânico

O silício pode ser encontrado na natureza em diversas formas, tais como dióxido de silício, sílica e ácido ortossilicílico. Acredita-se que o silício desempenhe um papel importante na saúde da pele, cabelos e unhas.

Fontes de silício são: o ácido ortossilicílico estabilizado em colina, gel contendo ácido silícico, gel de sílica (dióxido de silício amorfo) e zeolitos. Alguns autores estudaram o papel dos suplementos a base de silício para melhorar a saúde das unhas.

Um estudo duplo-cego randomizado analisou 50 pacientes do sexo feminino tratadas com 10 mg de silício na forma de ácido ortossilícilico estabilizado em colina durante 20 semanas.[23] A pontuação da escala analógica visual para fragilidade das unhas no fim do estudo foi significantemente menor no grupo suplementado em relação ao placebo. Esses achados apontam um efeito positivo da suplementação com ch-OSA na superfície e em propriedades mecânicas das unhas.

Peptídeos bioativos do colágeno

A crença na ingesta de colágeno como uma boa opção para a saúde das unhas ficou bastante tempo sem nenhum respaldo científico.

Apesar da gelatina e dos peptídeos bioativos do colágeno serem obtidos da mesma fonte, a hidrólise do colágeno, eles possuem propriedades completamente distintas. Para obtermos os peptídeos são necessárias enzimas específicas. Essas proteases clivam o colágeno hidrolisado, de forma a obter peptídeos de muito baixo peso molecular, quando comparados à gelatina.

Além disso, os peptídeos bioativos não só são absorvidos e chegam à corrente sanguínea, mas também estimulam a formação de proteínas da matriz extracelular.

Em dois estudos prospectivos diferentes, Proksch *et al.* mostraram um benefício na qualidade da pele em mulheres que usaram 2,5 g de Verisol (uma patente de peptídeos bioativos do colágeno) durante 8 semanas. Apesar de a avaliação ungueal não ser o objetivo de tais trabalhos, uma melhora na qualidade das unhas foi notada entre os participantes e registrada.[24]

Recentemente, Hexsel *et al.* publicaram um estudo aberto usando o mesmo Verisol,[25] na dose de 2,5 g ao dia, durante 6 meses, e observaram 12% de aumento na taxa de crescimento da unha, redução de 42% da frequência de unhas quebradiças. As participantes do estudo referiram uma melhora global de 64% nos sintomas de unhas frágeis no fim do estudo. Depois de um mês sem o uso do suplemento, a melhora persistia, atingindo 88% das participantes.

Vitaminas e minerais

Bergner *et al.* trataram 1.629 pacientes durante 3 a 6 meses, com um suplemento oral contendo 60 mg de L-cistina, 60 mg de queratina hidrolisada, 180 mg de pantotenato de cálcio, 180 mg de nitrato de tiamina e 60 mg ácido p-aminobenzoico, além de 300 mg de levedo de cerveja.[26]

Esse estudo aberto contou com a participação de pacientes de ambos os sexos, com idade média de 43,6 anos e o objetivo foi avaliar o eflúvio e a síndrome das unhas frágeis. As alterações ungueais foram avaliadas tanto pelos participantes quanto por médicos, recebendo 87% e 88% de melhora, respectivamente.

Em 2007, Lengg *et al.* utilizaram esse mesmo produto em um estudo duplo-cego e mostraram uma melhora das unhas estatisticamente significativa.[27]

Os tratamentos referidos anteriormente constam na Tabela 10.1 com níveis de evidência científica.

Tabela 10.1 Tratamentos.

Tratamentos propostos	Nível de evidência científica
Medidas gerais	E
Emolientes tópicos	E
Endurecedores tópicos	E
Esmalte HPCH	B
Esmalte com poliuretano	E
Biotina oral	B
Silício orgânico oral	B
Peptídeos bioativos do colágeno	C
Vitaminas e minerais	C

Fonte: autoria própria.

REFERÊNCIAS BIBLIOGRÁFICAS

1. Iorizzo M, Pazzaglia M, Piraccini B, Tullo S, Tosti A. Brittle nails. J Cosmet Dermatol. 2004; 3: 138-144.
2. van de Kerkhof PCM, Pasch MC, Scher RK, Kerscher M, Gieler U, Haneke E, et al. Brittle nail syndrome: a pathogenesis-based approach with a proposed grading system. J Am Acad Dermatol. 2005; 53: 644-651.
3. Baran R, Schoon D. Nail fragility syndrome and its treatment.J Cosmet Dermatol. 2004; 3 (3): 131-137.
4. Lubach D, Cohrs W, Wurzinger R. Incidence of brittle nails.Dermatológica. 1986; 172 (3): 144-147.
5. Colombo VE, Gerber F, Bronhofer M, Floersheim GL. Treatment of brittle f ngernails and onychoschizia with biotin: scanning electron microscopy. J Am Acad Dermatol. 1990; 23 (6 Pt 1): 1127-1132.
6. Gequelim GC, Kubota CY, Sanches S, Dranka D, Mejia MM, Sumiya FM et al. Perception of brittle nails in dermatologic patients: a cross-sectional study. An Bras Dermatol. 2013; 88 (6): 1022-1025.
7. Shemer A, Daniel CR III. Common nail disorders. Clin Dermatol. 2013; 31 (5): 578-586.
8. Iorizzo M, Pazzaglia M, Piraccini B, Tullo S, Tosti A. Brittle nails.J Cosmet Dermatol. 2004; 3: 138-144.

9. Uyttendaele H, Geyer A, Scher RK. Brittle nails: pathogenesis and treatment. J Drugs Dermatol. 2003; 2: 48-49.
10. Barrera, M. E. G., & Vargas, L. M. G. (2016). Síndrome de uñas frágiles. Medicina Cutánea Ibero-Latino--Americana, 44(2), 79-88.
11. Shelley WB, Shelley ED. Onychoschizia: scanning electron microscopy. J Am Acad Dermatol. 1984; 10: 623-627.
12. Uyttendaele H, Geyer A, Scher RK. Brittle nails: pathogenesis and treatment. J Drugs Dermatol. 2003; 2: 48-49.
13. Helmdach M, Thielitz A, Röpke EM, Gollnick H. Age and sex variation in lipid composition of human fingernail plates. Skin Pharmacol Appl Skin Physiol. 2000; 13: 111-119.
14. Lubach, D., and P. Beckers. “Wet working conditions increase brittleness of nails, but do not cause it.” Dermatology 185.2 (1992): 120-122.
15. Dimitris R, Ralph D. Management of simple brittle nails. Dermatol Ther. 2012; 25 (6): 569-573.
16. Singh G, Haneef NS, Uday A. Nail changes and disorders among the elderly. Indian J Dermatol Venereol Leprol. 2005; 71 (6): 386-392.
17. van de Kerkhof PCM, Pasch MC, Scher RK, Kerscher M, Gieler U, Haneke E, et al. Brittle nail syndrome: a pathogenesis-based approach with a proposed grading system. J Am Acad Dermatol. 2005; 53: 644-651.
18. Chessa, M. A., Iorizzo, M., Richert, B., López-Esterbaranz, J. L., Rigopoulos, D., Tosti, A., ... & Baran, R. (2019). Pathogenesis, Clinical Signs and Treatment Recommendations in Brittle Nails: A Review. Dermatology and therapy, 1-13.
19. Iorizzo M, Piraccini BM, Tosti A. Nail cosmetics in nail disorders. J Cosmet Dermatol. 2007;1:53–58.
20. Floersheim GL. Treatment of brittle fingernails with biotin. Z Hautkr. 1989;64:41–48.
21. Colombo VE, Gerber F, Bronhofer M et al. Treatment of brittle fingernails and onychoschizia with biotin: Scanning electron microscopy. J Am Acad Dermatol. 1990;23:1127–1132.
22. Gehring W. Biotin: The influence of biotin on nails of reduced quality. Aktuelle Derm. 1996;22(1):20–24.
23. Hochman LG, Scher RK, Meyerson MS. Brittle nails: Response to daily biotin supplementation. Cutis. 1993;51:303–330.
24. Barel A, Calomme M, Timchenko A, Paepe KD, Demeester N, Rogiers V, ... Berghe DV. Effect of oral intake of choline-stabilized orthosilicic acid on skin, nails and hair in women with photodamaged skin. Arch Dermatol Res. 2005;297(4):147–153.
25. Proksch E, Schunck M, Zague V, Segger D, Degwert J, Oesser S. Oral intake of specific bioactive collagen peptides reduces skin wrinkles and increases dermal matrix synthesis. Skin Pharmacol Phys. 2014; 27(3):113–119.
26. Hexsel D, Zague V, Schunck M, Siega C, Camozzato FO, Oesser S. Oral supplementation with specific bioactive collagen peptides improves nail growth and reduces symptoms of brittle nails. J Cosmet Dermatol. 2017;16(4):520–526.
27. Bergner T. Diffuse effluvium, damage to hair structure, and disturbances of nail growth treated successfully: Results of a multicenter study. Dt Derm. 1999;47:881–884Lengg N, Heidecker B, Seifert B, Trueb RM. Dietary supplement increases anagen hair rate in women with telogen effluvium: Results of a double-blind, placebo-controlled trial. Therapy. 2007;4(1):59–66.

capítulo 11

Paroníquia Aguda e Crônica

❖ Robertha Nakamura

INTRODUÇÃO

A paroníquia é uma reação inflamatória das dobras ungueais ou região perioniquial. É uma onicodistrofia vista frequentemente nas consultas dermatológicas que acomete mais comumente as unhas das mãos, podendo acometer também as unhas dos pés. A condição é o resultado da ruptura da estrutura de proteção das dobras seguida de um processo inflamatório e/ou infeccioso local. Ocorre principalmente pelo rompimento da cutícula, estrutura essencial de selagem entre a dobra ungueal proximal e a placa ungueal. Porém, pode ocorrer através de uma porta de entrada da região das dobras ungueais laterais.

Clinicamente, classifica-se em aguda e crônica que se diferenciam em tempo de acometimento, forma clínica e alterações estruturais locais. O tratamento para cada uma dessas formas é diferenciado, e quando inadequado ou subotimizado, a paroníquia pode perdurar com respostas muitas vezes frustrantes, sendo necessário intervenção cirúrgica.

Paroníquia aguda

A paroníquia aguda é uma inflamação da dobra ungueal e ocorre após a interrupção da estrutura de selagem entre dobra ungueal e placa ungueal. A causa mais comum de paroníquia aguda é o trauma direto ou indireto da cutícula ou das dobras ungueais laterais. O trauma pode ser pequeno, resultante de eventos comuns, como lavar louça e roupas com as mãos, lesão por espinho, onicofagia, sucção dos dedos, procedimentos de manicure, aplicação de unhas artificiais. Esse trauma permite a inoculação de microrganismos.

A paroníquia aguda bacteriana é causada mais comumente pelo *Staphylococcus aureus*, embora *Streptococcus pyogenes* e o *Pseudomonas aeruginosa* também possam ser microrganismos causais.

A paroníquia aguda está frequentemente associada a onicocriptose quando há um contato íntimo entre uma espícula presente na lateral da placa ungueal e a dobra ungueal. Há um processo inflamatório intenso e é frequente a contaminação bacteriana. Ocorre mais frequentemente nas unhas dos pés, mas pode ocorrer nas unhas das mãos. A provável origem dessa espícula ungueal é o manejo e corte inadequado da placa ungueal.

A paroníquia fúngica é frequentemente observada em crianças com hábito de sucção dos dedos e em adultos que, de acordo com hábitos ou profissão exercida, se submetem a umidade local dos dedos, como lavadeiras, faxineiras, pescadores e padeiros. O acometimento por *Candida* sp. ocorre com maior frequência que o acometimento por dermatófitos.

Outras causas da forma aguda infecciosa incluem a paroníquia viral herpética e viral por ORF vírus (nódulo dos ordenhadores) ou contaminação por outros microrganismos.

A paroníquia aguda pode ter origem não infecciosa e ocorre comumente na dermatite por irritantes primários, principalmente material de limpeza, no uso de medicamentos retinoides, como a isotretinoína e inibidores da protease como indinavir e lamivudina, na quimioterapia como taxanos, e menos frequentemente no pênfigo vulgar. Geralmente, a paroníquia não infecciosa acomete vários dígitos e a paroníquia infecciosa acomete apenas um único dígito.

Os sintomas iniciais incluem eritema, edema e desconforto da dobra ungueal. Na paroníquia bacteriana pode progredir para formação de pus e abcesso na região de dobras e/ou região subungueal, matriz e/ou leito ungueais. De acordo com o agente causal pode haver vesículas, bolhas, descamação e nódulo. A placa ungueal pode apresentar-se com onicólise, cromoníquia ou alteração de sua superfície de acordo com o local de acometimento ou progressão da lesão (Figura 11.1A a C).

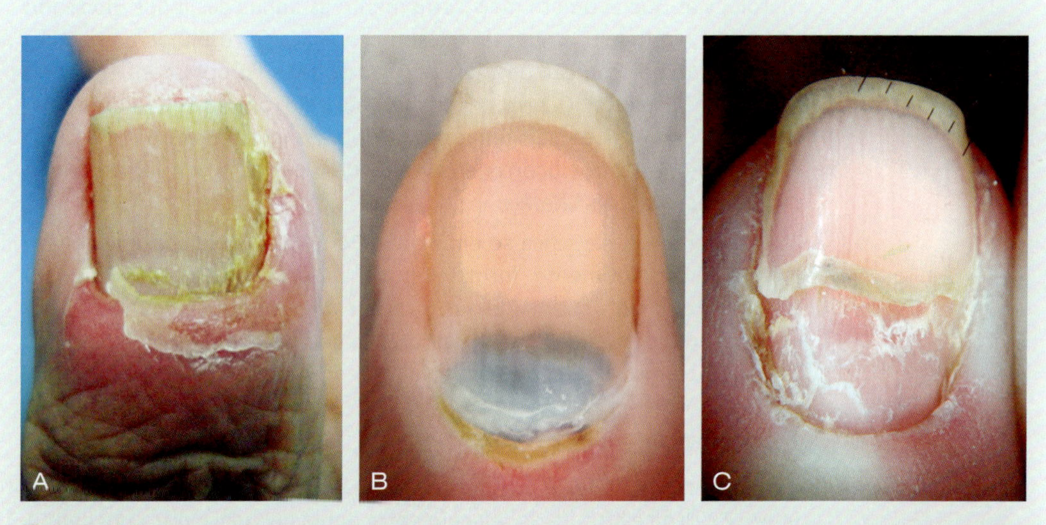

Figura 11.1 **A.** Paroníquia aguda, rompimento da selagem das dobras proximal (cutícula) e lateral, edema eritema e onicodistrofia. **B.** Paroníquia aguda – trauma subungueal com formação de hematoma proximal e infecção oportunista. **C.** Paroníquia aguda – história de trauma há três meses, formação de placa ungueal distrófica, ausência de cutícula, o que permite perpetuação do processo agudo com tendência a cronificação. Fonte: acervo pessoal da autora.

A paroníquia aguda também pode se desenvolver como uma complicação da paroníquia crônica.

O diagnóstico baseia-se em uma história, no exame físico e na pesquisa do agente causal com teste de cultivo ou teste citológico.

Após esclarecimento da causa, o tratamento deve ser feito de acordo com o exame físico. Na paroníquia bacteriana, se o abcesso não está formado o uso de calor local, imersão em água morna com acido acético (vinagre), pode ser eficaz. O uso de analgésico ou anti-inflamatório deve ser considerado para o alívio da dor. Casos leves podem ser tratados com antibióticos tópicos isoladamente ou em associação aos corticosteroides tópicos. Para lesões persistentes, é indicada a antibioticoterapia oral antiestilocócica. Pacientes com exposição à flora oral (sucção ou onicofagia) devem ser tratados contra anaeróbios com antibiótico oral de amplo espectro (p. ex., amoxicilina/clavulanato, clindamicina) pensando também na possível resistência à penicilina e ampicilina.

A drenagem pode ser necessária após o desenvolvimento de um abscesso. Deve ser feita pressionando ou elevando da dobra ungueal afetada, uma incisão na pele ou uma via de acesso na superfície da placa ungueal para obter uma drenagem adequada (Figura 11.2).

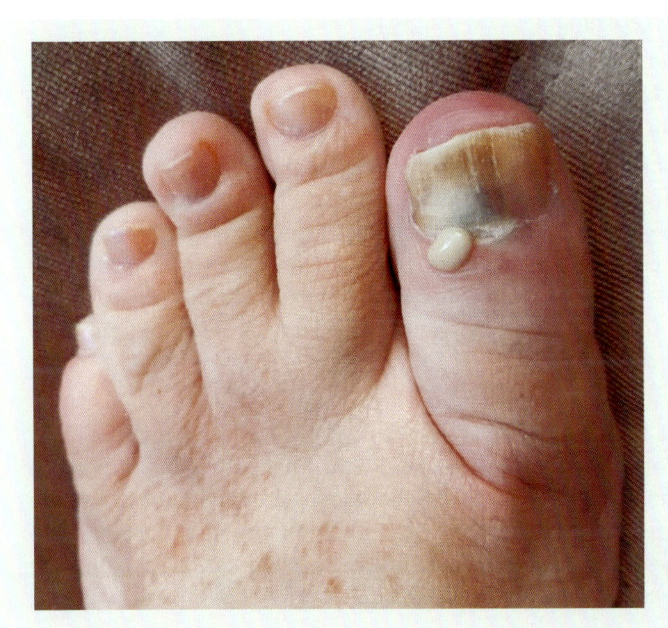

Figura 11.2 Paroníquia aguda bacteriana com drenagem de abcesso. Fonte: acervo pessoal da autora.

O tratamento da onicocriptose, com a retirada da espícula e retificação da lateral da placa ungueal é necessária e, muitas vezes, requer fenolização lateral da matriz.

A paroníquia fúngica deve ser tratada de acordo com resultado da cultura. É indicado o uso de fluconazol, terbinafina ou itraconazol, muitas vezes associado a corticoterapia tópica. A paroníquia herpética deve ser tratada com antivirais sistêmicos como aciclovir, valaciclovir ou famciclovir.

Na paroníquia por irritante primário, é importante afastar o contato do agente causal para o sucesso do tratamento associado a cremes esteroides tópicos e/ou cremes antibióticos. O mesmo deve ser feito na paroníquia induzida por drogas associada à diminuição da dosagem da droga. Na paroníquia causada pelo pênfigo vulgar é necessário o tratamento da doença de base.

O tratamento não eficaz ou subotimizado nessa fase pode levar a infecções mais profundas dos tecidos moles, osteomielite ou paroníquia crônica, com ou sem danos permanentes a matriz e ao leito ungueal.

Paroníquia crônica

A paroníquia crônica é uma condição distinta da forma aguda. É uma reação inflamatória recorrente de etiologia multifatorial. Pode ser definida como uma inflamação crônica, com mais de 6 semanas de duração e que envolve uma ou mais das três dobras ungueais (uma proximal e duas laterais). Ocorre geralmente em adultos, sendo mais frequente nas mulheres. O curso clínico é indolente com episódios repetidos de inflamação e edema. O tratamento geralmente é pouco responsivo e frustrante.

A cutícula é produzida pelo epitélio ventral da dobra proximal na região de eponíquio. Está situada entre esta dobra e a placa ungueal, fundindo essas estruturas. Essa configuração fornece uma vedação a água, irritantes externos, alérgenos e microrganismos. Quando há inflamação intensa e repetida ocorre disfunção na produção da cutícula, ficando a região do eponíquio exposta.

A dermatite repetitiva é a principal causa de desencadeamento e perpetuação da paroníquia crônica. A *Candida* sp. é frequentemente isolada e desaparece quando a barreira fisiológica é restaurada. Causas mais raras incluem infecção por bactéria, vírus, neoplasias locais ou metastáticas, drogas como os retinoides, indinavir e cetuximabe.

Clinicamente, há aumento de volume da(s) dobra(s), eritema, edema e retração. Como há episódios recorrentes de inflamação, há alteração da sensibilidade, endurecimento da(s) dobra(s) e, muitas vezes, exsudato inflamatório ou purulento.

A placa ungueal pode se apresentar mais alongada devido a retração da dobra proximal. Pode se tornar espessa devido a lentidão na produção da placa ungueal pelo processo inflamatório regional constante. Há cromoníquia que pode ocorrer devido a contaminação por microrganismos, como cor esverdeada (pseudomonas), amarelada ou escurecida (fungos), ou pelo próprio descolamento local se torna esbranquiçada e amarelada pela presença de exsudato inflamatório. A superfície da placa ungueal é irregular, muitas vezes com formação de sulco de Beau que denota o momento da inflamação aguda recorrente. Se o processo inflamatório e/ou infeccioso for agressivo, pode haver onicomadese.

O processo repetido de inflamação faz com que a paroníquia se perpetue. O edema persistente nas dobras ungueais se torna fibrótico, endurado e perde progressivamente seu suprimento vascular. A região se torna arredondada e retraída, expondo ainda mais o eponíquio. Ao tratar a inflamação e/ou o microrganismo, a região permanece fibrótica e endurada e a dobra ungueal não retorna ao seu estado fisiológico. Assim as exposições são contínuas, o estado físico se agrava e o processo inflamatório e/ou infeccioso se torna cíclico (Figura 11.3).

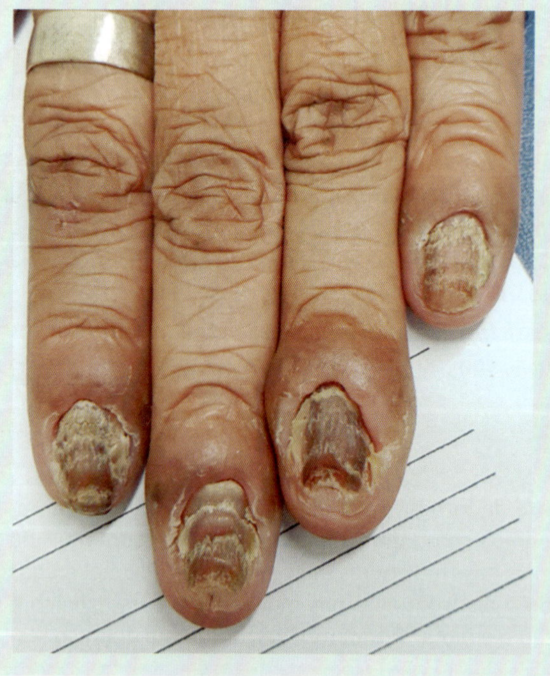

Figura 11.3 Paroníquia crônica – aumento do volume da dobra proximal devido fibrose local, interrupção da selagem entre dobra proximal (cutícula)/dobra lateral e unha, onicodistrofia. Processo crônico com duração maior que seis meses. Fonte: acervo pessoal da autora.

O aspecto histopatológico é pouco abordado na literatura. Observa-se dermatite espongiótica que varia de leve a acentuada, com vesículas espongióticas, ortoceratose e acantose. Na derme, há infiltrado linfoide que é discreto e perivascular quanto maior a quantidade de fibrose presente. Presença ou não de estruturas fúngicas à coloração especial pelo PAS (Figura 11.4).

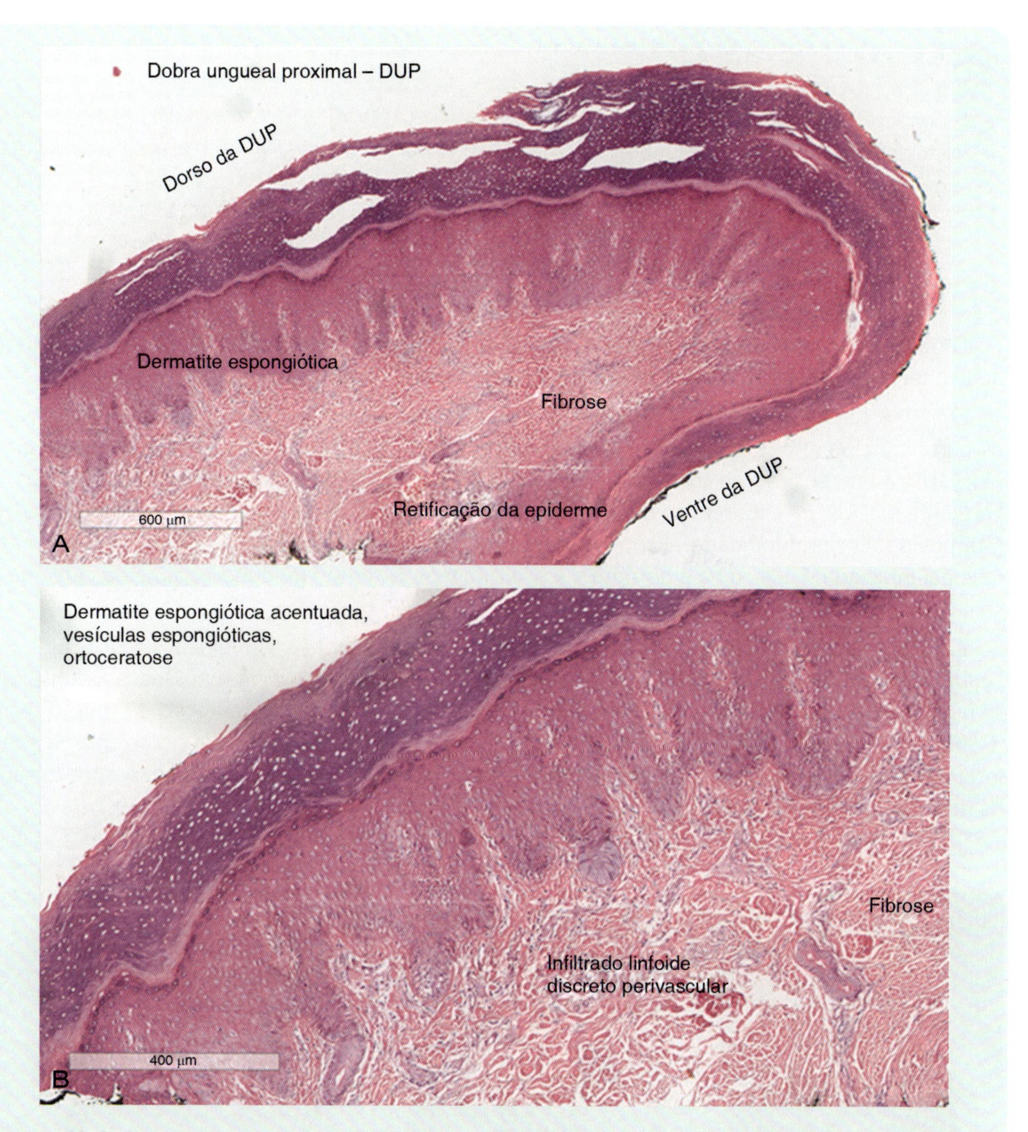

Figura 11.4 Histopatologia com presença de dermatite espongiótica acentuada, vesículas espongióticas, ortoceratose, acantose, infiltrado linfoide perivascular, presença de fibrose. Notar retificação da epiderme em região ventral da dobra ungueal proximal. **A.** Menor aumento. **B.** Maior aumento. Fonte: acervo pessoal da autora.

O tratamento é direcionado à melhora da condição clínica e ao microrganismo encontrado. Pode ser conservador ou cirúrgico. Evidências indicam que sendo a paroníquia crônica uma condição predominantemente inflamatória, esteroides tópicos e sistêmicos são a primeira linha de terapia, enquanto os antifúngicos ou antibacterianos tópicos e sistêmicos são usados apenas quando há uma infecção associada. Quando essa abordagem não se demonstrar satisfatória, é indicada a abordagem cirúrgica. Na Tabela 11.1, estão as opções de tratamento para o manejo da paroníquia crônica.

Tabela 11.1 Opções de tratamento conservador e cirúrgico no manejo da paroníquia crônica.

Tratamento conservador	Tratamento cirúrgico
• Corticosteroide tópico • Corticosteroide intralesional (triancinolona 2,5 mg/mL) • Antifungico tópico e sistêmico • Associação entre corticosteroide e antifúngico • Antibiótico tópico e sistêmico (infecção secundária) • Tacrolimus 0,1% (3 a 6 semanas)	• Técnica de marsupialização do eponíquio • Variação – técnica da marsupialização associada à remoção da placa ungueal • Técnica "excisão em bloco" da dobra proximal • Variação – técnica da "excisão em bloco" associada à remoção da placa ungueal • Técnica do rolo suíço (*swiss roll technique*) • Técnica da retalho quadrilátero *square flap*

Fonte: autoria própria.

O tratamento cirúrgico está indicado nos casos resistentes ao tratamento clínico. São descritas quatro técnicas cirúrgicas e duas variações de técnicas.

Em 1975, Keyser e Eaton publicaram a técnica de marsupialização do eponíquio como tratamento da paroníquia crônica. Essa técnica consiste em remoção da região dorsal da dobra ungueal proximal (DUP) e preservação de sua região ventral. A técnica consiste em excisão em forma de meia-lua crescente na DUP, estendendo-se de uma dobra lateral da unha até a outra oposta. O dorso da DUP é removido. Em profundidade, a superfície ventral é poupada. Esse procedimento expõe a matriz ungueal infectada e obstruída e permite a sua drenagem. O tempo de epitelização é de cerca de 20 semanas, com retração da dobra proximal.

Em 1981, Baran e Bureau descrevem uma nova técnica, a excisão "em bloco" da DUP. Esse procedimento consiste em excisão "em bloco" de toda a DUP, em forma de meia-lua crescente, que se estende de uma dobra lateral ungueal até a dobra lateral oposta. A remoção de todo o tecido da DUP é simples, curativa, funcional e cosmeticamente satisfatória. A cura ocorre por segunda intenção. A cura completa e restauração da DUP ocorrem em cerca de 12 semanas, com retração da dobra proximal (Figura 11.5).

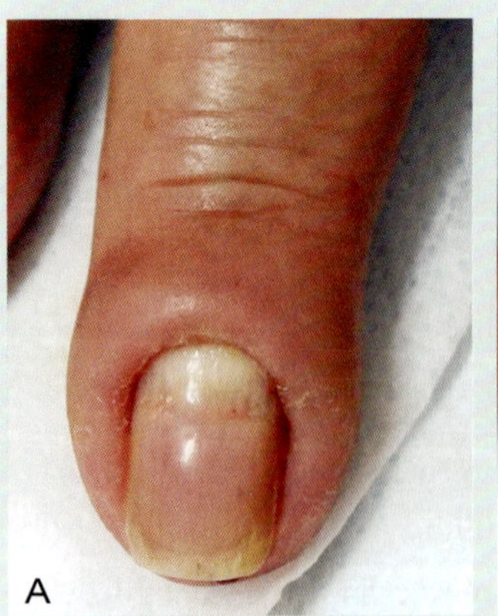

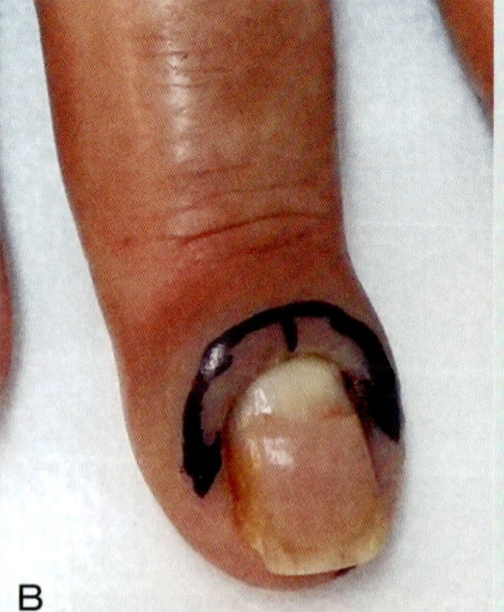

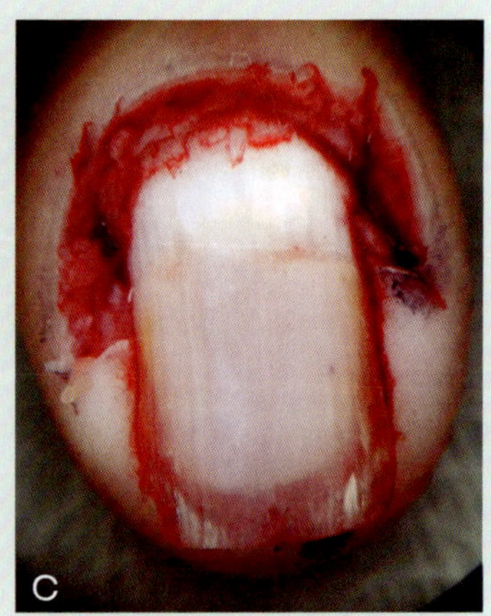

Figura 11.5 Paroníquia crônica com tratamento cirúrgico com a técnica da "excisão em bloco" da dobra ungueal proximal. **A.** Apresentação clínica com aumento do volume da dobra proximal, ausência de cutícula e sem resposta a tratamentos conservadores. **B.** Demarcação cirúrgica em forma de "meia-lua" para excisão em bloco da lesão. **C.** Pós-cirúrgico imediato. Fonte: acervo pessoal da autora.

A variação da técnica de marsupialização foi descrita em 1991. Consiste em excisão em forma de meia-lua crescente da DUP, com remoção da região dorsal, associada à remoção completa da placa ungueal. O objetivo da técnica é promover a limpeza do tecido desvitalizado e a drenagem das porções ventral e dorsal do eponíquio. Está indicada quando distrofias ungueais são vistas.

Foi descrita em 2006 a variação da técnica excisão "em bloco". Consiste na associação dessa técnica com a remoção da placa ungueal. Essa variação é indicada especialmente se houver distrofia ungueal. Se mostrou uma técnica cirúrgica útil para o tratamento da paroníquia crônica.

Visto que na paroníquia crônica ocorre frequentemente a exacerbação aguda devido a infecções da DUP, em 2011 foi descrita a técnica do "rolo suíço". Consiste na confecção de retalho na DUP, após duas incisões oblíquas e retração da dobra. A dobra ungueal é fixada de forma revertida com um curativo de gaze. Assim, a matriz germinal infeccionada e inflamada é exposta para permitir a sua drenagem. O paciente é revisto em 48 horas, os pontos são retirados e a cicatrização ocorre por segunda intenção. A DUP pode permanecer exposta por até 7 dias até a drenagem adequada.

Em 2016, foi descrita uma nova técnica indicada na paroníquia crônica recalcitrante, técnica do retalho quadrilátero, *square flap*. Tem como objetivo remover a fibrose presente. A técnica consiste em confeccionar um retalho quadrilátero na DUP após duas incisões oblíquas nessa região. A dobra é exposta e é excisada somente a fibrose deste retalho. Se houver fibrose presente nas dobras laterais, essas também serão removidas por esse mesmo local de acesso. Após retirada da fibrose, o retalho é posicionado no seu local de origem e suturado. Os pontos são retirados em 7 dias. A cura ocorre em 4 semanas, sem retração da DUP. É uma técnica delicada e minunciosa (Figuras 11.6 e 11.7).

Até o momento não existem estudos que apontem a melhor técnica cirúrgica. A escolha da técnica depende da condição clínica e da experiência do cirurgião.

Em conclusão, enquanto a paroníquia aguda é um processo que ocorre em curto período de tempo, após trauma seguido de dermatite e/ou infecção oportunista local, a paroníquia crônica é um processo inflamatório recorrente com edema, endurecimento local e fibrose, o que permite a dermatite e/ou infecção oportunista de repetição. O tratamento conservador tem melhor resposta na sua forma aguda. O tratamento cirúrgico é uma boa opção terapêutica para resolução da forma crônica quando não há resposta a tratamentos conservadores.

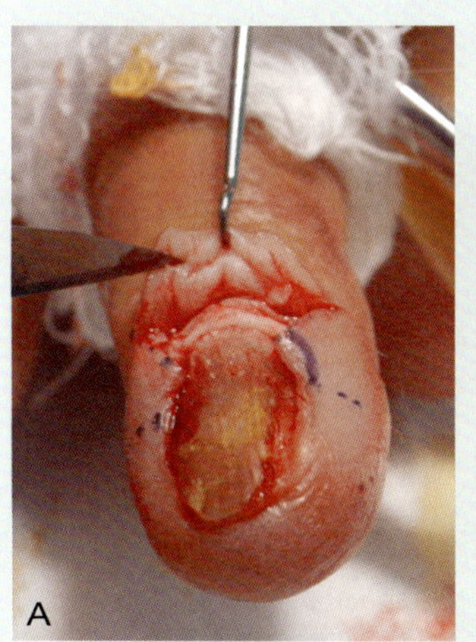

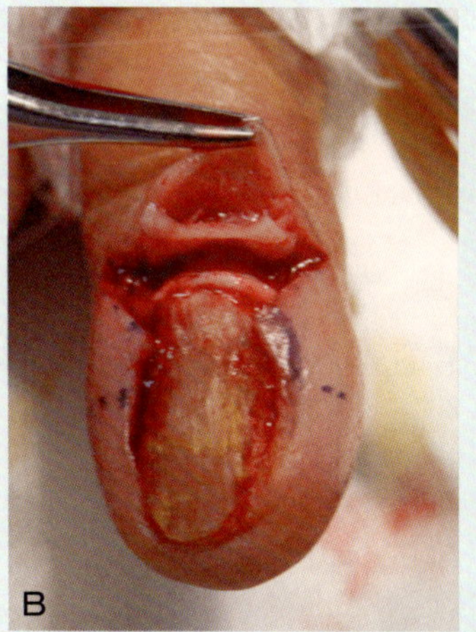

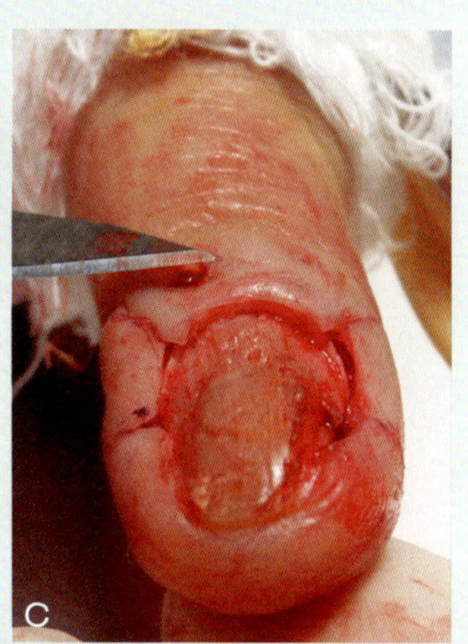

Figura 11.6 Tratamento cirúrgico da paroníquia crônica com a técnica do retalho quadrilátero, *square flap*. **A.** Elevação da dobra proximal com visualização da fibrose local. **B.** Visualização da excisão da fibrose, poupando a epiderme de dobra ungueal proximal. **C.** Retorno da dobra ao seu local original para finalização com sutura. Fonte: acervo pessoal da autora.

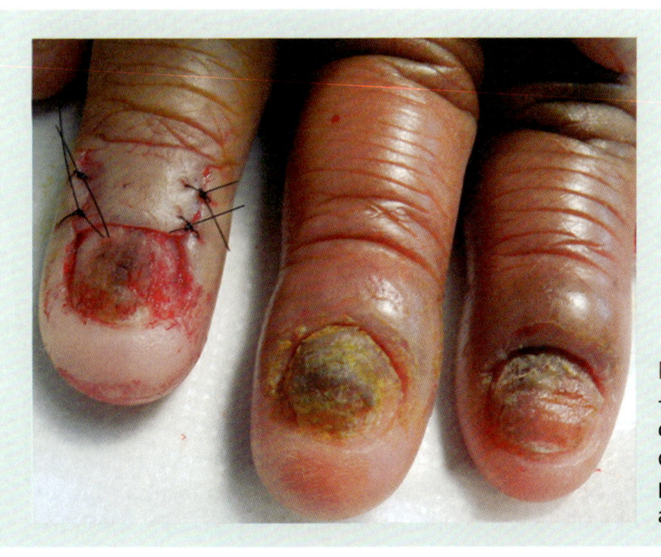

Figura 11.7 Paroníquia crônica. Pós-cirúrgico imediato da técnica de retalho quadrilátero, comparação com demais dedos com paroníquia crônica sem resposta a tratamento conservador. Fonte: acervo pessoal da autora.

BIBLIOGRAFIA

Baran R, Bureau H. Surgical treatment of recalcitrant chronic paronychia of fingers. J Dermatol Surg Oncol. 1981; 7:106-7.

Bednar MS, Lane LB. Eponychial marsupialization and nail removal for surgical treatment of chronic paronychia. J Hand Surg (Am). 1991; 16:314-7.

Bowling JC, Saha M, Bunker CB. Herpetic whitlow: a forgotten diagnosis. Clin Exp Dermatol. 2005; 30(5):609-10.

Castro DA, Martins LG. Efeitos colaterais cutâneos de quimioterapia com taxanos: O ponto de vista do dermatologista. An Bras Dermatol. 2001; 86(4):755-8.

d'Almeida LFV, Papaiordanou F, Machado EA, Loda G, Baran R, Nakamura R. Chronic paronychia treatment: Square flap technique. J Am Acad Dermatol. 2016; 75(2):398-403.

Di Chiacchio M, Debs EAF, Tassara G. Tratamento cirúrgico da paroníquia crônica. Estudo comparativo de 138 cirurgias utilizando duas técnicas diferentes. Surg Cosmet Dermatol. 2009; 1(1):21-4.

Durdu M, Ruocco V. Clinical and cytologic features of antibiotic-resistant acute paronychia. J Am Acad Dermatol. 2014; 70:120-6.

Figueiras DA, Ramos TB, Marinho AKOF, Bezerra MSM, Cauas RC. Paronychia and granulation tissue formation during treatment with isotretinoin. An Bras Dermatol. 2016; 91(2):223-5.

Grover C, Bansal S, Nanda S, Reddy BSN, Kumar V. En bloc excision of proximal nail fold or treatment of chronic paronychia. Dermatol Surg. 2006; 32:393-9.

Hochman LG. Paronychia: more than just an abscess. Int J Dermatol. 1995; 34(6):385-6.

Keyser JJ, Eaton RG. Surgical cure of chronic paronychia by eponychial marsupialization. Plast Reconstr Surg. 1976; 58:66-70.

Lee HE, Wong WR, Lee MC, Hong HS. Acute paronychia heralding the exacerbation of pemphigus vulgaris. Int J Clin Pract. 2004; 58(12):1174-6.

Lomax A, Thornton J, Singh D. Toenail paronychia. Foot Ankle Surg. 2016; 22(4):219-23.

Pabari A, Iyer S, Khoo CT. Swiss roll technique for treatment of paronychia. Tech Hand Surg. 2011; 15:75-7.

Queiroz NPL, Padoveze EH, Saliba AFN, Sampaio GAA, Debs EAF, Di Chiacchio N. Long-term follow-up of patients who underwent surgery for chronic paronychia. Surg Cosmet Dermatol. 2012; 4(3):219-21.

Relhan V, Goel K, Bansal S, Garg VK. Management of chronic paronychia. Indian J Dermatol. 2014 JanFeb; 59(1):15-20.

Relhan V, Goel K, Bansal S, Garg VK. Management of chronic paronychia. Indian J Dermatol. 2014; 59(1):15-20.

Rigopoulos D, Gregoriou S, Belyayeva E, Larios G, Kontochristopoulos G, Katsambas A. Efficacy and safety of tacrolimus ointment 0.1% vs. betamethasone 17valerate 0.1% in the treatment of chronic paronychia: Anunblinded randomized study. Br J Dermatol. 2009; 160:858-60.

Rigopoulos D, Larios G, Gregoriou S. Acute and chronic paronychia. American Family Physician. 2008; 77(3):339-46.

Rockwell PG. Acute and chronic paronychia. Am Fam Physician. 2001; 63:1113-6.

Rubright JH, Shafritz AB. The herpetic whitlow. J Hand Surg Am. 2011; 36(2):340-2.

Shafritz AB, Coppage JM. Acute and chronic paronychia of the hand. J Am Acad Orthop Surg. 2014; 22:165-74.

Shaw J, Body R. Best evidence topic report. Incision and drainage preferable to oral antibiotics in acute paronychial nail infection? Emerg Med J. 2005; 22(11):813-4.

Tosti A, Piraccini BM, Ghetti E, Colombo MD. Topical steroids versus systemic antifungals in the treatment of chronic paronychia: An open, randomized double-blind and double dummy study. J Am Acad Dermatol. 2002; 47(1):73-6.

Wollina U. Acute paronychia: comparative treatment with topical antibiotic alone or in combination with corticosteroid. J Eur Acad Dermatol Venereol. 2001; 15(1):82-4.

capítulo 12

Melanoníquias Longitudinais

- Nilton Di Chiacchio
- Nilton Gioia Di Chiacchio
- Beth S. Ruben

INTRODUÇÃO

Define-se melanoníquia como sendo uma pigmentação marrom ou negra, de espessura variada podendo acometer toda a unha. Essa pigmentação pode ser devido a pigmentos exógenos, fungos (*T. rubrum*), bactérias (*Pseudomonas aeruginosa, Proteus* spp.), e sangue (Figura 12.1). Nestes casos, a característica clínica varia de acordo com a etiologia e os exames subsidiários, como exame micológico, bacteriológico e dermatoscopia da placa esclarecem o diagnóstico.[1] Já a melanoníquia causada por pigmento melânico, produzido na matriz ungueal, apresenta-se clinicamente como uma banda longitudinal chamada melanoníquia longitudinal (ML) (Figura 12.2).

A ML pode ser devido à ativação dos melanócitos da matriz ungueal por doenças inflamatórias, traumáticas ou iatrogênicas (hipermelanose) ou por hiperplasia destes melanócitos (nevo e lentigo). Nestes casos, a melanoníquia é considerada benigna.[2,3] A importância do conhecimento da ML é que esta pode corresponder ao estágio inicial do melanoma ungueal e seu diagnóstico permanece como um desafio aos dermatologistas (Figura 12.3).[4]

A anamnese, os aspectos clínicos considerados preocupantes, a regra do ABCDEF, a dermatoscopia da placa e intraoperatória podem ajudar no diagnóstico, porém o exame histopatológico permanece como padrão-ouro.

ANAMNESE

Alguns dados de história, como uso de drogas que induzem a pigmentação, anticoagulantes e/ou antiagregantes plaquetários que facilitam o sangramento, especialmente quando associados a trauma ajudam na elucidação diagnóstica.[2,5] Embora o trauma seja frequentemente citado pelo paciente como o início da melanoníquia, seu papel patogênico ainda não está estabelecido.[6] O tempo de aparecimento e a velocidade de crescimento da faixa pigmentada são informações importantes, uma vez que o crescimento rápido e duração curta, apesar de não patognomônicos, são características consideradas preocupantes, bem como a alteração da cor e forma da ML.

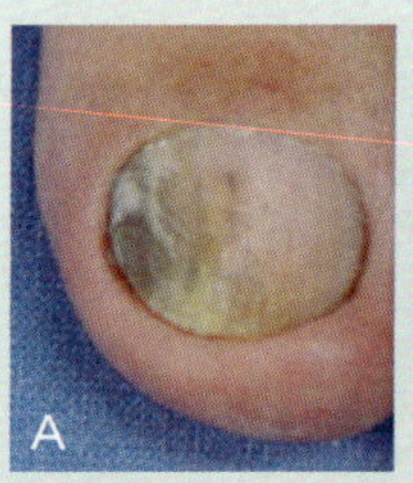

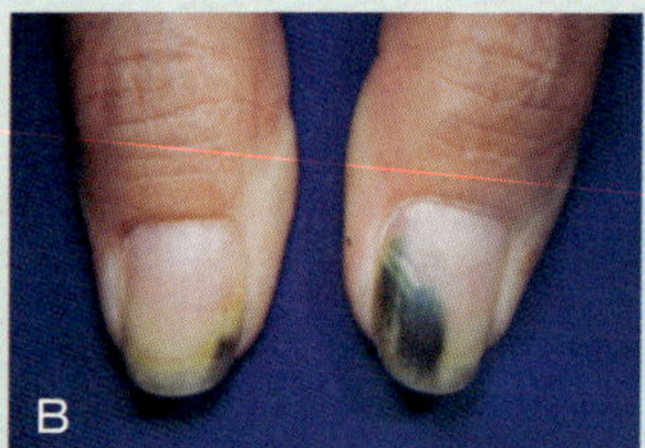

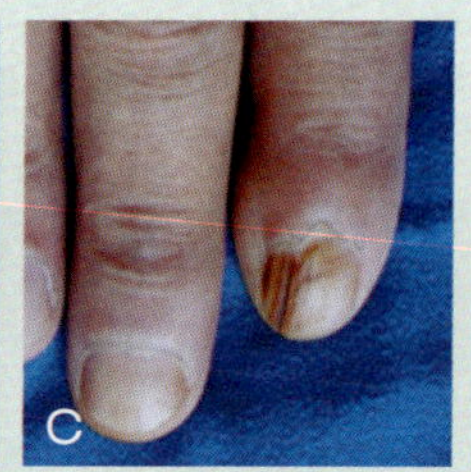

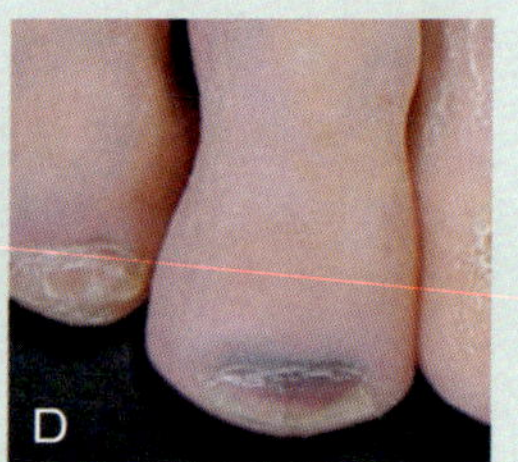

Figura 12.1 Melanoníquias causadas por outros pigmentos. **A.** Fungos. **B.** Bactéria. **C.** Tabaco. **D.** Sangue.

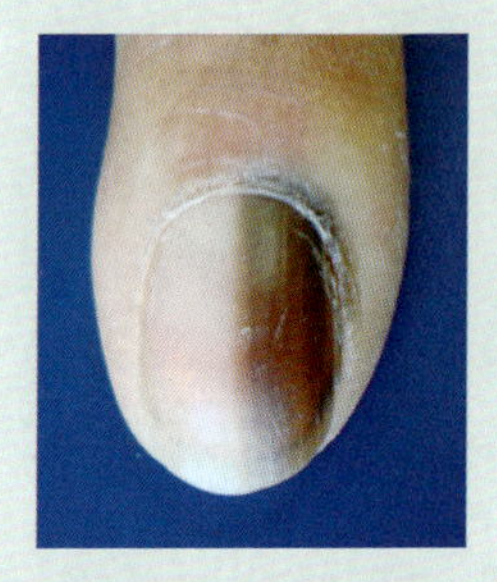

Figura 12.2 Melanoníquia causada por pigmento melânico.

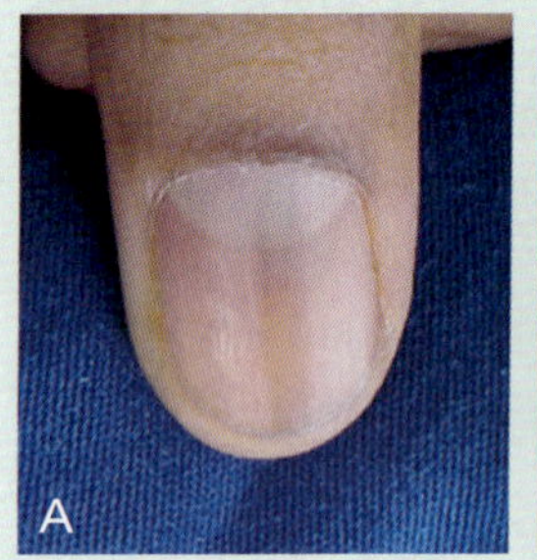

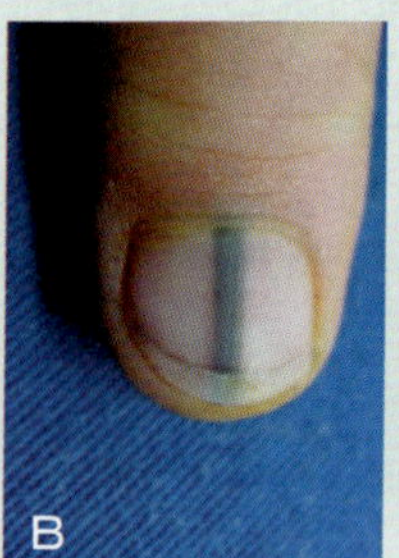

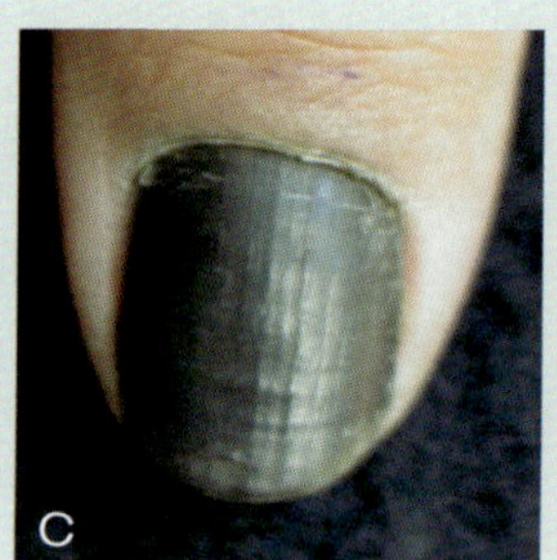

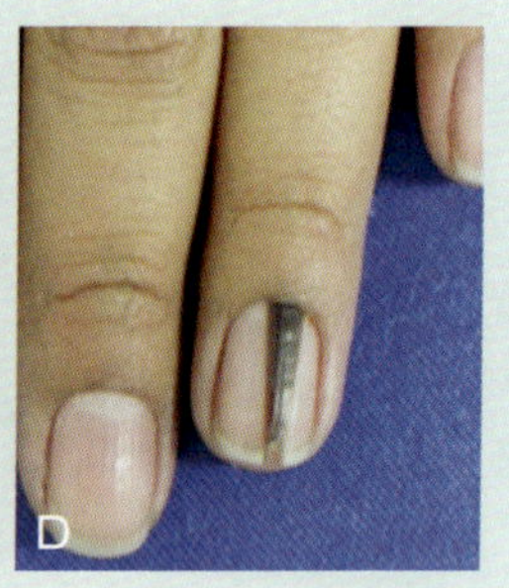

Figura 12.3 Diferentes tipos de melanoníquia. **A.** Hipermelanose. **B.** Nevo. **C.** Lentigo. **D.** Melanoma.

CARACTERÍSTICAS CLÍNICAS

Em adultos a pigmentação não homogênea com bandas ou linhas com colorações variáveis, a presença de fissuras ou distrofias da placa ungueal, parte proximal da faixa mais larga que a distal (forma triangular) e o borramento da pigmentação das bordas, são consideradas características preocupantes, apesar de não patognomônicas de melanoma ungueal (Figura 12.4).[2,3] Em crianças, estes sinais apesar de não serem considerados preocupantes e observados frequentemente em casos de nevos da matriz ungueal, não devem ser desconsiderados, já que apesar de raro, o melanoma ungueal nessa faixa etária é relatado na literatura.[7,8,9]

A pigmentação periungueal da pele, conhecido como sinal de Hutchinson, deve-se a propagação do pigmento melânico nas dobras laterais, proximal e/ou distal (Figura 12.5). Apesar de não ser um sinal patognomônico do melanoma subungueal é considerado presuntivo, representando o crescimento radial da lesão pigmentada. Quando presente, a biópsia excisional está indicada para exclusão ou confirmação do diagnóstico de melanoma. Ao exame dermatoscópico da pigmentação

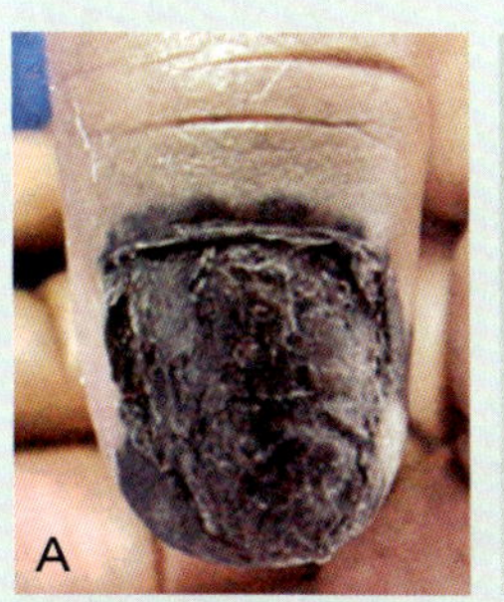

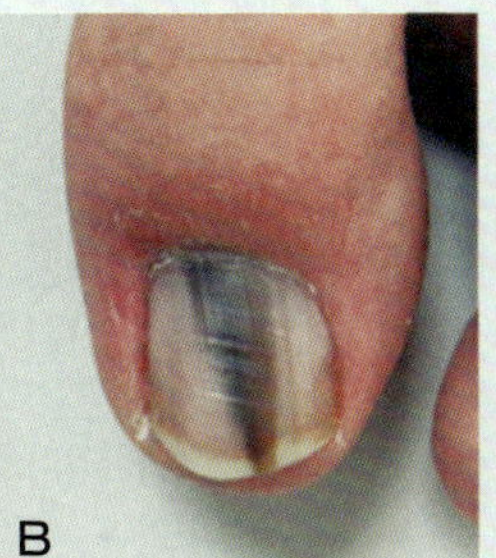

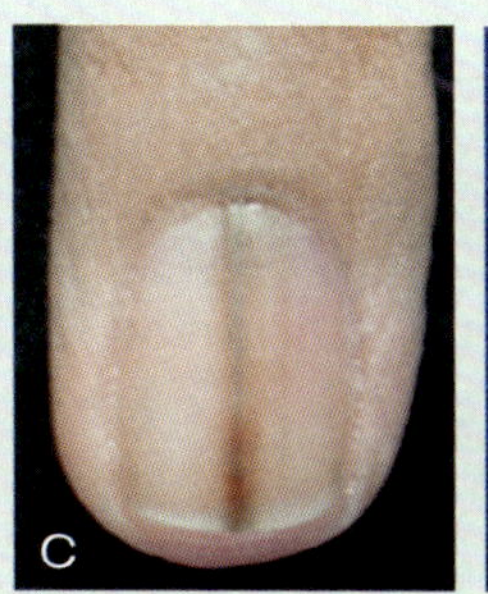

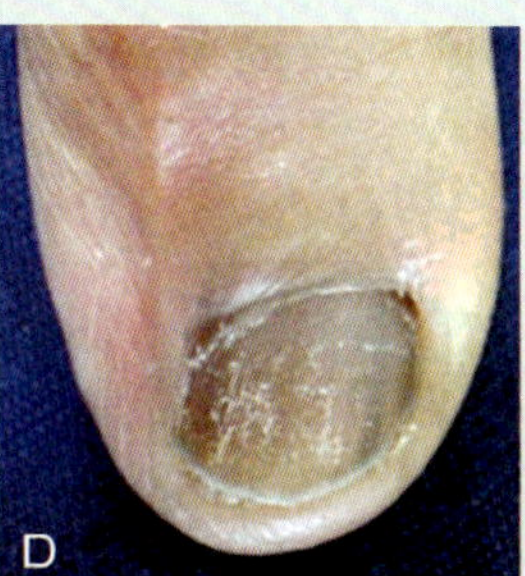

Figura 12.4 Aspectos preocupantes (não patognomônicos) das melanoníquias. **A.** Distrofia da placa. **B.** Estreitamento distal da faixa pigmentada. **C.** Banda medial escura e borramento das laterais. **D.** Escurecimento e propagação do pigmento. Todos os casos são melanomas.

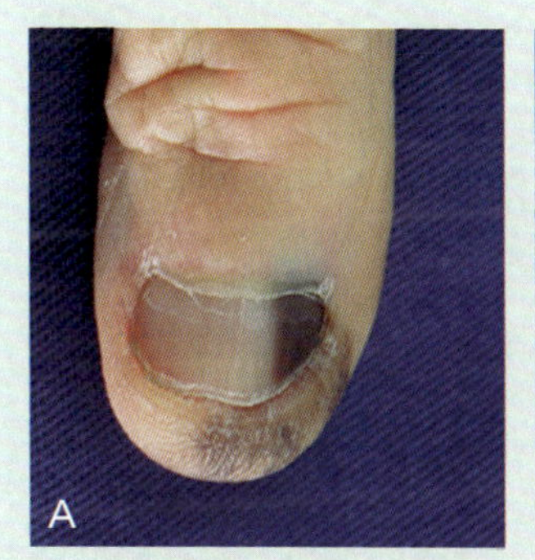

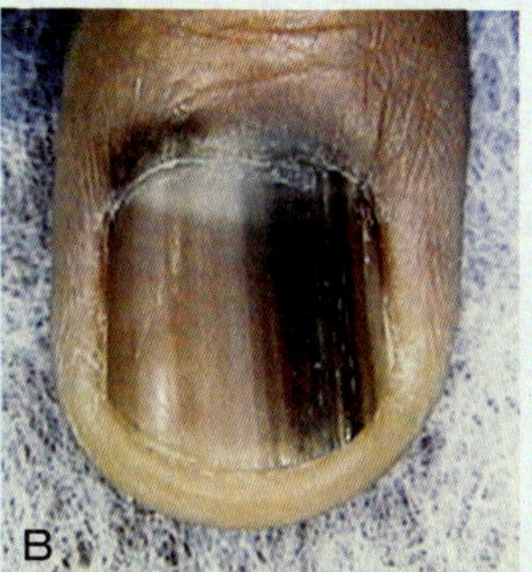

Figura 12.5 Pigmentação das dobras ungueais (sinal de Hutchinson). **A.** Distal. **B.** Proximal.

periungueal, pode-se observar dois padrões distintos: uma estrutura linear "em pincel" sobre as marcas da pele, observada nos nevos, e uma pigmentação aleatória distribuída de forma desordenada sobre toda a superfície, encontrada nos melanomas.[10,11]

A pigmentação periungueal pode estar presente na doença de Bowen ungueal ou em casos onde o pigmento melânico pode ser visto por transparência na região da cutícula, simulando o sinal de Hutchinson. Em ambos os casos, é conhecido como pseudo-sinal de Hutchinson. [10,11]

A regra do ABCDEF, descrita por Levit *et al.*, visa a melhora na detecção precoce do melanoma ungueal. A letra A refere-se à idade (*age*) onde o pico de incidência é entre a 5ª e 7ª décadas da vida; a letra B (*band, breadth, border*) para banda pigmentada de coloração do acastanhado ao enegrecido, largura igual ou maior que 3 mm e borda irregular; a letra C (*change*) para variações/crescimento da banda ungueal; a letra D (*digit*) para dígitos mais comumente envolvidos (polegar > hálux > 2º dígito, mão dominante); a letra E (*extension*) sinal de Hutchinson; e a letra F para história pessoal ou familiar de nevo displásico e/ou melanoma.[12] De acordo com um artigo recente, a regra não melhora a acurácia diagnóstica do melanoma ungueal.[4]

Dermatoscopia da placa ungueal

A dermatoscopia da placa ungueal é um método diagnóstico não invasivo que ajuda no diagnóstico diferencial entre as lesões pigmentadas do complexo ungueal. Pode ser usado aparelho com luz polarizada ou não.[13,14] A dermatoscopia com luz não polarizada exige o uso de um gel de contato (gel para ultrassonografia),[15] que devido a sua baixa viscosidade, permite que este permaneça na placa ungueal durante o exame, preenchendo qualquer irregularidade e evitando excesso de refração da luz. Já os aparelhos com luz polarizada, permitem que o exame seja realizado sem o contato com a placa ungueal, dispensando o uso do gel. Segundo Ronger *et al.*, alguns critérios sobre as ML podem ser avaliados:[13]

- Banda pigmentada de cor cinza, composta de múltiplas linhas finas acinzentadas representa histologicamente uma hiperpigmentação, decorrente da ativação melanocítica (hipermelanose), frequentemente observada nos casos de pigmentações induzidas por drogas e nas pigmentações raciais.[13,14]
- Banda pigmentada de cor marrom, composta por múltiplas linhas finas marrons, devido a hiperplasia melanocítica, é observada nos casos de nevos, lentigos e melanomas. As linhas de coloração marrom podem ser regulares ou irregulares, a depender do seu paralelismo, espaçamento, espessura e cor. O polo benigno é representado por um padrão regular e, frequentemente, associa-se com uma banda homogênea de fundo marrom. As cores de cada linha podem variar, dentro de uma mesma banda, do marrom-claro ao escuro. O espaçamento entre as linhas é regular e sua espessura é relativamente uniforme ao longo da banda. Por outro lado, o padrão irregular representa o polo maligno. Nesse caso, as linhas aparecem com espaçamento e espessura irregular, com perda do paralelismo. A coloração de cada uma das linhas pode variar do marrom ao preto (Figura 12.6).[13,14] Em consenso realizado entre *experts* acredita-se que a análise de cada linha individualmente pode ser capaz de direcionar o diagnóstico da ML, ou seja linhas homogêneas desde a sua formação até a borda livre da placa ungueal tendem a serem oriundas de lesões benignas. Por outro lado, a irregularidade de coloração e espessura de cada linha estaria mais relacionada a lesões malignas.[16]

Estudo realizado em pacientes com fototipos altos (Fitzpatrick IV, V e VI) mostrou que ML com tonalidades mais escuras (marron/enegrecido) pode representar histologicamente casos de hipermelanose.[17] Recentemente, foi descrito um padrão em zig-zag de linha pigmentada, relatado com maior frequência em crianças e provavelmente relacionado a trauma.[18]

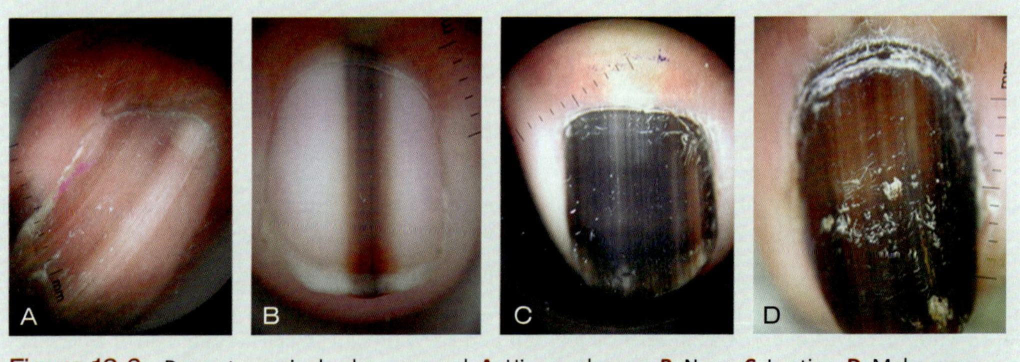

Figura 12.6 Dermatoscopia da placa ungueal. **A.** Hipermelanose. **B.** Nevo. **C.** Lentigo. **D.** Melanoma.

Dermatoscopia intraoperatória da matriz e leito ungueal

A dermatoscopia da matriz e leito ungueal é um procedimento intraoperatório indicado nos casos suspeitos, quando se realiza a biópsia da matriz ungueal.[19] Nesses casos, prefere-se o uso de aparelhos com luz polarizada, por evitar o contato com a ferida operatória durante o procedimento cirúrgico. Após bloqueio anestésico distal, a dobra ungueal proximal é rebatida proximalmente e o terço proximal da placa ungueal é descolada do leito e matriz ungueal. A remoção da placa é de extrema importância, por permitir a visualização direta da lesão pigmentada, revelando aspectos antes não vistos devido a presença da placa ungueal.

Os critérios a serem analisados são os mesmos da dermatoscopia da placa ungueal. Lesões acinzentadas com múltiplas linhas finas representam ativação melanocítica, enquanto lesões de coloração marrom representam hiperplasia melanocítica. Paralelismo, espaçamento, espessura e cor são também avaliados. Glóbulos e *blots* são duas outras estruturas que podem ser observadas. Os glóbulos representam histologicamente os ninhos de células névicas. Os *blots* são vistos em alguns casos e correlacionam-se com um grande acúmulo de pigmento, que frequentemente podem mascarar os glóbulos.

Foram descritos quatro diferentes tipos de padrões observados durante a dermatoscopia intraoperatória: cinza regular, marrom regular, marrom regular com glóbulos e *blots* e o padrão irregular. O padrão cinza regular associa-se com as melanoníquias decorrentes de ativação melanocítica. Na ativação melanocítica, a produção de pigmento ocorre apenas na camada basal, o que explica a coloração acinzentada ou marrom-clara. O padrão marrom regular associa-se com os lentigos (hiperplasias melanocíticas típicas). A grande quantidade de pigmento produzido pela proliferação melanocítica explica a coloração marrom. O padrão marrom regular com glóbulos e *blots* associa-se aos nevos. O padrão irregular está associado ao melanoma. O padrão irregular é explicado pela proliferação desorganizada de células atípicas. A presença de glóbulos irregulares correlaciona-se com ninhos de células atípicas. A proliferação celular produz linhas longitudinais espessas com borramento da pigmentação nas lesões adjacentes. Os *blots*, decorrentes do grande acúmulo de pigmento, podem ser vistos nesse padrão (Figura 12.7).[20-22]

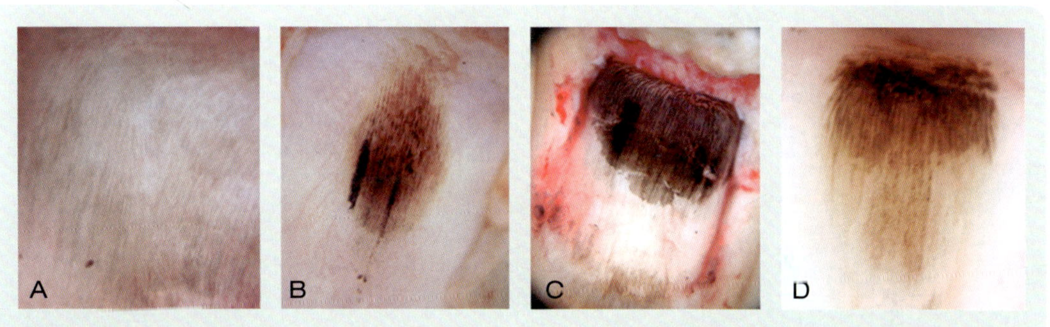

Figura 12.7 Dermatoscopia intraoperatória da matriz e leito ungueal. **A.** Hipermelanose. **B.** Nevo. **C.** Lentigo. **D.** Melanoma.

Microscopia confocal

A microscopia confocal é um método não invasivo que permite análise a nível histológico *in vivo*, sendo cada vez mais estudado como instrumento na triagem de lesões melanocíticas e não melanocíticas. Relato recente mostra a utilização desta técnica na análise de nevo melanocítico de matriz ungueal em duas crianças, onde houve concordância entre a análise histopatológica das lesões e o método em questão, apesar de relatarem a limitação na capacidade de visualização de planos mais profundos dessas lesões.[23]

DIAGNÓSTICO DIFERENCIAL

As melanoníquias podem ser devido a depósito de melanina ou por outros pigmentos. Dados de história, aparência clínica e dermatoscopia contribuem para o diagnóstico diferencial. Em casos de melanoníquia devido a outros pigmentos, esta raramente se apresenta como banda longitudinal.

O hematoma subungueal aparece como uma mácula irregular ou mesmo como uma estria transversa vermelha-escura ou enegrecida, com bordos irregulares e frequentemente pode se observar pequena leuconíquia.[24] A dermatoscopia demonstra glóbulos e estrias vermelho enegrecido (Figura 12.8).[2]

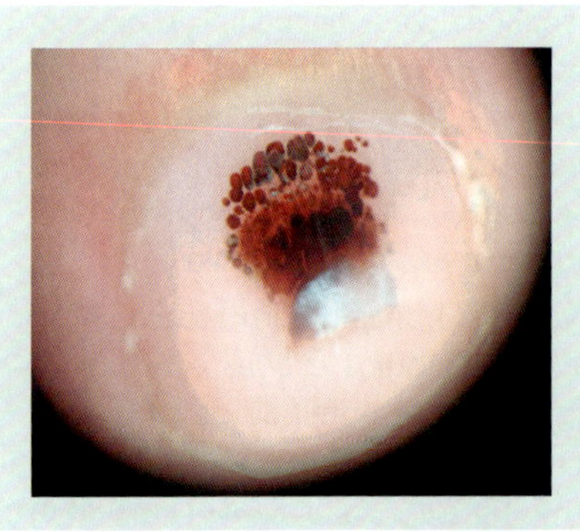

Figura 12.8 Dermatoscopia de placa em hematoma subungueal. Presença de glóbulos e estrias.

A pigmentação causada por fungos dermatófitos ou não dermatófitos pode aparecer como uma faixa longitudinal, porém com cores e bordas irregulares.[2,25]

Entre os tumores, o carcinoma espinocelular pode se apresentar em sua forma pigmentada, bem como o onicomatricoma (Figuras 12.9 e 12.10).[26, 27]

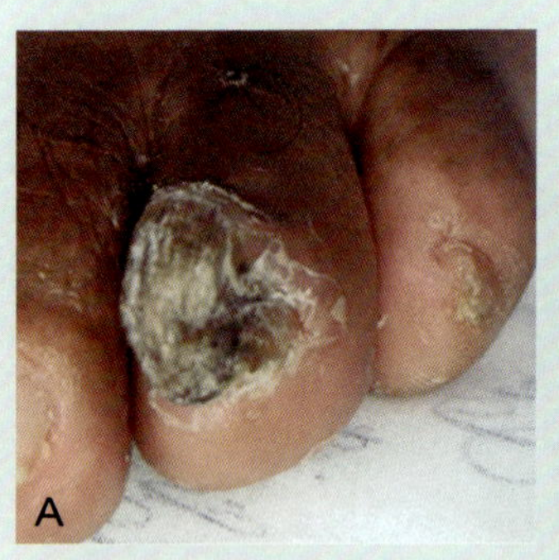

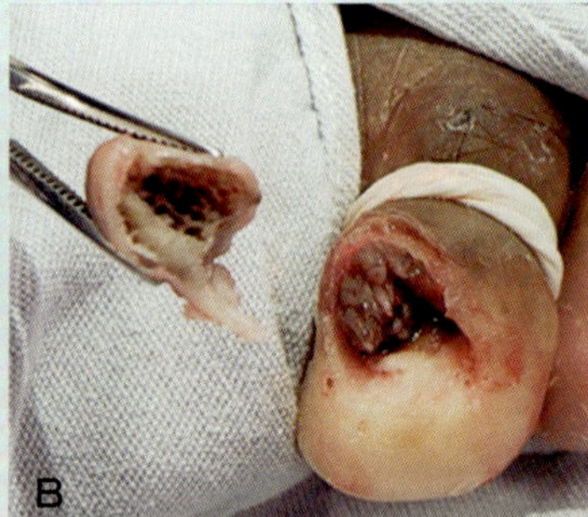

Figura 12.9 **A.** Onicomatricoma acometendo o 4º pododáctilo esquerdo com aumento da hipercurvatura longitudinal e transversa da placa ungueal, xantoníquia e melanoníquia. **B.** Após a remoção da placa ungueal, observamos as típicas projeções digitiformes do onicomatricoma pigmentado.

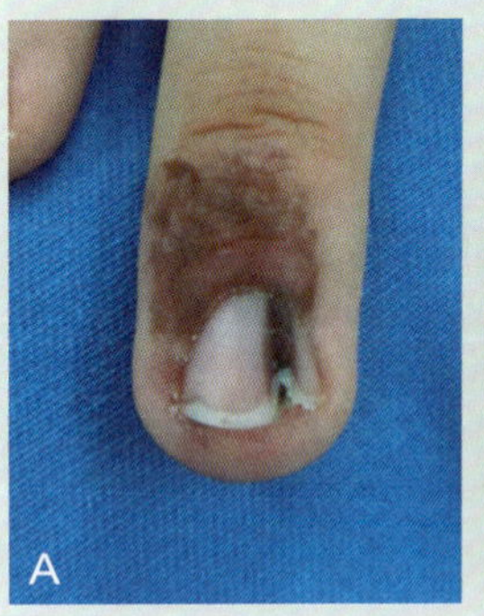

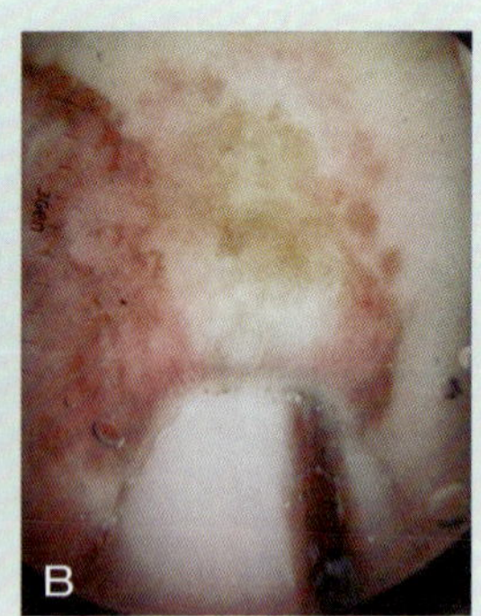

Figura 12.10 **A.** Doença de Bowen pigmentada acometendo a dobra ungueal proximal e matriz ungueal, produzindo uma melanoníquia longitudinal. **B.** Dermatoscopia da dobra ungueal proximal.

Melanoníquia em crianças

Quando as melanoníquias longitudinais acometem crianças, apesar das causas poderem ser as mesmas que nos adultos, as lesões névicas são mais frequentes e tendem a regredir (Figura 12.11). A involução observada não é considerada uma regressão verdadeira, como no fenômeno de regressão observado nos casos de melanoma, mas sim uma diminuição na produção de melanina pelas células névicas.[28]

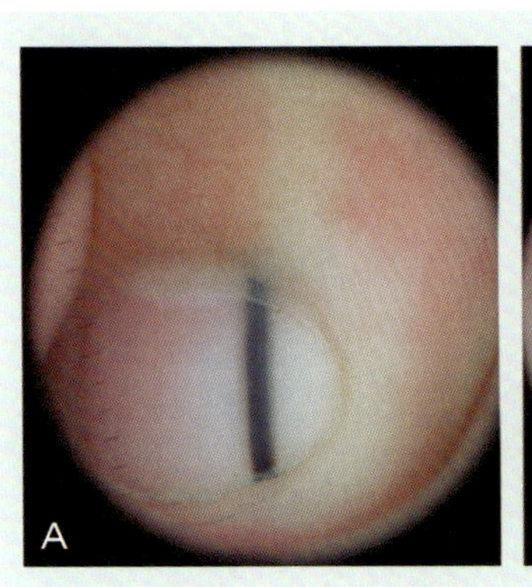

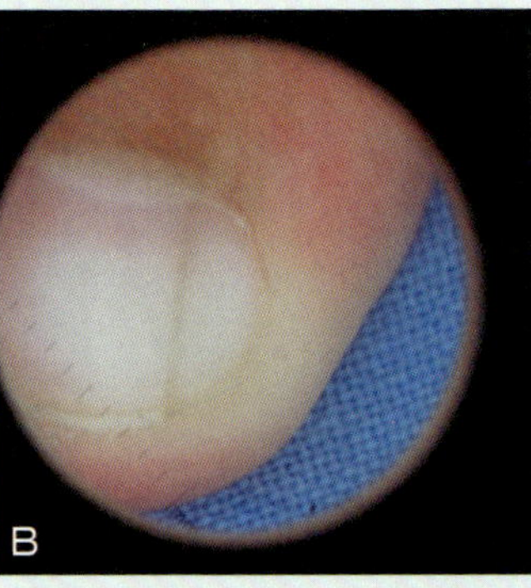

Figura 12.11 **A.** Paciente de 4 anos com melanoníquia longitudinal. **B.** Involução da lesão melanocítica após 18 meses.

Nas crianças, os aspectos clínicos e histopatológicos das lesões benignas podem apresentar sinais de malignidade observados em adultos, sem necessariamente corresponderem ao polo maligno. O risco de melanoma nesta faixa etária é considerado extremamente baixo e o acompanhamento fotográfico a cada 4 a 6 meses é seguro.[29-31] Porém, a decisão de remoção da lesão pode ser justificada pela ansiedade dos pais, sendo nesses casos a relação médico-paciente primordial.

BIÓPSIA

Todos os casos suspeitos devem ser biopsiados. O dermatologista deve ser capaz de reunir as informações da anamnese, aspectos clínicos e achados dermatoscópicos, e os casos duvidosos devem ser biopsiados.

De acordo com Braun *et al.*,[2] a biópsia está indicada nos seguintes casos:

1. Banda pigmentada isolada num único dígito que se desenvolveu entre a quarta e sexta década da vida.
2. Pigmentação ungueal que se desenvolve rapidamente numa unha previamente normal.
3. Pigmentação que subitamente torna-se escura ou mais larga, ou nos casos onde há o escurecimento da dobra ungueal proximal.
4. Pigmentação adquirida do hálux, polegar ou dedo indicador.
5. Pigmentação que aparece após história de trauma, quando afastado o diagnóstico de hematoma subungueal.
6. Qualquer lesão adquirida em pacientes com história pessoal de melanoma.
7. Nos casos em que a pigmentação está associada à distrofia parcial ou total da placa ungueal.
8. Nos casos em que a pigmentação atinge a dobra lateral, proximal e/ou distal (sinal de Hutchinson).

Uma vez tomada a decisão da biópsia, deve-se decidir pela melhor técnica. Jellinek[32] propôs um algoritmo na abordagem das biópsias das ML, sugerindo:

1. Excisão laterolongitudinal nos casos onde a banda encontra-se lateralmente;
2. Excisão de espessura total para os casos muito sugestivos de melanoma invasivo;
3. Excisão com *punch* de 3 mm para os casos onde a lesão matricial é menor que 3 mm.
4. Excisão tangencial para casos em que a lesão pigmentada é maior que 3 mm.

A excisão tangencial, descrita por Haneke,[33] é a melhor opção para uma biópsia excisional, diminuindo o risco de distrofia ungueal, frequente quando outras técnicas são usadas (Figura 12.12).[34] O material retirado deve ser mantido plano e orientado para melhor processamento do mesmo (Figura 12.13).[35]

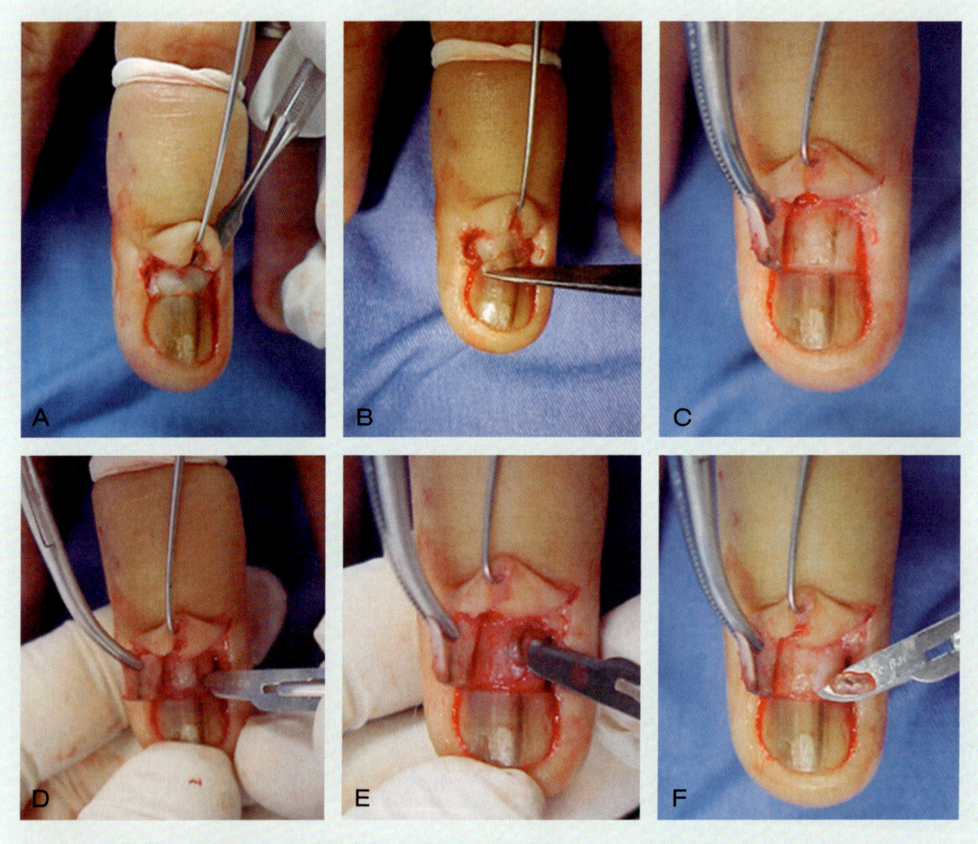

Figura 12.12 Biópsia tangencial da matriz ungueal. **A.** Rebatendo a dobra ungueal proximal. **B.** Corte transversal do terço proximal da placa ungueal. **C.** Visualização direta da lesão melanocítica. **D.** Incisão ao redor da lesão melanocítica. **E.** Incisão tangencial da lesão. **F.** Remoção total da lesão.

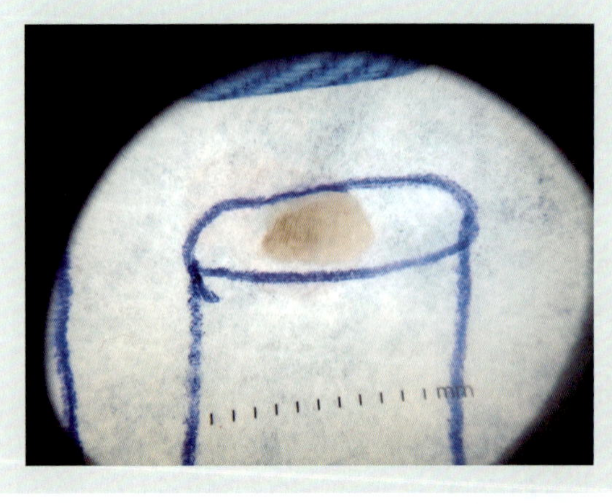

Figura 12.13 O espécime pigmentado de matriz ungueal retirado deve ser posicionado com orientação e sem que o mesmo se dobre. Um papel filtro pode ser utilizado de maneira fácil a garantir a orientação e forma do espécime.

É necessário um processamento técnico especializado do espécime, além de um patologista treinado em lesões pigmentadas do complexo ungueal. O espécime retirado por essa técnica permite o diagnóstico histológico e também o tratamento resolutivo nos casos benignos.[36]

HISTOPATOLOGIA

O estudo histopatológico ainda é considerado o padrão-ouro.[6] O conhecimento da histologia do complexo ungueal é essencial no diagnóstico das lesões melanocítica, pois apresentam características similares da proliferação melanocítica de outros locais da pele, apesar de existirem novos critérios diagnósticos.

Na matriz ungueal normal, a densidade melanocítica é menor que a da pele normal e os melanócitos são imperceptíveis. Estes podem ser vistos na camada suprabasal, principalmente na matriz proximal. Na matriz distal, aproximadamente 50% dos melanócitos produzem melanina. No leito ungueal, a quantidade de melanócitos é ainda menor e estes não sintetizam melanina,[37,38] explicando o motivo do melanoma de leito ungueal ser frequentemente amelanótico.

Quatro padrões histológicos comuns exemplificam a maioria dos tipos de ML: ativação melanocítica (hipermelanose), lentigo (hiperplasia melanocítica típica), nevo e melanoma.[24]

A ativação melanocítica é a causa mais comum de ML em adultos[39] e consiste essencialmente na hiperpigmentação do epitélio da matriz ungueal, sem aumento do número de melanócitos. Nos cortes histológicos, a densidade melanocítica normal na matriz ungueal é de 4 a 9 por milímetro linear ou 200 por milímetro quadrado (Figura 12.14).[38,40] Os melanócitos são frequentemente dendríticos e podem emitir melanófagos.[20] Nos cortes de rotina, os melanócitos e os pigmentos de melanina podem ser difíceis de serem diferenciados. A imunoistoquímica, utilizada para quantificar os melanócitos e a coloração por Fontana, utilizada para identificar a melanina, podem ser úteis na confirmação do diagnóstico de ativação melanocítica.[24]

O lentigo consiste no aumento discreto a moderado do número de melanócitos matriciais, observado numa única camada, variando entre 15 e 31 por milímetro linear.[40] Os dendritos dos melanócitos, a limitada atipia celular e um esparso infiltrado de melanófagos podem ser vistos.[24] Métodos imunoistoquímicos de coloração podem ser úteis na quantificação da densidade

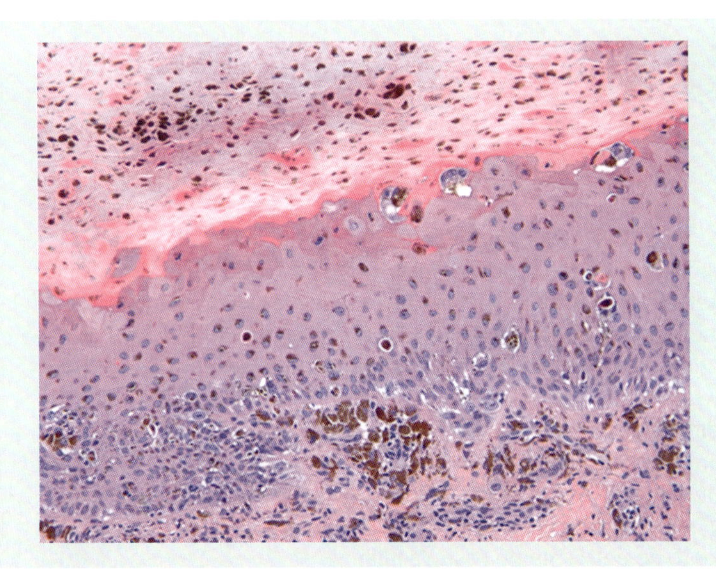

Figura 12.14 Nevo juncional da matriz ungueal. Ninhos de melanócitos regulares na matriz distal (200×).

melanocítica, principalmente em lesões com grandes concentrações de melanócitos, onde a pigmentação do epitélio pode esconder os melanócitos. Marcadores nucleares de melanócitos, como MiTF e SOX-10 usados com um cromógeno vermelho, são ideais na determinação acurada da densidade melanocítica. O Melan-A, como marcador melanossômico, pode superestimar a densidade melanocítica. A proteína S100 pode variar de acordo com a localização, podendo também subestimar a densidade melanocítica.[24]

Os nevos do complexo ungueal são frequentemente juncionais e raramente compostos, sendo a principal causa de ML em crianças (Figura 12.15).[7] Algumas características dos nevos ungueais são semelhantes à dos nevos acrais. Frequentemente, há um padrão lentiginoso dos melanócitos nas lesões iniciais, sendo que os melanócitos podem ser maiores e mais hipercromáticos. Os ninhos podem ser irregulares ou discretamente confluentes, a depender do corte histológico do espécime com relação ao padrão das cristas do epitélio, sendo encontrado um padrão mais regular em cortes transversais pouco usados. Os melanócitos podem estar presentes de forma limitada logo acima da camada basal. Esta é uma característica preocupante mais frequentemente vista em melanomas, onde os melanócitos podem ser vistos na placa ungueal.[20] Pode haver acometimento do epitélio das dobras ungueais mas, nesses casos, isso ocorre de forma circunscrita e com a presença de ninhos. Nevos com melanócitos epitelioides pigmentados, nevo azul e nevo de Spitz da matriz ungueal são raramente descritos.[41-43]

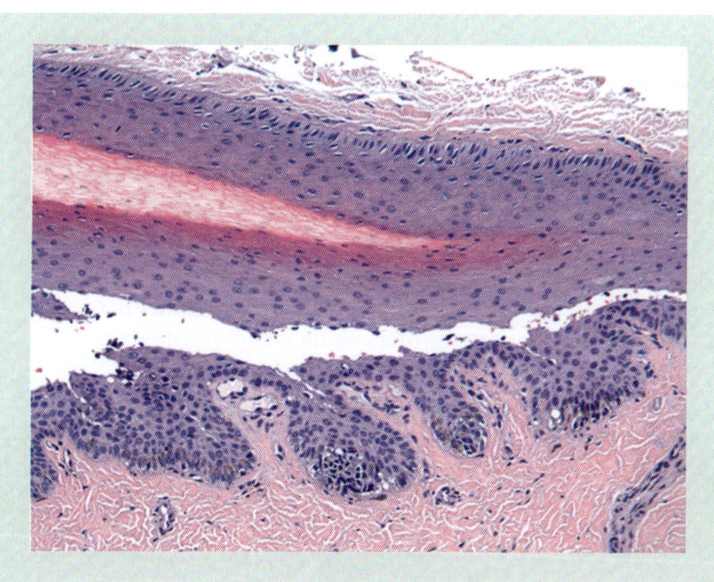

Figura 12.15 Melanoma *in situ* ungueal. Melanócitos atípicos com disposição irregular em toda a matriz e epitélio do leito ungueal, com grânulos irregulares dentro da placa ungueal (200×).

O diagnóstico de melanoma ungueal continua sendo um desafio mesmo para os *experts*, principalmente nos casos iniciais. Os critérios utilizados para estabelecer o diagnóstico incluem circunscrição pobre, densidade dos melanócitos intraepidérmicos (variando entre 39-136),[40] distribuição irregular dos melanócitos, confluência evidente dos ninhos, dispersão suprabasal, atipia celular, infiltrado linfocitário e variação do tamanho dendrocitário (como visto nos melanomas acrais).[6,24] Apesar da possibilidade de se medir o índice Breslow, a correlação entre espessura e prognóstico pode não ser a mesma quando comparada aos outros tipos de melanoma cutâneo. Os níveis de Clark não podem ser utilizados da mesma maneira. Não há distinção adequada da derme papilar ou do subcutâneo na unidade ungueal, exceto na pele acral da região periungueal. O nível V de Clark pode ser descrito como acometimento do periósteo ou osso da falange.[6,44]

TRATAMENTO

O tratamento das melanoníquias depende da etiologia da lesão pigmentada e do paciente. Conduta conservadora e excisão são possibilidades terapêuticas para as lesões benignas. No caso de escolha do tratamento cirúrgico, o paciente deve ser orientado quanto a possibilidade de distrofia permanente da placa ungueal. A hipermelanose não exige tratamento, e quando excisada, as taxas de recidivas são altas. A conduta conservadora pode ser desconfortável nos casos de nevo e lentigo devido a possibilidade de malignização. A excisão tangencial é a melhor opção para remoção dessas lesões, permitindo uma remoção completa da lesão, com mínima ou nenhuma distrofia da placa ungueal.

O tratamento cirúrgico do melanoma subungueal *in situ*, inicialmente radical (amputação), tem sido substituído por cirurgia mais conservadora, onde todo o complexo ungueal é removido, porém sem amputação da falange.[45] Nesses casos, o defeito pode ser coberto por enxerto ou deixar cicatrizar por segunda intensão.[46] Além de permitir um bom resultado cosmético e funcional, o prognóstico é semelhante aos casos submetidos a amputação (Figura 12.16).[47-49]

Apesar de alguns estudos sugerirem a remoção do complexo ungueal sem amputação para casos microinvasivos,[50] este assunto é controverso e a amputação da falange distal ainda é preferida.[51]

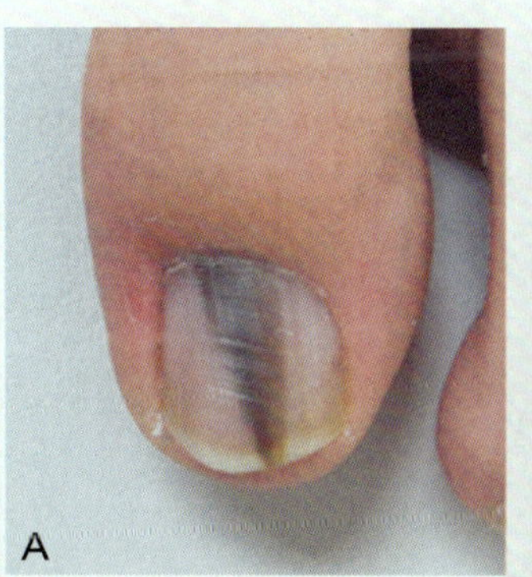

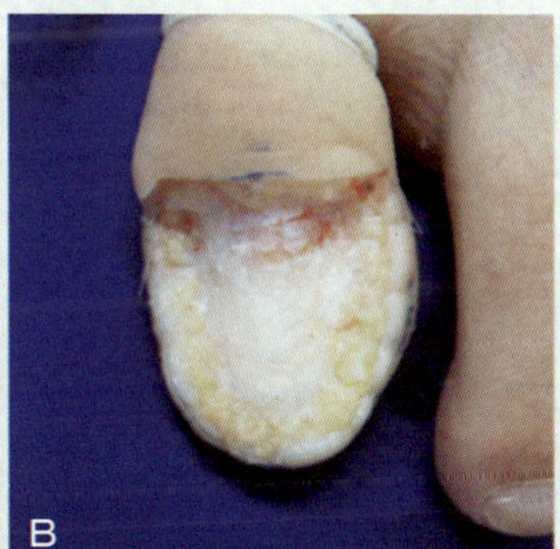

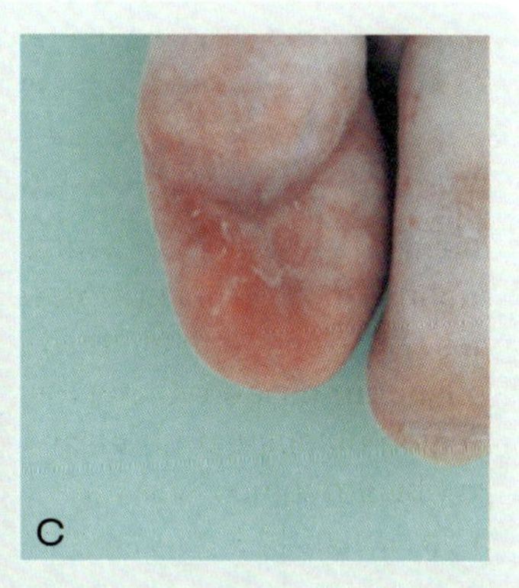

Figura 12.16 Cirurgia conservadora do melanoma ungueal *in situ*. **A.** Melanoma ungueal. **B.** Remoção de todo complexo ungueal, sem amputação da falange distal. **C.** Cicatrização por segunda intensão (1 ano).

REFERÊNCIAS BIBLIOGRÁFICAS

1. Haneke E, Baran R. Longitudinal melanonychia. Dermatol Surg. 2001; 27:580-4.
2. Braun RP, Baran R, Le Gal FA, Dalle S, Ronger S, Pandolfi R, et al. Diagnosis and management of nail pigmentations. J Am Acad Dermatol. 2007 May; 56(5):835-47. Epub 2007 Feb 22.
3. Tosti A, Piraccini BM, Cadore de Farias D. Dealing with melanonychia. Semin Cutan Med Surg. 2009; 28(1):49-54.
4. Di Chiacchio N, Hirata SH, Enokihara MY, Michalany NS, Fabbrocini G, Tosti A. Dermatologists' accuracy in early diagnosis of melanoma of the nail matrix. Arch Dermatol. 2010 Apr; 146(4):382-7.
5. Piraccini BM, Iorizzo M, Starace M, Tosti A. Drug-induced nail diseases. Dermatol Clin. 2006 Jul; 24(3):387-91.

6. Tan KB, Moncrieff M, Thompson JF, McCarthy SW, Shaw HM, Quinn MJ, et al. Subungual melanoma: a study of 124 cases highlighting features of early lesions, potential pitfalls in diagnosis, and guidelines for histologic reporting. Am J Surg Pathol. 2007 Dec; 31(12):1902-12.
7. Goettmann-Bonvallot S, Andre J, Belaich S. Longitudinal melanonychia in children: a clinical and histopathologic study of 40 cases. J Am Acad Dermatol. 1999; 41:17-22.
8. Iorizzo M, Tosti A, Di Chiacchio N, Hirata SH, Misciali C, Michalany N, et al. Nail melanoma in children: differential diagnosis and management. Dermatol Surg. 2008 Jul; 34(7):974-8.
9. Tosti A, Piraccini BM, Cagalli A, Haneke E. In situ melanoma of the nail unit in children: report of two cases in fair-skinned Caucasian children. Pediatr Dermatol. 2012 Jan-Feb; 29(1):79-83.
10. Baran R, Kechijian P. Hutchinson's sign: A reappraisal. J Am Acad Dermatol. 1996; 34:87-90.
11. Kawabata Y, Ohara K, Hino H, et al. Two kinds of Hutchinson's sign, benign and malignant. J Am Acad Dermatol. 2001; 44:305-7.
12. Levit EK, Kagen MH, Scher RK, Grossman M, Altman E. The ABC rule for clinical detection of subungual melanoma. J Am Acad Dermatol. 2000; 42:269-74.
13. Ronger S, Touzet S, Ligeron C, Balme B, Viallard AM, Barrut D, et al. Dermoscopic examination of nail pigmentation. Arch Dermatol. 2002; 138:1327-33.
14. Tosti A, Argenziano G. Dermoscopy allows better management of nail pigmentation. Arch Dermatol. 2002; 138:1369-70.
15. Gewirtzman AJ, Saurat JH, Braun RP. An evaluation of dermoscopy fluids and application techniques. Br J Dermatol. 2003; 149:59-63.
16. Di Chiacchio ND, Farias DC, Piraccini BM, Hirata SH, Richert B, Zaiac M, et al. Consensus on melanonychia nail plate dermoscopy. An Bras Dermatol. 2013 Mar-Apr; 88(2):309-13.
17. Astur Mde M, Farkas CB, Junqueira JP, Enokihara MM, Enokihara MY, Michalany N, Hirata SH. Reassessing Melanonychia Striata in Phototypes IV, V, and VI Patients. Dermatol Surg. 2016 Feb; 42(2):183-90.
18. Sahin S, Aydingoz IE, Ersoy Evans S, Demircioglu Duman D, Di Chiacchio NG, Haneke E. Zigzag longitudinal melanonychia: A peculiar dermoscopic pattern. J Eur Acad Dermatol Venereol, 2020.
19. Bilemjian AP, Piñeiro-Maceira J, Barcaui CB, Pereira FB. Melanonychia: the importance of dermatoscopic examination and of nail matrix/bed observation. An Bras Dermatol. 2009 Mar-Apr; 84(2):185-9.
20. Hirata SH, Yamada S, Enokihara MY, Di Chiacchio N, de Almeida FA, Enokihara MM, et al. Patterns of nail matrix and bed of longitudinal melanonychia by intraoperative dermatoscopy. J Am Acad Dermatol. 2011 Aug; 65(2):297-303.
21. Hirata SH, Yamada S, Almeida FA, Enokihara MY, Rosa IP, Enokihara MM, et al. Dermoscopic examination of the nail bed and matrix. Int J Dermatol. 2006; 45:28-30.
22. Hirata SH, Yamada S, Almeida FA, Tomomori-Yamashita J, Enokihara MY, Paschoal FM, et al. Dermoscopy of the nail bed and matrix to assess melanonychia striata. J Am Acad Dermatol. 2005; 53:884-6.
23. Zeng X, Qiu Y, Peng J, Xiang W. Reflectance confocal microscopy as a preliminary screening tool for nail matrix nevus: Two cases report. Skin Res Technol. 2019 Sep; 25(5):758-60.
24. Ruben BS. Pigmented lesions of the nail unit: clinical and histopathologic features. Semin Cutan Med Surg. 2010 Sep; 29(3):148-58.
25. Finch J, Arenas R, Baran R. Fungal melanonychia. J Am Acad Dermatol. 2012 May; 66(5):830-41. Epub 2012 Jan 17.
26. Ocampo-Garza J, Di Chiacchio NG, Di Chiacchio N. Pigmented onychomatricoma: Four cases. Australas J Dermatol. 2018 Feb; 59(1):e66-e69.
27. Benati E, Ribero S, Longo C, Piana S, Puig S, Carrera C, et al. Clinical and dermoscopic clues to differentiate pigmented nail bands: an International Dermoscopy Society study. J Eur Acad Dermatol Venereol. 2017 Apr; 31(4):732-6.
28. Maddy AJ, Tosti A. Spontaneous regression of a nail matrix melanocytic nevusin a child. Pediatr Dermatol. 2017 Sep; 34(5):e254-e256.
29. Colin Tan W, Wang DY, Seghers AC, Koh MJA, Nicholas Goh SG, Joyce Lee SS. Should we biopsy melanonychia striata in Asian children? A retrospective observational study. Pediatr Dermatol. 2019 Nov; 36(6):864-8.

30. Lee JH, Lim Y, Park JH, Lee JH, Jang KT, Kwon EJ, et al. Clinicopathologic features of 28 cases of nail matrix nevi (NMNs) in Asians: Comparison between children and adults. J Am Acad Dermatol. 2018 Mar; 78(3):479-89.
31. Taniguchi K, Kaku Y, Fukuda M, Fujisawa A, Tanioka M, Dainichi T, et al. Ten-year follow up of longitudinal melanonychia in childhood: A case report. J Dermatol. 2019 Mar; 46(3):e89-e90.
32. Jellinek N. Nail matrix biopsy of longitudinal melanonychia: diagnostic algorithm including the matrix shave biopsy. J Am Acad Dermatol. 2007 May; 56(5):803-10.
33. Haneke E. Surgical therapy of acral und subungual melanomas. In: Surgical and Oncological Dermatology. Rompel R, Petres J (eds.) Proceedings of Surgical and Oncological Dermatology. 1999; 15:210-4.
34. Richert B, Theunis A, Norrenberg S, André J. Tangential excision of pigmented nail matrix lesions responsible for longitudinal melanonychia: evaluation of the technique on a series of 30 patients. J Am Acad Dermatol. 2013 Jul; 69(1):96-104.
35. Ocampo-Garza J, Di Chiacchio NG, Dominguez-Cherit J, Fonseca Noriega L, Di Chiacchio N. Submitting tangential nail-matrix specimens. J Am Acad Dermatol. 2017 Nov; 77(5):e133-e134.
36. Di Chiacchio N, Loureiro WR, Michalany NS, Kezam Gabriel FV. Tangential biopsy thickness versus lesion depth in longitudinal melanonychia: a pilot study. Dermatol Res Pract. 2012; 353864. Epub 2012 Mar 14.
37. Perrin C, Michiels JF, Pisani A, et al. Anatomic distribution of melanocytes in normal nail unit: an immunohistochemical investigation. Am J Dermatopathol. 1997; 19:462-7.
38. Tosti A, Cameli N, Piraccini BM, et al. Characterization of nail matrix melanocytes with anti-PEP1, anti-PEP8, TMH-1, and HMB-45 antibodies. J Am Acad Dermatol. 1994; 31:193-6.
39. Tosti A, Baran R, Piraccini BM, Cameli N, Fanti PA. Nail matrix nevi: a clinical and histopathologic study of twenty-two patients. J Am Acad Dermatol. 1996; 34(5 Pt 1):765-71.
40. Amin B, Nehal KS, Jungbluth AA, et al. Histologic distinction between subungual lentigo and melanoma. Am J Surg Pathol. 2008; 32(6):835-43.
41. Gershtenson PC, Krunic A, Chen H, et al. Subungual and periungueal congenital blue naevus. Australas J Dermatol. 2009; 50:144-7.
42. Naylor EM, Ruben BS, Robinson-Bostom L, et al. Subungual blue nevus with combined phenotypic features. J Am Acad Dermatol. 2008; 58:1021-4.
43. Dominguez-Cherit J, Toussaint-Caire S, Kamino H, et al. Subungual Spitz nevus in a Hispanic infant. Dermatol Surg. 2008; 34:1571-3.
44. Thai KE, Young R, Sinclair RD. Nail apparatus melanoma. Australas J Dermatol. 2001; 42(2):71-81; quiz 82-83.
45. Moehrle M, Metzger S, Schippert W, Garbe C, Rassner G, Breuninger H. "Functional" surgery in subungual melanoma. Dermatol Surg. 2003; 29:366-74.
46. Lazar A, Abimelec P, Dumontier C. Full thickness skin graft fornail unit reconstruction. J Hand Surg. 2005; 30:194-8.
47. Sureda N, Phan A, Poulalhon N, Balme B, Dalle S, Thomas L. Conservative surgical management of subungual (matrix derived) melanoma: report of seven cases and literature review. Br J Dermatol. 2011; 165(4):852-8.
48. Ogata D, Uhara H, Tsutsumida A, Yamazaki N, Mochida K, Amano M, et al. Nail apparatus melanoma in a Japanese population: a comparative study of surgical procedures and prognoses in a large series of 151 cases. Eur J Dermatol. 2017; 27(6):620-6.
49. Montagner S, Belfort FA, Belda Junior W, Di Chiacchio N. Descriptive survival study of nail melanoma patients treated with functional surgery versus distal amputation. J Am Acad Dermatol. 2018 Jul; 79(1):147-9.
50. Möhrle M, Lichte V, Breuninger H. Operative therapy of acral melanomas. Hautarzt. 2011; 62(5):362-7.
51. Banfield CC, Dawber RP. Nail melanoma: a review of the literature with recommendations to improve patient management. Br J Dermatol. 1999; 141:628-32.

capítulo 13

Unha Encravada

❖ Nilton Gioia Di Chiacchio
❖ Nilton Di Chiacchio

INTRODUÇÃO

Unha encravada, onicocriptose ou *unguis incarnatus*, é considerada uma condição comum, afetando toda a população. Aproximadamente 20% das consultas em médicos generalistas com problemas relacionados aos pés decorrem do encravamento das unhas.[1] É uma condição que pode ser dolorosa e impactar nas atividades diárias (social e econômica).[2]

EPIDEMIOLOGIA

Está entre as principais causas de doenças inflamatórias do complexo ungueal. Não há predileção racial ou de gênero.[3] Condição que atinge todas as idades, desde neonatos até idosos, sendo mais frequente na segunda década de vida.[4,5] O hálux é o dígito mais afetado, apesar dessa condição poder afetar qualquer outro dígito.[6] A retroníquia é uma entidade provavelmente muito subnotificada que ocorre com maior frequência no hálux de mulheres adultas.[7]

PATOGÊNESE

A causa do encravamento das unhas ainda permanece como um tema desafiador. Alguns sugerem que a placa ungueal é a responsável pela condição, enquanto outros acreditam que as dobras ungueais são as responsáveis pelo início do encravamento. O desequilíbrio entre a borda da placa ungueal, leito ungueal e dobras ungueais é considerado a principal causa. O encravamento das unhas ocorre quando o tecido periungueal é perfurado ou traumatizado pelos cantos da placa ungueal, gerando um ciclo de reação de corpo estranho, seguido de infecção, inflamação e reparo (fibrose). O paciente desenvolve lesões dolorosas com secreção, podendo desenvolver tecido de granulação no local de puntura.[8] O encravamento ungueal pode ser resultado de:[9]

Perda de contiguidade epidérmica nas dobras laterais

A pressão constante da placa ungueal contra tecidos moles (calçados apertados, corte rente das unhas), pode pressionar a polpa digital, gerando um ponto de pressão doloroso no canto distolateral da dobra ungueal. O corte inadequado da placa encravada pode gerar um alívio momentâneo, porém a mesma ao crescer distalmente entrará em conflito com a dobra lateral, piorando o quadro. Esses casos costumam ser agudos e dolorosos.

Pinçamento de tecido subungueal (unha em pinça)

O alargamento da articulação interfalangeana distal decorrente de alterações ósseas da falange em questão (osteoartrite, trauma, cirurgia etc), leva ao estreitamento e elevação da porção distal da placa ungueal, que ainda se mantém aderida ao leito ungueal. O resultado é a deformação do leito ungueal que acaba sendo pinçado pelas laterais da placa ungueal. A dor evolui progressivamente com o passar do tempo, dificultando o uso de calcados, corte das unhas e, em algumas situações, o uso de lençol pode desencadear a dor durante o sono.

Aumento de tecido periungueal

O aumento das dobras ungueais é observado fisiologicamente em recém-nascidos e lactantes. Com o crescimento da criança, esse aumento tecidual periungueal tende a diminuir, podendo ocorrer em situações de encravamento ungueal crônico ou corte muito rente nos cantos das unhas. Quadros agudos não costumam ser observados nessa situação. A fibrose decorrente desse processo inflamatório crônico pode aumentar a ponto de encobrir o canto distolateral da placa ungueal.

FATORES DE RISCO

Os fatores de risco que predispõem ao encravamento ungueal incluem aspectos mecânicos e comportamentais. Inúmeras causas são descritas, como o corte inadequado das unhas, remoção da unha e uso de calçados apertados. Em populações onde o hábito de andar descalço é frequente, a incidência da onicocriptose tende a ser menor, mostrando que o uso de calçados seja um dos fatores de risco para o encravamento das unhas.[10] Diabetes, obesidade, doenças cardíacas, renais ou tireoidianas, são condições sistêmicas que aumentam a probabilidade do encravamento ungueal, já que estão relacionadas com o edema dos membros inferiores.[8,9] A associação da onicocriptose com medicamentos é descrita, sendo os retonoides, antifúngicos orais e a ciclosporina, os mais comuns.[11-14]

A hiperidrose, além de piorar a higiene dos pés, favorece o amolecimento das unhas e pele, podendo gerar uma fragilidade maior da placa ungueal com possível quebra da mesma, permitindo que esta espícula recém-formada perfure o tecido periungueal. Traumas repetidos, geralmente decorrentes da constante colisão dos háluces contra a ponta do calçado durante a prática desportiva de alto impacto, pode ser considerado como um fator desencadeante.

Uma vez que não exista nenhum fator de risco ou fator desencadeante identificado, deve-se lembrar que o encravamento das unhas pode acontecer por uma predisposição genética, sendo na maioria das vezes a história familiar positiva.[15] O mau alinhamento congênito dos háluces é frequentemente associado a uma das formas congênitas da onicocriptose. Pacientes com aumento expressivo da curvatura no seu eixo transverso da placa ungueal, são mais propensos a desenvolver um encravamento das unhas.

CARACTERÍSTICAS CLÍNICAS

Os pacientes frequentemente se queixam de uma dor aguda e localizada no leito ungueal do dedo acometido. O exame físico pode revelar eritema, edema das dobras ungueais, supuração, tecido de granulação e/ou hipertrofia tecidual. Inúmeras classificações são descritas e propostas na literatura, levando-se em conta o tempo de aparecimento da lesão ou sua localização. Nossa preferência é pela classificação que prioriza a localização (proximal, distal e lateral).[16]

Encravamento lateral sem alteração na curvatura da placa ungueal

- **Unha em trapézio:** considerada como causa (controvérsia) congênita de encravamento ungueal, onde a placa ungueal dos háluces é simetricamente alargada, além dos limites do leito ungueal. Apresenta um formato de trapézio. O real problema não é o formato da placa ungueal, mas sim a dobra ungueal proximal e lateral que se encontram desviadas medialmente.
- **Encravamento ungueal juvenil:** é o tipo mais comum de unha encravada, sendo frequentemente observada nos adolescentes. Geralmente, desencadeada por corte inadequado, remoção da placa e hiperidrose.[9,16]
- **Hipertrofia tecidual nos adolescentes e adultos:** causada pela evolução crônica da unha encravada, podendo variar desde uma discreta e localizada hipertrofia tecidual da dobra ungueal, até quadros exuberantes e exofíticos que podem encobrir toda a placa ungueal.[9,16] Secreção e contaminação anaeróbica são frequentemente observados e predispõe ao mal cheiro.[16]

Encravamento lateral com alteração na curvatura da placa ungueal

- **Unha em pinça, telha ou dobrada:** condição que pode levar ao encravamento da placa ungueal, já que o excesso de curvatura da placa faz com que a lateral da unha progrida para baixo, adentro das dobras laterais.

Encravamento distal

Ocorre geralmente após a perda/avulsão da placa ungueal. A placa ungueal estando ausente, não mantém o leito ungueal e as dobras plano e lateralizados, respectivamente. Ao caminhar, a pressão gerada pela pisada gera uma força que permite a dobra ungueal distal ocupar gradativamente o leito ungueal distal, que com o tempo pode hiperqueratinizar. Com o crescimento da nova unha, ao atingir a porção distal, esta colidirá com o leito queratinizado e a dobra distal elevada e proximalmente desviada.[17,18]

Encravamento proximal

- **Retroníquia (Figura 13.1):** o termo retroníquia é utilizado como referência ao encravamento proximal da unha na dobra ungueal proximal.[19] Inicia-se com uma perda do crescimento longitudinal da unha devido a injúria da matriz, podendo esta ser de natureza traumática ou inflamatória (localizada ou sistêmica). Quando os cornos laterais da unha encontram-se firmemente aderidos a placa ungueal, a onicomadese completa pode não acontecer e com o crescimento da nova placa ungueal, o eixo de crescimento da mesma se perde e a placa antiga é empurrada contra a porção ventral da dobra ungueal proximal.[20] Isso leva ao encravamento da placa na dobra ungueal proximal, gerando inflamação da mesma. Provavelmente, é uma condição subestimada que afeta mais os háluces de mulheres adultas.[21,22] É descrita a tríade de diminuição da velocidade de crescimento da unha, paroníquia proximal e xantoníquia. Outra dica para o diagnóstico é o encurtamento do leito ungueal que ocorre devido ao excesso de pressão que a porção distal da placa ungueal gera, elevando a porção proximal da unha da recém-formada placa.[23]

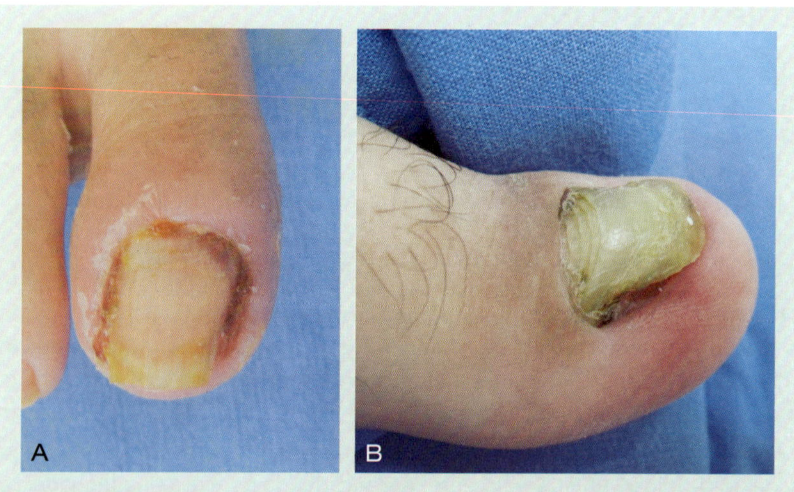

Figura 13.1 **A.** Eritema e edema de dobra ungueal proximal em caso de retroníquia em fase inicial. **B.** Amarelamento da placa ungueal e múltiplas camadas de placa ungueal sobrepostas. Fonte: acervo dos autores.

Encravamento lateral e distal

- **Unha em arpão:** é uma variante de onicocriptose, onde uma espícula lateral de placa ungueal perfura a dobra laterodistal através de um sulco.[24] Clinicamente, aparece como uma pápula eritematocrostosa, com saída de secreção. Sem tratamento na forma aguda, o canal formado pela espícula epiteliza e a inflamação desaparece, caracterizando-se a forma crônica.
- **Hipertrofia distolateral dos bebês:** hipertrofia congênita das dobras laterais pode estar presente desde o nascimento ou aparecer logo após o mesmo. É atribuído ao desequilíbrio entre o crescimento ungueal e das dobras ungueais, manifestando-se clinicamente como uma dobra ungueal hipertrofiada que cobre parte da unha.[25]

ESTÁGIO (ÍNDICE DE GRAVIDADE)

São descritos na literatura cinco diferentes índices de gravidade para a onicocriptose. Todos se baseiam no mesmo critério: eritema, infecção, edema, secreção, hipertrofia de dobra ungueal, tecido de granulação e dor.[26-29] A única exceção é um índice que leva em consideração o formato da placa ungueal.[30] Nossa preferência é pelo índice de Heifetz, que além de fácil pode nos guiar na escolha do tratamento (Tabela 13.1 e Figura 13.2).

Tabela 13.1 Heifetz – índice de gravidade.

Estágio	Heifetz – índice de gravidade
I	Discreto eritema e edema das dobras ungueais
II	Estágio I associado a: presença de infecção aguda e supuração
III	Estágio II associado a: infecção crônica, formação de tecido de granulação e hipertrofia tecidual das dobras ungueais

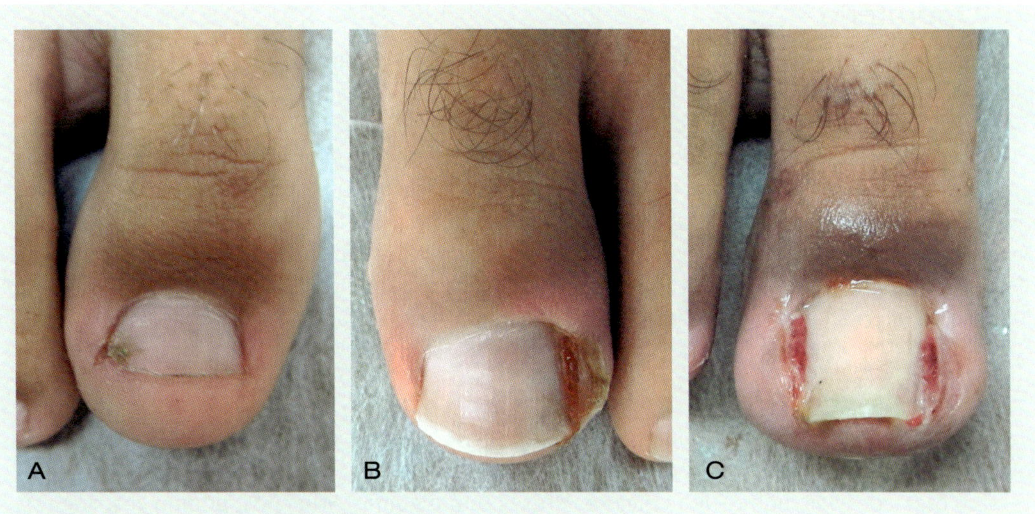

Figura 13.2 **A.** Heifetz estágio I. **B.** Heifetz estágio II. **C.** Heifetz estágio III. Fonte: acervo dos autores.

TRATAMENTO

A escolha do tratamento deve basear-se no estágio de severidade em que o paciente se encontra. Nos casos considerados leves ou em crianças, a preferência é por tratamentos conservadores. Quando a placa ungueal é a responsável pelo encravamento, o estreitamento da mesma deve ser considerado. Nos casos onde há hipertrofia tecidual, a remoção destes das dobras ungueais acometidas é considerada a melhor opção (Figura 13.3).

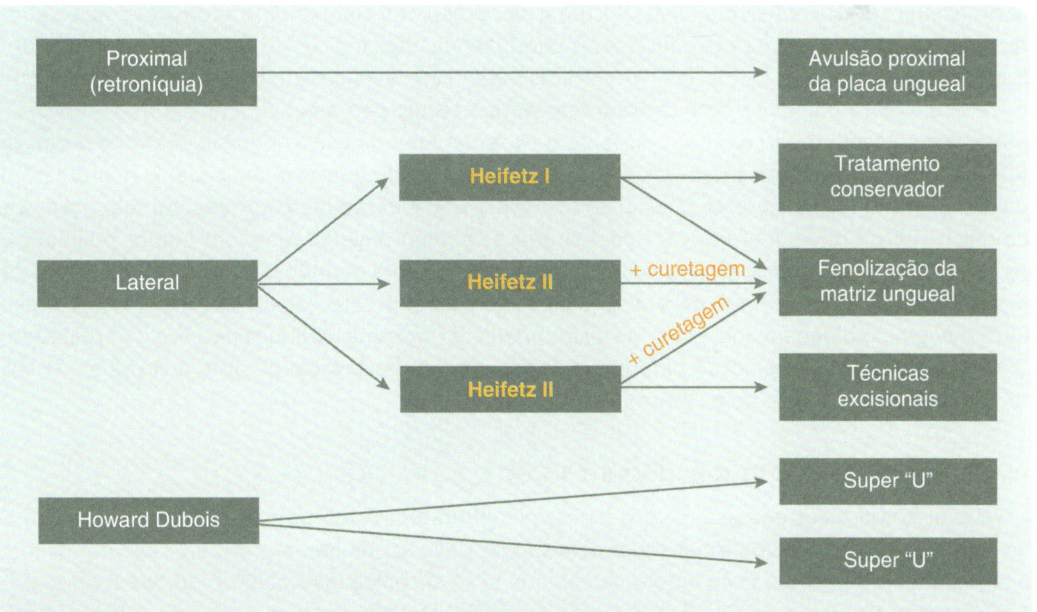

Figura 13.3 Algoritmo para o tratamento da onicocriptose com base na localização e intensidade. Fonte: autoria própria.

Pré-Operatório

Antes de qualquer procedimento, uma avaliação completa e detalhada deve ser realizada em todos os pacientes. Pesquisa por doenças preexistentes, principalmente as de origem vascular (diabetes, doença de Raynaud, tabagismo, artereopatia etc.), bem como história prévia de complicações cirúrgicas, devem ser questionadas. É muito importante que todo o procedimento seja explicado ao paciente antes de sua realização (anestesia, desenhos sobre a técnica adotada, dor e limitação socioeconômica esperada para o pós-operatório, risco de distrofia da placa ungueal e possíveis complicações). A profilaxia antibacteriana é indicada na prevenção de endocardite ou infecção de prótese, em pacientes com alto risco cardíaco, naqueles com próteses articulares de alto risco de infecção e/ou quando existe infecção ativa no sítio cirúrgico.[31,32]

Tratamento conservador

São descritas na literatura inúmeras técnicas conservadoras para o tratamento das unhas encravadas, sendo as mais frequentemente observadas: massagem das dobras ungueais, compressão, fitas adesivas, unhas de acrílico e órteses. Em algumas situações, podem restringir as atividades diárias do paciente. A indicação ocorre nos casos leves a moderados, crianças e/ou pacientes que não apresentam condição clínica, econômica ou social para a realização do procedimento cirúrgico naquele momento. A eficácia nos casos leves a moderados só será alta quando o encravamento for resultado de quadros recentes, onde houve corte inadequado da placa ungueal, ou nos casos onde o formato da unha ainda não atingiu sua forma definitiva (recém-nascidos e crianças).[33] São tratamentos longos e quando mal indicados, apresentam altas taxas de recidiva.

Tratamento cirúrgico

A intervenção cirúrgica tem por objetivo remover a porção da placa ungueal ou o tecido periungueal responsável pelo encravamento, aliviar os sintomas do paciente e prevenir a recidiva. A abordagem cirúrgica apresenta taxas de cura maiores quando comparadas às opções conservadoras.[33] Não existe uma técnica cirúrgica perfeita que tenha altos índices de cura e que possa ser utilizada nas mais diferentes situações. As técnicas podem ser divididas em dois grupos: técnicas que estreitam a placa ungueal e técnicas que removem o tecido periungueal.[9] Em algumas situações, pode haver a combinação de técnicas. Tanto o estreitamento da placa ungueal, quanto a remoção tecidual periungueal apresentam resultados excelentes desde que bem indicadas e realizadas da maneira correta (conhecimento técnico do cirurgião). Não é infrequente nos deparamos com casos de onicocriptose onde diferentes técnicas cirúrgicas podem ser utilizadas com ótimos resultados. As técnicas que serão descritas apresentam altas taxas de cura quando bem executadas. Antes do procedimento, o dedo afetado deverá ser higienizado com uma solução antisséptica (iodo, clorexidine, álcool) e o bloqueio anestésico distal ou proximal (procaína ou lidocaína 1% a 2%) realizado. O torniquete deve ser colocado para prevenir sangramento excessivo durante a cirurgia e então retirado logo após o término da mesma.

Avulsão da placa ungueal (Figura 13.4)

A avulsão da placa ungueal é considerada pela literatura como primeira linha no tratamento da retroníquia, além de confirmar seu diagnóstico.[34] Deve ser realizada uma abordagem proximal a fim de minimizar traumas no leito ungueal, que já se encontra mais aderido do que o normal.[23] Com exceção do tratamento da retroníquia, a avulsão da placa ungueal é um procedimento em desuso, prejudicial e sem utilidade no tratamento das onicocriptoses, além de ter altos índices de recidiva, pós-operatorio doloroso e risco de distrofia ungueal.[35]

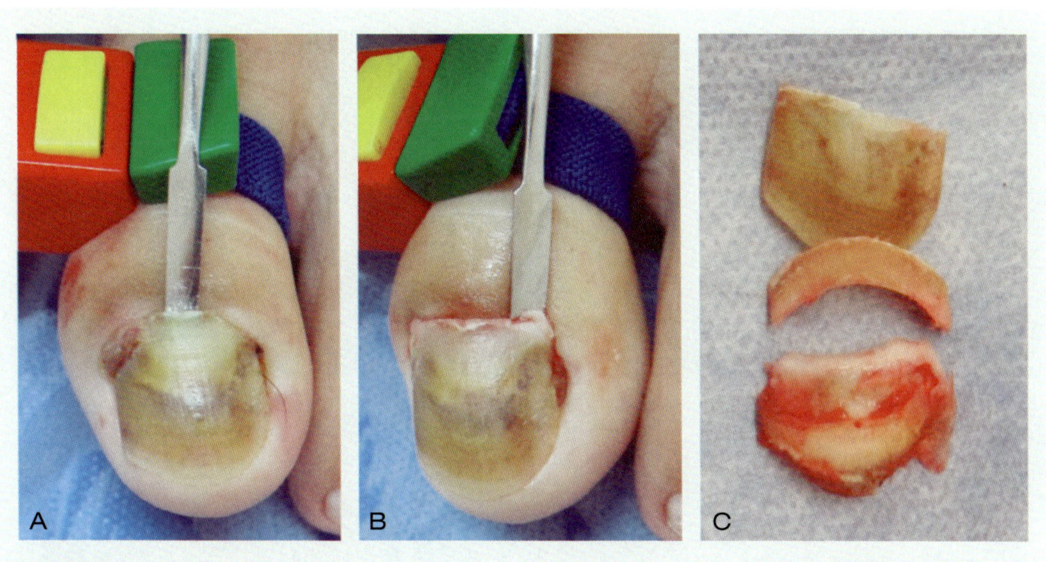

Figura 13.4 **A.** Descolamento proximal da placa ungueal. **B.** Descolamento proximal dos cornos laterais da placa ungueal. **C.** Visualização de três placas ungueais retiradas que estavam sobrepostas sob a dobra ungueal proximal, característico nos casos de retroníquia. Fonte: acervo dos autores.

Estreitamento da placa ungueal

Destruição química dos cornos laterais da matriz

A cauterização química dos cornos laterais da matriz ungueal é um procedimento simples e eficaz que deve ser conhecido por todos os dermatologistas. É indicado nos casos de onicocriptose estágio II (Heifetz), associado ou não a tecido de granulação, e nos casos de hipercurvatura transversa da unha.[9] O uso do fenol 88% na quimiocauterização da matriz ungueal é amplamente descrito da literatura, mostrando-se como uma das técnicas mais eficazes e de baixa morbidade (Figura 13.5). É considerada uma técnica fácil, exige pouco tempo na sua realização e de baixo custo.[9,33,36-40] Pode ser utilizada em todos os graus de onicocriptose, pacientes com diabetes e/ou em uso de anticoagulantes/antiagregantes plaquetários.[41] O tecido de granulação, quando presente, pode ser curetado para permitir uma melhor visualização da placa ungueal a ser cortada, evitando-se assim o estreitamento excessivo da mesma. A porção da unha a ser tratada deve ser descolada do leito ungueal, dobra ungueal lateral e proximal. A placa ungueal é então cortada da sua borda livre até a região mais proximal (matriz), com o auxílio de uma tesoura reta e afiada, e removida com uma pinça hemostática (Kelly) com um movimento de rotação lateral. Uma delicada curetagem do leito operatório pode ser realizada para a remoção de restos celulares, evitando-se complicações no pós-operatório (reação de corpo estranho). Uma haste envolta de algodão deve ser mergulhada numa solução de fenol 88% e aplicada no sulco lateral, abaixo da dobra ungueal proximal, e friccionada contra a matriz ungueal por 2 a 4 minutos.[42] Não há a necessidade de neutralização da solução de fenol, já que esta será consumida assim que o fluxo sanguíneo for reestabelecido, após a retirada do torniquete. Estudos mostram que o álcool não neutraliza a solução de fenol, apenas a dilui parcialmente.[43] Exsudação é esperada à partir do terceiro dia de pós-operatório, podendo perdurar por até 3 semanas. Eritema discreto das dobras ungueais laterais e proximal é observado por 7 a 10 dias após o procedimento. Infecção é uma complicação considerada rara, porém a mais frequente. O uso de antibioticoterapia profilática não é indicado, sendo seu uso reservado aos casos com

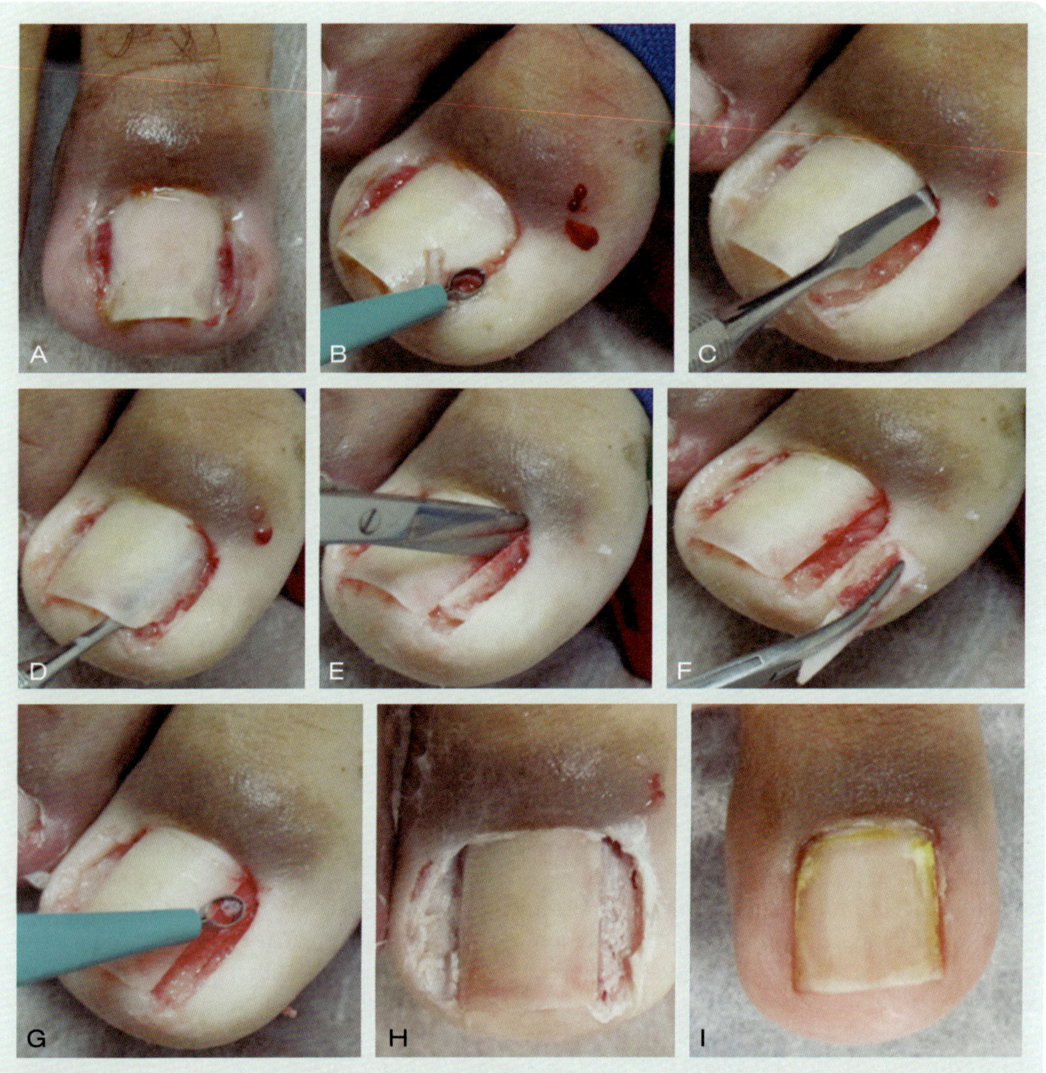

Figura 13.5 **A.** Onicocriptose associada a tecido de granulação. **B.** Após a curetagem do tecido de granulação. **C.** Descolamento da porção lateral da unha da dobra ungueal lateral. **D.** Descolamento da porção lateral da unha do leito ungueal. **E.** A placa ungueal é cortada da sua porção livre até a região da matriz. **F.** A placa é facilmente removida. **G.** Matriz e leito são gentilmente curetados. **H.** Aspecto logo após a fenolização. **I.** Resultado após 60 dias. Fonte: acervo dos autores.

comprovada infecção.[44] Periostite é observada nos casos onde a curetagem do leito operatório foi intensa, agredindo o periósteo.[45] Descolamento excessivo da placa ungueal associado ao algodão encharcado na solução de fenol, aumentam consideravelmente o risco de distrofia ungueal (temporária ou definitiva).[46]

Hidróxido de sódio 10%[47,48] e ácido tricloroacético (80% a 100%)[49-51] também podem ser utilizados na quimiocauterização dos cornos laterais da matriz ungueal. Até o momento, o uso do fenol é considerado como padrão-ouro na quimiocauterização da matriz ungueal, já que não foi provada superioridade do hidróxido de sódio e ácido tricloroacético sobre o fenol, devido a escassez de estudos prospectivos e comparativos.

A cauterização química da matriz ungueal pode ser utilizada nos casos de hipercurvatura transversa da unha, gerando alívio imediato da dor decorrente do pinçamento do leito e dobras ungueais pela placa hipercurvada. Após um ano de pós-operatório, a placa ungueal adquire um aspecto plano.

Eletrocirurgia, crioterapia e *laser*

Apesar de descrito na literatura, o uso da eletrocirurgia, radiocirurgia e *lasers* no tratamento das onicocriptoses, não oferece nenhuma vantagem sobre as demais técnicas ablativas já descritas.[52-55]

Destruição física dos cornos laterais da matriz

Excisão em bloco

Inúmeras variações são descritas na literatura (Winograd's, Zadik's ou Emmert's). Em todas, é realizada a remoção em bloco da porção lateral da placa, leito e matriz ungueal. Exigem bom treinamento e atenção na remoção completa do corno lateral da matriz ungueal. conseguindo altas taxas de cura.[56] A incisão em "S" (Figura 13.6) ou em "L" permitem a completa remoção do corno lateral da matriz ungueal, uma vez que existe uma curvatura proximal dos mesmos.[57,58] O maior inconveniente dessas técnicas é a dor esperada no pós-operatório devido ao trauma do periósteo. Antibióticos podem ser utilizados profilaticamente nesses casos.[59] Complicações são mais frequentes e incluem: infecção (20%), desvio lateral do hálux (nos casos onde há remoção de mais de 3 mm de unha), formação de espícula ungueal (mais frequente nos cirurgiões com pouca experiência) e cistos de inclusão.[60-62] Por essas razões, essas técnicas acabam sendo utilizadas em casos selecionados.[9]

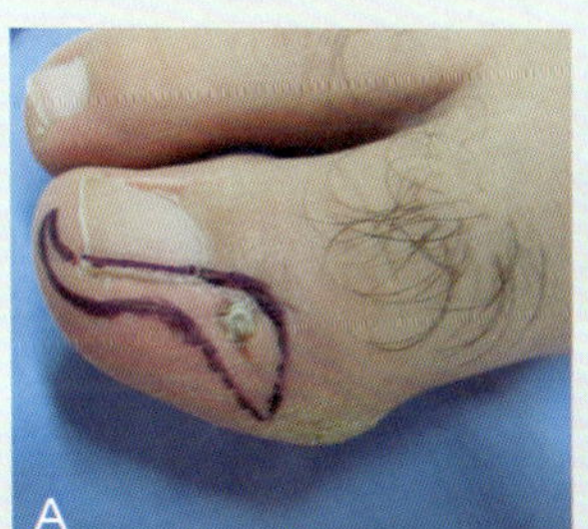

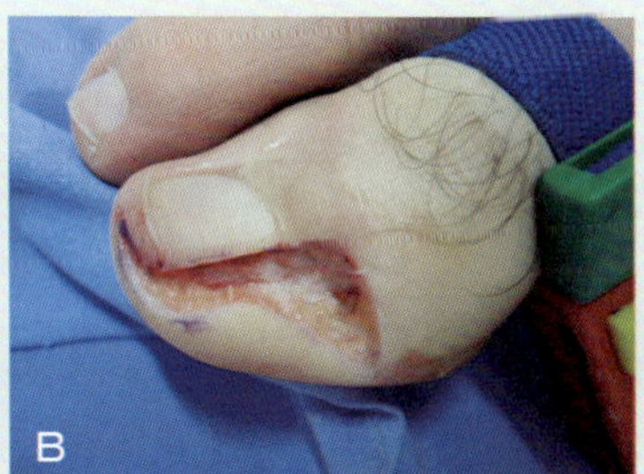

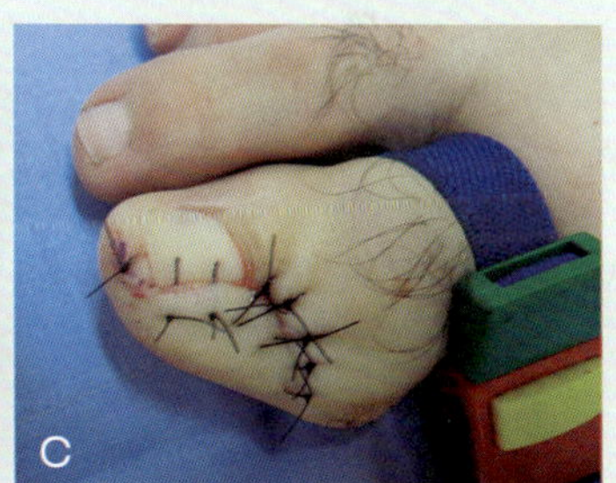

Figura 13.6 **A.** Desenho da incisão em "S" (perceba que incisão inclui a espícula ungueal decorrente de uma remoção inadequada do corno lateral da matriz, em cirurgia prévia). **B.** As excisões em bloco permitem uma completa remoção do corno lateral da matriz. **C.** Após a sutura, no pós-operatório imediato. Fonte: acervo dos autores.

Remoção de tecido periungueal

Nos casos onde o encravamento da unha é causado pela hipertrofia das dobras ungueais, o estreitamento da placa ungueal não é indicado. Nesses casos, o tratamento deve focar no excesso de dobra que causa o encravamento, seja este lateral ou distal. Existem três tipos de procedimentos que podem ser realizados na correção da onicocriptose por hipertrofia de dobra ungueal: Howard-Dubois, Super "U" e Vandenbos.

Howard-Dubois (Figura 13.7)

Considerado o padrão-ouro para os casos de encravamento distal com pouca ou nenhuma hipertrofia tecidual.[9,63] Também pode ser utilizado nos casos onde há leve a moderada hipertrofia das dobras laterais. A técnica consiste na remoção de uma faixa de pele e tecido subcutâneo seguida de sutura direta do defeito, tracionando as dobras laterais lateralmente e a dobra distal distalmente. Com isso, a placa ungueal fica livre para crescer sem nenhuma resistência.[63] Complicações não são comuns, mas necrose pode ocorrer nos casos onde foi realizada sutura apertada do defeito. A dor é considerada moderada a intensa. A retirada dos pontos deve ocorrer entre 14 e 20 dias após o procedimento.

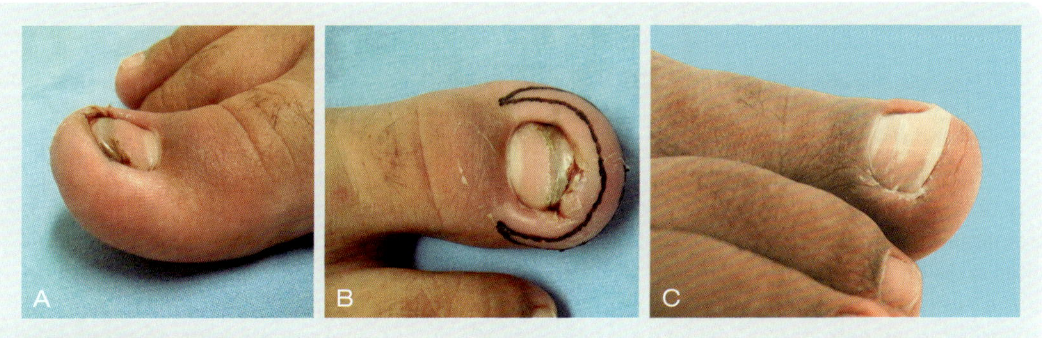

Figura 13.7 **A.** Encravamento distal da placa ungueal. **B.** Desenho da incisão em "boca-de-peixe", note que é preservado aproximadamente 5 mm de dobra ungueal distal e laterais. **C.** A faixa a ser retirada tem ao redor de 7 mm. **D.** Três meses após a cirurgia, com a placa ungueal crescendo livremente. Fonte: acervo dos autores.

Super "U"

A técnica do Super "U" foi descrita por Ival Peres Rosa[64] e é indicada nos casos onde a hipertrofia tecidual é intensa (Figura 13.8). O objetivo desse procedimento é a remoção de todo o tecido hipertrofiado (dobras ungueais laterais e distal), porém a fenolização dos cornos laterais da matriz ungueal pode ser associada no mesmo tempo cirúrgico. A remoção da banda onicodérmica pode acarretar na formação de "unha em bico-de-papagaio" e a retirada em excesso de tecido subcutâneo da porção distal da dobra resulta em dor persistente na ponta do dedo, principalmente ao caminhar. A cicatrização se dá por segunda intenção, e dura aproximadamente 6 semanas. Infecção é rara, porém dor intensa é esperada, principalmente nas primeiras 48 horas.

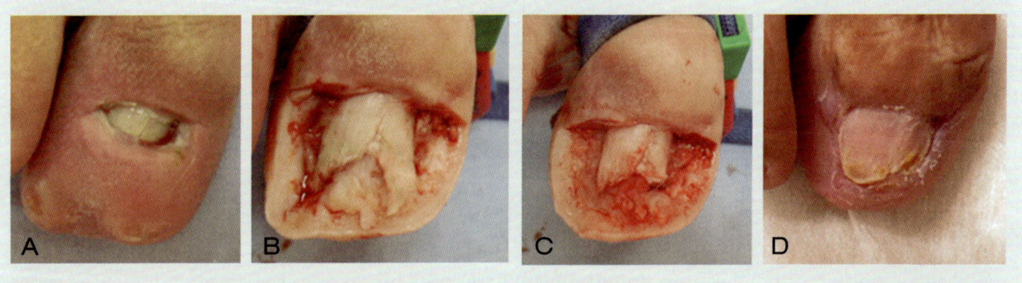

Figura 13.8 **A.** Caso severo de encravamento ungueal com intensa hipertrofia das dobras ungueais (Heifetz III). **B.** Remoção em "U" ao redor da unha, incluinda dobras laterais e distal. **C.** Chuleio ancorado é realizado com fio absorvível para fins hemostáticos. **D.** Resultado após 60 dias do procedimento. Fonte: acervo dos autores.

Vandenbos (Figura 13.9)

Técnica semelhante ao Super "U", porém preserva a dobra ungueal distal. Indicada nos casos onde a hipertrofia tecidual é intensa nas dobras ungueais laterais, porém com leve ou ausente aumento da dobra ungueal distal.[9]

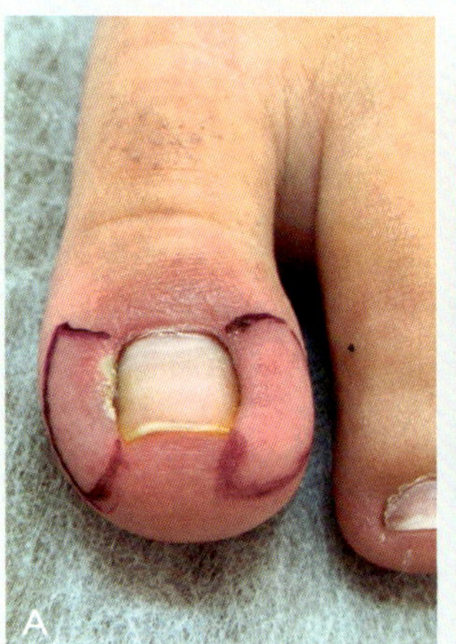

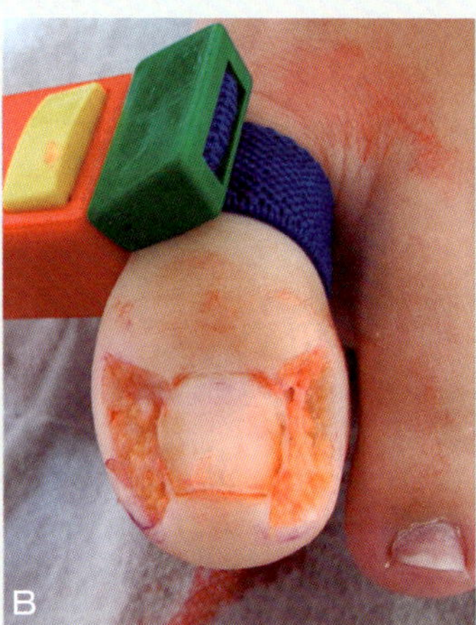

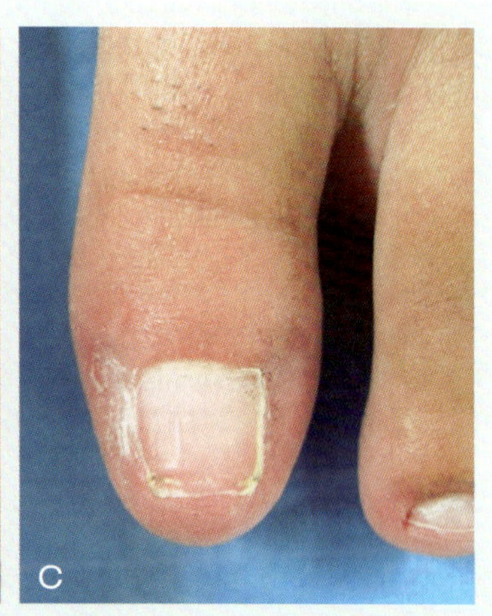

Figure 13.9 **A.** Marcação utilizada na técnica de Vandenbos, note a hipertrofia das dobras laterais. **B.** Remoção ampla de toda a dobra lateral, poupando a dobra distal. **C.** Seis meses após cicatrização por segunda intenção. Fonte: acervo dos autores.

REFERÊNCIAS BIBLIOGRÁFICAS

1. Reyzelman AM, Trombello KA, Vayser DJ, et al. Are antibiotics necessary in the treatment of locally infected ingrowing toenails? Arch Fam Med. 2000; 9:930-2.
2. Yang G, Yanchar NL, Lo AYS, et al. Treatment of ingrown toenails in the pediatric population. J Pediatr Surg. 2008; 43:931-5.
3. Dunn JE, Link CL, Felson DT, et al. Prevalence of foot and ankle conditions in a multiethnic community sample of older adults. Am J Epidemiol. 2004; 159(5):491-8.
4. Sarifakioglu E, Yilmaz AE, Gorpelioglu C. Nail alterations in 250 infant patients: a clinical study. J Eur Acad Dermatol Venereol. 2008; 22(6):741-4.
5. Grassbaugh JA, Mosca VS. Congenital ingrown toenail of the hallux. J Pediatr Orthop. 2007; 27(8):886-9.
6. DeLauro NM, DeLauro TM. Onychocryptosis. Clin Podiatr Med and Surg. 2004; 21(4):617-30.
7. Gerard E, Prevezas C, Doutre M, et al. Risk factors, clinical variants and therapeutic outcome of retronychia: a retrospective study of 18 patients. Eur J Dermatol. 2016; 26(4):377-81.
8. Heidelbaugh JJ, Lee H. Management of the ingrown toenail. Am Fam Physician. 2009; 79(4):303-8.
9. Richert B. Surgical management of ingrown toenails – an update overdue. Dermatol Ther. 2012; 25(6):498-509.
10. Gunal I, Kosay C, Veziroglu A, et al. Relationship between onychocryptosis and foot type and treatment with toe spacer. A preliminary investigation. J Am Podiatr Med Assoc. 2003; 93(1):33-6.
11. Olujohungbe A, Cox J, Hammon MD, Prentice HG. Ingrowing toenails and cyclosporin. Lancet. 1993; 342(8879):1111.

12. Baran R. Etretinate and the nails (study of 130 cases) possible mechanisms of some side-effects. Clin Exp Dermatol. 1986; 11:148-52.
13. Piraccini BM, Bellavista S, Misciali C, et al. Periungual and subungual pyogenic granuloma. Br J Dermatol. 2010 Nov; 163(5):941-53.
14. Bonifaz A, Paredes V, Fierro L. Onychocryptosis as consequence of effective treatment of dermatophytic onychomycosis. J Eur Acad Dermatol Venereol. 2007 May; 21(5):699-700.
15. Langford DT, Burke C, Robertson K. Risk factors in onychocryptosis. Br J Surg. 1989; 76(1):45-8.
16. Richert B, Di Chiacchio N, Caucanas M, Di Chiacchio NG. Management of ingrowing nails treatment scenarios and practical tips. Cham: Springer International Publishing. 2016; 35-56.
17. Zook EG, Baran R, Haneke E, Dawber RPR. Nail surgery and traumatic abnormalities. In: Diseases of the nails and their managements, 3 ed. Baran R, Dawber R, Berker DAR, Haneke E, Tosti A (eds). Oxford: Blackwell Science. 2001; 425-514.
18. Richert B. Surgery of the distal fold. In: Nail surgery. Richert B, Di Chiacchio N, Haneke E (eds.). New York: Informa Healthcare. 2011; 97.
19. De Berker DA, Rendall JR. Retronychia-proximal ingrowing nail. JEADV. 1999; 12:S126.
20. Dahdah 2008. Dahdah MJ, Kibbi AG, Ghosn S. Retronychia: report of two cases. J Am Acad Dermatol. 2008; 58:1051-3.
21. Piraccini BM, Richert B, de Berker DA, et al. Retronychia in children, adolescents, and young adults: a case series. J Am Acad Dermatol. 2014; 70(2):388-90.
22. Richert B, Di Chiacchio N, Caucanas M, Di Chiacchio NG. Management of ingrowing nails treatment scenarios and practical tips. Cham: Springer International Publishing. 2016; 77.
23. Richert B, Caucanas M, André J. Retronychia. Ann Dermatol Venereol. 2014; 141(12):799-804.
24. Richert B, Caucanas M, Di Chiacchio N. Surgical approach to harpoon nail: a new variant of ingrowing toenail. Dermatol Surg. 2014; 40(6):700-1.
25. Martinet C, Pascal M, Civatte J, Larrègue M. Bourrelet latéro-unguéal du gros orteil du nourisson: à propos de 2 cas. Ann Dermatol Venereol. 1984; 111:731-2.
26. Heifetz CJ. Ingrown toe-nail. Am J Surg. 1937; 38:298-315.
27. Mozena JD. The Mozena Classification System and treatment algorithm for ingrown hallux nails. J Am Podiatr Med Assoc. 2002; 92(3):131-5.
28. Martínez-Nova A, Sánchez-Rodríguez R, Alonso-Peña D. A new onychocryptosis classification and treatment plan. J Am Podiatr Med Assoc. 2007; 97(5):389-93.
29. Kline A. Onychocryptosis: a simple classification system. Foot Ankle J. 2008; 1(5):6.
30. Frost L. A definite surgical treatment for some lateral nail problems. J Natl Assoc Chirop. 1957; 47(10):493-7.
31. Córdoba-Fernández A, Ruiz-Garrido G, Canca-Cabrera A. Algorithm for the management of antibiotic prophylaxis in onychocryptosis surgery. Foot. 2010; 20(4):140-5.
32. Wright TI, Baddour LM, Berbari EF. Antibiotic prophylaxis in dermatologic surgery: a divisory statement 2008. J Am Acad Dermatol. 2008; 59:464-73.
33. Eekhof JA, Van Wijk B, Knuistingh Neven A, et al. Interventions for ingrowing toenails. Cochrane Database Syst Rev. 2012; (4):CD001541.
34. de Berker DA, Richert B, Duhard E, et al. Retronychia: proximal ingrowing of the nail plate. J Am Acad Dermatol. 2008; 58(6):978-83.
35. Haneke E. Controversies in the treatment of ingrown nails. Dermatol Res Pract. 2012; 783924.
36. Rounding C, Hulm S. Surgical treatments for ingrowing toenails. Cochrane Database Syst Rev. 2000; (2): CD001541.
37. Rounding C, Bloomfield S. Surgical treatments for ingrowing toenails. Cochrane Database Syst Rev. 2005; (2):CD001541.
38. Di Chiacchio N, Belda Jr W, Di Chiacchio NG, et al. Nail matrix phenolization for treatment of ingrowing nail: technique report and recurrence rate of 267 surgeries. Dermatol Surg. 2010; 36(4):534-7.
39. Karaca N, Dereli T. Treatment of ingrown toenail with proximolateral matrix partial excision and matrix phenolization. Ann Fam Med. 2013; 11(1):4.

40. Vaccari S, Dika E, Balestri R, et al. Partial excision of matrix and phenolic ablation for the treatment of ingrowing toenail: a 36-month follow-up of 197 treated patients. Dermatol Surg. 2010; 36(8):1288-93.
41. Felton PM, Weaver TD. Phenol and alcohol chemical matrixectomy in diabetic versus nondiabetic patients. A retrospective study. J Am Podiatr Med Assoc. 1999; 89(8):410-2.
42. Becerro de Bengoa Vallejo R, Losa Iglesias ME, Viejo Tirado F, Serrano Pardo R. Cauterization of the germinal nail matrix using phenol applications of differing durations: a histologic study. J Am Acad Dermatol. 2012 Oct; 67(4):706-11.
43. Becerro de Bengoa Vallejo R, Cordoba Diaz D, Cordoba Diaz M, Losa Iglesias ME. Alcohol irrigation after phenol chemical matricectomy: an in vivo study. Eur J Dermatol. 2013; 23(3):319-23.
44. Dovison R, Keenan AM. Wound healing and infection in nail matrix phenolization wounds. Does topical medication make a difference? J Am Podiatr Med Assoc. 2001; 91(5):230-3.
45. Di Chiacchio N, Di Chiacchio NG. Best way to treat an ingrown toenail. Dermatol Clin. 2015; 33:277-82.
46. Di Chiacchio N, Richert B, Haneke E. Surgery of the matrix. In: Nail surgery. Richert B, Di Chiacchio N, Haneke E (eds.). London: Healthcare. 2010; p. 106.
47. Bostanci S, Kocyigit P, Gürgey E. Comparison of phenol and sodium hydroxide chemical matricectomies for the treatment of ingrowing toenails. Dermatol Surg. 2007; 33(6):680-5.
48. Travers GR, Ammon RG. The sodium hydroxide chemical procedure. J Am Podiatry Assoc. 1980; 7:476-8.
49. Barreiros H, Matos D, Goulão J, Serrano P, João A, Brandão FM. Using 80% trichloroacetic acid in the treatment of ingrown toenails. An Bras Dermatol. 2013; 88(6):889-93.
50. Terzi E, Guvenc U, Türsen B, Kaya TI. The effectiveness of matrix cauterization with trichloroacetic acid in the treatment of ingrown toenails. Indian Dermatol Online J. 2015; 6(1):4-8.
51. Kim SH, Ko HC, Oh CK, et al. Trichloroacetic acid matricectomy in the treatmentof ingrowing toenails. Dermatol Surg. 2009; 35(6):973-9.
52. Ozan F, Doğar F, Altay T. Partial matricectomy with curettage and electrocautery: a comparison of two surgical methods in the treatment of ingrown toenails. Dermatol Surg. 2014; 40(10):1132-9.
53. Misiak P, Terlecki A, Rzepkowska-Misiak B, Wcisło S, Brocki M. Comparison of effectivenessof electrocautery and phenol application in partial matricectomy after partial nail extraction in the treatment of ingrown nails. Pol Przegl Chir. 2014; 86(2):89-93.
54. Küçüktaş M, Kutlubay Z, Yardimci G, Khatib R, Tüzün Y. Comparison of effectiveness of electrocautery and cryotherapy in partial matrixectomy after partial nail extraction in the treatment of ingrown nails. Dermatol Surg. 2013; 39(2):274-80.
55. Kim M, Song IG, Kim HJ. Partial removal of nail matrix in the treatment of ingrown nails: prospective randomized control study between curettage and electrocauterization. Int J Low Extrem Wounds. 2014; 25:192-5.
56. Kayalar M, Bal E, Toros T, et al. Results of partial matrixectomy for chronic ingrown toenail. Foot Ankle Int. 2011; 32(9):888-95.
57. Krull E. Exploration of nail tissue. In: Nail surgery. A text and atlas. Krull E, Zook E, Baran R, Haneke E (eds.). Philadelphia, PA: Lippincott Williams & Wilkins. 2001; 49-53.
58. Haneke E, Richert B, di Chiacchio N. Surgery of the whole nail unit. In: Nail surgery. Richert B, di Chiacchio N, Haneke E (eds.). London: Informa Heathcare. 2010; 133-48.
59. Rusmir A, Salerno A. Postoperative infection after excisional toenail matrixectomy: a retrospective clinical audit. J Am Podiatr Med Assoc. 2011; 101(4):316-22.
60. De Berker DA, Baran R. Acquired malalignment: a complication of lateral longitudinal nail biopsy. Acta Derm Venereol. 1998; 78(6):468-70.
61. Richert BB, Dahdah MM. Complications of nail surgery. In: Complications in dermatologic surgery. Noury K (ed.). Philadelphia, PA: Mosby. 2008; 137-58.
62. Vanhooteghem O, Henrijean A, André J, Richert B, De La Brassinne M. Ingrown nails: a complication of surgery for an in-growing toe-nail using the Zadik procedure. Ann Dermatol Venereol. 2006; 133(12):1009-10.
63. Richert B. Surgery of the lateral nail folds. In: Nail surgery. Richert B, Di Chiacchio N, Haneke E (eds.). London: Healthcare. 2010; p. 89.
64. Rosa IP, Di Chiacchio N, Di Chiacchio NG, Caetano L. "Super U" – a technique for the treatment of ingrown nail. Dermatol Surg. 2015 May; 41(5):652-3.

capítulo 14

Retroníquia

❖ Cristina Diniz Borges Figueira de Mello

INTRODUÇÃO

O termo retroníquia foi descrito por De Beker e Rendall em 1999.[1] Retroníquia é considerada o subtipo proximal da onicocriptose onde há o encravamento da placa ungueal na dobra ungueal proximal, com subsequente paroníquia subaguda.[1-4] O trauma é o fator precipitante mais comum e o hálux é o dedo mais frequentemente acometido.[5]

FISIOPATOLOGIA

A retroníquia pode ser considerada uma onicomadese que não evolui de maneira usual.[6] A base fisiopatológica comum de ambas é a interrupção completa da produção da placa ungueal devido a um insulto físico ou sistêmico (Figura 14.1A e B).[7,8] Na onicomadese, a interrupção do crescimento é seguida pela produção de uma placa nova, que se mantém alinhada ao eixo horizontal com a antiga, empurrando esta última em direção à ponta do dedo (Figura 14.1C e D).[7] Já na retroníquia, a placa ungueal antiga não se separa completamente da matriz, permanecendo presa ao seus cornos laterais ou ao leito ungueal (Figura 14.2). Isso explicaria a difícil avulsão da placa ungueal durante seu tratamento cirúrgico.[2,9]

À medida que a nova unha é produzida, ela não desloca à antiga distalmente, passando por baixo desta. Isso faz com que nova placa empurre a antiga para cima e para trás, levando ao seu encravamento no aspecto ventral da dobra ungueal proximal (Figura 14.1E).[2,4,7] Ocorre, então, uma reação de corpo estranho com consequente paroníquia subaguda, que pode estar acompanhada de exsudação e saída de tecido de granulação na dobra proximal.[6,7]

Alguns autores, por outro lado, relatam presença de onicólise o que impediria o crescimento normal da placa. Esta placa descolada seria empurrada para traz e para dentro da dobra ungueal.[10]

A interrupção repetitiva do crescimento da matriz ungueal devido à manutenção dos fatores precipitantes pode levar ao empilhamento das placas ungueais (Figura 14.1F).[7,10]

Os fatores que levam à parada de crescimento da placa ungueal são traumatismos ungueais leves e persistentes (como os que ocorrem com o uso de sapatos mal ajustados aos pés ou nas práticas esportivas) ou

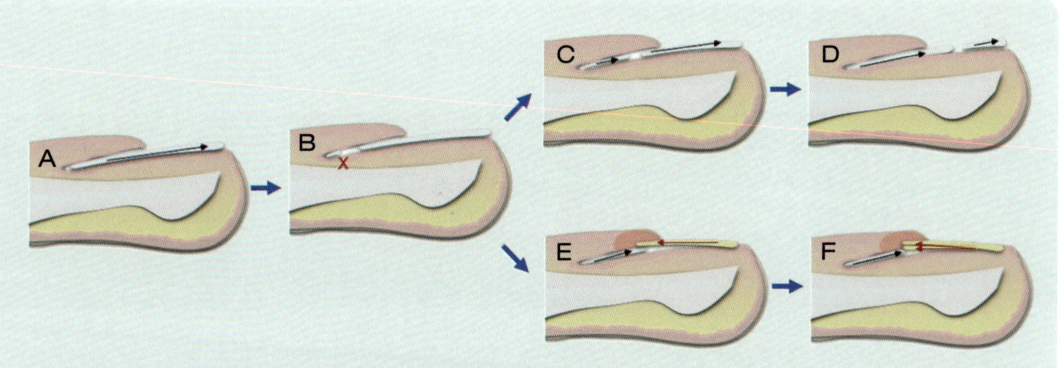

Figura 14.1 **A.** Crescimento normal da placa ungueal. **B.** Após um insulto (como trauma), ocorre uma parada de produção da placa ungueal. **C** e **D.** Onicomadese: a placa recém-produzida empurra a antiga distalmente, sem que ocorra a perda do alinhamento do crescimento. **E.** Devido à adesão alterada da placa ungueal, na retroníquia, ocorre um desalinhamento da placa antiga com relação a nova, recém-produzida. Esta última empurra a placa antiga para cima e para dentro da dobra ungueal próxima, provocando uma reação de corpo estranho. **F.** Empilhamento de placas ungueais, na persistência do fator causal. Fonte: acervo pessoal da autora.

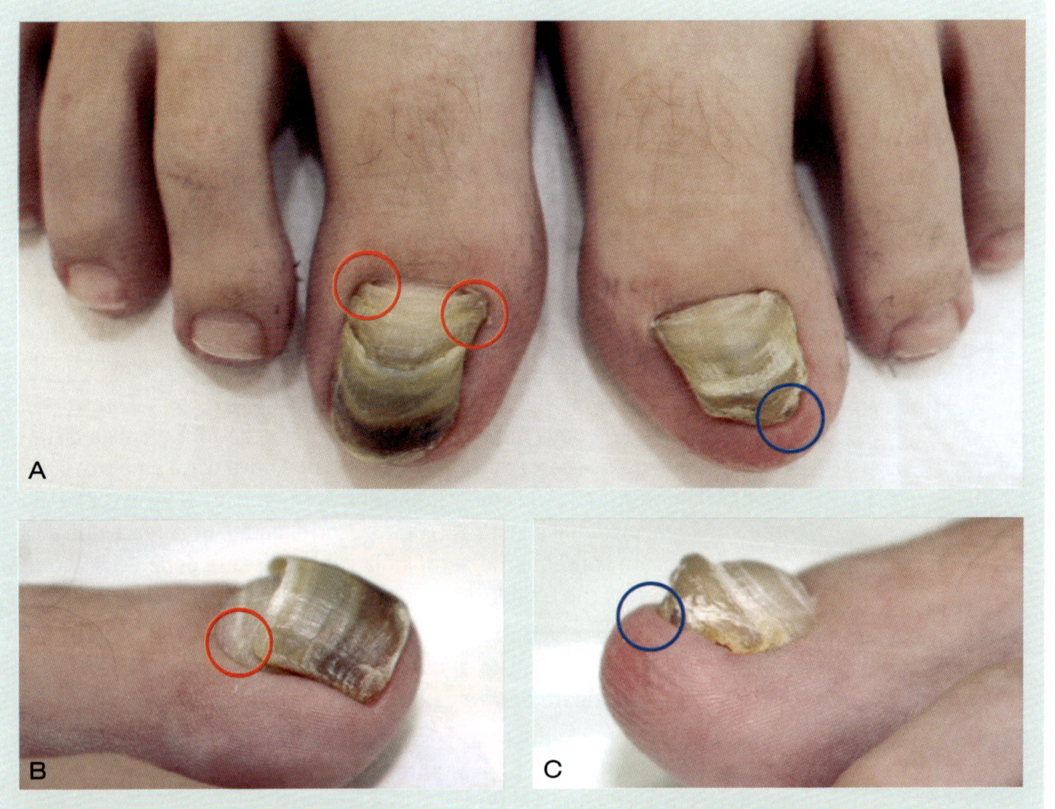

Figura 14.2 Retroníquia bilateral – observa-se que as placas ungueais antigas não se separam completamente da matriz e permanecem presas aos seus cornos laterais (*círculos vermelhos*) ou ao leito ungueal (*círculos azuis*). Fonte: acervo pessoal da autora.

traumas maiores contra a borda livre da placa ungueal (pisões, topadas).[1,2,4,11] Alguns autores acreditam que um dano isquêmico pode cessar a atividade da matriz ungueal. A compressão extrínseca de artérias distais intensificada por edema distal ou a compressão do pedículo vascular resultaria em isquemia transitória da matriz ungueal, que é muito sensível à hipóxia, o que explicaria o desenvolvimento de retroníquia em pacientes com síndrome compartimental, tromboflebite, artrite, gestantes e outros distúrbios sistêmicos.[2,11] Há casos em que nenhum fator desencadeante é identificado.[2,11] Alterações do hálux como o desvio lateral, mau alinhamento congênito e a hiperextensão reflexa foram considerados como potenciais fatores predisponentes.[5,11]

APRESENTAÇÕES CLÍNICAS

O diagnóstico de retroníquia deve ser considerado no cenário de paroníquia subaguda da dobra proximal, interrupção do crescimento ungueal e xantoníquia (descoloração amarelada da placa ungueal) (Figura 14.3A).[1,2,4,10,11] Alguns outros sinais clínicos são: presença de tecido de granulação emergindo da dobra ungueal proximal, exsudação, onicólise, empilhamento de placas ungueais e elevação da placa ungueal na direção proximal. A dor é variável e a dificuldade de deambulação pode estar presente quando as unhas dos pés são afetadas.[2] A retroníquia é relatada principalmente em mulheres adultas e o hálux é o dedo mais frequentemente acometido.[1,2,5,10,11] Os dedos das mãos podem ser afetados e a população pediátrica e os idosos não são comumente acometidos.[2,11]

Nos estágios iniciais, a retroníquia é caracterizada por discreta paroníquia, xantoníquia, diminuição do crescimento ungueal e exsudato por baixo da dobra ungueal proximal.[11] Nesse momento, a condição é frequentemente subdiagnosticada. No estágio tardio, todos os sintomas podem estar presentes.[11]

DIAGNÓSTICO

O diagnóstico baseia-se nos achados clínicos da tríade: paroníquia subaguda, presença de xantoníquia e percepção do paciente de parada de crescimento da placa ungueal, geralmente associado a um histórico de trauma local (Figura 14.3A).[7,12] A dermatoscopia permite melhor visualização dos achados clínicos, principalmente do empilhamento das placas ungueais (Figura 14.4). A ultrassonografia de alta frequência é útil e deve ser usada em casos duvidosos, quando nem todos os sinais estão presentes, para confirmação diagnóstica (Figura 14.5).[13-16] Alguns dos achados ultrassonográficos descritos são: empilhamento de duas ou mais placas ungueais, diminuição da distância entre a origem das placas ungueais e a base da falange distal (em comparação com o dígito contralateral não afetado), presença de um halo hipoecoico ao redor da origem da placa ungueal e aumento da espessura proximal da dobra ungueal.[13-16]

Os principais diagnósticos diferenciais se fazem com doenças que se apresentam como paroníquia crônica (como infecções bacterianas, candidíase, psoríase), paroníquias induzidas por medicamentos (retinoides, antirretrovirais e terapias alvo antitumorais), tumores (doença de Bowen, ceratoacantomas, melanoma maligno amelanótico, cistos) e mau alinhamento congênito (que pode estar associado à retroníquia).[4,9,17,18]

TRATAMENTO

A avulsão proximal de todas as placas sobrepostas, além de confirmar o diagnóstico, é considerada como terapêutica de primeira linha (Figura 14.3B).[8,19]

A abordagem proximal é recomendada devido à aderência anormal entre a placa ungueal e o leito ungueal, dificultando a avulsão distal.[2]

A avulsão proximal parcial pode ser realizada e visa impedir a retração do leito ungueal como complicação pós-operatória.[11,20] São descritas recorrências e distrofia ungueal permanente pós-cirúrgica.[11,21,22]

Tratamentos conservadores como esteroides tópicos potentes sob oclusão ou esparadrapagem, podem ser considerados em estágios iniciais e quadros leves.[5,23] Os esteroides tópicos reduzem a inflamação e edema da dobra ungueal proximal e podem restaurar o alinhamento do crescimento da unha, embora formas iniciais possam evoluir espontaneamente.[5,11,21,23] Os tratamentos conservadores têm a desvantagem de recorrências mais frequentemente além de duração mais prolongada.[12]

A prevenção da recidiva é crucial e deve ser focada na educação do paciente para o uso de calçados adequados e minimizar o trauma durante a atividades físicas.[7]

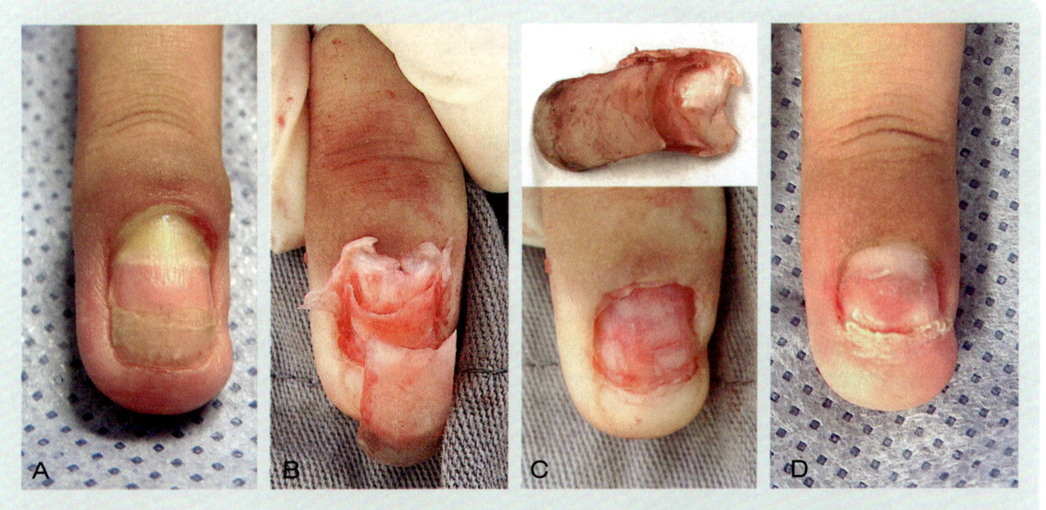

Figura 14.3 **A.** Apresentação clínica típica de retroníquia em paciente com queixa de parada de crescimento ungueal e onde são observadas paroníquia subaguda proximal e xantoníquia. **B.** Tratamento cirúrgico com avulsão proximal de todas as placas sobrepostas. **C.** Pós-operatório imediato. **D.** Pós-operatório de quatro meses. Fonte: acervo pessoal da autora.

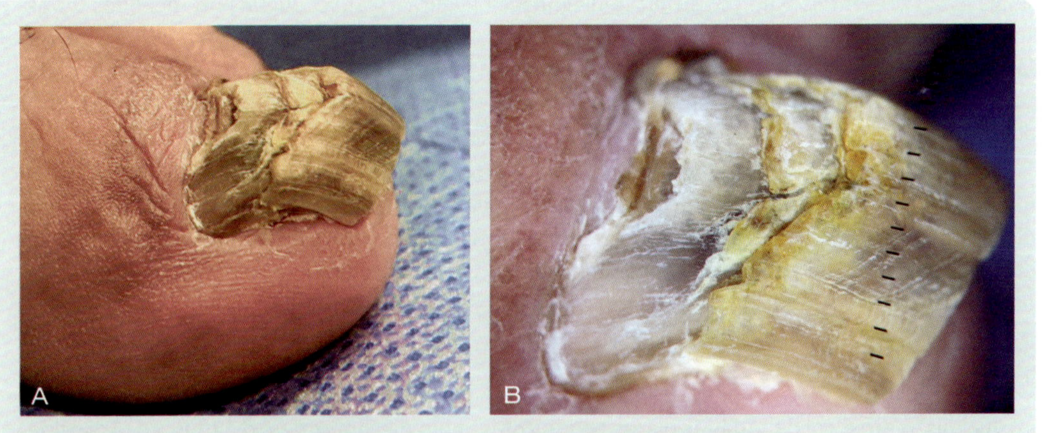

Figura 14.4 **A.** Paroníquia subaguda, xantoníquia e empilhamento das placas ungueais. **B.** Melhor visualização dos achados clínicos pela dermatoscopia da placa ungueal, evidenciando o empilhamento das placas ungueais (dermatoscopia não polarizada, aumento 10×). Fonte: acervo pessoal da autora.

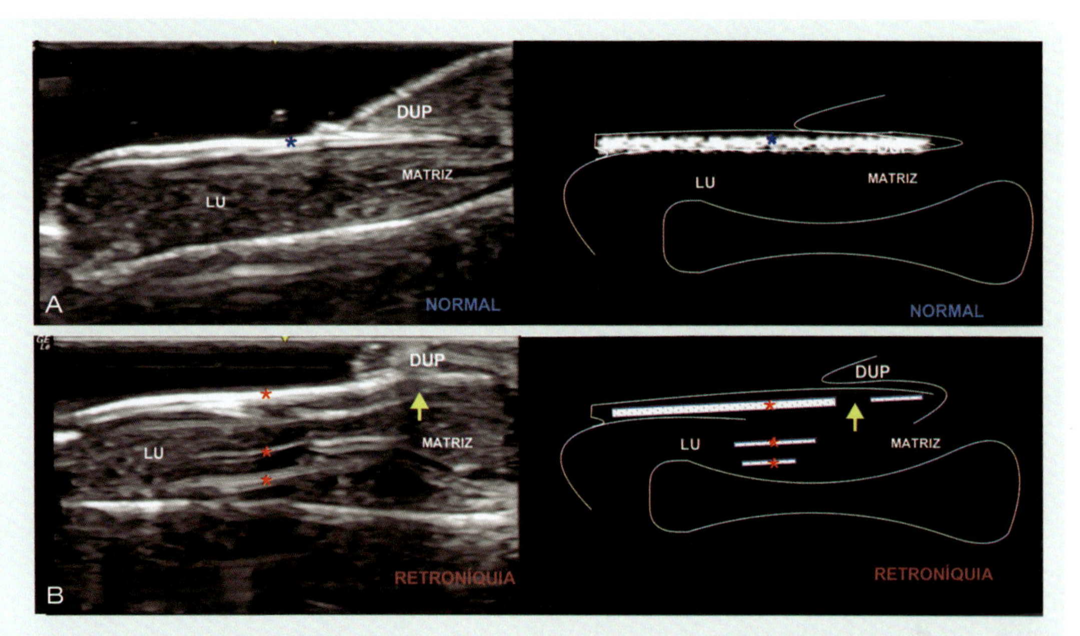

Figura 14.5 Ultrassonografia de alta frequência do aparelho ungueal no eixo longitudinal da falange distal do hálux. **A.** Aparelho ungueal normal (hálux contralateral). DUP: dobra ungueal proximal; LU: leito ungueal; *(*azul*): lâmina ungueal dorsal e ventral. **B.** Retroníquia com três placas ungueais sobrepostas. *(*vermelhos*): onicomadese (*seta amarela*) evidenciado novo insulto com parada de crescimento da placa ungueal. Fonte: imagens cedidas pela Dra. Milena da Rocha e Souza.

REFERÊNCIAS BIBLIOGRÁFICAS

1. de Berker DAR, Rendall JRS. Retronychia – Proximal ingrowing nail. J Eur Acad Dermatol Venereol. 1999; 12(suppl 2):S126.
2. de Berker DA, Richert B, Duhard E, Piraccini BM, Andre J, Baran R. Retronychia: proximal ingrowing of the nail plate. J Am Acad Dermatol. 2008; 58(6):978-83.
3. Rubin A, Holzberg M, Baran R. Physical Signs. In: Baran & Dawber's diseases of the nails and their management. 5 ed. Baran R, de Berker D, Holzberg M, Thomas L (eds.). Hoboken: Wiley-Blackwell. 2019; p. 78.
4. Dahdah MJ, Kibbi AG, Ghosn S. Retronychia: report of two cases. J Am Acad Dermatol. 2008; 58(6):1051-3.
5. Ventura F, Correia O, Duarte AF, Barros AM, Haneke E. Retronychia –clinical and pathophysiological aspects. J Eur Acad Dermatol Venereol. 2016; 30(1):16-9.
6. Richert B, Haneke E, Zook EG, Baran R. Nail Surgery. In: Baran & Dawber's diseases of the nails and their management. 5 ed. Baran R, de Berker D, Holzberg M, Thomas L (eds.). Hoboken: Wiley-Blackwell. 2019; p. 863.
7. Braswell MA, Daniel CR, Brodell RT. Beau lines, onychomadesis, and retronychia: A unifying hypothesis. J Am Acad Dermatol. 2015; 73(5):849-55.
8. Mello CDBF, Souza MDRE, Noriega LF, Chiacchio ND. Retronychia. An Bras Dermatol. 2018; 93(5):707-11.
9. Litaiem N, Drissi H, Zeglaoui F, Khachemoune A. Retronychia of the toenails: a review with emphasis on pathogenesis, new diagnostic and management trends. Arch Dermatol Res. 2019; 311(7):505-12.
10. Baumgartner M, Haneke E. Retronychia: diagnosis and treatment. Dermatol Surg. 2010; 36(10):1610-4.

11. Gerard E, Prevezas C, Doutre MS, Beylot-Barry M, Cogrel O. Risk factors, clinical variants and therapeutic outcome of retronychia: a retrospective study of 18 patients. Eur J Dermatol. 2016; 26(4):377-81.
12. Cabete J, Lencastre A. Recognizing and treating retronychia. Int J Dermatol. 2015; 54(1):e51-2.
13. Wortsman X, Calderon P, Baran R. Finger retronychias detected early by 3D ultrasound examination. J Eur Acad Dermatol Venereol. 2012; 26(2):254-6.
14. Wortsman X, Wortsman J, Guerrero R, Soto R, Baran R. Anatomical changes in retronychia and onychomadesis detected using ultrasound. Dermatol Surg. 2010; 36(10):1615-20.
15. Pizarro M, Pieressa N, Wortsman X. Posttraumatic retronychia of the foot with clinical and ultrasound correlation. J Am Podiatr Med Assoc. 2017; 107(3):253-6.
16. Alonso-Pacheco ML, de Miguel-Mendieta E, Maseda-Pedrero R, Mayor-Arenal M. Retronychia: a case report including ultrasound imaging and surgical treatment. Actas Dermosifiliogr. 2016; 107(5):e33-7.
17. Chiheb S, Richert B, Belyamani S, Benchikhi H. Ingrown nail: A new cause of chronic perionyxis. Ann Dermatol Venereol. 2010; 137(10):645-7.
18. Decker A, Scher RK, Avarbock A. Acquired Congenital Malalignment of the Great Toenails. Skin Appendage Disord, 2016.
19. Nakouri I, Litaiem N, Jones M, Zeglaoui F. Retronychia clinical features and surgical treatment. J Am Podiatr Med Assoc. 2018; 108(1):74-6.
20. Gatica-Torres M, Domínguez-Cherit J. Retronychia treated with proximal nail avulsion; two cases successfully treated with this technique and the first cases of retronychia occurring after chemical matricectomy. Clin Res Dermatol Open Access. 2015; 2(3):1-3.
21. Piraccini BM, Richert B, de Berker DA, Tengattini V, Sgubbi P, Patrizi A, et al. Retronychia in children, adolescents, and young adults: a case series. J Am Acad Dermatol. 2014; 70(2):388-90.
22. Fouilloux B. Retronychias. Presse Med. 2014; 43(11):1223-9.
23. Lencastre A, Iorizzo M, Caucanas M, et al. Topical steroids for the treatment of retronychia. J Eur Acad Dermatol Venereol. 2019; 33(9):e320-e322.

capítulo 15

Hipercurvatura Transversa da Unha

❖ Glaysson Tassara Tavares

INTRODUÇÃO

O termo hipercurvatura transversa (HT) foi introduzido por Saaman, pela primeira vez, em 1965, em seu livro "The Nail in Disease" e, conforme o próprio nome sugere, refere aos casos onde ocorre uma hipercurvatura da lâmina ungueal com relação ao seu eixo transverso.

Outra denominação bastante utilizada pela literatura trata-se de "unha em pinça", que foi introduzida por Cornelius com o termo *pincer nail syndrome*,[1] em 1968 e, depois, por Baran, com o termo unha em pinça e unha em trompete,[2] em 1974.

Entretanto, o nome "unha em pinça", gera uma confusão, pois ele representa a forma mais frequente de HT, mas não a única, havendo outras formas, conforme será descrito neste capítulo. O termo hipercurvatura transversa é o mais apropriado por englobar as diversas formas.

Não há uma definição do ângulo de curvatura da lâmina ungueal a partir do qual poderíamos considerar o paciente como portador de HT. Até mesmo porque o diagnóstico, somente, é realizado após o paciente procurar o dermatologista, por motivo estético, dor, desconforto e dificuldade de deambulação, afetando a qualidade de vida.

A incidência da "unha em pinça" na população de pacientes não dermatológicos é de 0,9%.[3] Trata-se de condição mais frequente nos dedos dos pés que nos das mãos.

São citadas pela literatura formas hereditárias e adquiridas de HT. As formas hereditárias são simétricas e apresentam alterações semelhantes em outros familiares. Além dos hálux, os demais dedos podem ser acometidos. Os hálux apresentam um desvio lateral do eixo longintudinal da falange, enquanto os demais dedos apresentam o desvio para o lado oposto, o medial.[4] Na forma adquirida, as alterações tenderiam a ocorrer nos hálux, sem uma simetria. Diversas condições são citadas pela literatura apresentando associação com as formas adquiridas, sendo algumas delas relatos anedóticos: psoríase, tumores do aparelho ungueal (exostose, cisto epidérmico, pseudocisto mixoide[5]), onicomicose,[6] fístula arteriovenosa nos antebraços,[7] uso de betabloqueador,[8] doença de Kawasaki,[9] lúpus eritematoso sistêmico,[10] osteoartrite na articulação interfalangeana distal, deformidades e/ou problemas biomecânicos nos pés e uso de calçados apertados.[11] Existe relato que a presença de HT muito acentuada poderia ser um marcador de neoplasia gastrointestinal,[12] conforme observado nos casos de metástase de adenocarcinoma de colo sigmoide.

ETIOLOGIA

O mecanismo pelo qual a HT se desenvolve ainda é incerto.[13] Entretanto, serão abordados a seguir, algumas explicações encontradas na literatura médica.

Em um estudo baseado na dissecção do aparelho ungueal de 115 cadáveres, Guéro *et al.* demonstraram a presença de tecido conectivo semelhante a um ligamento, localizado na articulação interfalangeana e na matriz.[14] Baran e Haneke *et al.* propuseram que nos casos de "unha em pinça", a HT seria causada por um alargamento da base da falange distal, à qual a matriz encontra-se firmemente ligada, através dos pseudoligamentos, citados antes. Esse alargamento ocorreria por formação de osteófitos na base da falange distal.[4] A presença desse(s) osteófito(s) poderia ser visualizada por radiografia (Figura 15.1) ou por ressonância nuclear magnética, sendo que ele(s) encontra(m)-se frequentemente localizado(s) ou mais pronunciado(s) no aspecto medial do hálux, justificando a tendência do desvio da lâmina ungueal para o outro lado.

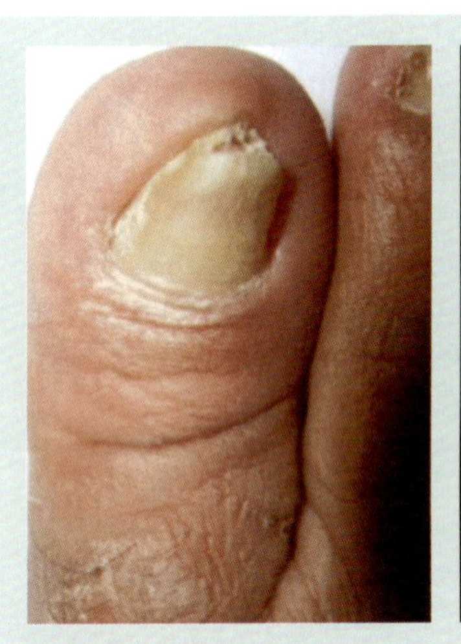

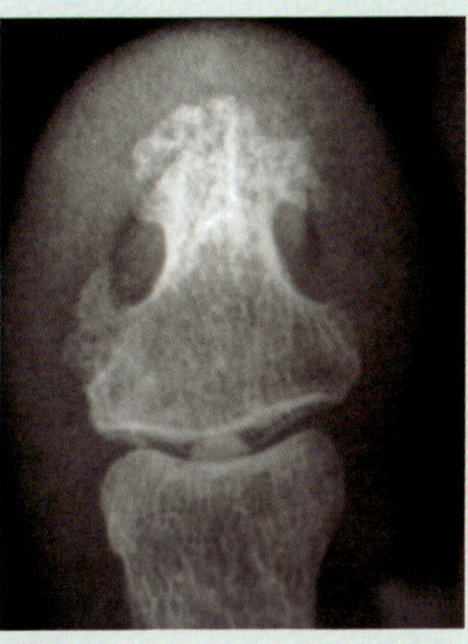

Figura 15.1 Osteófito apontando distalmente na porção interna do hálux.

Contudo, Aksakal,[15] Rosa[16] e Jung[17] não observaram, em radiografias, qualquer alteração óssea (incluindo osteófitos) em pacientes estudados com HT, e propõe que ela não ocorreria em todos os casos.

Kosaka *et al.* mediram a circunferência da curvatura transversa de pacientes com "unha em pinça" e demonstraram que não houve diferença na largura da superfície dorsal da lâmina ungueal em diferentes pontos, ou seja, a circunferência da lâmina ungueal, medida entre a região proximal e distal, era a mesma. Diante desse resultado, os autores propuseram que a largura da matriz é normal na HT. Assim, a possível causa da hipercurvatura estaria localizada na porção ventral da lâmina ungueal, relacionada ao leito ungueal, que sofreria um processo de encolhimento. Algum fator desconhecido atuaria causando essa constrição.[18]

Uma hipótese levantada por Kosaka é que a HT seria provocada pelo uso do calçado apertado. Esse trauma provocaria isquemia e reação inflamatória, formação de cicatriz (com contração) na região subungueal próxima do hiponíquio, tração medial da dobra lateral e, consequente, hipercurvatura da placa (tração da porção ventral da placa ungueal), tração do osteófito extremidade dorsal da falange distal, compressão do espaço subcutâneo e reinício da isquemia e reação inflamatória.[19] Dois estudos tentaram verificar a relação entre a HT e a falange distal. Parrinello *et al.* mostraram uma correlação significativa entre a porção proximal da lâmina ungueal e a base da falange da falange distal.[20] Mahon e Holland, em um estudo pequeno (n=10), sugeriram que a curvatura transversa da lâmina ungueal parece não ter relação com a falange subjacente e propõem que ela se relaciona a outras estruturas, quais sejam, matriz ou derme subungueal ou estruturas periungueais.[21]

Alguns artigos citam que a causa da HT seria a presença de um osteófito na extremidade distal (dorso) da falange distal, empurrando o leito e a lâmina ungueal e induzindo à hipercurvatura da lâmina ungueal. Contudo, Kosaka *et al.* demonstraram que a presença desse osteófito na porção distal da unha não seria um achado exclusivo da unha com hipercurvatura transversa. Ele esteve presente, também, no paciente com a curvatura ungueal considerada normal.[18]

Kosaka sugere que as lâminas ungueais, ao tornarem-se hipercurvadas, promovem uma tração contínua sobre a porção distal do leito ungueal, com consequente tração do leito e da ponta da falange distal, levando a uma formação osteoplástica. Portando, esse osteófito seria uma deformidade secundária, sendo, assim, uma consequência, no lugar de causa. Contudo, muitos tratamentos citados pela literatura (e neste capítulo) realizam a abordagem desse "osteófito", incluindo a técnica do retalho zigzag, do próprio Kosaka.

CLASSIFICAÇÃO (TIPOS)

A hipercurvatura transversa pode ser dividida em três tipos (Figura 15.2).[4]

- Unha em pinça: o aumento da curvatura transversa ocorre progressivamente da região proximal para a distal. Trata-se da forma mais comum.
- Unha em telha: a curvatura é a mesma ao longo do eixo longitudinal.
- Unha dobrada: a curvatura na(s) lateral(is) ocorre de forma abrupta, em ângulo de 90°.

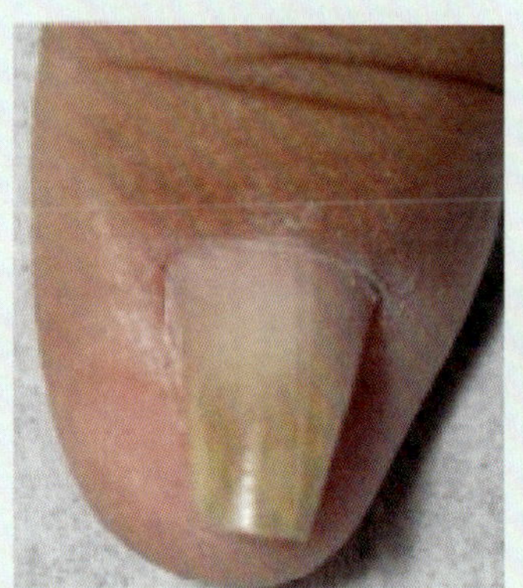
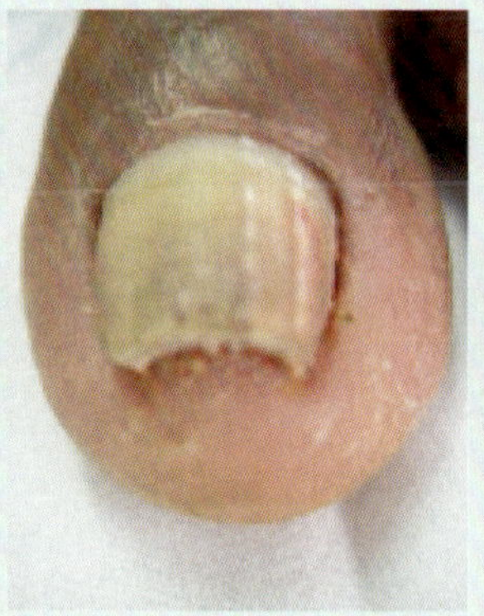
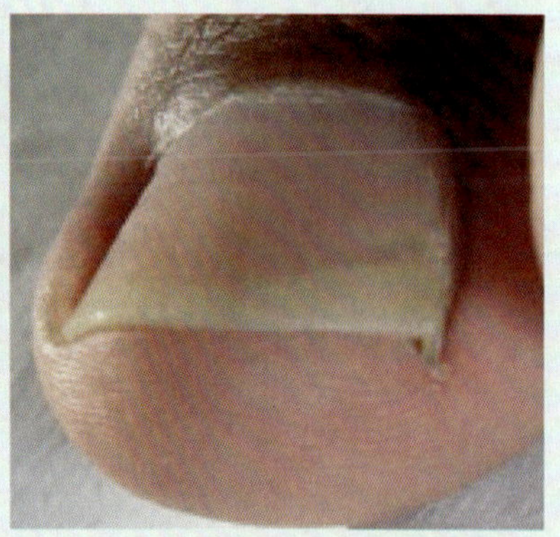

Figura 15.2 Unha em pinça, unha em telha e unha dobrada.

Esta classificação tem importância prática, pois pode sugerir o tipo de tratamento, conforme o tipo de curvatura (vide tratamento):

- Unha dobrada: tratamento – fenolização.
- Unha em telha: técnica de Zook, técnica mista ou técnica do Super "U".
- Unha em pinça: técnica de Haneke, técnica do Super "U" e técnica mista.

TRATAMENTO

Existem várias técnicas descritas para o tratamento da hipercurvatura transversa, o que é um indício de que não há uma técnica padrão-ouro, ainda. Talvez já tenha sido descrita, contudo, a dificuldade é que os trabalhos com as diferentes técnicas citadas não apresentam um desenho e número suficiente de casos, o que impede uma conclusão precisa e uma adequada comparação entre eles.

Os tratamentos podem ser divididos entre conservador (clínico) e cirúrgico. Os primeiros apresentam a desvantagem de exigir um tempo longo de tratamento, com consultas frequentes e com resultados nem sempre permanentes. Por outro lado, causam menor desconforto. Estão mais indicados para os casos leves ou para pacientes que apresentam contraindicação à cirurgia. São exemplos de tratamentos conservadores: ureia 40%, abrasão da lâmina ungueal, utilização de talas, órteses, bandas de plástico e fios de aço superelásticos.

Os tratamentos cirúrgicos podem promover um resultado definitivo, possuem um pós-operatório mais doloroso, promovem um alívio da dor, mas não podem garantir sempre um bom resultado estético. Estão indicados em casos de dor, sensibilidade e interferência em atividades esportivas e uso de calçados.

Tratamentos conservadores

Abrasão da lâmina ungueal

A realização da abrasão tem como objetivo aumentar a flexibilidade da lâmina ungueal, em casos iniciais de hipercurvatura transversa. A abrasão promove um adelgaçamento da porção central, estendendo da lúnula à borda livre. Para realizá-lo, pode-se utilizar um motor de baixa rotação, como um aparelho de abrasão.

A utilização da pasta de ureia 40% aplicada regularmente sobre a placa ungueal, por período longo (de um ano) trata-se de outra opção, dentro do mesmo objetivo.

Órteses

A órtese é com certeza a técnica de tratamento conservador mais empregado. Consistem em dispositivos, baseados em princípios físicos, que buscam exercer uma tensão sobre a lâmina ungueal hipercurvada, objetivando um aplainamento gradual. Existem vários dispositivos empregados com esse fim, denominados fibras de memória reta ou molecular, órteses metálicas (*brackts*) e as órteses de tração mecânica (*botons*). As mais utilizadas em nosso meio são as fibras de memória.

A técnica consiste na abrasão da lâmina ungueal e da superfície e extremidades da fibra de memória, que deve ser modelada para a largura exata da lâmina ungueal, seguido da fixação da fibra à lâmina ungueal, com cola de cianoacrilato ou com resinas utilizadas pela odontologia (Figura 15.3). A troca deve ser realizada a cada 15 a 20 dias, já que ela perde a força após este período. O tempo para obter a resposta é de seis meses.

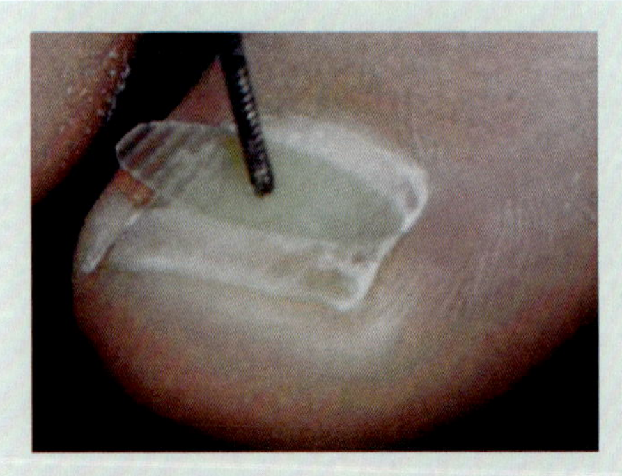

Figura 15.3 Órtese de memória sendo medida para ser colada à lâmina ungueal.

Di Chiacchio *et al.* publicaram em 2006 um trabalho com 25 pacientes tratados com órtese de memória reta. Foi realizado um molde de gesso dos dedos e das lâminas ungueais tratadas, antes e depois do tratamento, e os resultados foram comparados, ao final. Houve desaparecimento da dor em todos os pacientes ao final de três meses e alargamento de todas as lâminas ungueais, em média de 3 mm. O tempo de acompanhamento foi de 6 meses.[22] A órtese é fixada à placa ungueal através da utilização do cianoacrilato. A utilização do acelerador do cianoacrilato pode facilitar e reduzir o tempo necessário para a aderência da órtese a placa ungueal.[23]

Tratamento cirúrgico

Fenolização

Trata-se de método baseado na etiopatogenia da unha em pinça, descrita acima, na qual ocorreria um alargamento da matriz devido à presença de osteófitos na base da falange distal.[4]

Como existem restrições técnicas para a realização da remoção do osteófito da base da falange distal, pratica-se, assim, a redução da largura da matriz através de matricectomia parcial. A técnica mais utilizada é a da fenolização dos cornos laterais, da mesma forma empregada para o tratamento da unha encravada, com fenol 88% (ver Capítulo 13).

Está indicada para os casos em que há osteófito na base da falange distal, comprovado por radiografia, para os casos de unha dobrada, e para os casos em que há uma contraindicação para procedimento mais agressivo. Também, pode ser empregada em associação com outras técnicas. Trata-se de técnica fácil e que resolve a dor do paciente (Figura 15.4). A fenolização como tratamento isolado deve ser realizada bilateralmente, gerando um estreitamento da lâmina ungueal. Em alguns casos, pode ocorrer recidiva da hipercurvatura da lâmina ungueal restante.

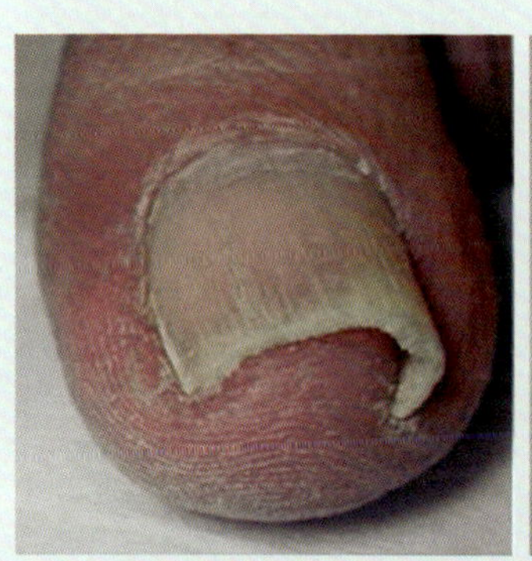

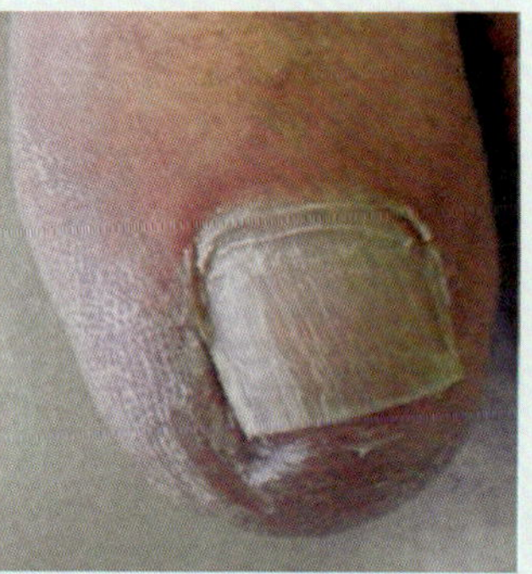

Figura 15.4 Pré- e pós-fenolização para tratamento de hipercurvatura transversa.

Ressecção dos cornos da matriz mais plastia do leito ungueal

Essa técnica, descrita por Haneke, apresenta modificações realizadas pelo próprio e descrita no livro "Cirurgia de Unha", e consiste na realização da fenolização dos cantos laterais da matriz, conforme empregada para o tratamento da unha encravada (ver Capítulo 13). Em seguida, é realizada a avulsão dos 2/3 distais da lâmina ungueal, incisão mediana longitudinal no leito hipercurvado (até o plano ósseo), do hiponíquio até a lâmina ungueal proximal. Pode-se realizar outra incisão transversal (perpendicular à primeira) de 0,5 cm, passando pelo hiponíquio (formando um "T"). A partir dessas incisões, o leito ungueal é dissecado do osso e, através da liberação dos retalhos, realiza-se a abordagem do osteófito dorsal na falange distal, que é removido com goiva forte. O outro ponto-chave dessa técnica trata-se da realização das suturas invertidas com fios 4-0, com o objetivo de aplainar o leito ungueal. A sutura invertida é iniciada na dobra lateral, depois, é passada na polpa digital, seguindo para a outra dobra lateral. As suturas são fixadas na face volar da polpa do hálux (Figura 15.5).

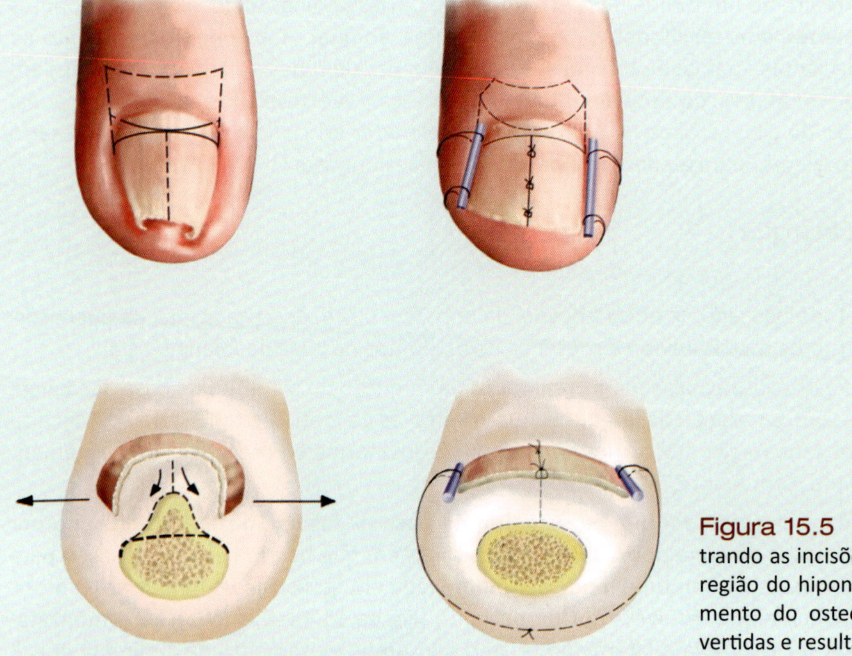

Figura 15.5 Pré- e pós- mostrando as incisões (mediana e na região do hiponíquio), o aplainamento do osteófito, suturas invertidas e resultado final.

A finalização ocorre com a sutura dos retalhos, seja na região do hiponíquio e dobras laterais, assim como da região da incisão mediana (Figura 15.6).[24]

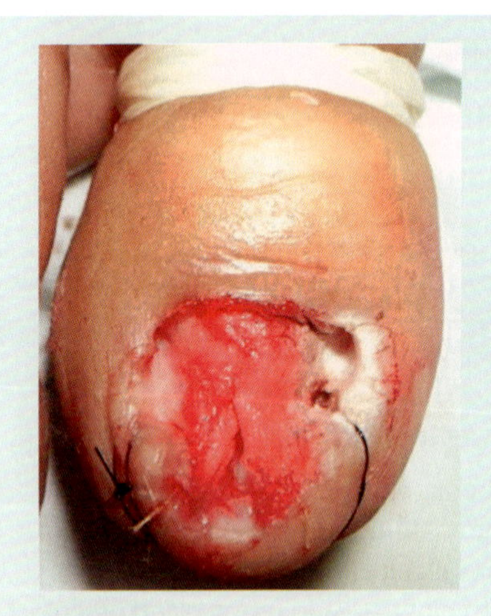

Figura 15.6 Fenolização, incisão mediana, sutura invertida e alargamento do leito.

Técnica aberta (super "U")

Técnica descrita por Peres Rosa, inicialmente, em 1989, nos Anais Brasileiros de Dermatologia, depois, demonstrada em sua tese e livro. Baseia-se nos princípios de que a remoção da pele é importante e fundamental para que seja possível alargar o leito ungueal e que as remoções "tímidas" de pele não dão o resultado esperado.

A técnica consiste na realização do "U", porém diferente da técnica de descrita por Howard-Dubois, a marcação deve ser uma linha vertical em uma das dobras laterais, iniciada na dobra lateral logo abaixo do plano do leito ungueal, em direção à polpa. Desse ponto, deve seguir no sentido distal, em direção a extremidade distal do dedo e terminar na outra dobra lateral, contralateral. A largura do "U" deve ser entre 0,5 e 1,5 cm (Figura 15.7).

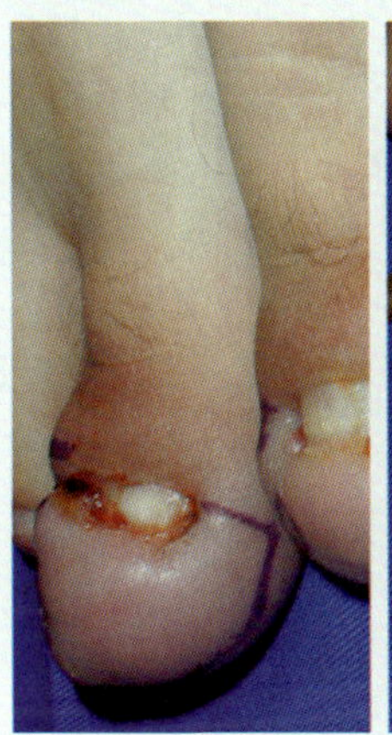

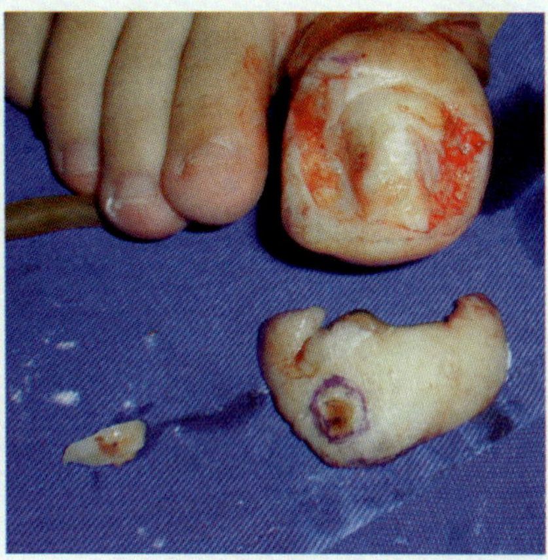

Figura 15.7 Marcação e incisão do super "U". Fonte: imagem cedida pelo Dr. Ival Peres Rosa.

Realiza-se o descolamento e avulsão da lâmina ungueal, seguido da incisão na área previamente marcada. A incisão deve incluir pele e subcutâneo nas dobras laterais, enquanto na região correspondente ao hiponíquio, retira-se, apenas, a pele (sem o subcutâneo). Após, é realizada outra incisão no leito, transversal, 2 mm distal à lúnula, até o plano ósseo (Figura 15.8). A partir dessa incisão, todo o leito distal à incisão é removido, enquanto o leito proximal, restante, é descolado até matriz. Com o leito descolado, as irregularidades da base óssea são aplainadas. O que restou do leito é esticado e retornado para a sua origem, para cobrir o máximo possível o osso exposto. Esse leito é suturado nas laterais com 4 pontos e na porção distal com 3 pontos náilon.

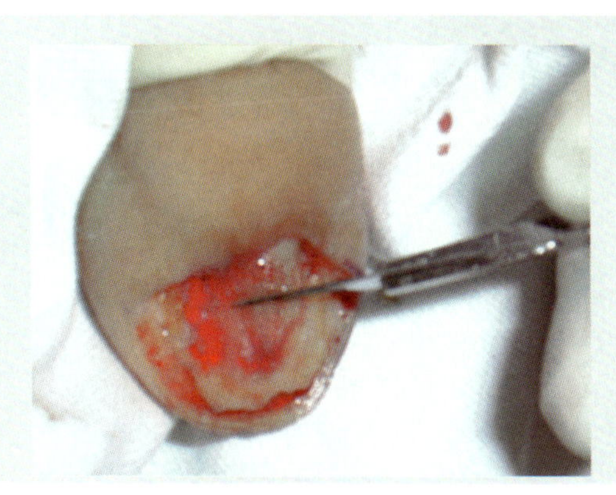

Figura 15.8 Incisão transversal no leito, 2 mm distal à lúnula. Fonte: imagem cedida pelo Dr. Ival Peres Rosa.

O restante da ferida é deixado cicatrizar por segunda intenção, sendo realizados pontos simples hemostáticos, na borda, sem objetivo de aproximar a pele. Faz-se necessário curativo compressivo, para evitar o sangramento. O paciente deve aguardar por 2 horas, para verificar se não ocorrerá sangramento e devem ser prescritos antibiótico e analgésico. A remoção do curativo deve ser realizada entre 48 e 72 horas de PO e o curativo deve ser trocado até a cicatrização total (Figuras 15.9 e 15.10).[25]

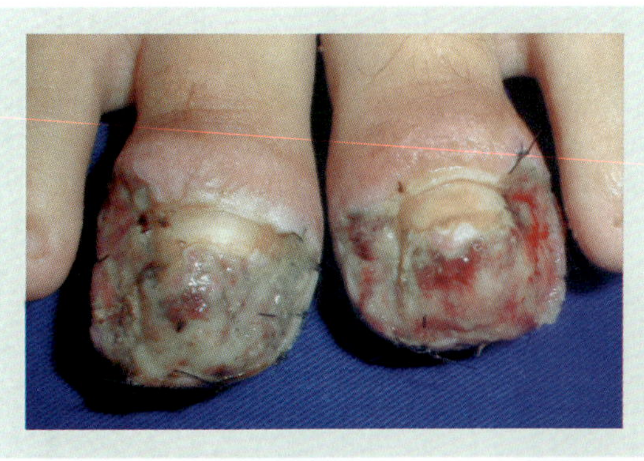

Figura 15.9 Pós-operatório de cicatrização por segunda intenção. (Imagem cedida pelo Dr. Ival Peres Rosa.)

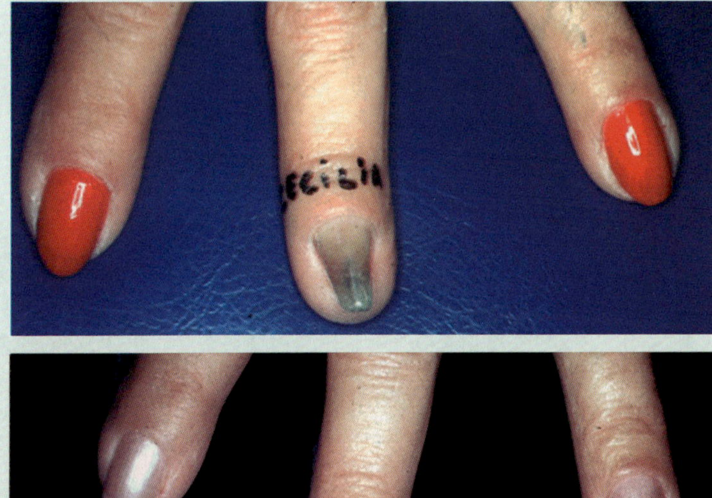

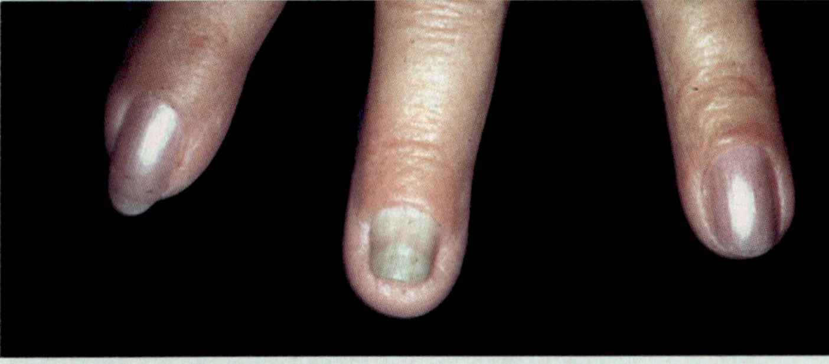

Figura 15.10 Pré- e pós-operatório de cirurgia Super "U". (Imagem cedida pelo Dr. Ival Peres Rosa.)

Técnica do enxerto dérmico de Zook

O grupo de Zook sugere um procedimento diferente para a abordagem da HT, propondo o aplainamento do leito ungueal, assim como das porções laterais da matriz.

Em sua técnica, realiza-se um fuso convencional na área doadora, que pode ser a região do sulco interglúteo, a partir do qual é obtido o enxerto dérmico. Trabalhos posteriores sugeriram outros locais para a obtenção de pele doadora, como o sulco entre a região glútea e a coxa e a própria região plantar, assim, como a utilização de um *punch* dérmico para a colheita do enxerto.

Na área receptora, após a avulsão, realiza-se uma incisão na pele da extremidade do dedo, distal ao hiponíquio. Através dessa incisão, é realizado o descolamento da pele em relação ao periósteo, formando um túnel, que inicia nesta incisão distal, indo até a região da matriz. Por este túnel, o enxerto dérmico é introduzido até a região da matriz (Figura 15.11).

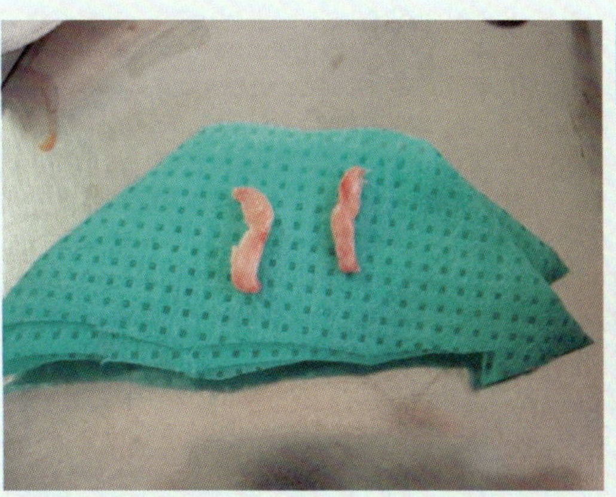
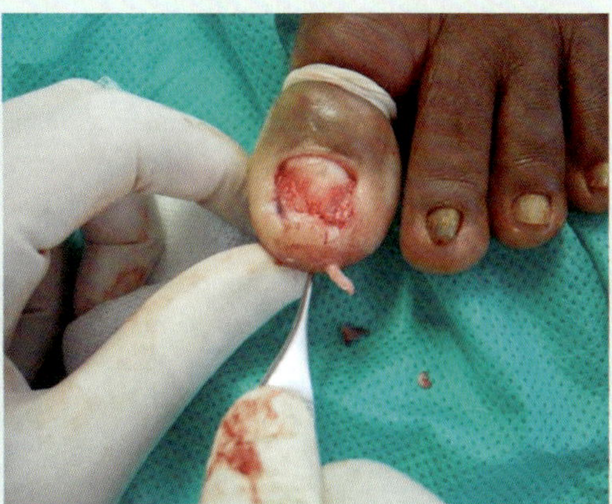

Figura 15.11 Enxertos dérmicos sendo introduzidos no túnel para preenchimento e aplainamento do leito e paroníquio.

Para facilitar a sua fixação, utiliza-se um fio de náilon com agulha reta, que é passado um pouco anterior à região da matriz, sem a necessidade de incisão. O enxerto é fixado a este fio, que é tracionado posicionando adequadamente o enxerto. Para finalizar, a incisão na ponta do dedo é suturada, impedindo que o enxerto seja expulso (Figura 15.12).[26,27]

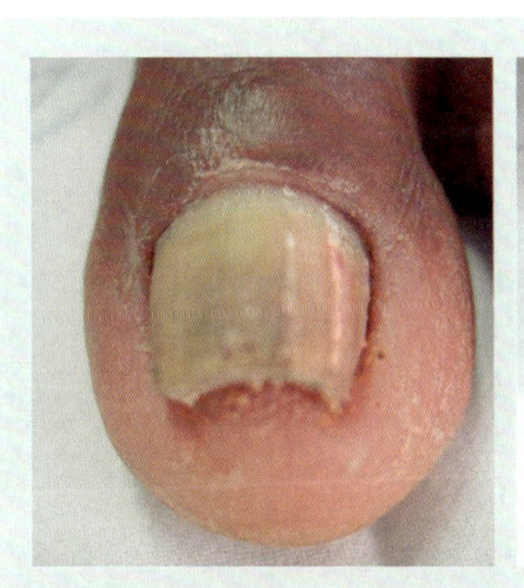
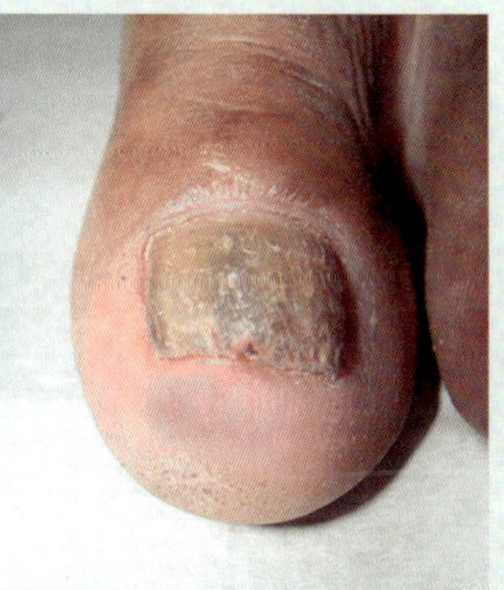

Figura 15.12 Pré- e pós-operatório de hipercurvatura do tipo telha, pela técnica de Zook.

Técnica do retalho do leito ungueal em ziguezague

Kosaka propõe a avulsão da placa ungueal, aplicação de azul de metileno sobre o leito e dobras laterais, seguida da incisão em boca de peixe a 5-6 mm de distância do rebordo ungueal, proporcionando um retalho em forma de "W", elevação do retalho e descolamento subperiósteo (o azul de metileno teria a função de auxiliar nesse descolamento, já que o retalho é bastante fino, evitando a transfixação e trauma), excisão do hiponíquio "cicatricial" e constrito (proporcionando o formato do "W" e alargamento do leito), remoção do osteófito da falange distal, desepitelização parcial das dobras laterais (local que será suturado o retalho), sutura do retalho.

Técnica enxerto dérmico do próprio dedo e fuso na dobra lateral

Outra técnica que foi descrita por grupo brasileiro[28] para o tratamento da hipercurvatura transversa, propõe uma abordagem mista.

Realiza-se a marcação de um ou dois fusos na(s) dobra(s) lateral(is). O fuso deve ter o comprimento da região da matriz lateral até a porção distal ao hiponíquio (na dobra lateral). Após a incisão no formato do fuso, segue-se a desepitelização da área incisada e, depois, da exérese somente da derme do fuso. Obtém-se, a partir dele, o enxerto dérmico doador (Figuras 15.13 e 15.14). A obtenção do enxerto dérmico através de um fuso tem a vantagem de ocorrer num mesmo tempo cirúrgico, além de ser do próprio dedo. Pois, muitos pacientes desistiam quando na proposição da cirurgia, ao ser explicada a necessidade de coleta do enxerto em uma área doadora de outra região, como, por exemplo, a região glútea. Outra vantagem, é que realização dos fusos nas dobras laterais contribui para que o leito seja tracionado lateralmente e aplainado, já atuando no tratamento.

Em seguida, os enxertos dérmicos são introduzidos através dos túneis, realizados da mesma forma descrita pela técnica de Zook. Assim, atua-se de duas maneiras para corrigir a hipercurvatura, primeiro alargando/aplainando o leito ungueal, através dos fusos e, em seguida, preenchendo os cantos, abaixo do leito hipercurvado, através dos túneis (Figura 15.15).

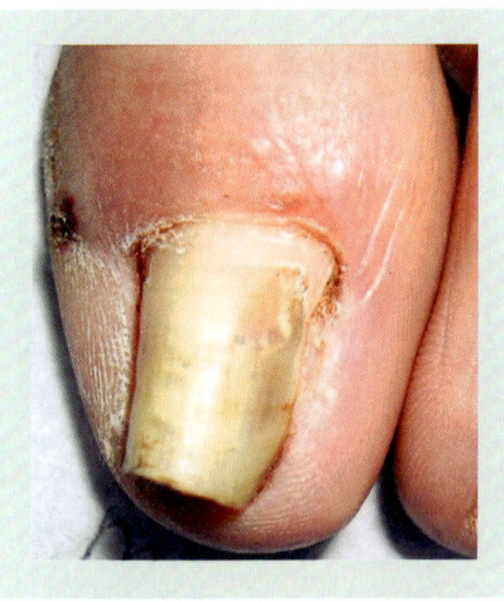

Figura 15.13 Hipercurvatura transversa do tipo telha.

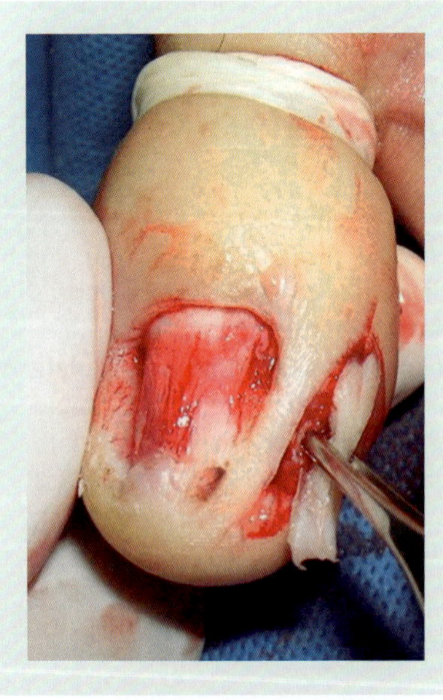

Figura 15.14 Exérese em fuso do enxerto dérmico. A desepitelização é realizada antes da realização do fuso.

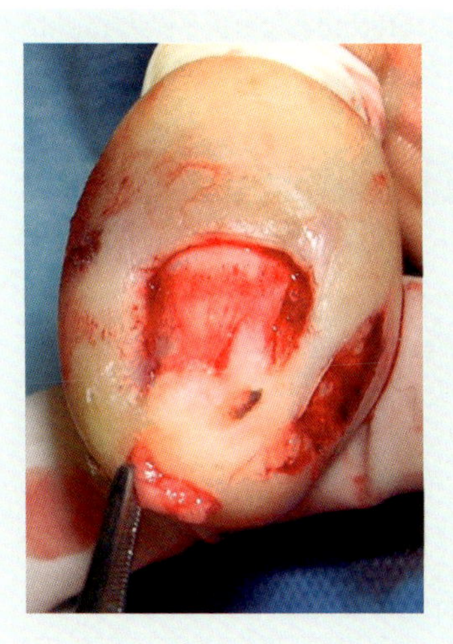

Figura 15.15 Introdução do enxerto dérmico pelos túneis criados, para aplainar o leito ungueal.

Quando a radiografia pré-operatória mostra a presença de entesófito ou um desvio lateral da falange, pode ser realizada a fenolização do canto interno (onde há a presença do entesófito), no mesmo tempo cirúrgico (Figura 15.16).

Pode-se visualizar o excelente aplainamento e alargamento do leito, no PO tardio (Figura 15.17).

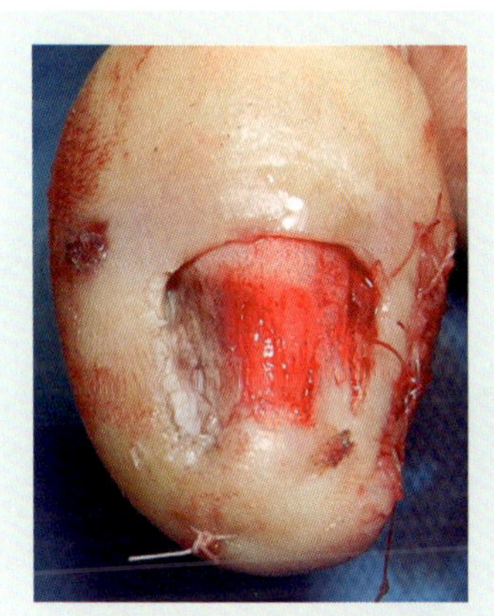

Figura 15.16 Fenolização do canto com a presença do entesófito, evidenciado pela radiografia. Realizado no mesmo tempo que o enxerto dérmico.

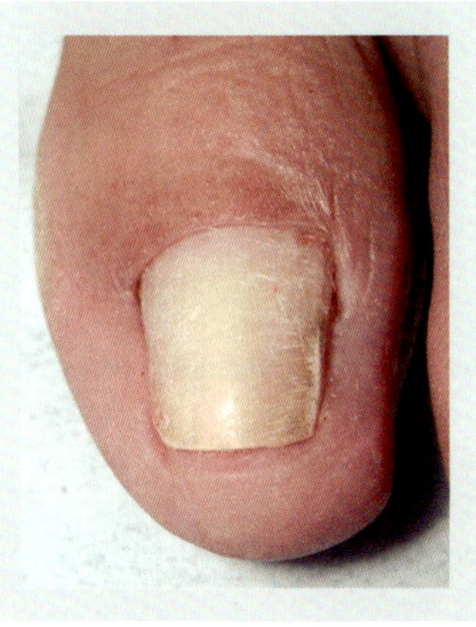

Figura 15.17 Pré- e pós-operatório de tratamento da hipercurvatura do tipo pinça com a técnica mista.

Para finalizar, será realizado um resumo de algumas das técnicas utilizadas para o tratamento da HT, de acordo a etiologia e técnica proposta por cada autor (Tabela 15.1).

Tabela 15.1 Técnicas utilizadas para o tratamento da HT.

Autor	Correção da etiologia	Técnica
Haneke	Causa estaria na base da falange; correção do alargamento causado por osteófito base da falange e/ou desvio lateral da falange distal; alargamento do leito	• Fenolização • Sutura invertida
Rosa	Causa não estaria na base da falange; correção dos tecidos moles, da derme (talvez, até da reabsorção óssea sofrida pela falange distal)	• Remoção alargada do leito e tecidos periungueais (adjacentes ao leito)-Cicatrização por segunda intenção
Zook	Causa não estaria na base da falange; correção da curvatura do leito ungueal, através do preenchimento com enxerto, remodelando o leito ungueal	• Enxerto dérmico
Kosaka	Causa estaria no leito ungueal e processo inflamatório no leito e tecidos adjacentes; correção seria o alargamento do leito, elevação da curvatura na região da dobra lateral/leito ungueal e remoção do tecido inflamatório/cicatricial hiponíquio	• Retalho zigzag • Exérese do tecido cicatricial na região do hiponíquio • Desepitelização das dobras laterais
Tavares	Causa estaria na base da falange e no leito; correção do problema da base, caso seja constatada a presença do entesófito, e do leito com o enxerto e realização de fusos nas laterais	• Fenolização (se houver presença osteófito) • Fuso nas laterais • Enxerto dérmico do próprio dedo

REFERÊNCIAS BIBLIOGRÁFICAS

1. Cornelius CE, Sherry WB. Pincer nail syndrome. Arch Surg. 1968; 96:321-2.
2. Baran R. Pincer and trumpet nails. Arch Dermatol. 1974; 110:639-40.
3. Jemec GB, Kollerup G, Jensen LB, et al. Nail abnormalities in nondermatologic patients: prevalence and possible role as diagnostic aids. J Am Acad Dermatol. 1995; 32:977-81.
4. Baran R, Haneke E, Richert B. Pincer nails: definition and surgical treatment. Dermatol Surg. 2001; 27:261-6.
5. Baran R, Broutard JC. Epidermoid cyst of the thumb presenting as pincer nail. J Am Acad Dermatol. 1988; 19:143-4.
6. Higashi N. Pincer nail due to tinea unguium. Hifu. 1990; 32:40-4.
7. Hwang SM, Lee SH, Ahn SK. Pincer nail deformity and pseudo-Kaposi's sarcoma: complications of an artificial arteriovenous fistula for haemodialysis. Br J Dermatol. 1999; 141:1129-32.
8. Greiner D, Shöefer H, Milbradt R. Reversible transverse overcurvature of the nails (pincer nails) after treatment with a β-blocker. J Am Acad Dermatol. 1998; 39:486-7.
9. Vanderhooft SL, Vanderhoot JE. Pincer nail deformity after Kawasaki's diseade. J Am Acad Dermatol. 1999; 41:341-2.

10. Twigg EV, Weitz NA, Scher RK, et al. Pincer nails in a patient with systemic lupus erythematosus and lupus nephritis: A case report. J Am Acad Dermatol. 2016; 15:233-5.
11. Baran R, Dawber RPR, Tosti A, et al. A text atlas of nail disorders. London: Martin Dunitz. 1996; p. 29.
12. Jemec GBE, Thomsen K. Pincer nails and alopecia as markers of grastrointestinal malignancy. J Dermatol. 1997; 24:479-81.
13. Fuchsbauer M, Ozdemir C, Schrffetter-Kochanek K. J Cosmetic Dermatol. 2007; 6(1):27-30.
14. Guéro S, Guichard S, Fraitag SR. Ligamentary structure of the base of the nail. Surg Radiol Anat. 1994; 16(1):47-52.
15. Aksakal AB, Akar A, Erbil H, et al. A new surgical therapeutic approach to pincer nail deformity. Dermatol Surg. 2001; 27(1):55-7.
16. Rosa IP. Hipercurvatura transversa da lâmina ungueal ("pincer nail") e lâmina ungueal que não cresce Tratamento cirúrgico: remoção de "U" largo de pele, osteocorreção do leito e cicatrização por segunda intenção [tese]. São Paulo (SP): Universidade Federal de São Paulo – Escola Paulista de Medicina, 2005.
17. Ju Jung D, Kim JH, Lee HY, et al. Anatomical characteristics and surgical treatments of pincer nail deformity. Arch Plast Surg. 2015; 42:207-13.
18. Kosaka M, kusuhara H, Mochizuki Y, et al. Morphologic study of normal, ingrown, and pincer nails. Dermatol Surg. 2010; 36(1):31-8.
19. Kosaka M, Asamura S, Wada Y, et al. Pincer nails treated using zigzag nail bed flap method: results of 71 toenails. Dermatol Surg. 2010; 36:506-11.
20. Parrinello JF, Japour CJ, Dykvi D. Incurvated nail. Does the phalanx determine nail plate shape? J Am Podiatr Med Assoc. 1995; 85(11):696-8.
21. Mahon DJ, Holland DM. The hallucal distal phalanx and transverse convexity of the nail plate: the relationship. The Foot. 2000; 10(2):59-65.
22. Di Chiacchio N, Kadunk BV, Trindade de Almeida AR, et al. Treatment of transverse overcurvature of the nail with a plastic device: measurement of response. J Am Acad Dermatol. 2006; 55(6):1081-4.
23. Di Chiacchio N, Di Chiacchio NG, Tavares GT, et al. Uso do acelerador de cianoacrilato na fixação de lâmina plástica flexível para o tratamento da hipercurvatura transversa da unha. Surg Cosmet Dermatol. 2016; 8(2):154-7.
24. Richert B, Di Chiacchio N, Haneke E. Cirurgia da Unha. Edição Original. São Paulo: Di Livros Editora. 2010; p. 159.
25. Rosa IP. Posso Falar? O Caso é o Seguinte. São Paulo: Lemar. 2013; p. 319.
26. Brown RE, Zook EG, Williams J. Correction of pincer-nail deformity using dermal grafting. Plastic Reconstr Surg. 2000; 105(5):1658-61.
27. Tavares GT, Pinto JM, Gualberto GV, et al. Treatment of pincer nail utilizing Zook's techinique: report of 5 cases. An Bras Dermatol. 2008; 83(3):237-41.
28. Tavares GT, Di Chiacchio N, Loureiro WR, et al. Correção de hipercurvatura transversa da unha utilizando enxerto de derme autóloga. Surg Cosmet Dermatol. 2011; 3(2):160-2.

capítulo 16

Cirurgia de Tumores Ungueais Benignos

❖ André Lencastre
❖ Pauline Lecerf
❖ Bertrand Richert

RESUMO

A maioria dos tumores no aparelho ungueal tem uma apresentação clínica e um curso diferentes de seus equivalentes localizados na pele. Alguns são exclusivos da unha, como onicomatricoma, ou têm um tropismo para o aparelho ungueal, como o fibromixoma acral superficial. Em geral, as lesões benignas respeitam a arquitetura geral do aparelho ungueal, enquanto as malignas são destrutivas. Seu tratamento é sempre cirúrgico e é obrigatório um bom conhecimento da anatomia e dos procedimentos para não induzir distrofia ungueal no pós-operatório.

ONICOMATRICOMA

Manifestações clínicas

O onicomatricoma é um tumor raro da matriz fibroepitelial das unhas. Foi descrito apenas em adultos.[1-3] Tem uma ligeira predominância em mulheres com uma razão sexo feminino-masculino relatada de 1,3:1, e é muito mais comum nas unhas das mãos do que nas unhas dos pés.[3,4] É um tumor indolor e de crescimento lento, e a maioria dos pacientes procura atendimento médico anos após o início, principalmente por questões estéticas ou funcionais. A maioria dos casos foi relatada em caucasianos.[4]

Clinicamente, manifesta-se como uma tríade típica: (1) uma xantoníquia longitudinal, de largura variável, com (2) hemorragias em lascas, principalmente em sua parte proximal e (3) hipercurvatura transversal e longitudinal da parte acometida da unha (Figura 16.1A).[1-3] Orifícios minúsculos – que conferem aspecto carcomido – dentro da unha amarela espessa podem ser observados na borda livre da unha, a olho nu (Figura 16.1B) ou facilmente ampliados com um dermatoscópio. O aspecto clínico geral pode evocar o diagnóstico mais comum de onicomicose.[5] No entanto, relatou-se superinfecção da unha distrófica.[6]

A presença de um nódulo periungueal na base da faixa amarela é outro achado comum e a possibilidade de melanoníquia requer um diferencial do melanoma da unidade ungueal.[3,7]

O exame histológico de um corte de unha é um procedimento fácil para o diagnóstico.[8] A ressonância magnética (RM) ou a ultrassonografia (US) podem ser úteis quando as características clínicas não são claras.[9-11] A avulsão das unhas é quase sempre diagnóstica. Uma lesão "madura" de longa data aparece como um tumor viloso, evocando uma anêmona do mar, emergindo da matriz, projetando digitações filamentosas da matriz que se encaixam nos orifícios da unha proximal, enquanto a própria unha aparece como um funil espessado (Figura 16.1C).[12,13] Essas digitações são onicogênicas e responsáveis pelo espessamento da placa ungueal. Excepcionalmente, seu comprimento é tal que o corte da borda livre induz sangramento.[14] A dermatoscopia intraoperatória pode ser usada para reconhecer os detalhes mais finos de tumores menores.[15]

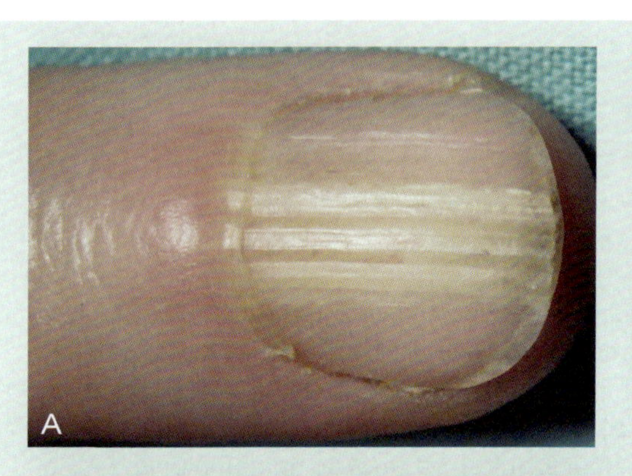

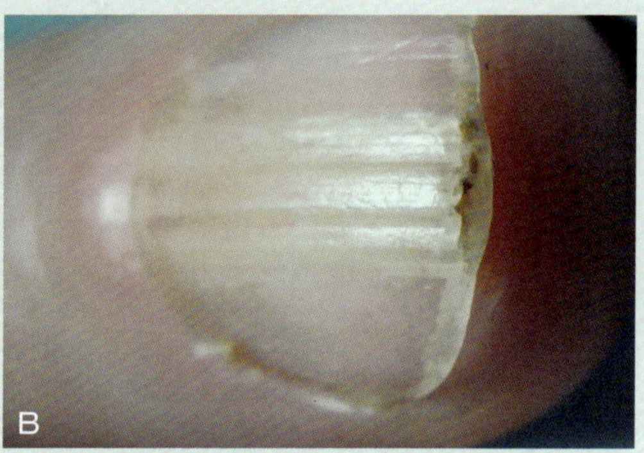

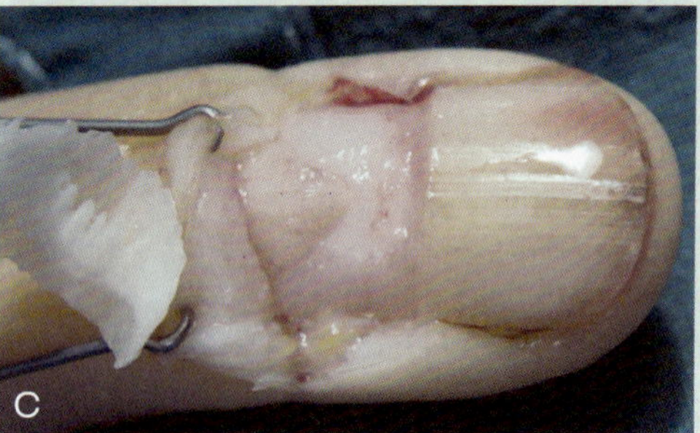

Figura 16.1 **A.** Onicomatricoma típico: xantoníquia longitudinal, hemorragias em lascas distintas e abaulamento da prega ungueal proximal. **B.** Aspecto carcomido na borda distal da xantoníquia longitudinal. **C.** Avulsão parcial e reclinação da prega ungueal proximal expõem o tumor e mostram as cavidades da placa ungueal proximal onde repousam as digitações do tumor.

Procedimento cirúrgico

A remoção cirúrgica do tumor é a única opção terapêutica.[12] O tumor só deve ser removido por excisão tangencial. Depois da realização de um bloqueio no dígito, um torniquete é colocado. O procedimento começa com duas incisões oblíquas laterais a 45° na junção das pregas ungueais proximal e lateral. A prega ungueal proximal (PUP) é reclinada e mantida para trás com suturas ou ganchos para a pele. Para expor o tumor, é conveniente a avulsão da placa proximal com substituição ou a avulsão lateral enrolada com substituição da placa. A avulsão da unha deve ser muito delicada para não arrancar as digitações. O tumor é então suavemente excisado tangencialmente da superfície da matriz com uma lâmina revestida com Teflon (Figura 16.2A).

É impossível substituir a placa quando esta se encontra gravemente alterada e pode ser útil enviá-la para exame histológico. Recomenda-se deslizar alguns curativos do tipo *tulle gras* sob a PUP e prendê-los com dois pontos (Figura 16.2B). Isso evitará qualquer aderência entre a parte ventral da PUP e a matriz, resultando em pterígio. Após três semanas, o *tulle gras* pode ser removido e, nesse momento, a matriz já terá cicatrizado e sintetizado um pouco de queratina das unhas.[16]

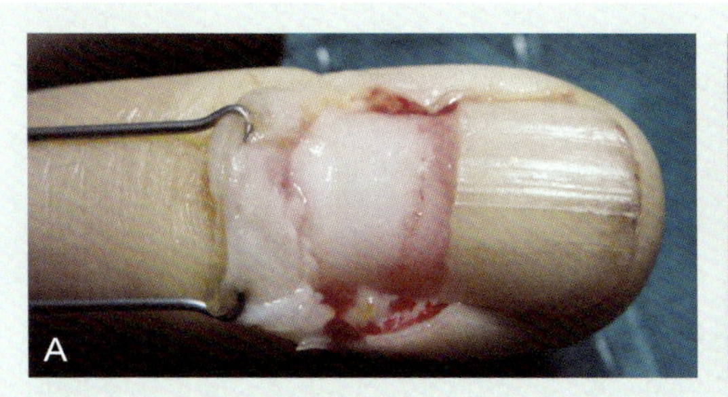

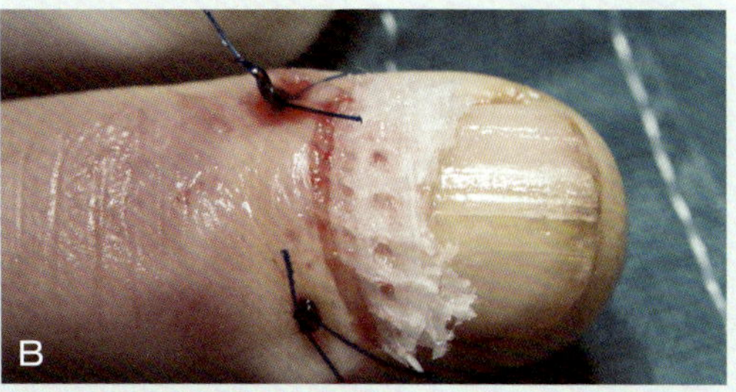

Figura 16.2 **A.** Após excisão tangencial do tumor. **B.** Para evitar qualquer aderência entre a superfície inferior da prega ungueal proximal e o epitélio da matriz, uma gaze não aderente é deslizada entre elas.

FIBROCERATOMA

Manifestações clínicas

Os fibroceratomas digitais adquiridos (FCA) são tumores benignos, de desenvolvimento espontâneo.[17,18] Eles ocorrem principalmente na área periungueal ou em qualquer outro local dos dedos das mãos. Com relação ao seu aspecto clínico, quatro tipos podem ser observados: em forma de bastonete, em forma de cúpula, plano e ramificado.[19]

Para maior clareza e elaboração de uma abordagem cirúrgica, é útil uma categorização de acordo com sua localização na unidade ungueal.[16,20,21] O FCA pode ser subungueal (localizado embaixo da unha), intraungueal (origina-se na matriz média e cresce dentro da unha e disseca), epiungueal (desenvolve-se sob a PUP, frequentemente formando um sulco ou uma ranhura na superfície da placa ungueal) (Figura 16.3) ou periungueal (tumores da pele ao redor da unha que não se enquadram nas categorias anteriores).[12,22]

Acredita-se que o trauma seja um fator causal importante.[23-25] A histologia é obrigatória, pois a diferenciação clínica de outros tumores benignos das unhas pode ser difícil e algumas neoplasias potencialmente agressivas precisam ser descartadas (p. ex., Doença de Bowen, adenocarcinoma papilar digital agressivo).[26-28] O tratamento cirúrgico dependerá, em última análise, do tamanho e localização do fibroceratoma.

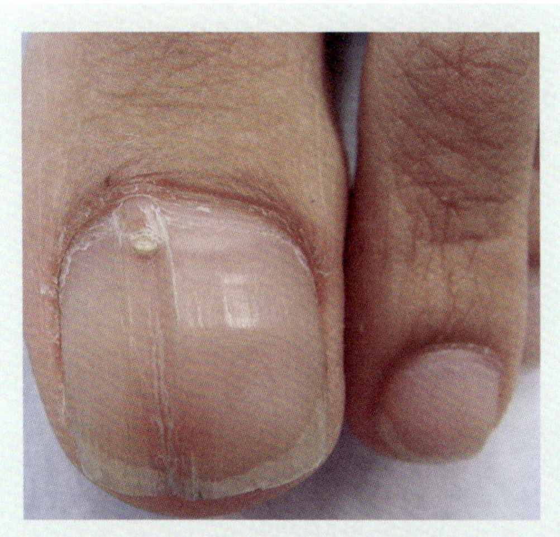

Figura 16.3 Fibroceratoma que surge sob a prega ungueal proximal.

Procedimento cirúrgico

Depois da realização de um bloqueio no dígito, um torniquete é colocado. A coleta de FCA epiungueal ocorre da seguinte maneira: para lesões pequenas e localizadas lateralmente, recomenda-se uma incisão a 45°, na junção da PUP e na prega ungueal lateral. Isso possibilita a reclinação da PUP e a exposição do tumor (Figura 16.4A); diante de uma lesão maior ou localizada medialmente, toda a PUP deve ser reclinada com duas incisões laterais. Usando um levantador, a PUP é solta da placa ungueal subjacente. É importante realizar incisões laterais por tempo suficiente para visualizar adequadamente a parte mais proximal da PUP (*cul-de-sac*). A parte ventral do FCA apoiada em seu sulco longitudinal é destacada delicadamente da placa ungueal usando o levantador ou, melhor, dissecada da placa com uma tesoura fina e pontuda, com a ponta para baixo, proximalmente em direção à sua base (Figura 16.4B). O tumor é incisado em torno de sua base e dissecado a partir do osso, onde é cortado no nível do periósteo. A remoção superficial resultaria em recorrência. A PUP é então levada para trás e presa com pontos 5/0 (Figura 16.4C). A unha crescerá novamente de maneira progressiva normalmente e o sulco será empurrado com o crescimento da unha.[16]

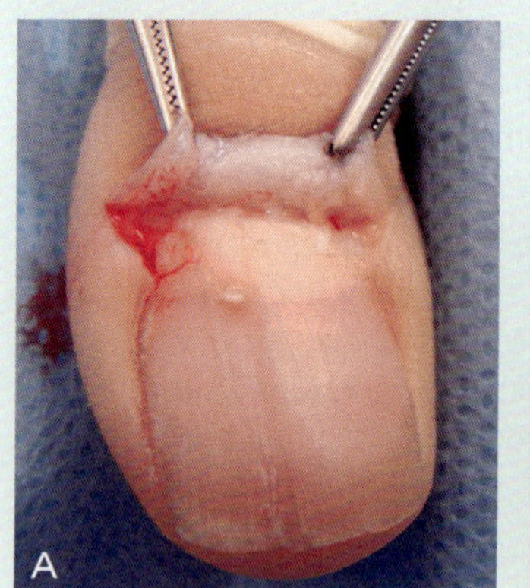

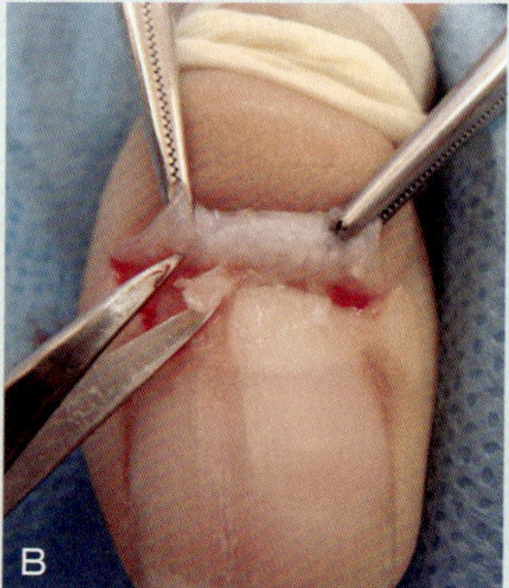

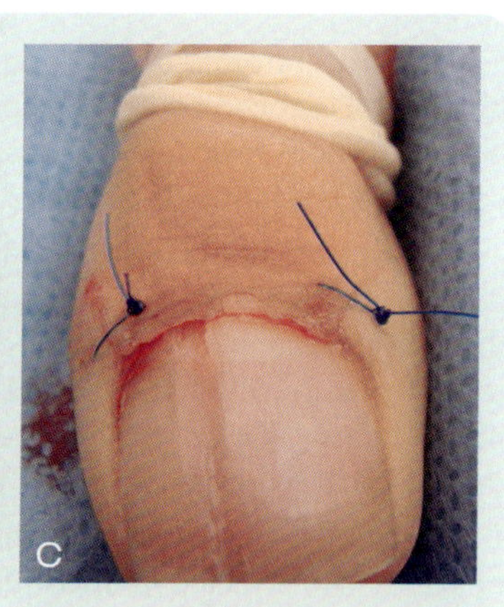

Figura 16.4 **A.** Duas incisões laterais possibilitam o reclinamento da prega ungueal proximal e expõem o tumor. **B.** O tumor é cortado na sua origem mais proximal. **C.** A prega proximal é recolocada no local e as incisões laterais são suturadas.

É necessária uma abordagem semelhante, porém mais desafiadora, conforme descrito anteriormente, no caso de FCA intraungueal ou subungueal. No entanto, em algum momento durante o procedimento, será necessário levantar uma lamela da placa ungueal ou uma placa ungueal distal, respectivamente. Um FCA periungueal que não afeta a unha pode ser mais facilmente removido por excisão convencional.

PSEUDOCISTO MIXOIDE

Manifestações clínicas

O pseudocisto mixoide (PCM) foi inicialmente denominado lesão cutânea sinovial por James Nevins Hyde, em 1883.[29] Estima-se que esta lesão comum acometa mulheres duas vezes mais que homens.[30-32] O PCM apresenta-se como um nódulo assintomático translúcido em forma de cúpula, de superfície lisa e que surge no dorso do dígito.[33] As unhas das mãos são principalmente acometidas, mas há possibilidade do acometimento das unhas dos pés.[31,34] Seu surgimento resulta principalmente de um vazamento de líquido articular de uma articulação interfalângica distal degenerativa.[35,36] Esse fenômeno é promovido pela presença de osteófitos e redução do espaço articular em decorrência de osteoartrite.[37] De acordo com sua localização no aparelho ungueal, eles podem ser classificados em três subtipos:

- Tipo A: esta é a apresentação mais comum. O PCM está localizado no dorso do dígito, entre a prega interfalângica distal e a prega ungueal proximal (Figura 16.5A).
- Tipo B: o PCM está sob a prega ungueal proximal e pressiona imediatamente a matriz subjacente, induzindo um sulco longitudinal na superfície da placa ungueal (Figura 16.5B). A profundidade do sulco pode até ondular com alterações no tamanho do PCM.[37]
- Tipo C: este é um local incomum. O PCM estende-se sob a placa ungueal. Os achados clínicos de uma lúnula vermelha ou azul, uma curvatura alterada e uma destruição variável das unhas fornecem uma boa base para o diagnóstico clínico (Figura 16.5C).[33,38]

Alguns achados foram descritos com o uso de um dermatoscópio.[39,40] No entanto, pode-se usar de maneira aprimorada a luz emitida por este dispositivo (ou outro tipo de lanterna elétrica) para transiluminar o dígito e o PCM.[41]

A RM é útil, se não obrigatória, no PCM tipo C, pois possibilita um diagnóstico preciso e pode, em até 85% dos casos, demonstrar a existência de um pedúnculo entre o cisto e a articulação distal.[10,11]

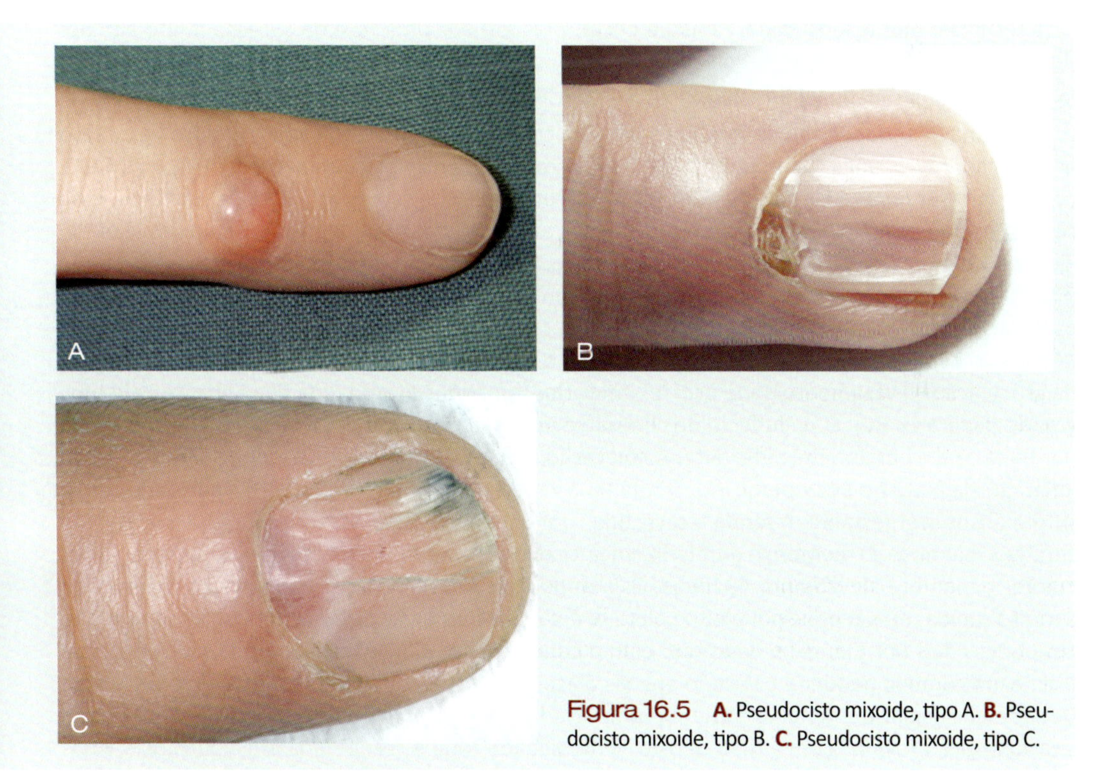

Figura 16.5 **A.** Pseudocisto mixoide, tipo A. **B.** Pseudocisto mixoide, tipo B. **C.** Pseudocisto mixoide, tipo C.

Procedimento cirúrgico

Várias publicações afirmam que a maneira mais eficiente de tratar o PCM permanentemente e com menos recorrências é cirurgicamente. No entanto, tendo em vista a benignidade da condição, bem como o desconforto e os riscos de tais procedimentos, uma abordagem menos agressiva pode ser proposta. Isso pode garantir períodos longos, sem sintomas e sem recidivas, com tratamento pontual quando necessário.

O tratamento de primeira linha para a lesão tipo A é a drenagem, seguida de crioterapia e curativo firme na ferida por várias semanas. A cirurgia minimamente invasiva do PCM com capsulotomia percutânea foi descrita como uma alternativa às técnicas descritas adiante. Envolve o uso de uma agulha para dividir transversalmente a cápsula do cisto por um movimento de varredura.[42,43] Se não der certo, pode ser proposto um tratamento cirúrgico.[38]

Os cirurgiões de mão geralmente removem os osteófitos e "limpam" a cápsula articular. Essa cirurgia agressiva leva a bons resultados, mas pode resultar em mobilidade articular reduzida (até 25%). O pós-operatório é longo e doloroso para os pacientes. Excisão de pele e remoção de osteófitos não são, contudo, necessárias.[44]

PCM pequenos de tipo B, localizados muito distalmente, podem ser removidos da mesma maneira que a paroníquia crônica:

- A incisão vai de uma prega ungueal lateral para a outra, atingindo sua largura máxima (máximo de 5 mm) na linha média da PUP. A excisão deve remover o PCM como um todo. Nenhuma sutura ou hemostasia são necessárias. Esse procedimento não é doloroso no período pós-operatório. Uma pomada antibiótica, ou curativo tipo *tulle gras*, é aplicada com um curativo volumoso por 24 horas. A cicatrização por intenção secundária é rápida e ocorre em menos de 10 dias.[16]

Para todos os outros tipos de PCM, recomenda-se uma cirurgia guiada com azul de metileno. Essa técnica é muito sofisticada, rápida e eficaz, pois fornece uma taxa de sucesso muito alta nos dedos das mãos (94%). Nos dedos dos pés, a técnica atinge apenas 57%, provavelmente porque nesse local a pressão do líquido que sai da articulação é aumentada pelo peso na posição de pé.[45,46]

A agulha de uma seringa de insulina é inserida com um ângulo de 30° a 45° no sulco flexural da articulação interfalângica distal, cerca de 5 mm proximalmente à sua linha média (Figura 16.6A). Não devem ser injetados mais de 0,05 mL (cinco unidades de insulina) de azul de metileno, caso contrário todo o campo cirúrgico ficará azul. Após a remoção da agulha, a articulação deve ser flexionada várias vezes para que o corante azul circule. O PCM ficará azul, confirmando a comunicação (Figura 16.6B). O torniquete pode ser aplicado. Um retalho é projetado ao redor do PCM, usando os sulcos dorsais como incisão horizontal posterior ao PCM. Uma incisão lateral, que percorre as laterais do dedo, liberará um retalho grande que possibilita a visualização de todo o aspecto dorsal da articulação. O vazamento pode ocorrer em vários tamanhos, desde uma fina linha azul até uma grande (Figura 16.6C). O pedúnculo de conexão é amarrado com sutura absorvível 5/0. Um ponto por linha azul é geralmente suficiente. A colocação de muitos pontos pode induzir alguma reação inflamatória extra no pós-operatório. O retalho é virado para trás (Figura 16.6D) e suturado com a sutura absorvível restante. A ferida é revestida com uma pomada antisséptica, um *tulle gras* e um curativo volumoso. O membro é enrolado em um cachecol grande (ou melhor, em uma tipoia), para manter o membro elevado por 48 horas. Os pontos são removidos após 3 semanas. A cicatrização é muito rápida, mas o principal efeito colateral é a rigidez da articulação distal que se desenvolve em poucos dias por manter o dedo reto com o curativo. Este último deve ser removido após dois dias, e um curativo pequeno cobrindo apenas o aspecto dorsal da falange distal deve ser aplicado. Deve-se ensinar fisioterapia ao paciente: dobrar a falange distal enquanto bloqueia a articulação interfalângica proximal com a mão oposta. A mobilidade total é recuperada em alguns dias. Após três meses, a unha deve crescer lisa e plana no terço proximal, sem sulco longitudinal, reconhecendo-se o sucesso do procedimento. Após seis meses, a unha retorna a seu aspecto normal.

As complicações são excepcionais. É necessária uma adesão rigorosa às técnicas cirúrgicas antissépticas. Não são necessários antibióticos profiláticos, desde que não haja ruptura da cápsula. A irritação da sutura no pedículo pode ocorrer em alguns casos e apresentar-se com uma vermelhidão associada a um discreto inchaço da pele sobrejacente. Uma massagem suave por várias semanas com um creme esteroide melhora a resolução. A cicatrização ocorre com a reabsorção completa dos pontos, o que pode levar até três meses, de acordo com o tipo de sutura utilizada.[16]

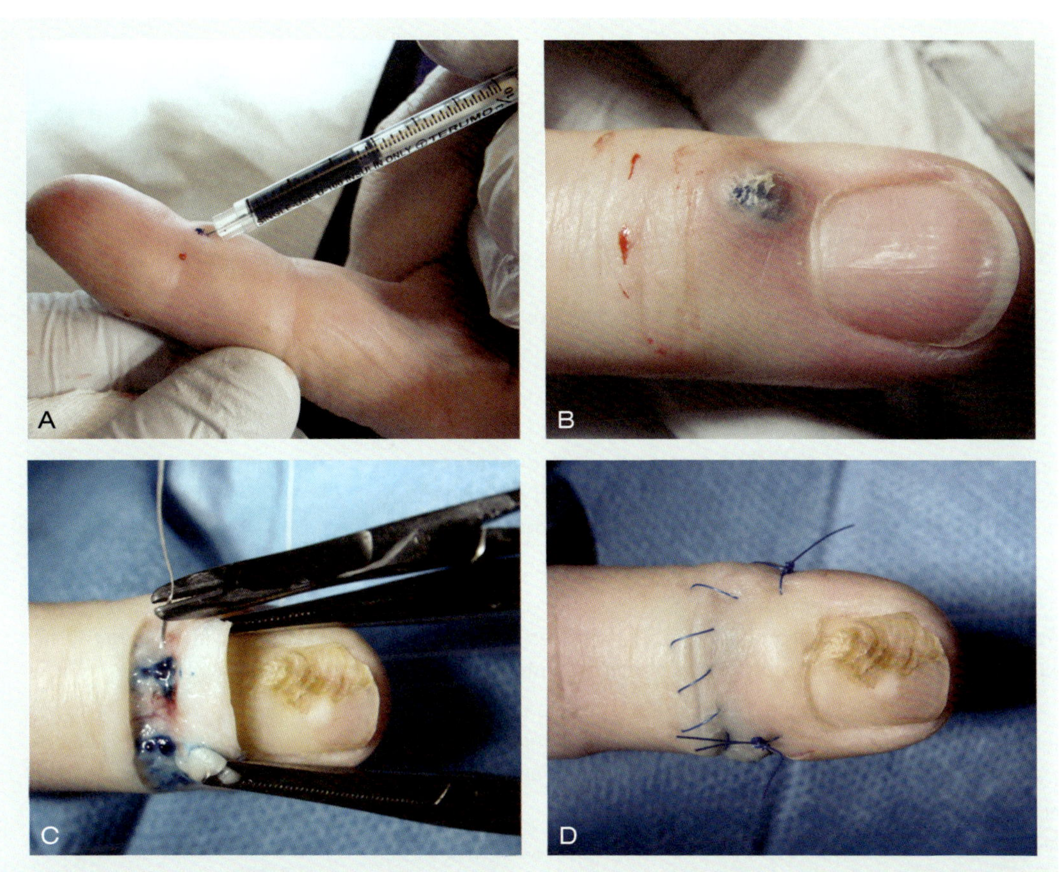

Figura 16.6 **A.** Injeção de azul de metileno no aspecto ventral da articulação interfalângica distal. **B.** Coloração em azul de pseudocisto mixoide. **C.** Um retalho dorsal expõe o aspecto dorsal da articulação interfalângica com dois pedúnculos grandes. **D.** Após a ligação dos 2 pedúnculos, o retalho é recolocado no local e suturado com uma sutura contínua.

EXOSTOSE

Manifestações clínicas

A exostose subungueal (ES) é um crescimento osteocondral benigno e isolado, de crescimento lento.[47] A maioria dos autores considera a ES uma entidade clinicopatológica distinta do osteocondroma, mas ainda há um debate sobre se são doenças ou expressões diferentes da mesma condição.[48,49] Ainda não há evidências claras para sustentar uma única etiologia. O trauma, comumente mencionado na literatura antiga, foi relatado em aproximadamente 30% dos casos.[47,50] O achado de uma translocação cromossômica consistente t (X; 6) (q22; q13-14) implica fortemente que se trata de uma verdadeira neoplasia, e não de uma metaplasia reativa pós-traumática.[51–54] A ES é particularmente frequente em jovens.[47,50,55] A tríade de dor (principal sintoma), deformação ungueal e características radiográficas é geralmente diagnóstica.[12,47,50] No entanto, pode não haver dor. A unha do hálux é acometida em 75% dos casos.[47,50,56] O tumor geralmente eleva a placa ungueal, emergindo do hiponíquio ou, às vezes, do sulco lateral. A lesão pode exibir uma tonalidade branca de porcelana com telangiectasia que corre em sua superfície em um estágio inicial. Muitas vezes, um colarinho delineia o tumor (Figura 16.7). Com o tempo, a proliferação é coberta por

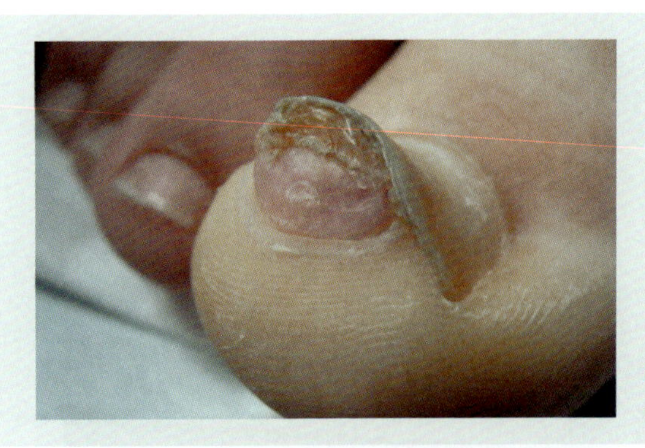

Figura 16.7 Exostose subungueal. Observe o colarinho e as telangiectasias.

hiperceratose espessa. As lesões centrodorsais podem apresentar-se como uma mancha vermelha observada através da placa ungueal, com ou sem onicólise. A erosão e a infecção do leito ungueal podem dar origem a um crescimento subungueal do tipo piogênico.[12]

A dermatoscopia destaca achados clínicos, especialmente ectasia vascular superficial.[57]

A radiografia deve ser realizada para observar o crescimento radiopaco do osso trabecular, geralmente na superfície dorsal ou dorsomedial da extremidade distal da falange, longe da linha epifisária. No entanto, lesões iniciais, compostas principalmente por cartilagem, podem não ser visíveis.[48,56,58]

O diagnóstico diferencial da exostose subungueal inclui a maioria dos outros crescimentos subungueais benignos, neoplasias malignas (CEC, melanoma maligno), cisto de implantação e verruga, enfatizando a importância da radiografia no diagnóstico de tumores ungueais.[56]

Procedimento cirúrgico

O tratamento da exostose subungueal e do osteocondroma consiste em curetagem local ou excisão do excesso de osso, sob condições assépticas completas. Diferentes abordagens cirúrgicas são possíveis de acordo com a localização e o tamanho da ES. Após um bloqueio no dígito, a colocação de um torniquete é obrigatória, pois o corte do osso esponjoso causará sangramento. De acordo com o tamanho do tumor e sua localização, é feita uma avulsão parcial, com preservação da placa para cobrir o local cirúrgico no pós-operatório. Por esse motivo, a técnica *trap door* (Figura 16.8A) ou a avulsão lateral enrolada são os melhores. O leito ungueal deve ser poupado o máximo possível. Uma incisão longitudinal é realizada ao longo de todo o comprimento do tumor, completada por uma incisão que corre transversalmente seguindo a curva do hiponíquio (incisão em "T" reversa). A partir deste ponto, é realizada uma dissecção muito meticulosa do leito ungueal fino e frágil até que todo o tumor esteja totalmente exposto (Figura 16.8B). Usando pinças duplas para unhas esterilizadas ou um *rongeur* ósseo, a proliferação óssea é cortada em sua base (Figura 16.8C). Recomenda-se a curetagem do osso cortical para limitar as recorrências. Se disponível, pastilhas de antibióticos são lançadas no defeito. Os dois retalhos laterais do leito ungueal são recolocados no lugar. Suas bordas são aparadas – pois o leito ungueal é muito grande e longo a partir da expansão pelo tumor – e suturadas com suturas absorvíveis 5/0 (Figura 16.8D). Se uma pequena área do leito for negligenciada, ela cicatrizará por intenção secundária. Se a dissecção do leito for impossível, porque foi amplamente deformada ou destruída pelo tumor, a ressecção "em bloco" do tumor com um *rongeur* ósseo seguida de cicatrização secundária é uma boa opção. Se o defeito for muito grande, a cavidade pode ser preenchida com esponja de gelatina hemostática absorvível. A unha é então invertida e presa à parede distal e/ou lateral (Figura 16.8E). Curiosamente, esta cirurgia induz apenas dor moderada.

Após o procedimento, aplique um curativo oleoso e não aderente. O curativo deve ser removido após 24 horas, pois é comum sangramento no pós-operatório.[16]

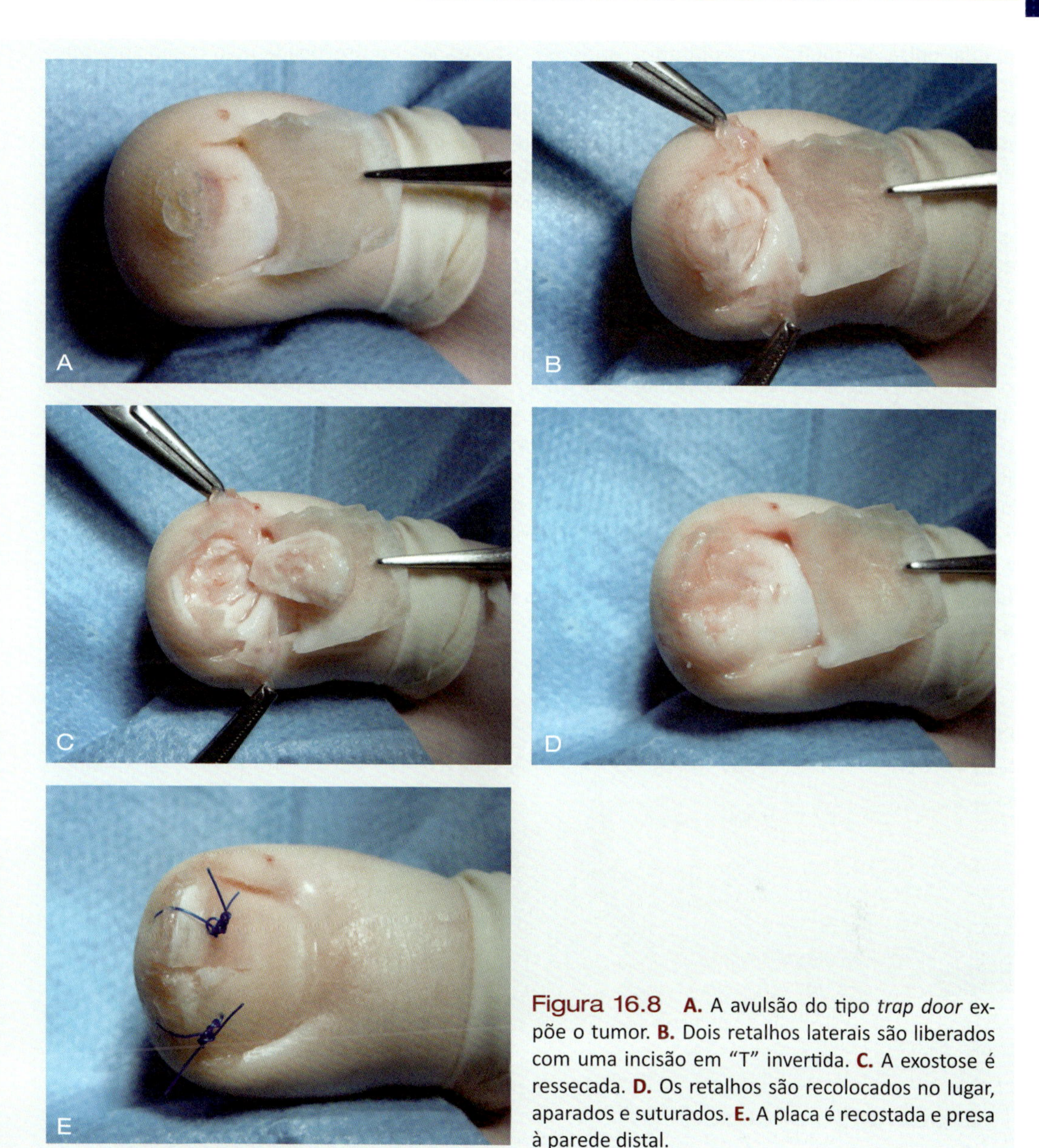

Figura 16.8 **A.** A avulsão do tipo *trap door* expõe o tumor. **B.** Dois retalhos laterais são liberados com uma incisão em "T" invertida. **C.** A exostose é ressecada. **D.** Os retalhos são recolocados no lugar, aparados e suturados. **E.** A placa é recostada e presa à parede distal.

TUMOR GLÔMICO

Manifestações clínicas

O tumor glômico é muito comum na mão, especialmente nas pontas dos dedos, onde os corpos glômicos de Masson são numerosos e dos quais se acredita que essa neoplasia deriva. Os pacientes costumam ser mulheres de quarenta a sessenta anos.[59,60] Existem duas apresentações clínicas principais: uma pequena mancha avermelhada ou azulada de vários milímetros de diâmetro observada através da placa ungueal (Figura 16.9) ou eritroníquia longitudinal com incisura distal ou fissura longitudinal sobrejacente.[12,61] Uma tríade clássica de dor pode ser observada em cerca de metade dos pacientes, caracterizada por sensibilidade pontual, intolerância ao frio e dor paroxística.[60] Dor aguda, pulsante, muitas vezes intensa, pode ser espontânea ou provocada pelo menor trauma e irradia frequentemente para a mão, punho ou ombro. Até a aplicação de esmalte para unhas é considerada insuportável.[62] Outro gatilho comum é a mudança de temperatura, especialmente de quente para frio. A dor pode até ser pior à noite.[12,59] O exame físico pode incluir exames clínicos como: sondagem, com um alfinete ou outro objeto pontiagudo, para localizar o ponto doloroso eletivo (teste de Love); alívio da dor, com bloqueio temporário do fluxo sanguíneo (teste de Hildreth); e indução da dor colocando um cubo de gelo na unha ou imergindo o dígito em água fria (teste de sensibilidade ao frio) ou borrifando álcool etílico (teste de Joseph-Posner).[59,61,63] A transiluminação também é útil e pode ajudar a localizar o tumor se ele não estiver claramente visível através da unha.[63] Ao contrário dos relatos anteriores, a radiografia simples mostra alterações erosivas ósseas em uma minoria de casos, porque podem ser muito sutis, embora frequentemente detectáveis por ressonância magnética ou ultrassonografia (US).[59,61,64-66] A ressonância magnética oferece a mais alta sensibilidade, uma melhor avaliação da extensão da lesão e uma localização espacial precisa para o cirurgião.[59,65,67,68] A US, especialmente a imagem Doppler, pode ser tão sensível quanto a RM e menos dispendiosa.[69-71] É necessário um exame clínico sólido, pois os exames de imagem podem ser negativos.[65,72] Os erros de diagnóstico comuns são neuroma, síndrome da dor regional complexa (SDRC), infecções nas unhas, gota e artrite.[65,73,74] O diagnóstico diferencial inclui todas as causas de onicalgia: verrugas subungueais, ceratoacantoma, exostoses subungueais, encondroma, leiomioma, mas também processos inflamatórios como paroníquia, osteíte, panarício subungueal e diferentes causas de eritroníquia longitudinal.[68,73]

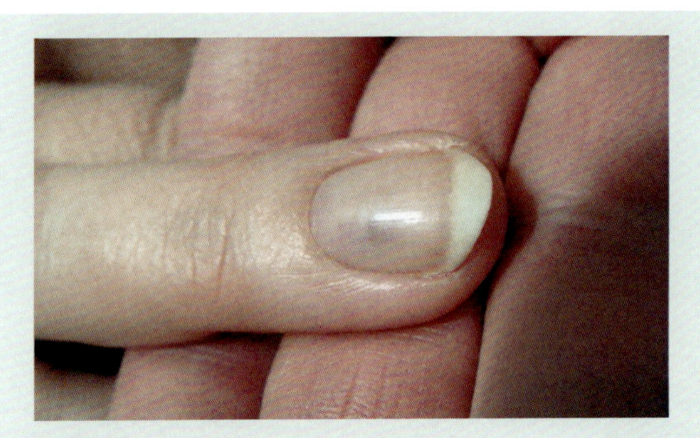

Figura 16.9 Tumor glômico do leito ungueal.

Procedimento cirúrgico

O tratamento é cirúrgico.[75] Primeiramente, a localização do tumor deve ser marcada na placa com um marcador cirúrgico, porque o branqueamento decorrente da anestesia e a exsanguinação do torniquete o tornarão invisível. Uma avulsão parcial é realizada (do tipo alçapão ou avulsão ungueal enrolada) para expor o leito ungueal (Figura 16.10A). A liberação temporária do torniquete pode tornar o tumor visível novamente, especialmente para demarcação com dermatoscopia intraoperatória opcional.[76,77] O leito ungueal é incisado longitudinalmente sobre o tumor, que é muito meticulosamente dissecado a partir dos tecidos circundantes com uma tesoura curva sem corte e enucleado (Figura 16.10B). A incisão é fechada com sutura absorvível fina. Se o tumor for submatricial, uma incisão transversal deve ser realizada na matriz. A dissecção deve ser muito delicada, bem como a reaproximação das bordas. A placa ungueal é retornada ao seu local e presa à prega ungueal lateral e distal.[16] O dedo é coberto com um curativo volumoso e não aderente oleoso por dois dias.

As recorrências podem ocorrer em cerca de 1% a 2% dos casos, devido à remoção incompleta do tumor, uma lesão-satélite negligenciada ou um novo crescimento genuíno.[59,68]

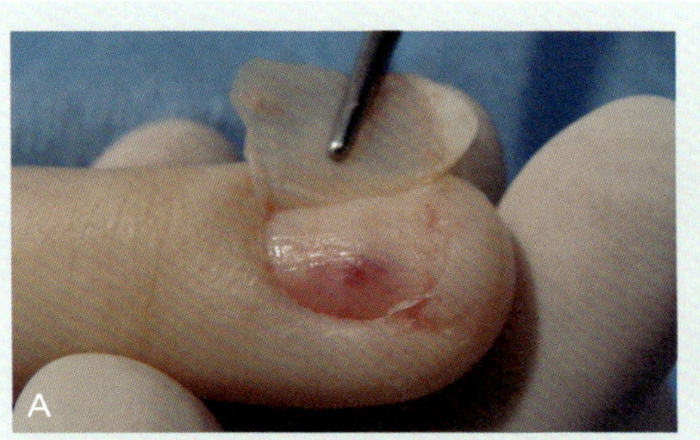

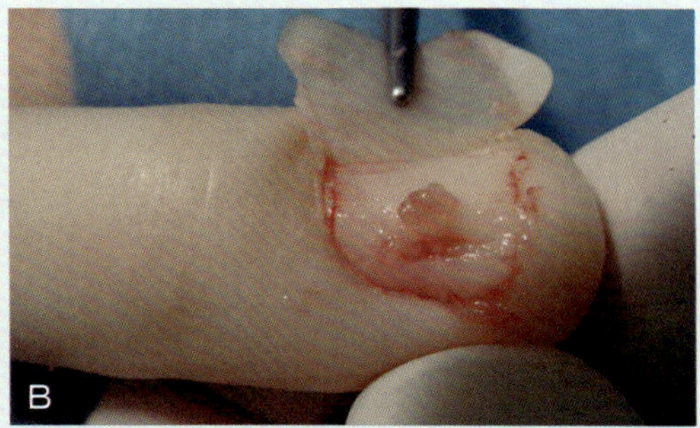

Figura 16.10 **A.** A avulsão lateral expõe o leito e o tumor. **B.** Uma incisão longitudinal possibilita a extirpação do tumor.

GRANULOMA PIOGÊNICO

Manifestações clínicas

O granuloma piogênico (GP) é um tumor vascular eruptivo benigno que se apresenta como um nódulo de rápido crescimento, propenso a ulceração ou hemorragia, geralmente após uma pequena lesão cutânea penetrante. Sua patogenia exata permanece incerta. É um tumor vascular benigno adquirido relativamente comum que frequentemente envolve a unha, incluindo os tecidos periungueais e o leito ungueal. O GP da unha pode ser causado por uma variedade de causas que atuam por meio de diferentes mecanismos patogenéticos. As causas da PG ungueal incluem fármacos, trauma mecânico local, distúrbios neurológicos e doenças inflamatórias sistêmicas (Tabela 16.1).

Tabela 16.1 Causas do granuloma piogênico (GP).

Grupo	Achados clínicos da PG	Exemplos
Fármacos[78]	Múltiplos, possíveis nos dedos das mãos e pés	Retinoides;[79-82] terapia antirretroviral (especialmente indinavir e lamivudina);[83-85] terapias antineoplásicas (taxanos, EGFR, EGFR-TK, TK, MEK, ERK, BRAF, inibidores de VEGF) (Figura 16.11A);[86-91] mitozantronas;[92] ciclosporina[93] e rituximabe[94]
Trauma local	GP solitário ou de alguns dígitos	Unha encravada, retroníquia (Figura 16.11B);[95] GP friccional após uma longa caminhada (Figura 16.11C);[96] traumatismo ungueal autoinduzido (onicotilomania,[97] onicofagia e manicure agressiva); penetração de corpo estranho
Distúrbios neurológicos (vários mecanismos hipotéticos)	GP solitário ou de alguns dígitos	Imobilização por gesso, SDRC, síndrome de Guillain-Barré[98] e após vários episódios de dessaturação de oxigênio[99]
Doença sistêmica	Múltiplos, possíveis nos dedos das mãos e pés	Sarcoidose cutânea, psoríase e espondiloartrite soronegativa[78]

EGFR: receptor do fator de crescimento epidérmico; EGFR-TK: receptor do fator de crescimento epidérmico de tirosina-quinase; TK: tirosina quinase; MEK: proteína quinase ativada por mitogênio; ERK: quinase regulada por sinal extracelular; VEGF: fator de crescimento endotelial vascular.

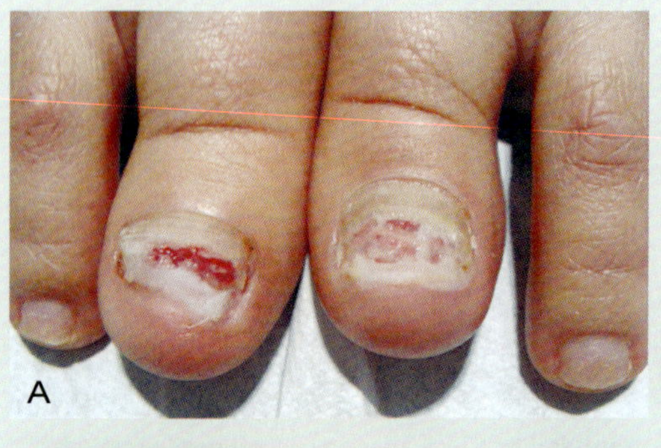

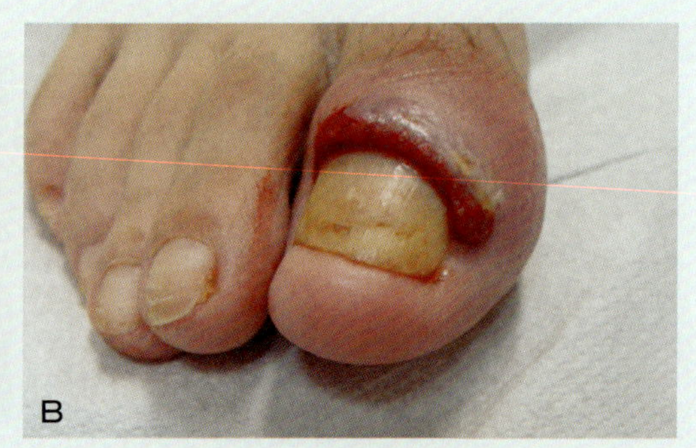

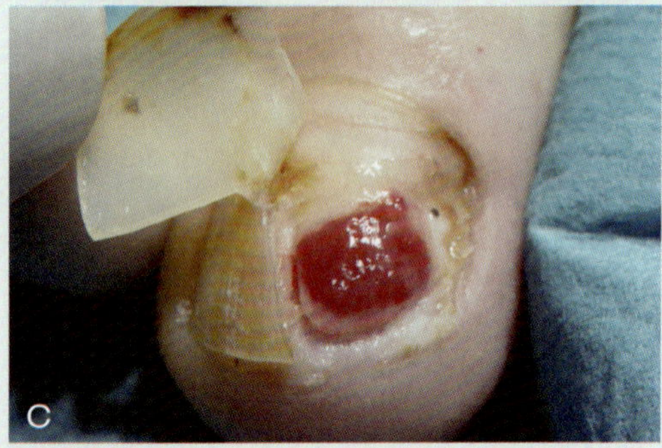

Figura 16.11 **A.** Granuloma piogênico subungueal decorrente de quimioterapia com taxotere. **B.** Retroníquia. **C.** Granuloma piogênico friccional subungueal.

A histopatologia exibe características semelhantes em todos os tipos de GP, independentemente de causa e localização. O diagnóstico diferencial inclui acima de tudo melanoma amelanótico; portando, a investigação histológica da amostra é essencial.

O tratamento deve ser evidentemente direcionado e personalizado para a causa aparente de GP. No entanto, o alívio sintomático pode ser obtido com a eliminação do(s) tumor(es) com sangramento e possivelmente doloroso(s). Se secundário a trauma local, isso deve ser abordado especificamente (p. ex., procedimentos específicos para unhas encravadas, avulsão na retroníquia, remoção de corpo estranho, corte da unha onicolítica no GP friccional, interrupção da manipulação das unhas na onicotilomania). Um esteroide tópico de alta potência (em combinação opcional com antibiótico tópico e/ou sob oclusão) pode ser suficiente ou auxiliar em determinadas circunstâncias (especialmente apresentações em vários dígitos). Caso contrário, a terapia adicional deve ser sempre o mais simples possível para evitar cicatrizes desfigurantes ou deformidades nas unhas. O granuloma piogênico pode ser removido por curetagem sob anestesia local seguida de eletrodissecção ou aplicação de soluções de Monsel ou cloreto de alumínio. *Lasers* de corante pulsado com lâmpada *flash* de 585 nm, argônio e CO_2 são opções curativas alternativas.[100]

Procedimento cirúrgico

Existem várias opções para remover um granuloma piogênico de leito ungueal.[101] Como a lesão é subungueal, recomenda-se uma avulsão (parcial ou total de acordo com o tamanho e a localização da lesão) para possibilitar uma visualização completa da lesão. O granuloma piogênico pode ser cortado em sua base ou curetado e, em seguida, cauterizado suavemente usando eletrocautério ou radiofrequência. Quando o sangramento é leve e não pulsante, um aplicador com ponta de algodão mergulhado em uma solução hemostática, como 30% de cloreto de alumínio ou 20% a 40% de cloreto férrico, é esfregado na pequena ferida por alguns minutos. O tumor também pode ser removido tangencialmente com uso de uma alça elétrica.[16]

Durante várias semanas após o procedimento cirúrgico, recomenda-se a aplicação de uma combinação de antibiótico e pomada esteroide potente (Fucicort®), associada a um curativo compressivo, para evitar recidivas.[12,96]

CERATOACANTOMA SUBUNGUEAL (CASU)

Manifestações clínicas

O CASU tem uma predileção pelos três primeiros dedos das mãos, especialmente o polegar.[102,103] É principalmente uma lesão isolada observada em homens em 75% dos casos.[101,102] É um tumor raro, benigno, mas de rápido crescimento, aparentemente agressivo, geralmente situado abaixo da borda da placa ungueal ou na porção mais distal do leito ungueal (Figura 16.12A).[104,105] Ao contrário de sua localização na pele, a resolução espontânea é rara.[103] A lesão pode começar como um nódulo ceratótico pequeno e extremamente doloroso, visível sob a borda livre, aumentando rapidamente para 1 a 2 cm de diâmetro, dentro de 4 a 8 semanas.[104] O tumor em crescimento provoca erosão da falange óssea subjacente, que apresenta um defeito osteolítico em forma de taça bem definido, sem qualquer reação periosteal (Figura 16.12B).[105] Seu aspecto grosseiro típico, como um nódulo em forma de cúpula com um tampão central de material córneo que preenche a cratera, nem sempre é observado no aparelho ungueal, mas a histologia de uma amostra de biópsia adequada mostrará claramente o padrão característico. O diagnóstico de CASU é baseado no crescimento rápido, erosão óssea em radiografia e histologia. A RM pode ser utilizada em seguida, caso os achados radiológicos sejam ambíguos.[106-108] Sua diferenciação clínica do carcinoma espinocelular é, no entanto, difícil e o tumor é frequentemente diagnosticado histologicamente como carcinoma espinocelular, tipo ceratoacantoma.[12] Os três principais diagnósticos diferenciais são: cisto de implantação epidermoide, verruga subungueal e carcinoma de células escamosas.[109] Nas mulheres, a existência de crescimentos polidactílicos do tipo CASU pode representar uma manifestação tardia de incontinência pigmentar denominada tumores subungueais dolorosos da incontinência pigmentar,[110-112] impondo uma busca pela mutação do gene *NEMO*, bem como aconselhamento genético.

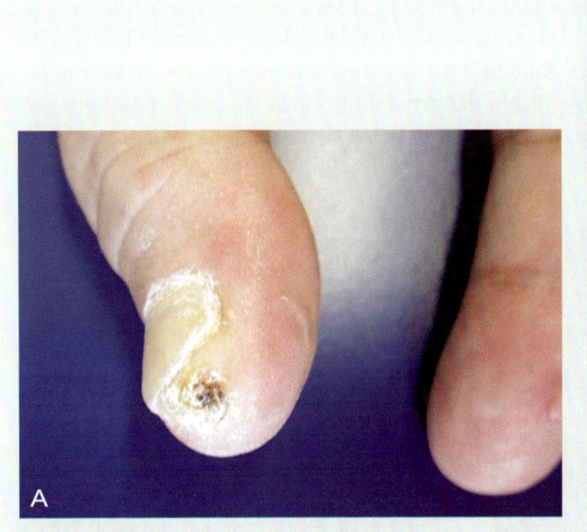

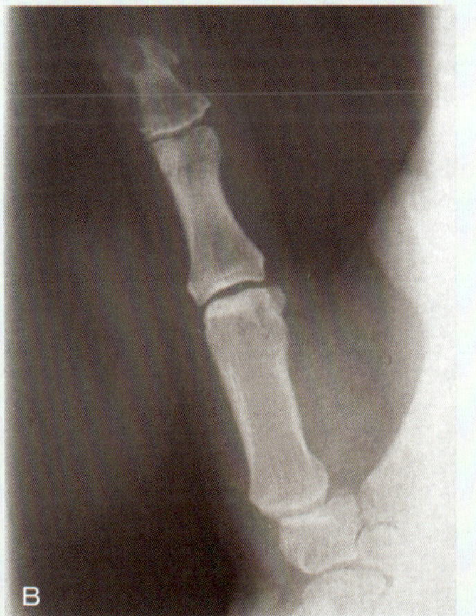

Figura 16.12 **A.** Ceratoacantoma digital distal. **B.** Radiografias mostram osteólise em forma de taça. Fonte: Coll N. di Chiacchio, Brasil.

Procedimento cirúrgico

O tratamento é a remoção cirúrgica de todo o tumor com controle histológico das margens.[102,113] Uma avulsão do tipo alçapão ou lateral enrolada das unhas expõe a lesão. O melhor tratamento é a cirurgia de Mohs, quando disponível, mas remover o tumor em bloco a partir da cavidade óssea é ilusório. Excisão local ou curetagem são as melhores opções.[109,114] A lesão é excisada "em bloco", ficando o mais próximo possível do osso. A amostra é orientada e fixada. Novas sessões são realizadas, se necessário, até que as margens sejam limpas do tumor. Dois pontos reaproximarão macroscopicamente as margens do defeito e a cicatrização ocorrerá parcialmente por intenção secundária. A perda de continuidade epidérmica devido ao crescimento tumoral e à cirurgia próxima ao osso pode recomendar o uso de antibióticos profiláticos (p. ex., dicloxacilina ou cefalexina ou clindamicina *versus* azitromicina – em caso de alergia à penicilina).[115-118]

O paciente deve ser acompanhado em intervalos regulares, pois a maioria das recorrências ocorre nos primeiros 5 meses de pós-operatório, mas um acompanhamento em longo prazo é obrigatório, pois as recorrências foram observadas em até 22 meses.[102,113,119] Demonstrou-se que pode ocorrer reossificação do defeito ósseo. É observado em acompanhamentos em longo prazo.[120]

A amputação deve ser considerada apenas em múltiplas recorrências, quando uma destruição óssea maciça ou quando um carcinoma espinocelular não puder ser descartado.[102,103,121]

FIBROMIXOMA ACRAL SUPERFICIAL (FMAS)

Manifestações clínicas

O fibromixoma acral superficial (fibromixoma digital) é um tumor de tecidos moles raro e de crescimento lento, que tem uma predileção distinta pelo aparelho ungueal em adultos de meia-idade, onde lesões são observadas em mais de 95% dos casos.[122,123] Existe uma ligeira predominância masculina de 1,3:1. Mais da metade dos casos envolve o leito ungueal (Figura 16.13).[123-125] O FMAS apresenta-se como um nódulo solitário de crescimento lento, indolor ou doloroso (41%) e bem circunscrito, que cresce ao longo de muitos meses ou anos (2 anos em média).[123] A erosão do osso pela compressão pode ser observada em alguns casos volumosos.[123,124,126] Uma série de FMAS submatricial foi relatada. Foi responsável por pseudobaqueteamento, onicogrifose e macrolúnula.[127]

Sugere-se excisão cirúrgica completa e acompanhamento cuidadoso, mesmo que o tumor seja benigno e frequentemente localizado dentro ou em estreita proximidade com o aparelho ungueal. Por outro lado, alguns casos exigem a exclusão cuidadosa de sarcoma fibromixoide de baixo grau ou dermatofibrossarcoma mixoide que, apesar de serem extremamente raros na unha, possuem um prognóstico diferente, com cursos prolongados, recorrências comuns e potencial de metástases.[123,126]

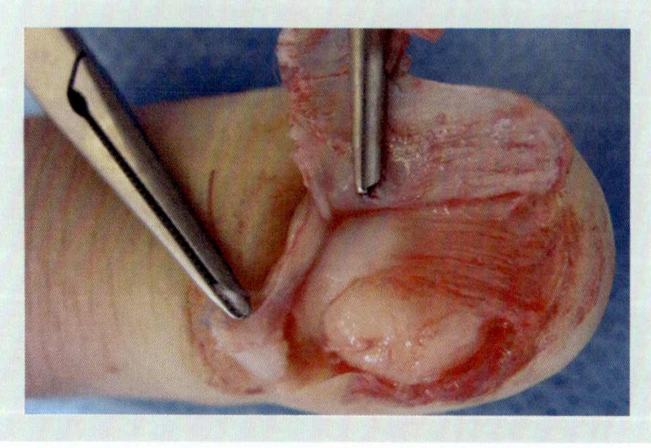

Figura 16.13 Fibromixoma acral exposto após avulsão da placa ungueal.

Procedimento cirúrgico

Após avulsão e incisão, a extirpação do tumor é geralmente fácil, pois existe um plano de clivagem ao redor do tumor bem circunscrito e não encapsulado. O procedimento é uma enucleação, com dissecção do tumor com uma tesoura pontiaguda afiada. A dissecção é realizada até a remoção completa do tumor (Figura 16.14). O defeito é preenchido com espuma hemostática e a placa é recolocada no lugar e presa às pregas laterais com um ou dois pontos. Às vezes, a remoção do tumor sacrifica grande parte do leito, o que pode deixar uma onicólise residual.[16]

As taxas de ressecção completa do tumor são baixas e justificam uma taxa de recorrência de cerca de 20%, o que geralmente ocorre nos primeiros 2 anos de pós-operatório.[123]

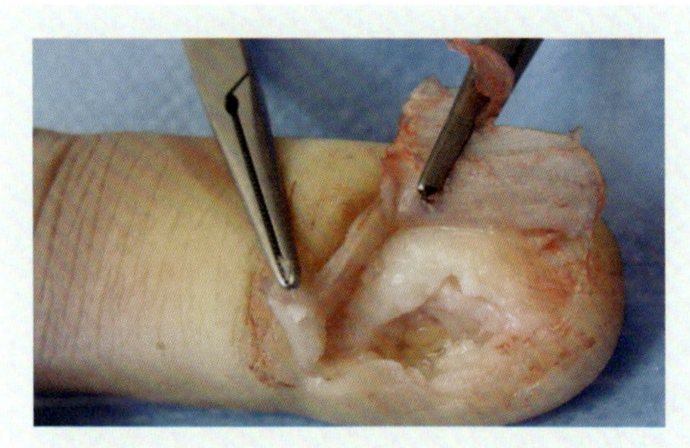

Figura 16.14 Após extirpação completa da lesão.

ONICOPAPILOMA

Manifestações clínicas

O onicopapiloma é um tumor benigno das unhas, quase sempre descrito nas unhas das mãos e com preferência por mulheres de meia-idade.[128-130] Geralmente presente como eritroníquia longitudinal monodáctila, iniciando na matriz distal e estendendo-se até a ponta da unha, onde uma hiperceratose subungueal filiforme distal emerge sob a borda livre (Figura 16.15).[128-131] Pode ser acompanhada de onicólise distal ou de uma fissura. Hemorragias em lascas são comuns e podem ser curtas, longas, interrompidas ou ininterruptas.[129] A faixa longitudinal pode ser branca, marrom, amarela ou até verde.[128,132-134] O exame histológico mostra acantose e papilomatose, associadas à metaplasia da matriz do leito ungueal.[128,129,131] Os pacientes geralmente solicitam tratamento porque a lesão é um incômodo, mas às vezes pode ser doloroso.[128] Diante de um cenário clínico típico, uma abordagem de esperar para ver pode ser justificada.[135] No entanto, é preciso ter em mente os principais diagnósticos diferenciais de carcinoma espinocelular da unidade ungueal, líquen plano incomum, tumor glômico ou uma verruga e, muito raramente, melanoma.[128,130,136]

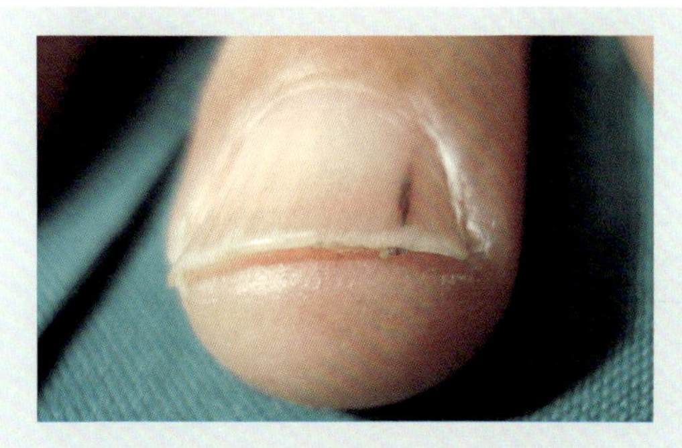

Figura 16.15 Onicopapiloma. Observe a eritroníquia longitudinal, as hemorragias em lascas e a ponta ceratósica emergindo na borda livre.

Procedimento cirúrgico

Inicialmente, a lesão deve ser exposta em todo o seu comprimento, realizando-se avulsão em alçapão distal total com substituição da placa (avulsão lateral da unha enrolada, o que é melhor, avulsão alçapão ou avulsão parcial longitudinal como alternativas) (Figura 16.16A).[135] Duas opções estão disponíveis:

1. Excisão clássica em elipse longitudinal, sem margens de segurança até o hiponíquio. A parte mais proximal da elipse deve incluir a matriz distal (Figura 16.16B). A amostra deve ser cuidadosamente dissecada do osso com uma tesoura afiada e de pontas finas, com as pontas para baixo, iniciando no hiponíquio e progredindo proximalmente. A cicatrização secundária por intenção é uma opção, mas existe o risco de onicólise. Portanto, é melhor reaproximar as bordas com suturas absorvíveis após uma ampla redução lateral (Figura 16.16C). Se o defeito for maior que 4 mm, ele deve ser fechado por dois retalhos laterais (retalho de Johnson).[16]
2. Como o tumor é muito superficial, a excisão tangencial do tumor é uma opção. O procedimento começa com uma incisura na matriz distal e progride distalmente, muito superficialmente, até o hiponíquio. Nenhuma sutura é necessária. Contudo, essa técnica pode gerar um risco maior de recorrências.[128]

Finalmente, a placa ungueal é recolocada no lugar e presa às pregas laterais com 2 ou 3 pontos (Figura 16.16D). Eles podem ser removidos após três semanas.

Devido às suas propriedades onicogênicas, esse tumor em particular adere fortemente à superfície inferior da placa ungueal.[128] Um onicopapiloma estreito pode ser bastante difícil de separar da placa durante a avulsão e, posteriormente, parte da amostra pode ser deixada presa na placa ungueal avulsionada. Nesse cenário, pode-se realizar uma excisão de espessura total, removendo a placa e o leito até o osso em bloco, e toda a amostra é submetida à histologia. Em todas as técnicas cirúrgicas, a matriz distal deve ser entalhada.

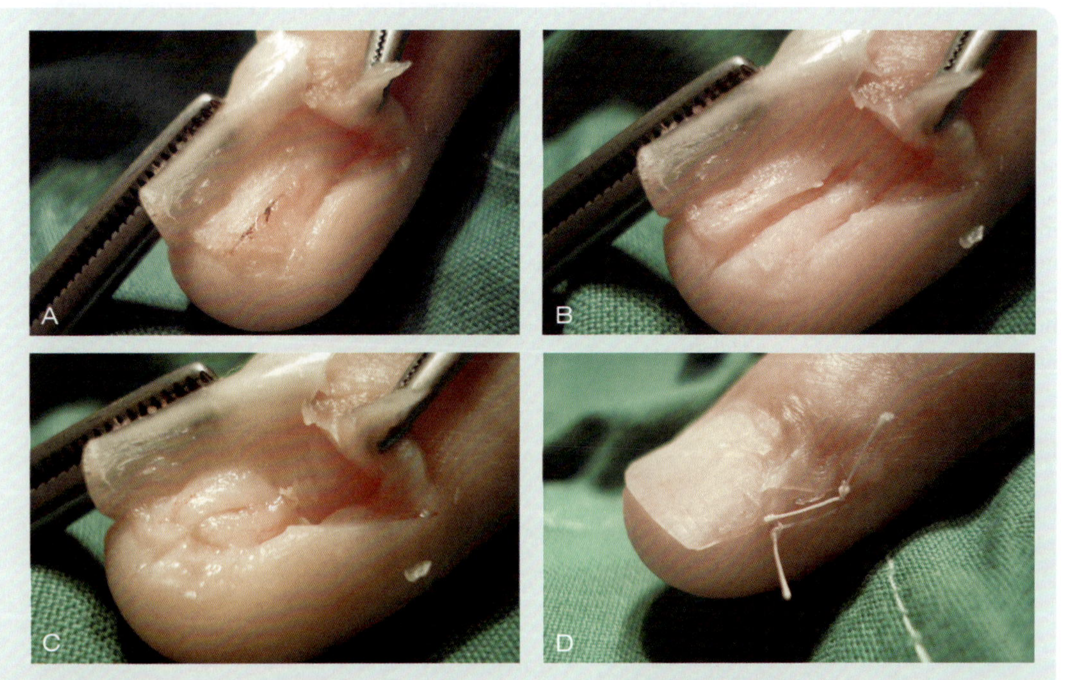

Figura 16.16 **A.** A avulsão expõe o tumor longitudinal que tem início na matriz distal. **B.** Excisão longitudinal de todo o tumor, com incisura da matriz distal. **C.** Após a sutura do defeito. **D.** Placa ungueal recolocada no lugar.

REFERÊNCIAS BIBLIOGRÁFICAS

1. Baran R, Kint A. Onychomatrixoma. Filamentous tufted tumour in the matrix of a funnel-shaped nail: a new entity (report of three cases). Br J Dermatol. 1992; 126(5):510-5. doi:10.1111/j.1365-2133.1992.tb11827.x.
2. Perrin C, Goettmann S, Baran R. Onychomatricoma: Clinical and histopathologic findings in 12 cases. J Am Acad Dermatol. 1998; 39(4 I):560-64. doi:10.1016/S0190-9622(98)70004-0.
3. Di Chiacchio N, Tavares GT, Tosti A, et al. Onychomatricoma: Epidemiological and clinical findings in a large series of 30 cases. Br J Dermatol. 2015; 173(5):1305-7. doi:10.1111/bjd.13900.
4. Rashid, RM. Swan J. Onychomatricoma: benign sporadic nail lesion or much more? Dermatol Online J. 2006; 12(6):4.
5. Pessoa E Costa T, João AL, Pinheiro R, Carvalho R, Matos Pires E, Lencastre A. Myxoid Onychomatricoma-A New Case. Am J Dermatopathol. 2020; 42(2):133-5. doi:10.1097/DAD.0000000000001514.
6. Kallis P, Tosti A. Onychomycosis and Onychomatricoma. Ski Appendage Disord. 2015; 1(4):209-12. doi:10.1159/000445908.
7. Ocampo-Garza J, Di Chiacchio NG, Di Chiacchio N. Pigmented onychomatricoma: Four cases. Australas J Dermatol. 2018; 59(1):e66-e69. doi:10.1111/ajd.12638.
8. Miteva M, de Farias DC, Zaiac M, Romanelli P, Tosti A. Nail clipping diagnosis of onychomatricoma. Arch Dermatol. 2011; 147(9):1117-8. doi:10.3109/09546634.2010.489598.VIGNETTES.
9. Cinotti E, Veronesi G, Labeille B, et al. Imaging technique for the diagnosis of onychomatricoma. J Eur Acad Dermatol Venereol. 2018; 32(11):1874-8. doi:10.1111/jdv.15108.
10. Drapé JL, Idy-Peretti I, Goettmann S, Salon A, Abimelec P, Guérin-Surville H, Bittoun J. MR imaging of digital mucoid cysts. Radiology. 1996; 200(2):531-6.
11. Mundada P, Becker M, Lenoir V, et al. High resolution MRI of nail tumors and tumor-like conditions. Eur J Radiol. 2019; 112(October 2018):93-105. doi:10.1016/j.ejrad.2019.01.004.
12. Richert B, Lecerf P, Caucanas M, André J. Nail tumors. Clin Dermatol. 2013; 31(5):602-17. doi:10.1016/j.clindermatol.2013.06.014.
13. Pessoa T, João AL, Pinheiro R, Carvalho R, Pires EM. Myxoid Onychomatricoma – A New Case. Am J Dermatopathol. 2019; 1-3.
14. Raison-Peyron N, Alirezai M, Meunier L, Barneon G, Meynadier J. Onychomatricoma: An unusual cause of nail bleeding. Clin Exp Dermatol. 1998; 23(3):138. doi:10.1046/j.1365-2230.1998.00351.x.
15. Ginoux E, Perier Muzet M, Poulalhon N, Debarbieux S, Dalle S, Thomas L. Intraoperative dermoscopic features of onychomatricoma: a review of 10 cases. Clin Exp Dermatol. 2017; 42(4):395-9. doi:10.1111/ced.13077.
16. Richert B, Di Chiacchio N, Haneke E. Nail Surgery. Informa Healthcare; 2011.
17. Cahn R. Acquired periungual fibrokeratoma. A rare benign tumor previously described as the garlic--clove fibroma. Arch Dermatol. 1977; 977(113):1564-8.
18. Verallo V. Acquired digital fibrokeratomas. Br J Dermatol. 1968; 80:730-6.
19. Hwang S, Kim M, Cho BK, Park H. Clinical characteristics of acquired ungual fibrokeratoma. Indian J Dermatol Venereol Leprol. 2017; 83(3):337-43. http://www.ijdvl.com/article.asp?issn=0378-6323;year=2017;volume=83;issue=3;spage=337;epage=343;aulast=Hwang.
20. Lee CY, Lee KY, Kim KH, Kim YH. Total excision of acquired periungual fibrokeratoma using bilateral proximal nail fold oblique incision for preserving nail matrix. Dermatol Surg. 2010; 36(1):139-41. doi:10.1111/j.1524-4725.2009.01368.x.
21. Yélamos O, Alegre M, Garcés JR, Puig L. Periungual acral fibrokeratoma: surgical excision using a banner flap. Actas Dermosifiliogr. 2013; 104(9):830-2. doi:10.1016/j.ad.2012.10.001.
22. Lencastre A, Richert B. Flat-pan nail-wide acquired epiungual fibrokeratoma: report of 4 cases. Ski Appendage Disord. 2019; 5(2):111-3. doi:10.1159/000491582.

23. Herman PS, Datnow B. Acquired (digital) fibrokeratomas. Complication of ingrown toenail. Acta Derm Venereol. 1974; 54(1):73-5.
24. Sezer E, Bridges AG, Koseoglu D, Yuksek J. Acquired periungual fibrokeratoma developing after acute staphylococcal paronychia. Eur J Dermatol. 2009; 19(6):636-7.
25. Amarouch H, Aitourghoui M, Ramli I, Zaouri H, Senouci K, Hassam B. Post-staphylococcal acquired digital fibrokeratoma: a new case. Press Med. 2015; 44(7-8):843-5. doi:10.1016/j.lpm.2015.03.015.
26. Baran R, Perrin C. Pseudo-fibrokeratoma of the nail apparatus with melanocytic pigmentation: a clue for diagnosing Bowen's disease. Acta Derm Venereol. 1994; 74(6):449-50.
27. Chi CC, Kuo TT, Wang SH. Aggressive digital papillary adenocarcinoma: A silent malignancy masquerading as acquired digital fibrokeratoma. Am J Clin Dermatol. 2007; 8(4):243-5. doi:10.2165/00128071-200708040-00007.
28. Shih S, Khachemoune A. Acquired digital fibrokeratoma: review of its clinical and dermoscopic features and differential diagnosis. Int J Dermatol. 2019; 58(2):151-8. doi:10.1111/ijd.14046.
29. Hyde J. Diseases of the Skin. 1st ed., 1883.
30. Sonnex T. Digital myxoid cysts: a review. Cutis. 1986; 37(2):89-94.
31. Jabbour S, Kechichian E, Haber R, Tomb R, Nasr M. Management of digital mucous cysts: a systematic review and treatment algorithm. Int J Dermatol. 2017; 56(7):701-8. doi:10.1111/ijd.13583.
32. Kim EJ, Huh JW, Park HJ. Digital mucous cyst: A clinical-surgical study. Ann Dermatol. 2017; 29(1):69-73. doi:10.5021/ad.2017.29.1.69.
33. De Berker D, Goettman S, Baran R. Subungual myxoid cysts: Clinical manifestations and response to therapy. J Am Acad Dermatol. 2002; 46(3):394-8. doi:10.1067/mjd.2002.119652.
34. Monteagudo B, Mosquera-Fernández A, Gil-Manso P. Digital myxoid (mucous) cyst of toe: association with osteoarthritis and nail deformity. Aten Primaria. 2018; 50(6):382-3. doi:10.1016/j.aprim.2018.01.003.
35. Lawrence C. Skin excision and osteophyte removal is not required in the surgical treatment of digital myxoid cysts. Arch Dermatol. 2005; 141(12):1560-4. doi:10.1001/archderm.141.12.1560.
36. Fernandez-Flores A. Transepidermal elimination of mucin is a very common but not yet reported phenomenon in digital myxoid cysts: a study of 35 cases. J Cutan Pathol. 2015; 42(12):974-7. doi:10.1111/cup.12602.
37. Lin YC, Wu YH, Scher RK. Nail changes and association of osteoarthritis in digital myxoid cyst. Dermatol Surg. 2008; 34(3):364-9. doi:10.1111/j.1524-4725.2007.34070.x.
38. De Berker DA, Lawrence C. Treatment of myxoid cysts. Dermatol Surg. 2001; 27(3):296-9.
39. Salerni G, Alonso C. Digital mucous cyst. N Engl J Med. 2012; 366(14):1335. doi:10.1056/NEJMicm1111833.
40. Chae JB, Ohn J, Mun JH. Dermoscopic features of digital mucous cysts: A study of 23 cases. J Dermatol. 2017; 44(11):1309-12. doi:10.1111/1346-8138.13892.
41. Gupta MK, Lipner SR. Transillumination for improved diagnosis of digital myxoid cysts. Cutis. 2020; 105(2):82.
42. Hsiung W, Huang H-K, Wang J-P. Percutaneous capsulotomy for treatment of digital mucous cysts. J Hand Surg (European). 2018; 44(3):321-3. doi:10.1177/1753193418817246.
43. Hsiung W, Huang H-K, Chen T-M, Chang M-C, Wang J-P. The outcome of minimally invasive surgery for digital mucous cyst: a 2-year follow-up of percutaneous capsulotomy. J Dermatolog Treat. Published online May 20, 2020; 1-7. doi:10.1080/09546634.2020.1769016.
44. Kasdan ML, Stallings SP, Leis VM, Wolens D. Outcome of surgically treated mucous cysts of the hand. J Hand Surg. 1994; 19(3):504-7. doi:10.1016/0363-5023(94)90071-X.
45. de Berker DA. Lawrence C. Ganglion of the distal interphalangeal joint (myxoid cyst): therapy by identification and repair of the leak of joint fluid. Arch Dermatol. 2001; 137(5):607-10.
46. Berker D De, Lawrence C. Ganglion of the Distal Interphalangeal Joint (Myxoid Cyst). Arch Dermatol. 2001; 137(May):12-5.
47. DaCambra MP, Gupta SK, Ferri-de-Barros F. Subungual exostosis of the toes: a systematic review. Clin Orthop Relat Res. 2014; 472(4):1251-9. doi:10.1007/s11999-013-3345-4.

48. Murphey MD, Choi JJ, Kransdorf MJ, Flemming DJ, Gannon FH. Imaging of osteochondroma: variants and complications with radiologic-pathologic correlation. Radiographics. 2000; 20(5):1407-34. papers3://publication/uuid/A0B1FFF6-A3A1-4C2B-81E1-CE5818573FA5.

49. Sang KL, Moon SJ, Young HL, Hyun SG, Jae KK, Goo HB. Two distinctive subungual pathologies: Subungual exostosis and subungual osteochondroma. Foot Ankle Int. 2007; 28(5):595-601. doi:10.3113/FAI.2007.0595.

50. Davis DA, Cohen PR. Subungual exostosis: Case report and review of the literature. Pediatr Dermatol. 1996; 13(3):212-8. doi:10.1111/j.1525-1470.1996.tb01205.x.

51. Dal Cin P, Pauwels P, Poldermans LJ, Sciot R, Van den Berghe H. Clonal chromosome abnormalities in a so-called dupuytren's subungual exostosis. genes chromosom cancer. 1999; 164(May 1998):162-4. doi:10.1002/(sici)1098-2264(199902)24:2<162::aid-gcc11>3.0.co;2-7.

52. Zambrano E, Nosé V, Perez-Atayde AR, Gebhardt M, Hresko MT, Kleinman P, Richkind KE, Kozakewich H. Distinct chromosomal rearrangements in subungual (Dupuytren) exostosis and bizarre parosteal osteochondromatous proliferation (Nora lesion). Am J Surg Pathol. 2004; 28(8):1033-9. doi:10.1097/01.pas.0000126642.61690.d6. PMID: 15252309.

53. Storlazzi CT, Wozniak A, Panagopoulos I, Sciot R, Mandahl N, Mertens F. Rearrangement of the COL12A1 and COL4A5 genes in subungual exostosis: molecular cytogenetic delineation of the tumor--specific translocation t(X;6)(q13-14;q22). Int J Cancer. 2006; 118(8):1972-6. doi:10.1002/ijc.21586.

54. Mertens F, Möller E, Mandahl N, Picci P, Perez-Atayde AR, Samson I, t al. The t(X;6) in subungual exostosis results in transcriptional deregulation of the gene for insulin receptor substrate 4. Int J Cancer. 2011; 128(2):487-91. doi:10.1002/ijc.25353.

55. Landon GC, Johnson KA, Dahlin D. Subungual exostoses. J Bone Jt Surg Am. 1979; 61(2):256-9.

56. De Berker DAR, Langtry J. Treatment of subungual exostoses by elective day case surgery. Br J Dermatol. 1999; 140(5):915-8. doi:10.1046/j.1365-2133.1999.02825.x.

57. Piccolo V, Argenziano G, Alessandrini AM, Russo T, Starace M, Piraccini B. Dermoscopy of subungual exostosis : a retrospective study of 10 patients. dermatology. 2017; 233(1):80-5. doi:10.1159/000471800.

58. Evison G, Price C. Subungual exostosis. Br J Radiol. 1966; 39:451-5. doi:10.1259/0007-1285-39-462-451.

59. Van Geertruyden J, Lorea P, Goldschmidt D, et al. Glomus tumours of the hand. A retrospective study of 51 cases. J Hand Surg Br. 1996; 21(2):257-60. doi:10.1016/s0266-7681(96)80110-0.

60. Reinders EFH, Klaassen KMG, Pasch MC. Transungual excision of glomus tumors: a treatment and quality of life study. Dermatol Surg. 2020; 46(1):103-12. doi:10.1097/DSS.0000000000002006.

61. Nasreddine FZ, Chiheb S. Tumeur glomique sous-unguéale: 20 cas. Ann Dermatol Venereol. 2016; 143(6-7):462-4. doi:10.1016/j.annder.2016.02.027.

62. Anakwe RE, McEachan J. A glomus tumour beneath the painful unpolished nail. CMAJ. 2010; 182(12):1329. doi:10.1503/cmaj.091645.

63. Al-Qattan MM, Al-Namla A, Al-Thunayan A, Al-Subhi F, El-Shayeb AF. Magnetic resonance imaging in the diagnosis of glomus tumours of the hand. J Hand Surg Am. 2005; 30(5):535-40. doi:10.1016/j.jhsb.2005.06.009.

64. Foucher G, Le Viet D, Dailiana Z, Pajardi G. Glomus tumor of the nail area. A series of 55 cases. Rev Chir Orthop Reparatrice Appar Mot. 1999; 85(4):362-6.

65. Trehan SK, Athanasian EA, Dicarlo EF, Mintz DN, Daluiski A. Characteristics of glomus tumors in the hand not diagnosed on magnetic resonance imaging. J Hand Surg Am. 2015; 40(3):542-5. doi:10.1016/j.jhsa.2014.12.002.

66. Vandenberghe L, Smet L De. Subungual glomus tumours a technical tip towards diagnosis on plain radiographs. Acta Orthop Belg. 2010; 76(3):396-7.

67. Van Ruyssevelt CEA, Vranckx P. Subungual glomus tumor: emphasis on MR angiography. AJR Am J Roentgenol. 2004; 182(1):263-4. doi:10.2214/ajr.182.1.1820263.

68. Mravic M, LaChaud G, Nguyen A, Scott MA, Dry SM, James AW. Clinical and histopathological diagnosis of glomus tumor: an institutional experience of 138 cases. Int J Surg Pathol. 2015; 23(3):181-8. doi:10.1177/1066896914567330.

69. Gómez-Sánchez ME, Alfageme-Roldán F, Roustán-Gullón G, Segurado-Rodríguez MA. Tumores glómicos digitales y extradigitales. Utilidad de la ecografía cutánea. Actas Dermosifiliogr. 2014; 105(7):e45--e49. doi:10.1016/j.ad.2014.02.011.
70. Wortsman X, Jemec GBE. Role of high-variable frequency ultrasound in preoperative diagnosis of glomus tumors: A pilot study. Am J Clin Dermatol. 2009; 10(1):23-7. doi:10.2165/0128071-200910010-00003.
71. Chiang YP, Hsu CY, Lien WC, Chang YJ. Ultrasonographic appearance of subungual glomus tumors. J Clin Ultrasound. 2014; 42(6):336-40. doi:10.1002/jcu.22138.
72. Chou T, Pan SC, Shieh SJ, Lee JW, Chiu HY, Ho CL. Glomus tumor twenty-year experience and literature review. Ann Plast Surg. 2016; 76(March):S35-S40. doi:10.1097/SAP.0000000000000684.
73. Morey VM, Garg B, Kotwal PP. Glomus tumours of the hand: Review of literature. J Clin Orthop Trauma. 2016; 7(4):286-91. doi:10.1016/j.jcot.2016.04.006.
74. Komforti M, Cummings TJ. An extraordinary association of glomus tumor and pacinian hyperplasia in the hand of a female patient. Am J Dermatopathol. 2015; 37(9):719-20. doi:10.1097/DAD.0000000000000374.
75. Moon SE, Won JH, Kwon OS, Kim JA. Subungual glomus tumor: Clinical manifestations and outcome of surgical treatment. J Dermatol. 2004; 31(12):993-7. doi:10.1111/j.1346-8138.2004.tb00643.x.
76. Lee T, Jo G, Mun JH. The usefulness of nail plate and intraoperative dermoscopy in subungual glomus tumor. Int J Dermatol. 2018; 57(3):e26-e28. doi:10.1111/ijd.13888.
77. Rai AK. Role of intraoperative dermoscopy in excision of nail unit glomus tumor. Indian Dermatol Online J. 2016; 7(5):448-50. doi:10.4103/2229-5178.190488.
78. Piraccini BM, Bellavista S, Misciali C, Tosti A, De Berker D, Richert B. Periungual and subungual pyogenic granuloma. Br J Dermatol. 2010; 163(5):941-53. doi:10.1111/j.1365-2133.2010.09906.x.
79. Piraccini BM, Iorizzo M. Drug reactions affecting the nail unit: diagnosis and management. Dermatol Clin. 2007; 25(2):215-21. doi:10.1016/j.det.2007.01.006.
80. Campbell JP, Grekin RC, Ellis CN, Matsuda-John SS, Swanson NA, Voorhees JJ. Retinoid therapy is associated with excess granulation tissue responses. J Am Acad Dermatol. 1983; 9(5):708-13. doi:10.1016/S0190-9622(83)70184-2.
81. Teknetzis A, Ioannides D, Vakali G, Lefaki I, Minas A. Pyogenic granulomas following topical application of tretinoin. J Eur Acad Dermatology Venereol. 2004; 18(3):337-9. doi:10.1111/j.1468-3083.2004.00821.x.
82. Dawkins MA, Clark AR, Feldman SR. Pyogenic granuloma-like lesion associated with topical tazarotene therapy. J Am Acad Dermatol. 2000; 43(1 I):154-5. doi:10.1067/mjd.2000.105154.
83. Bouscarat F, Bouchard C, Bouhour D. Paronychia and pyogenic granuloma of the great toes in patients treated with indinavir. N Engl J Med. 1998; 338(24):1776-7. doi:10.1056/NEJM199806113382417.
84. Tosti A, Piraccini BM, D'Antuono A, Marzaduri S, Bettoli V. Paronychia associated with antiretroviral therapy. Br J Dermatol. 1999; 140(6):1165-8. doi:10.1046/j.1365-2133.1999.02883.x.
85. Calista D, Boschini A. Cutaneous side effects induced by indinavir. Eur J Dermatol. 2000; 10(4):292-6.
86. Piguet V, Borradori L. Pyogenic granuloma-like lesions during capecitabine therapy. Br J Dermatol. 2002; 147(6):1270-2. doi:10.1046/j.1365-2133.2002.05000_6.x.
87. Piqué-Duran E, Pérez-Díaz MJ, Pérez-Cejudo JA. Pyogenic granuloma-like lesions caused by capecitabine therapy. Clin Exp Dermatol. 2008; 33(5):652-3. doi:10.1111/j.1365-2230.2008.02769.x.
88. Minisini AM, Tosti A, Sobrero AF, et al. Taxane-induced nail changes: Incidence, clinical presentation and outcome. Ann Oncol. 2003; 14(2):333-7. doi:10.1093/annonc/mdg050.
89. Paul LJ, Cohen PR. Paclitaxel-associated subungual pyogenic granuloma: report in a patient with breast cancer receiving paclitaxel and review of drug-induced pyogenic granulomas adjacent to and beneath the nail. J Drugs Dermatol. 2012; 11(2):262-8.
90. Curr N, Saunders H, Murugasu A, Cooray P, Schwarz M, Gin D. Multiple periungual pyogenic granulomas following systemic 5-fluorouracil. Australas J Dermatol. 2006; 47(2):130-3. doi:10.1111/j.1440-0960.2006.00248.x.
91. Wollina U. Systemic drug-induced chronic paronychia and periungual pyogenic granuloma. Indian Dermatol Online J. 2018; 9(5):293-8. doi:10.4103/idoj.IDOJ_133_18.

92. Freiman A, Bouganim N, O'Brien EA. Case reports: mitozantrone-induced onycholysis associated with subungual abscesses, paronychia, and pyogenic granuloma. J Drugs Dermatol. 2005; 4(4):490-2.

93. Higgins EM, Hughes JR, Snowden S, Pembroke AC. Cyclosporin-induced periungual granulation tissue. Br J Dermatol. 1995; 132(5):829-30. doi:10.1111/j.1365-2133.1995.tb00737.x.

94. Wollina U. Multiple eruptive periungual pyogenic granulomas during anti- CD20 monoclonal antibody therapy for rheumatoid arthritis. J Dermatol Case Rep. 2010; 4(3):44-6. doi:10.3315/jdcr.2010.1050.

95. de Berker DA, Richert B, Duhard E, Piraccini BM, André J, Baran R. Retronychia: Proximal ingrowing of the nail plate. J Am Acad Dermatol. 2008; 58(6):978-83. doi:10.1016/j.jaad.2008.01.013.

96. Richert B. Frictional pyogenic granuloma of the nail bed. Dermatology. 2001; 202(1):80-1. doi:10.1159/000051599.

97. Colver GB. Onychotillomania. Br J Dermatol. 1987; 117(3):397-9. doi:10.1111/j.1365-2133.1987.tb04150.x.

98. Mazereeuw-Hautier J, Bonafé JL. Bilateral Beau's lines and pyogenic granulomas following Guillain-Barré Syndrome. Dermatology. 2004; 209(3):237-8. doi:10.1159/000079898.

99. Guhl G, Torrelo A, Hernández A, Zambrano A. Beau's lines and multiple periungueal pyogenic granulomas after long stay in an intensive care unit. Pediatr Dermatol. 2008; 25(2):278-9. doi:10.1111/j.1525-1470.2008.00657.x.

100. Gonzalez S. Treatment of pyogenic granulomas with the 585 nm pulsed dye laser. J Am Acad Dermatol. 1996; 35(3 Part I):428-31. doi:10.1016/s0190-9622(96)90610-6.

101. Haneke E, Baran R. Nail surgery. Clin Dermatol. 1992; 10(3):327-33. doi:10.1016/0738-081x(92)90076-b.

102. Baran R, Goettmann S. Distal digital keratoacanthoma: A report of 12 cases and a review of the literature. Br J Dermatol. 1998; 139(3):512-5. doi:10.1046/j.1365-2133.1998.02421.x.

103. Pellegrini VD, Tompkins A. Management of subungual keratoacanthoma. J Hand Surg Am. 1986; 11(5):718-24. doi:10.1016/S0363-5023(86)80019-3.

104. Shapiro L, Baraf CS. Subungual epidermoid carcinoma and keratoacanthoma. Cancer. 1970; 25(1):141-52. doi:10.1002/1097-0142(197001)25:1<141::AID-CNCR2820250121>3.0.CO;2-H.

105. Levy DW, Bonakdarpour A, Putong PB, Mesgarzadeh M, Betz RR. Subungual keratoacanthoma. Skeletal Radiol. 1985; 13(4):287-90. doi:10.1007/BF00355351.

106. Simmons BJ, Baker JA, Zaiac M, Cho-Vega JH, Tosti A. Subungual Keratoacanthoma in a Patient with Yellow Nail Syndrome. Dermatologic Surg. 2016; 42(7):900-2. doi:10.1097/DSS.0000000000000734.

107. Choi JH, Shin DH, Shin DS, Cho KH. Subungual keratoacanthoma: Ultrasound and magnetic resonance imaging findings. Skeletal Radiol. 2007; 36(8):769-72. doi:10.1007/s00256-007-0274-x.

108. Le-Bert M, Soto D, Vial V, Bentjerodt R, Wortsman X. Unusual ultrasound appearance of subungual keratoacanthoma with clinical and histological correlation. Actas Dermosifiliogr. 2016; 107(5):442-4. doi:10.1016/j.ad.2015.09.020.

109. André J, Richert B. Le kératoacanthome sous-unguéal. Ann Dermatol Venereol. 2012; 139(1):68-72. doi:10.1016/j.annder.2011.09.011.

110. Young A, Manolson P, Cohen B, Klapper M, Barrett T. Painful subungal dyskeratotic tumors in incontinentia pigmenti. J Am Acad Dermatol. 2005; 52(4):726-9. doi:10.1016/j.jaad.2004.11.056.

111. Johnson B, Aderibigbe O, James W, Miller CJ, Rubin AI. A young woman with multiple painful subungual nodules: challenge. Am J Dermatopathol. 2019; 41(10):e109-e110. doi:10.1097/DAD.0000000000001207.

112. Johnson B, Aderibigbe O, James W, Miller CJ, Rubin AI. A young woman with multiple painful subungual nodules: answer. Am J Dermatopathol. 2019; 41(10):777. doi:10.1097/DAD.0000000000001206.

113. Patel MR, Desai SS. Subungual keratoacanthoma in the hand. J Hand Surg Am. 1989; 14(1):139-42. doi:10.1016/0363-5023(89)90074-9.

114. Keeney GL, Banks PM, Linscheid RL. Subungual keratoacanthoma. Report of a case and review of the literature. Arch Dermatol. 1988; 124(7):1074-6. doi:10.1001/archderm.124.7.1074.

115. Wright TI, Baddour LM, Berbari EF, et al. Antibiotic prophylaxis in dermatologic surgery : Advisory statement 2008. J Am Acad Dermatol. 2008; 59(3):464-73. doi:10.1016/j.jaad.2008.04.031.

116. Johnson-Jahangir H, Agrawal N. Perioperative antibiotic use in cutaneous surgery. Dermatol Clin. 2019; 37(3):329-40. doi:10.1016/j.det.2019.03.003.

117. Modha RK, Morriss-Roberts C, Smither M, Larholt J, Reilly I. Antibiotic prophylaxis in foot and ankle surgery : a systematic review of the literature. J Foot Ankle Res. 2018; 11(61):1-14.
118. Chang Y, Bhandari M, Zhu KL, et al. Antibiotic prophylaxis in the management of open fractures: a systematic survey of current practice and recommendations. J Bone Jt Surg. 2019; 7(2):1-15.
119. Scarani P, Ghigi G, Bertarelli C, Eusebi V. Subungual keratoacanthoma: a variant of verrucous squamous cell carcinoma of the skin. Appl Pathol. 1983; 1(6):339-42.
120. Sinha A, Marsh R, Langtry J. Spontaneous regression of subungual keratoacanthoma with reossification of underlying distal lytic phalynx. Clin Exp Dermatol. 2005; 30(1):20-2. doi:10.1111/j.1365-2230.2004.01603.x.
121. De Berker D. Hold on the amputation. Br J Dermatol. 2003; 148(5):1077-9. doi:10.1046/j.1365-2133.2003.05275.x.
122. Ashby-Richardson H, Rogers G, Stadecker M. Superficial Acral Fibromyxoma: an overview. Arch Pathol Lab Med. 2011; 135(8):1064-6.
123. Hollmann TJ, Bove JVMG, Fletcher CDM. Digital fibromyxoma (superficial acral fibromyxoma): a detailed characterization of 124 cases. Am J Surg Pathol. 2012; 36(6):789-98.
124. Andre J, Theunis A, Richert B, Saint-Aubain N. Superficial acral fibromyxoma : clinical and pathological features. Am J Dermatopathol. 2004; 26(6):472-4.
125. Al-Daraji WI, Miettinen M. Superficial acral fibromyxoma : a clinicopathological analysis of 32 tumors including 4 in the heel. J Cutan Pathol. 2008; 35(11):1020-6. doi:10.1111/j.1600-0560.2007.00954.x.
126. Cogrel O, Stanislas S, Coindre J, et al. Superficial acral fibromyxoma: Three cases. Ann Dermatol Venereol. 2010; 137(12):789-93. doi:10.1016/j.annder.2010.08.003.
127. Chabbab F, Metz T, Saelz Beltran L, Theunis A, Richert B. Fibromyxome acral superficiel de localisation sous-matricielle: une forme clinique inhabituelle. Ann Dermatol Venereol. 2014; 141(2):94-105. doi:10.1016/j.annder.2013.10.056.
128. Delvaux C, Richert B, Lecerf P, André J. Onychopapillomas: A 68-case Series to Determine Best Surgical Procedure and Histologic Sectioning. J Eur Acad Dermatology Venereol. 2018; 32(11):2025-30. doi:10.1111/jdv.15037.
129. Tosti A, Schneider SL, N R-QM, Zaiac M, Miteva M. Clinical, dermoscopic, and pathologic features of onychopapilloma: A review of 47 cases. J Am Dermatology. 2016; 74(3):521-6. doi:10.1016/j.jaad.2015.08.053.
130. Jellinek NJ, Lipner SR. Longitudinal erythronychia: retrospective single-center study evaluating differential diagnosis and the likelihood of malignancy. Dermatologic Surg. 2016; 42(3):310-9. doi:10.1097/DSS.0000000000000594.
131. Baran R, Perrin C. Longitudinal erythronychia with distal subungual keratosis: onychopapilloma of the nail bed and Bowen' s disease. Br J Dermatol. 2000; 143(1):132-5.
132. Criscione V, Telang G, Jellinek NJ. Onychopapilloma presenting as longitudinal leukonychia. J Am Acad Dermatol. 1995; 63(3):541-2. doi:10.1016/j.jaad.2009.06.024.
133. Miteva M, Fanti PA, Romanelli P, Zaiac M, Tosti A. Onychopapilloma presenting as longitudinal melanonychia. J Am Dermatology. 2012; 66(6):e242-e243. doi:10.1016/j.jaad.2011.07.022.
134. Ramos Pinheiro R, Cunha N, Lencastre A. And next... Adnexa: Onychopapilloma. Eur J Dermatol. 2018; 28(1):137-8. doi:10.1684/ejd.2018.3241.
135. Jellinek NJ. Longitudinal erythronychia: suggestions fo evaluation and management. J Am Acad Dermatol. 2011; 64(1):167.e1-11.
136. Richert B, Iorizzo M, André J. Nail bed lichen planus associated with onychopapilloma. Br J Dermatol. 2007; 156(5):1071-2. doi:10.1111/j.1365-2133.2007.07797.x.

capítulo 17

Tratamento de Tumores Ungueais Malignos

❖ Eckart Haneke

INTRODUÇÃO

A unidade ungueal é uma parte importante da ponta digital. Tem um grande número de funções importantes. Todos os tecidos de origem ectodérmica e mesodérmica estão intimamente relacionados entre si, formando um órgão muito complexo. Nenhum dos constituintes da ponta do dedo deve ser observado isoladamente.

Tumores malignos do aparelho ungueal não são frequentes,[1,2] porque a placa ungueal protege o leito ungueal e a matriz de maneira muito eficiente contra a radiação ultravioleta prejudicial.[3] A maioria dos outros agentes carcinogênicos é excepcional na unidade ungueal. No entanto, praticamente todos os tecidos da ponta do dígito podem desenvolver tumores malignos e até metástases. Qualquer inchaço ou lesão nova ou recorrente que não responda à terapia deve ser submetida a biópsia.[4]

TUMORES MALIGNOS ESPECÍFICOS DAS UNHAS

As neoplasias malignas específicas das unhas foram recentemente descritas. Suas características ainda não estão totalmente definidas.[1,2] Seu diagnóstico geralmente requer histopatologia.

Carcinoma onicocítico

O carcinoma onicocítico (COC) é um câncer raro, de crescimento lento e de baixo grau da matriz ungueal. A placa ungueal é espessada, descolorida e áspera.[5] A dermatoscopia de extremidade e de superfície apresenta pequenos orifícios na placa ungueal que são muito menores que os do onicomatricoma. A histopatologia é necessária para o seu diagnóstico.[1,2] O principal diagnóstico diferencial clínico e histopatológico é a doença de Bowen. O tratamento é uma excisão completa, melhor sob os critérios da cirurgia de Mohs. A maioria dos casos é *in situ*, podendo ocorrer invasão.[6] A histopatologia demonstra um tumor matricial circunscrito com pequenas extensões na placa ungueal. Possui uma zona queratogênica característica como sua contraparte benigna, o acantoma onicocítico e a nova variante recentemente descrita de onicomatricoma, onicomatrioma micropapilífero.[2,7,8] Provavelmente, a "doença de Bowen do tipo onicomatricoma" pode ter sido COC.

O tratamento de escolha é a remoção cirúrgica completa. A cirurgia de Mohs é capaz de garantir a remoção completa com a menor perda de tecido.

Carcinoma onicolêmico

O carcinoma onicolêmico (COL) é um tumor pouco frequente do leito ungueal de idosos. Apresenta-se como lesão verrugosa, com crosta, nodular ou ulcerada (Figura 17.1). O diagnóstico requer exame histopatológico. Aproximadamente metade das lesões é assintomática. O tratamento de escolha é por cirurgia, mas radiação e curetagem também foram realizadas com sucesso. Amputação não é indicada. As recorrências não foram observadas, independentemente da terapia utilizada.[9] O diagnóstico diferencial mais importante é o carcinoma espinocelular, a doença de Bowen e o corno onicolêmico.[10,11] Não se sabe se é idêntico ao cisto onicolêmico proliferativo maligno.[1,2,12]

A histopatologia mostra complexos celulares invasivos com queratinização abrupta, formando pequenos cistos ou permanecendo sólido. Áreas de células claras são comuns. As mitoses atípicas são raras, mas ocorrem.[2] O tratamento é realizado por excisão cirúrgica completa.

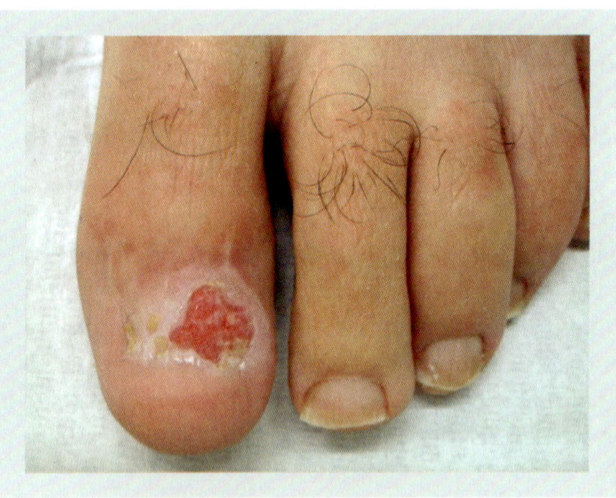

Figura 17.1 Carcinoma onicolêmico do hálux. Fonte: acervo do autor.

OUTROS TUMORES EPITELIAIS UNGUEAIS MALIGNOS

A doença de Bowen e o carcinoma espinocelular são as neoplasias malignas mais frequentes da unidade ungueal. No entanto, é necessário um alto grau de suspeita clínica para se fazer um diagnóstico precoce, que é o pré-requisito para um bom prognóstico.

Queratose actínica

Embora seja a lesão pré-cancerosa mais comum, a queratose actínica (QA) é muito rara na região ungueal e não ocorre sob ela. Geralmente se apresenta como uma lesão rugosa hiperqueratótica ou crostosa em uma base eritematosa com telangiectasias na prega ungueal proximal. O diagnóstico diferencial inclui verrugas, radiodermatite crônica, queratose arsênica, ceratoacantoma, doença de Bowen, carcinoma espinocelular, outros carcinomas, outros cornos cutâneos e uma variedade de outras lesões que ocasionalmente desenvolvem uma hiperqueratose. Pessoas com reparo insuficiente de DNA, por exemplo, xeroderma pigmentoso, tendem a desenvolver centenas de QAs, inclusive na falange distal, que tendem a degenerar em carcinoma espinocelular invasivo.[2]

A histopatologia mostra uma neoplasia intraepidérmica ceratinocítica (NIC) ou neoplasia intraepitelial dérmica (NID) e é classificada de I a III. Existem diferentes tipos de queratoses solares, mas ao redor da unha é hiperceratótica ou atrófica.[2]

O tratamento da QA ao redor da unha pode ser cirúrgico por excisão tangencial (*shaving*), o que possibilita que o diagnóstico seja confirmado histopatologicamente. *Laser* ablativo, dióxido de carbono ou érbio-YAG, é uma alternativa valiosa, embora cega. A criocirurgia geralmente não é recomendada, pois pode ser muito dolorosa devido ao inchaço pós-crio e a possíveis danos à matriz se o congelamento estiver próximo da matriz. O tratamento tópico com 5-fluorouracil requer ceratólise prévia da hiperqueratose sobre a lesão. Isso deve ser feito até que uma erosão seja alcançada. Requisitos semelhantes são necessários para o imiquimod, que tem uma taxa de resposta mais baixa nas extremidades distais do que na face. Diclofenaco tópico e mebutato de ingenol (Picato®) não foram relatados nessa localização.

Doença de Bowen

A doença de Bowen (DB) é um carcinoma *in situ* e é considerada a neoplasia maligna mais frequente da unha. O arsênico, outros compostos potencialmente carcinogênicos, a irradiação crônica de raios X[13] e os papiloma vírus humanos de alto risco são agentes etiológicos. É observado em pessoas de meia-idade a idosas, com um pico de incidência entre 50 e 70 anos de idade. Predominante no sexo masculino, e os dedos das mãos são muito mais acometidos que os dedos dos pés. O diagnóstico de DB ungueal muitas vezes demora muitos meses ou anos. A DB nas palmas das mãos e plantas dos pés é muito evidente como uma placa avermelhada com hiperqueratose irregular. A localização no espaço interdigital dos dedos dos pés mostra uma queratose branca macerada. Ulceração é um sinal de início da invasão. A DB na polpa do dedo e no hiponíquio geralmente se parece com uma verruga plana e fissurada. Na prega ungueal proximal, geralmente é uma placa vermelha, plana, hiperceratótica ou verrucosa, às vezes apenas uma mácula avermelhada, particularmente associada a uma placa eritematosa.[14]

No sulco lateral, a localização mais frequente, pode ser verrucosa, macerada ou até semelhante a um fibroqueratoma (Figuras 17.2 a 17.4).[15] A cutícula parece esbranquiçada quando acometida. A leuconíquia longitudinal e a distrofia ungueal[16] são resultados do envolvimento da matriz. Eritroníquia, seja como uma única linha vermelha ou várias linhas, pode ser observada.[17] A localização subungueal geralmente se apresenta como onicólise (Figura 17.5).[18] A hiperqueratose acentuada pode assemelhar-se à paquioníquia congênita ou a um corno cutâneo.[19] A forma pigmentada causa melanoníquia longitudinal regular ou irregular ou pigmentação da pele ao redor da unha.[20] Raramente há acometimento de vários dígitos pela DB ungueal.[21] Foram identificados muitos casos devido a papiloma vírus humano de alto risco, como HPV 16, 18, 26, 33, 34, 35, 45, 51, 53, 73, e mais.[22] Eles também são encontrados em lesões genitais indicando uma infecção genital-a-digital ou autoinoculação.[23] É possível coinfecção por diferentes tipos de HPV.[24] A DB ungueal induzida pelo HPV 56 é frequentemente associada a melanoníquia longitudinal.[25]

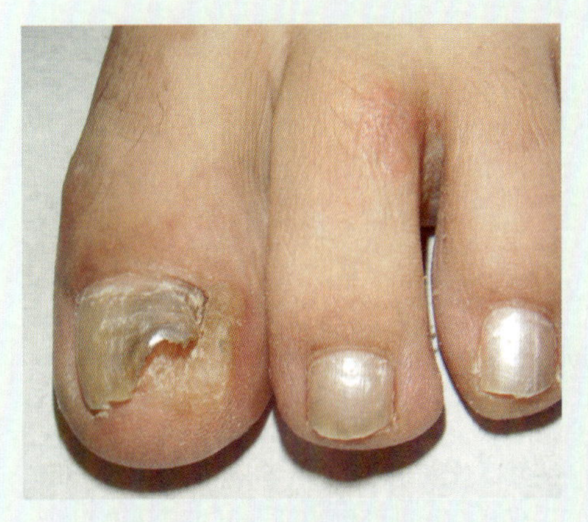

Figura 17.2 Doença ungueal de Bowen imitando uma verruga atípica. Fonte: acervo do autor.

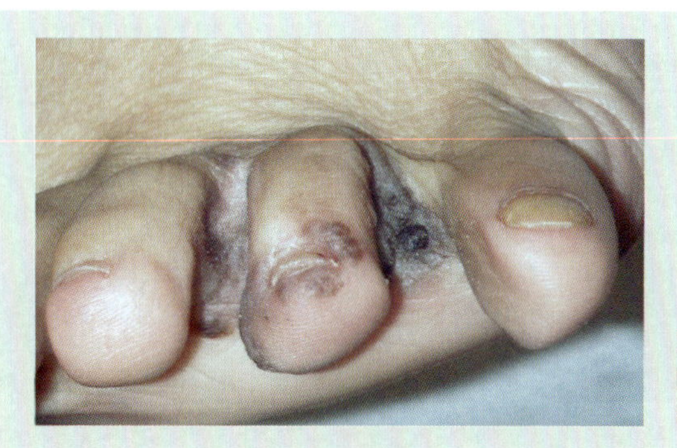

Figura 17.3 Doença de Bowen pigmentada de longa data em uma brasileira de 38 anos de idade. Fonte: acervo do autor.

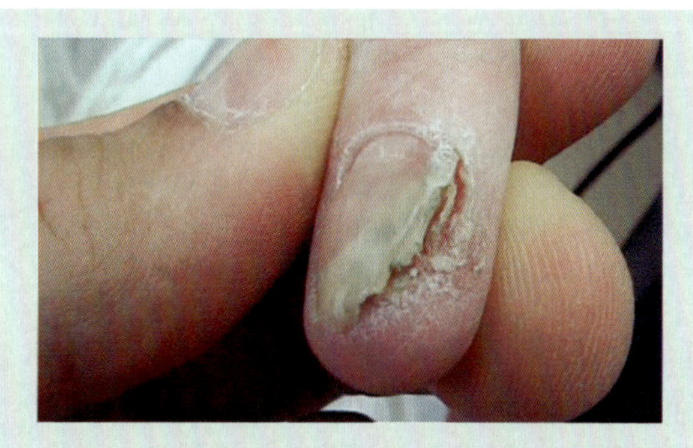

Figura 17.4 Doença de Bowen ungueal. Fonte: cortesia do Dr. Yiannis Neofytou, Grécia.

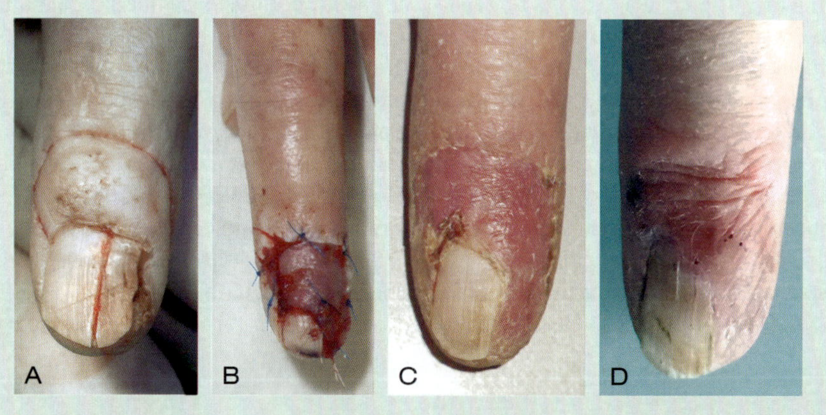

Figura 17.5 Doença de Bowen ungueal. **A.** A extensão da excisão planejada é marcada. **B.** Dois dias após a remoção cirúrgica da lesão. **C.** Duas semanas após a cirugia. **D.** Um ano após, vista frontal. Fonte: acervo do autor.

Melanoníquia longitudinal também foi observada em um paciente com epidermodisplasia verruciforme de Lewandowsky-Lutz e DB subungueal.[26] Embora a DB ungueal tenha maior probabilidade de evoluir para carcinoma invasivo,[27] é menos provável que metastize. O tratamento de escolha é a cirurgia micrográfica de Mohs,[28] mas outros métodos cirúrgicos e não cirúrgicos também foram utilizados. O diagnóstico diferencial clínico depende da localização no aparelho ungueal e compreende verrugas virais, paroníquia, psoríase, onicomicose e outras infecções, queratose arsênica, queratose actínica, exostose subungueal, onicomatricoma, carcinoma espinocelular, e muito mais.

A DB é um carcinoma *in situ* (neoplasia intraepitelial grau IV). Ao redor da unha, a epiderme é acantótica e carece de uma arquitetura ordenada em toda a sua espessura. Papilomatose e hiperqueratose são comuns. Há aglomeração e perda de polaridade das células basais e há núcleos grandes e pleomórficos abundantes, geralmente hipercromáticos. Algumas células são multinucleadas ou têm núcleos agrupados, e todos os estágios de mitoses, incluindo muitos patológicos, são observados em todas as camadas. Disqueratoses e queratinócitos necróticos na mitose são achados frequentes; a disqueratose pode ser o único sinal em algumas áreas. Em muitos casos, a vacuolização perinuclear é observada sugerindo uma causa viral. Na DB subungueal, a hiperqueratose é menos pronunciada. Quando a unha é cortada com a queratose do leito ungueal, ela contém disqueratoses e alguns núcleos grandes, possibilitando o levantamento de suspeita de diagnóstico de DB. A DB de células claras foi descrita, tanto com grandes células redondas semelhantes a Paget quanto células semelhantes aos triquilemas da bainha.[18] A DB da matriz resulta na inclusão de células disqueratóticas na placa ungueal que aparecem clinicamente como leuconíquia. A DB pigmentada é causada por melanócitos dendríticos que povoam a lesão. A imuno-histoquímica para HPV e PCR são positivas na DB relacionada com HPV.[2]

A papulose bowenoide da pele periungueal foi descrita tanto com (HPV 42) como sem[29] lesões genitais concomitantes e também em um paciente com HIV.[30] Há mudanças mais focais e menos intensas, uma distinção que muitas vezes não é realizada.

A DB ungueal é mais bem removida com uso de cirurgia micrográfica de Mohs. Lesões pequenas podem ser extirpadas localmente, mas lesões grandes podem exigir remoção cirúrgica de toda a unidade ungueal com controle da margem histopatológica.

Carcinoma espinocelular

O carcinoma espinocelular (CEC) é muito frequente em caucasianos de pele clara. A maioria das lesões se desenvolve na pele exposta ao sol, como nódulos ceratóticos duros com tendência a ulceração. São muito comuns em transplantados[31] e outros estados de imunodeficiência, como epidermodisplasia verruciforme. Na unidade ungueal, os CEC ocorrem em localização subungueal, nas pregas ungueais proximais ou laterais e muito raramente na região do hiponíquio-polpa do dedo. O sinal comum do CEC subungueal é onicólise com exsudação – um sinal compartilhado com a DB subungueal e raramente com outras doenças subungueais. Sangramento e formação de nódulo ou ulceração indicam invasão (Figuras 17.6 a 17.8). A invasão óssea é rara.[32] Foram observadas metástases em pacientes com CEC e displasia ectodérmica,[33] mas mais recentemente também de maneira independente.[34] A remoção da placa ungueal onicolítica sobrejacente é essencial para o diagnóstico (Figura 17.6). O atraso no diagnóstico pode ser de até 40 anos.[35] O tratamento de escolha do CEC subungueal é a cirurgia controlada microscopicamente (Figura 17.7).

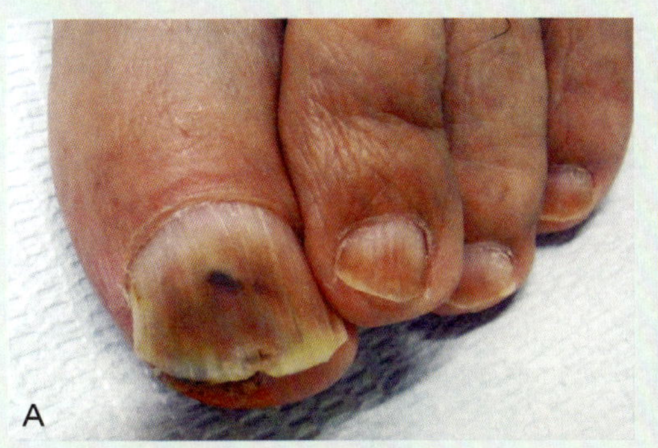

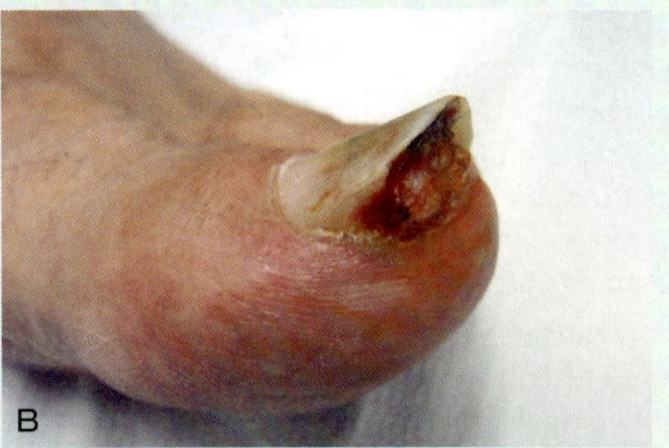

Figura 17.6 Carcinoma espinocelular subungueal do hálux. **A.** Aspecto clínico. **B.** A remoção da placa ungueal sobrejacente revela a extensão do carcinoma. Fonte: acervo do autor.

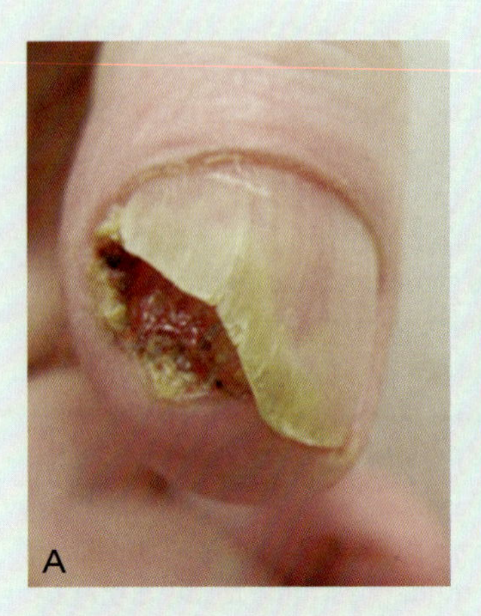

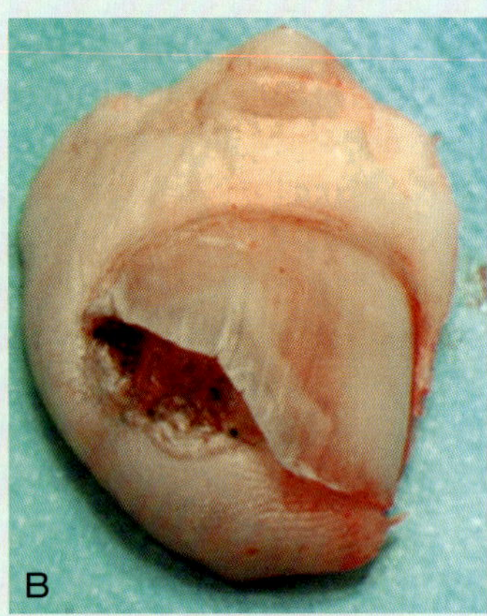

Figura 17.7 Carcinoma espinocelular subungueal invasivo. **A.** Vista pré-operatória. **B.** Amostra cirúrgica. Fonte: acervo do autor.

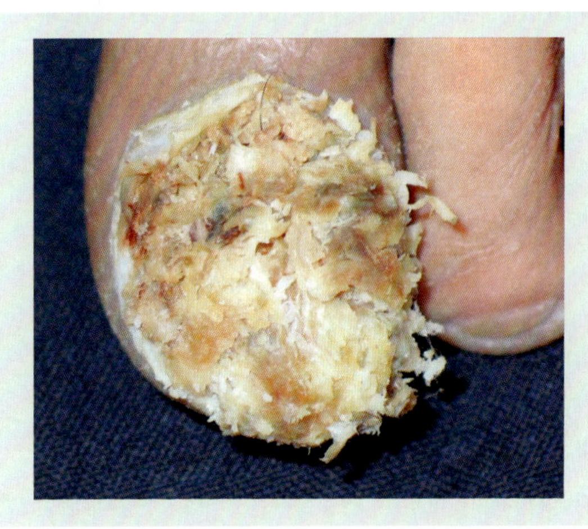

Figura 17.8 Carcinoma espinocelular avançado do hálux. Fonte: cortesia Prof. Dr. Nejib Doss, Tunes.

Histopatologicamente, o CEC periungueal não é diferente do CEC em outros locais.[36] Grandes proliferações epiteliais atípicas estendem-se até a derme. Um grau variável de queratinização e ulceração superficial estão presentes. As células basais e as de aparência espinhosa exibem um alto grau de atipia com núcleos grandes e hipercromáticos. Mitoses atípicas ocorrem em toda a espessura do tumor. A estratificação ordenada é perdida. No CEC de longa data, pode-se observar uma invasão profunda até o osso, mas isso é raro na região subungueal. Parece que existem dois tipos de CEC subungueal: um derivado da DB induzida pelo HPV e outro em desenvolvimento original. Enquanto o primeiro frequentemente apresenta células pequenas, coilocitose e células claras, o último é desprovido de coilócitos e possui células maiores, assemelhando-se assim ao CEC da pele.[2]

O carcinoma de Bowen deriva da DB e geralmente mantém alguma semelhança com as lesões *in situ* de Bowen.[37] As células claras são observadas com mais frequência.[38] Enquanto o p16 é positivo no carcinoma *in situ*, é negativo na maioria dos invasivos.[39]

A remoção cirúrgica completa é o tratamento de escolha. Os CEC localizados lateralmente podem ser removidos por excisão segmentar da unha, mas CEC ungueais extensos requerem extirpação de toda a unidade ungueal.

Carcinoma cuniculado

O carcinoma cuniculado é uma neoplasia de crescimento muito lento e insidioso. Praticamente nunca metastatiza. É mais frequentemente encontrado no espaço interdigital dos dedos dos pés, onde causa canais e seios que frequentemente liberam um material com odor sob pressão. Alguns casos foram observados no aparelho ungueal com onicólise distal-lateral e paroníquia, inflamação no leito ungueal e secreção de um material branco-amarelado semelhante a queijo de odor fétido do leito ungueal com perda da placa ungueal,[40] tumor verrucoso da parte distal do polegar e tumor subungueal com furos profundos no leito ungueal.[41] O hálux e dedo mínimo dos pés estavam envolvidos com perda de unha. Embora as metástases não ocorram exceto após a radioterapia, a erosão óssea é frequente provavelmente devido à longa duração antes do tratamento.[42] A etiologia desse tipo específico de carcinoma de baixo grau não é conhecida, mas um paciente era um clínico geral que havia realizado exames de raio-X por um período de mais de 20 anos.[46] O diagnóstico diferencial clínico inclui verrugas e ceratoacantomas, papilomatose, porocarcinoma écrino e uma variedade de processos de formação de seios e fístulas.[43]

A histopatologia requer uma biópsia diagnóstica ou excisional suficientemente grande e profunda. A localização e a arquitetura são chaves importantes para o diagnóstico. Há uma proliferação de células escamosas com seios e tratos revestidos de epitélio contendo detritos ceratinosos. A borda profunda é mais agressiva do que invasiva. Existe uma estratificação bem organizada do epitélio, geralmente com hipergranulose focal acentuada. A atipia celular é ausente ou leve. [44]

O diagnóstico diferencial inclui verrugas (mesmo histologicamente) e ceratoacantoma, que exibe dor, crescimento rápido e comportamento clinicamente agressivo. O CEC é menos verrucoso e apresenta displasia considerável. A hiperplasia pseudoepiteliomatosa é ainda mais regular, não forma canais revestidos de epitélio e possui uma borda profunda papilomatosa e recortada muito irregular.[2] No entanto, algumas vezes são necessárias várias biópsias para se fazer o diagnóstico correto.[45]

O tratamento é realizado por remoção cirúrgica completa com controle de margem tridimensional. A radioterapia deve ser evitada, pois pode ser seguida por um crescimento mais agressivo.

Carcinoma basocelular

Além das queratoses actínicas e do carcinoma espinocelular, o carcinoma basocelular (CBC) é a neoplasia maligna mais frequente do homem. Menos de 30 casos foram descritos na região ungueal.[46] Um caso foi associado à ingestão de arsênico.[47] O CBC apresenta-se como um eczema periungueal ou paroníquia crônica que pode estar associada a tecido de granulação, erosão ou ulceração e dor.[48] Bordas irregulares foram observadas no CBC superficial.[49] Um caso em um paciente branco apresentou melanoníquia longitudinal adquirida.[50] Os dedos das mãos são a localização mais comum; dez deles ocorreram no polegar; apenas sete carcinomas basocelulares foram observados na região ungueal dos dedos dos pés.[51,52] O atraso no diagnóstico varia de um a 40 anos.[53] O diagnóstico diferencial clínico compreende trauma, onicomicose, infecção bacteriana, eczema, paroníquia crônica, granuloma piogênico, CEC e melanoma amelanótico.

A patogenia do CBC é uma ativação inadequada da via de sinalização *hedgehog*, mas as mutações do gene supressor de tumor p53 também podem desempenhar um papel. A proteína *sonic hedgehog* (SHH) liga-se ao homólogo *patched-1* da proteína supressora de tumor (PTCH1), que detém o inibidor de sinal intracelular *smoothened* (SMO) que regula a família GLI de fatores de transcrição. Uma mutação que inativa o PTCH1 foi encontrada na síndrome de Gorlin e em 30% a 40% dos casos esporádicos de CBC. O SMO é, portanto, constitucionalmente ativo e responsável por uma ativação permanente dos genes alvo. Esta é a base para a nova quimioterapia do CBC com os inibidores da via *hedgehog*: vismodegib e sonidegib.

Histologicamente, o CBC é um carcinoma anexial que supostamente surge da bainha radicular externa do folículo piloso. O exame histopatológico mostra um tumor basofílico com células basais em paliçada e pequenas células cuboides no centro. Frequentemente há uma formação com divisão entre o componente carcinomatoso epitelial e seu tecido mole circundante. Mitoses são raras.[2]

A imuno-histoquímica revela um perfil de citoqueratina idêntico no folículo piloso e no CBC[54], confirmando a relação do CBC com a formação embrionária de folículos pilosos pela demonstração da molécula de adesão epitelial Ep-CAM em todos os CBCs, do folículo piloso embrionário humano, do germe capilar secundário e da bainha radicular externa do folículo piloso do velo, mas não dos folículos pilosos anágenos adultos. Em contrapartida, o órgão ungueal embrionário carece completamente de reatividade a Ep-CAM.[55] Esta pode ser uma explicação para o CBC ser tão excepcional na região da unha. A Ep-CAM demonstrada com o anticorpo Ber-EP4 possibilita a diferenciação entre carcinomas basocelulares e queratoses actínicas e CEC, que são negativos.[56]

O tratamento de escolha é a cirurgia controlada microscopicamente. Outras opções cirúrgicas são curetagem e eletrodissecação e excisão simples. Tratamentos conservadores, como terapia fotodinâmica, 5-fluorouracil, mebutato de ingenol ou imiquimod, não são recomendados para esta localização. Não se aconselha radioterapia.

Adenocarcinoma papilar digital agressivo

O adenocarcinoma papilar digital agressivo (ACPDA) também foi chamado de adenoma papilar digital agressivo; no entanto, devido à sua propensão a se repetir e metastatizar, a diferenciação em adenoma papilar digital agressivo e adenocarcinoma[57] não é mais justificada.[58] O ACPDA ocorre quase exclusivamente nos dedos, palmas, dedos e plantas dos pés, com preponderância das mãos de homens entre 40 e 70 anos de idade;[59] é raro em adolescentes.[60] É um nódulo ou infiltração de crescimento insidioso, firme, marrom-acinzentado a rosado-branco, emborrachado, às vezes cístico ou ulcerado de localização profunda em um dedo da mão, especificamente na superfície volar ou entre o leito ungueal e a articulação interfalângica distal. Um caso imitava um fibroqueratoma digital adquirido.[61] Mesmo quando se atinge um diâmetro de vários centímetros, a mobilidade articular não é impedida. O envolvimento do leito ungueal é raro.[62,63] A unidade ungueal é acometida secundariamente na maioria dos casos. A dor pode ser um sinal de extensão ao osso, articulação ou nervos. Metástases podem, raramente, ser o sinal de apresentação. As radiografias não apresentam nada significativo, desde que o osso não seja invadido. Quase metade dos casos apresenta recidiva depois da remoção cirúrgica inicial e 40% metastatizam para o pulmão, linfonodos, cérebro, rins, osso e retroperitônio. Embora a biópsia do linfonodo sentinela possa detectar metástases mais cedo, o benefício de sobrevida desse procedimento não é claro.[64] Os diagnósticos diferenciais clínicos incluem vários cistos e pseudocistos, calos, granulomas piogênicos, granulomas de corpos estranhos, carcinomas espinocelulares, hemangiomas, tumores de células gigantes, osteomielite, infecções de tecidos moles ou gota.[59]

A histopatologia revela agregados multilobulares de células basofílicas cuboides a colunares baixas com núcleos arredondados a ovais. Há formação de espaços nos quais as proliferações de células tumorais se projetam, conferindo um aspecto de lesão papilar. Às vezes, um padrão cribriforme é observado. Um núcleo fibrovascular pode ser observado em algumas áreas, enquanto outras projeções carecem de suporte estromal. Embora mitoses e áreas necróticas sejam frequentes, há pouca atipia citológica. Os cistos contêm detritos necróticos ou material eosinofílico semelhante ao material secretor. Os tumores são bem circunscritos ou apresentam uma borda infiltrativa. Acredita-se que o ACPDA deriva das glândulas sudoríparas écrinas[65] e um diagnóstico diferencial importante é o adenoma écrino papilar. Outros diagnósticos diferenciais histológicos são acrospiroma écrino, hidradenoma, siringoma condroide e, raramente, adenocarcinoma papilar metastático da mama, pulmão, tireoide ou ovário.[66] Não foram identificadas características histológicas específicas para predizer recorrência ou metástase.[62] A amputação do dígito é o tratamento de escolha e melhor do que a excisão local ampla.[67]

Porocarcinoma écrino

O porocarcinoma écrino é um tumor raro que envolve principalmente as palmas das mãos e as plantas dos pés de idosos.[68] É raro na ponta do dígito.[69] Aparentemente, um caso foi induzido pela exposição crônica aos raios X, pois o tumor ulcerativo desenvolveu-se no dedo médio de uma radiodermatite crônica de ambas as mãos.[70] Quando ocorre na prega ungueal lateral, simula carcinoma espinocelular.[71] Um de nossos pacientes teve um porocarcinoma écrino grande da área do quinto metatarso (quinto dedo do pé), que cobriu completamente a unha do dedo mínimo com um crescimento verrucoso maciçamente hiperqueratótico.[2] A maioria dos porocarcinomas parece surgir pela primeira vez, embora 20% a 50% deles possam se desenvolver por transformação maligna de um poroma preexistente benigno.[72]

Histopatologicamente, o porocarcinoma écrino deriva dos ductos sudoríparos écrinos. Cresce como cordões sólidos intraepidérmicos e dérmicos e ninhos de células cuboides a poligonais com citoplasma pálido. Os núcleos celulares são pleomórficos com formato irregular, nucléolos proeminentes e múltiplas mitoses. As células tumorais intraepiteliais são nitidamente demarcadas a partir dos queratinócitos adjacentes. Elas são visualizadas como células únicas na epiderme em um padrão pagetoide ou formam ninhos.[73] Não há queratinização, apesar do aspecto clinicamente verrucoso ocasional. Quando o tumor contém glicogênio, o citoplasma parece pálido.[74] A invasão linfática na derme profunda é provavelmente a razão do curso às vezes catastrófico.[75]

A imuno-histoquímica apresenta positividade para pancitoceratina; as células de porocarcinoma intraepitelial geralmente apresentam coloração mais fraca do que o epitélio circundante.[76] Formações ductais no tumor coram com anticorpos para antígeno carcinoembrionário e antígeno de membrana epitelial. Enquanto a p53 é expressa tanto no poroma écrino quanto no porocarcinoma,[77,78] a p16 é negativa em todo o porocarcinoma écrino.[79] Os principais diagnósticos diferenciais são poroma écrino benigno, hidracantoma simples e doença de Paget.[80] Embora o poroma écrino e o hidracantoma simples possam apresentar alguma atipicidade focal, eles são simétricos e bem delimitados.

TUMORES FIBROSOS MALIGNOS

Tumores fibrosos malignos são, por definição, sarcomas. Eles são muito raros na região das unhas. Seu diagnóstico não é possível apenas com base em razões clínicas, e mesmo a histopatologia frequentemente requer colorações especiais, imuno-histoquímica e técnicas biológicas moleculares.[2]

Fibrossarcoma

Este protótipo de sarcoma é extremamente incomum no aparelho ungueal.[81] Na pele, é um nódulo ou placa firme, primeiro de crescimento lento e depois de rápido crescimento. Na unha, sua aparência é totalmente inespecífica. Destruiu quase toda a falange distal de um menino de 12 anos de idade. A histologia mostrou uma proliferação de células fusiformes uniformes com poucas mitoses. A imuno-histoquímica foi positiva apenas para vimentina. A amputação levou à sobrevida livre de recorrência pelos três anos seguintes. No diagnóstico diferencial, todas as neoplasias de células fusiformes devem ser consideradas.

Dermatofibrossarcoma protuberante (DFSP)

Este sarcoma de baixo a médio grau é o sarcoma mais comum da pele. A maioria dos casos ocorre no tronco em homens jovens e de meia-idade. A localização acral é rara, mas relativamente mais comum em crianças.[82] A neoplasia é mal definida e as recidivas são frequentes. Três casos relatados apresentaram envolvimento da falange distal, todos os pacientes eram mulheres. Eles apareceram como uma massa dolorosa lobulada rígida na polpa, como uma placa hiperceratótica escura ou como uma unha espessa e pigmentada.[83-85] O diagnóstico diferencial compreende cicatriz hipertrófica, queloide, paroníquia fibrótica crônica e fibromatose digital infantil recorrente.[2]

Uma mutação somática t (17:22)(q22:q13) é encontrada no DFSP, que funde o gene do colágeno 1A1 ao gene da cadeia do fator B de crescimento derivado de plaquetas, resultando em um gene quimérico COL1A1-PDGFB. O tratamento é uma excisão local ampla com margem de segurança de 3 cm, o que significa amputação do dígito em caso de DSFP ungueal. O mesilato de imatinibe pode ser usado para múltiplas lesões recorrentes.[86]

Histologicamente, as células fusiformes são observadas com arranjo em cordões, filamentos e, às vezes, espirais. Mitoses e atipias são raras. A unha é uma região específica, dificultando muito o diagnóstico histopatológico. A imuno-histoquímica é positiva para CD34 e negativa para CD68. O sarcoma sinovial mostra células fusiformes monomórficas que podem ser confundidas com DFSP ou fibromixoma acral superficial. É positivo para o produto de fusão do SYT-SSX a partir de t (X:18), o que pode ser demonstrado por PCR.[87]

Sarcoma epitelioide

O sarcoma epitelioide é uma lesão rara, clinicamente inespecífica, frequentemente diagnosticada apenas muito tarde. Embora seja uma neoplasia de crescimento lento, a taxa de sobrevida em 5 anos é de apenas 50%. No dígito distal, aparece como um inchaço sensível ou pseudocisto mixoide firme. A maioria dos pacientes é jovem e a localização predominante é próxima de uma articulação.

Histologicamente, há uma proliferação de células frequentemente epitelioides roliças, geralmente parecidas com um granuloma anular em fase inicial. Pode haver ulceração. A imuno-histoquímica é positiva para vimentina e focalmente também para citoqueratina e antígeno da membrana epitelial.[2] O tratamento de escolha é a amputação, mas mesmo assim a taxa de recorrência é muito alta.[88,89]

OUTROS SARCOMAS

Outros sarcomas são ainda mais incomuns e existem apenas alguns relatos anedóticos. Seu tratamento depende do diagnóstico histológico e da classificação e geralmente é ampla excisão local com controle de margem ou amputação.

Angiossarcomas

Existem muitos tipos diferentes de angiossarcomas. A maioria ainda não foi observada no aparelho ungueal. Histologicamente, são difíceis de diferenciar e requerem diagnóstico de dados históricos e anatômicos.[2]

Sarcoma de Kaposi

O sarcoma de Kaposi (SK) é dividido em três subtipos: SK clássico que ocorre principalmente na extremidade inferior de homens idosos; SK epidêmico observado na África; e SK associado à deficiência imunológica observado em pacientes com síndrome da imunodeficiência adquirida e outras imunodepressões. Todos estão associados ao vírus do herpes humano (HHV) 8. Clinicamente, o SK começa como uma área macular semelhante a um hematoma que se transforma em uma placa hemorrágica. Depois de um período variável de avaliação, desenvolvem-se nódulos ulcerantes e hemorrágicos, principalmente nos pés. Eles podem crescer demais sobre a unha ou levantá-la quando ocorrem no leito ungueal. Em pacientes com AIDS, pequenos hematomas podem aparecer na área da unha e a falange distal do dedo do pé pode aumentar.[90,91] A acroangiodermatite hiperplásica e o pseudossarcoma de Kaposi na síndrome da hiperostomia acral são os principais diagnósticos diferenciais clínicos.

A histopatologia depende do estágio da doença; no entanto, no aparelho ungueal, geralmente nódulos ou placas são biopsiados, possibilitando um diagnóstico preciso. Os vasos capilares do tipo fenda separam os feixes de colágeno, e muitos eritrócitos extravasados dominam o quadro histológico. A atipia celular é escassa. O HHV8 é positivo, CD34 negativo e podoplanina positivo, sugerindo uma origem linfática da lesão.[2]

O tratamento do SK não mudou muito nos últimos 20 anos, o que significa que há ampla experiência com essas terapias. A quimioterapia citotóxica é o padrão, particularmente daunorrubicina e doxorrubicina lisossômica. A reconstituição imunológica e a supressão do HIV com terapia antiviral combinada (cART) são eficazes em 50% desses pacientes. O nelfinavir pode ter um efeito direto no SK. Alvos mamíferos de inibidores da rapamicina (mTOR), como rapamicina, sirolímus e everolímus, geralmente levam à regressão do SK. O tratamento com inibidores do fator de crescimento endotelial vascular parece lógico, mas os resultados ainda são ambíguos. Uma variedade de outras classes de medicamentos está sendo pesquisada.[92] A cirurgia pode ser indicada para eliminar grandes lesões sintomáticas dos dígitos distais.

Condrossarcoma

O condrosarcoma é comum na mão, mas a localização na falange distal é muito rara. Seu prognóstico é melhor do que nas falanges proximais.[93-96] Embora os condromas benignos sejam indolores, os condrossarcomas são sintomáticos e apresentam inchaço e aumento da falange distal. A radiografia pode mostrar manchas consideradas representantes de focos de crescimento ativo. Os condrosarcomas também se desenvolvem em até 50% da síndrome do encondroma múltiplo de Ollier,[97] em 18% da síndrome de Maffucci-Kast e na síndrome hereditária de exostose múltipla.

Histologicamente, são divididos em graus de 1 a 3. Foi relatado um caso de condrosarcoma subungueal de células claras na falange distal, caracterizado por grandes células tumorais com citoplasma claro e membranas celulares distintas.[98] Também foi observada diferenciação condroide em um caso de melanoma subungueal.[99] O tratamento é amputação distal.

TUMORES NEUROGÊNICOS E NEUROENDÓCRINOS MALIGNOS

Essas neoplasias são muito raras no aparelho ungueal. Elas não podem ser diagnosticadas por motivos clínicos e requerem uma biópsia ou amostra de excisão suficientemente grande para o exame histopatológico.[2]

Carcinoma de células de Merkel

O carcinoma de células de Merkel (CCM) foi primeiramente denominado carcinoma trabecular da pele, mas também carcinoma neuroendócrino cutâneo, apudoma cutâneo e carcinoma primário cutâneo de pequenas células. Está localizado principalmente na pele cronicamente exposta à luz e, portanto, a maioria dos pacientes é caucasiana. Um vírus específico associado ao CCM foi identificado recentemente, o poliomavírus de células Merkel (MCPyV).[100] Pode ser encontrado em aproximadamente 80%. A localização nos dedos das mãos é muito rara. A neoplasia é solitária, de forma redonda a abobadada, vermelha a violácea e indolor. Eles crescem rapidamente até cerca de 2 cm de diâmetro ou mais, mas a ulceração é incomum.[101] Foi descrito um caso no hálux esquerdo de uma adolescente associado a uma unha encravada. Observamos um nódulo ulcerado grande no aspecto dorsal distal da falange distal do dedo médio em uma mulher de 73 anos de idade.

A histopatologia do CCM é típica com células densamente compactadas com núcleos ligeiramente redondos a ovais, nucléolos pequenos, citoplasma pequeno, frequentemente muitas mitoses e apoptoses. Eles podem formar cordões tumorais sólidos ou trabéculas. A imuno-histoquímica é positiva para marcadores de células Merkel, como citoqueratina 20, antígeno da membrana epitelial e uma variedade de outros marcadores neurais. A CK20 é positiva como pequenos grânulos paranucleares, que também são observados na microscopia eletrônica.[102,103]

O tratamento de escolha é a cirurgia radical, geralmente com radioterapia pós-operatória. Para tumores de até 2 cm de diâmetro, recomenda-se uma margem de 1 cm, para > 2 cm uma margem de 2 cm. Qualquer outra terapia adjuvante deve ser instituída sem demora. A taxa de recorrência é muito alta, ocorrem metástases nos linfonodos regionais e, finalmente, hematogênica.

Sarcoma de Ewing

O sarcoma de Ewing é um tumor raro, observado quase exclusivamente em pessoas com menos de 20 anos de idade. Apenas cerca de 1% ocorre nos pequenos ossos das mãos e pés. Dor e inchaço com febre baixa são os principais sintomas. Distinguem-se duas formas: sarcoma de Ewing esquelético e extraesquelético. O sarcoma de Ewing extraesquelético é, em termos citogenéticos e de genética molecular, idêntico ao tumor neuroectodérmico primitivo periférico (TNEP), mas é menos bem diferenciado histologicamente. A apresentação clínica é uma neoplasia com diâmetro de 5 a 10 cm. Foi observado um caso de provável sarcoma esquelético de Ewing na ponta de um dedo do pé com lesões ósseas líticas radiográficas.[104] A polpa estava inchada e ulcerada. Um sarcoma de Ewing subungueal foi observado por F Facchetti (inédito em 2012). Outro caso recente mostrou destruição completa da unidade ungueal.[105] O diagnóstico diferencial clínico inclui osteomielite, tuberculose, encondroma e uma variedade de tumores benignos. O tratamento é por excisão local generosa e quimioterapia.

A histopatologia é o método de diagnóstico. Ela revela uma neoplasia composta por células tumorais dispostas em lóbulos, ninhos, trabéculas ou lâminas. Seus núcleos são uniformemente pequenos, redondos a ovais, vesiculares ou hipercromáticos e o citoplasma é escasso, eosinofílico pálido ou vacuolado sem uma membrana celular claramente visível. Os nucléolos são pequenos ou não são visíveis. Mitoses variam em número. As células apoptóticas são abundantes e muitas são escuras. O glicogênio intracitoplasmático cora com PAS. A coloração de reticulina demonstra fibras em torno dos grupos celulares. A imuno-histoquímica é positiva para CD99 membranoso (MIC2) e alguns marcadores neurais, como enolase específica de neurônios, proteínas de neurofilamentos, Leu-7, PGP9.5 e sinaptofisina. Aproximadamente 85% dos sarcomas de Ewing esqueléticos e extraesqueléticos, bem como os PNET, apresentam uma translocação cromossômica típica t(11; 22) (q24; q12). O tratamento é bem-sucedido com amputação.[106]

HISTIOCITOSE DE CÉLULAS DE LANGERHANS

Esta doença sistêmica maligna também é conhecida como histiocitose X ou histiocitose maligna. É rara, com uma incidência estimada de 1 caso por 200.000 crianças e 1 a 2 casos por milhão de adultos. A pele é o segundo local de envolvimento mais frequente em 39% dos casos. São conhecidas três variantes clínicas: a doença aguda de Abt-Letterer-Siwe, generalizada, observada principalmente em crianças, a forma multifocal crônica de Hand-Schüller-Christian[107] e a forma localizada chamada granuloma eosinofílico. Embora o envolvimento das unhas seja raro, ele é observado como um marcador de doença cutânea generalizada ou sistêmica.[108-110] As lesões nas unhas podem apresentar pequenos nódulos periungueais, onicólise, hiperqueratose subungueal, unhas espessas, depressões, fendas nas unhas, sangramentos subungueais, perda de unhas, paroníquia e destruição das pregas ungueais.[111-116]

A histiocitose das células de Langerhans agora é definida como uma neoplasia mieloide inflamatória. A histopatologia revela um denso infiltrado de células relativamente grandes com um núcleo reniforme e citoplasma abundante que invade a derme e pode formar grandes lâminas intraepiteliais. A invasão da matriz causa distrofia ungueal e a do leito ungueal frequentemente causa hemorragias em lascas subungueais. As células exibem todas as características das células de Langerhans, tanto imuno-histoquimicamente quanto por microscopia eletrônica, como a proteína S100, langerina (CD207), CD1a, aglutinina de amendoim e grânulos de Birbeck.[2,117] Pesquisas recentes mostraram evidências de mutações envolvendo a via Ras/Raf/MEK/ERK com quase metade dos pacientes com mutação de BRAFV^{600E}. Isso pode indicar que a inibição do B-Raf-MEK pode ser um tratamento para casos que não respondem à terapia citostática padrão.[118]

As recomendações de tratamento são baseadas no envolvimento de órgãos e na extensão da doença. Nos adultos, existe uma forte relação com o tabagismo, e a cessação desse hábito é, portanto, essencial. Formas muito localizadas podem ser excisadas ou tratadas localmente. A histiocitose de células de Langerhans somente da pele pode ser tratada com injeções semanais de metotrexato. Corticosteroides sistêmicos mais vinblastina e cladribina são opções. Os tratamentos direcionados estão atualmente sob investigação.

NEOPLASIAS HEMATOGÊNICAS QUE ENVOLVEM A UNHA

Os tumores hematogênicos da unha são linfomas ou leucemias, raros e, em sua maior parte, malignos. Os pseudolinfomas benignos são extremamente raros.

Linfomas de células T

Micose fungoide (MF) e síndrome de Sézary (SS) são os linfomas cutâneos clássicos de células T. Eles podem envolver a unha principalmente ou lesões nas unhas podem ocorrer como parte de uma doença de pele amplamente disseminada. No entanto, em comparação com a MF foliculotrópica, a MF ungueotrópica e a SS são raras. As alterações nas unhas ocorrem tardiamente, são inespecíficas e imprevisíveis, e a maioria acomete vários dígitos. Particularmente na MF/SS eritrodérmica, as alterações ungueais também podem ser histopatologicamente inespecíficas. As unhas são quebradiças, espessadas, amarelas, opacas, ásperas, estriadas, com hiperqueratose subungueal. Esse recurso também é observado na pitiríase rubra pilar e eritrodermas de diferentes etiologias.[119,120] O pterígio e a anoníquia adquirida, bem como o envolvimento linfomatoso maciço, são raros.[121] Bolhas periungueais ocorreram em casos de MF bolhosa.[122] Outros eventos raros são MF de um dígito no estágio de um tumor de uma unha e a MF ungueal infantil.[2] Clinicamente, o envolvimento da unha pode parecer brando como uma inflamação, psoríase, pitiríase rubra pilar ou eczema leve. Uma infecção pelo HTLV-1 parecia MF da unha.[123]

A histopatologia de alterações específicas das unhas é semelhante à das lesões cutâneas, mas pode ser muito discreta. O epiteliotropismo de linfócitos com núcleos um pouco maiores e hipercromáticos é típico e, ocasionalmente, são observados microabcessos de Pautrier. As alterações das placas ungueais são resultado do envolvimento da matriz.[124] A imuno-histoquímica mostra principalmente marcadores de células T com porcentagens variáveis de células CD4 e CD8. O carcinoma anaplásico de células pequenas e o melanoma devem ser diferenciados.

O tratamento é de acordo com o estágio da MF ou SS. O envolvimento ungueal foi tratado com sucesso com mostarda nitrogenada.[150]

Linfoma de células B do dígito distal

Linfomas cutâneos de células B são raros. A leucemia linfocítica crônica (LLC) é o protótipo, ocorre em pessoas idosas e segue um curso de surgimento prolongado e relativamente benigno. Infiltrados nodulares acrais moles sobre as articulações dos dedos, raramente a falange distal, são típicos. O envolvimento da unidade ungueal imita a paroníquia crônica, causa elevação da placa ungueal, supercurvatura ou baqueteamento.[125-128] Alterações nas unhas do tipo onicomicose, além de pequenos tumores sub e periungueais foram relatados uma vez.[129] Distrofia ungueal inespecífica é observada em aproximadamente 25% dos pacientes com LLC.[130]

A histopatologia apresenta infiltrados monomórficos de linfócitos B maduros. Os diagnósticos diferenciais incluem lúpus eritematoso profundo, carcinomas de pequenas células e melanomas, incluindo metástases.[2] O tratamento é de acordo com as lesões sistêmicas. Os infiltrados respondem rapidamente à irradiação com raios X.

Leucemia

A maioria das alterações nas unhas em pacientes que sofrem de leucemia não é específica. O leito ungueal pode parecer pálido, as unhas tendem a se dividir e quebrar, as hemorragias são um sinal de anormalidades na coagulação.[131] Lesões semelhantes a pérnio nas partes acrais, como dedos das mãos e pés, ocorreram na fase pré-leucêmica da leucemia mielomonocítica.[132-134] Um infiltrado da falange distal do polegar com comprometimento ósseo e paquidermoperiostose, foi visto na leucemia mielomonocítica aguda.[135,136] Ocorreu um ponto infiltrado acastanhado na prega ungueal proximal do dedo médio esquerdo na leucemia mieloide crônica.[2]

A histopatologia da leucemia mielogênica aguda precoce revela um infiltrado angiocêntrico e intersticial de células positivas para mieloperoxidase relativamente monótonas. Seus núcleos são redondos a ovais com nucléolos imperceptíveis. Não há epidermotropismo. As células da leucemia mielógena são derivadas da medula óssea e positivas para mieloperoxidase, cloroacetato esterase, coloração de Leder e Sudan black B, bem como para os marcadores mieloides CD13, CD15, CD33 e CD117.[2] A mieloperoxidase é uma coloração muito confiável para excluir linfomas de células T e B. Todos os infiltrados monótonos de células redondas podem ser considerados. A síndrome de Sweet, em particular a dermatose neutrofílica da parte dorsal das mãos,[137] pode simular lesões cutâneas de leucemia mielógena aguda e vice-versa.[138] As unhas dos pés encravadas bilateralmente que demonstram lâminas e nódulos sólidos de células neoplásicas com citoplasma escasso e núcleos redondos hipercromáticos positivos para mieloperoxidase e CD43 revelaram o diagnóstico de sarcoma granulocítico.[139] O tratamento é de acordo com o tipo de leucemia.

MELANOMA DO APARELHO UNGUEAL (MELANOMA DA UNIDADE UNGUEAL [MUU])

O melanoma ungueal é sem dúvida a condição mais grave das unhas. Ele atraiu muita atenção nos últimos 25 anos, como evidenciado pelas muitas publicações sobre todos os aspectos do MUU. O primeiro melanoma subungueal foi relatado em 1834 de um paciente com uma história de décadas de uma unha pigmentada que acabou se transformando em um "fungo hemorrágico".[140] Em geral, os melanomas ainda permanecem um tumor enigmático da pele em dermatologia, dermatopatologia e medicina clínica. Os conceitos errôneos quanto ao diagnóstico, curso natural e tratamento são abundantes, e esse é particularmente o caso dos melanomas das unhas.[141]

Localização

Os MUU pertencem ao subgrupo de melanomas lentiginosos acrais, que exibem um comportamento um pouco diferente em comparação com os melanomas de outros locais da pele. Eles estão localizados embaixo e ao redor da unha (matriz, leito ungueal, pregas ungueais, hiponíquio, polpa);

na verdade, compreendem praticamente todos os melanomas da falange distal. Os polegares e hálux são o local mais frequente de MUU, seguidos pelos dedos médio, indicador, anelar e mínimo e dedos menores dos pés.[2]

Frequência

É comum afirmar que os MUU são raros; no entanto, isso não é verdade: aproximadamente 1,5% a 2,5% de todos os melanomas em caucasianos de pele clara são melanomas ungueais,[142,143] mas toda a superfície de todas as unhas juntas é de aproximadamente 0,6% e a matriz, que é a origem mais frequente dos MUU, é de apenas 25% a 33% do campo ungueal – portanto, a unha e, particularmente, a matriz estão claramente super-representadas como uma localização para melanoma.[2,175,144] A porcentagem, e não o número absoluto, de melanomas localizados no aparelho ungueal é ainda muito maior em indivíduos com pele escura, onde são aproximadamente 20% de seus melanomas.[145,146] Nos asiáticos orientais, 50% a 77% de todos os melanomas eram melanomas acrais,[147-150] em comparação com apenas 4% a 7% dos alemães.[151,152]

Em contraste com o melanoma cutâneo, em que a incidência aumenta continuamente, este permanece estável nos melanomas lentiginosos acrais e das unhas.[153]

Idade do paciente

A idade da maioria dos pacientes com melanoma ungueal é entre 50 e 70 anos, mas a faixa etária é muito ampla, desde a infância até a velhice.[154,155]

Sexo

Não existe um domínio claro do sexo em indivíduos de pele clara, embora algumas publicações relatem mais mulheres e outras, mais homens.[156]

Localização, trauma e irradiação ultravioleta

Aproximadamente 70% de todos os melanomas das unhas surgem no polegar e na unha do hálux, que têm os maiores campos ungueais; mas, novamente, isso significa uma enorme concentração de melanomas para duas localizações particulares. Há muito tempo se prevê que o trauma desempenha um papel importante no início do melanoma ungueal.[157-159] No entanto, a maioria dos relatos não sustenta essa suposição, pois o tempo decorrido entre o trauma percebido e o melanoma das unhas frequentemente era muito curto.[160] Por outro lado, o trauma é um fator importante que influencia negativamente o prognóstico.[161] Os melanomas das unhas detectados após um trauma eram mais espessos. Unhas artificiais podem esconder um melanoma subungueal ou até promover seu crescimento.[162] MUU não estão associados à exposição ultravioleta. A placa ungueal possibilita que apenas uma fração do UV penetre;[3,163,164] a unha do hálux é geralmente protegida da irradiação UV por sapatos e a matriz – exceto a pequena área da lúnula de alguns dígitos – como a origem mais frequente dos melanomas ungueais, é coberta pela prega ungueal proximal.[2]

Diagnóstico clínico do MUU

O diagnóstico clínico da maioria dos MUUs não é difícil para um médico treinado em doenças ungueais, já que dois terços a três quartos deles são pigmentados. No entanto, muitos são negligenciados ou diagnosticados tardiamente. A *ausência de suspeita* é o fator mais importante para atrasar ou negligenciar o diagnóstico correto. Em adultos de pele clara, é importante reconhecer que qualquer pigmentação adquirida de melanina na unha deve evocar a suspeita de melanoma da unha, independentemente da idade do paciente e do dígito envolvido.[2] No entanto, isso é muito mais difícil de decidir em pessoas de pele escura. Uma comparação cuidadosa da pigmentação das unhas de todos os dígitos – dedos das mãos e dedos dos pés – é indispensável. Uma regra prática é que uma faixa longitudinal melanótica adquirida na unha de um adulto de pele clara ou uma faixa melanótica destacada por sua cor, largura e estrutura interna irregular do restante das faixas marrons-claras em indivíduos de pele escura é maligno e não benigno (Figuras 17.9 e 17.10).[2,165,175] Isso é particularmente verdadeiro se a faixa:

- For mais larga que 5 mm.
- Estiver localizada no polegar, indicador, dedo médio ou hálux.
- Envolver um único dígito.
- Tiver alargamento proximal, indicando crescimento da lesão na matriz.
- Estiver associada à distrofia ungueal, mesmo que seja muito pequena.
- For acompanhada de pigmentação periungueal, sinal de Hutchinson.
- Desenvolver uma tumefação.

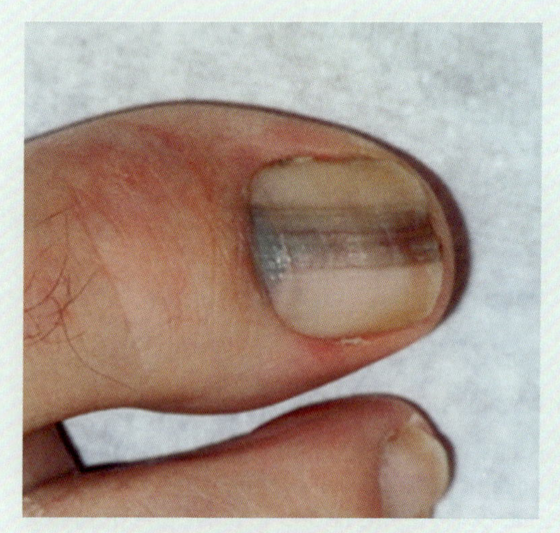

Figura 17.9 Melanoma *in situ* da unha do hálux. Fonte: acervo do autor.

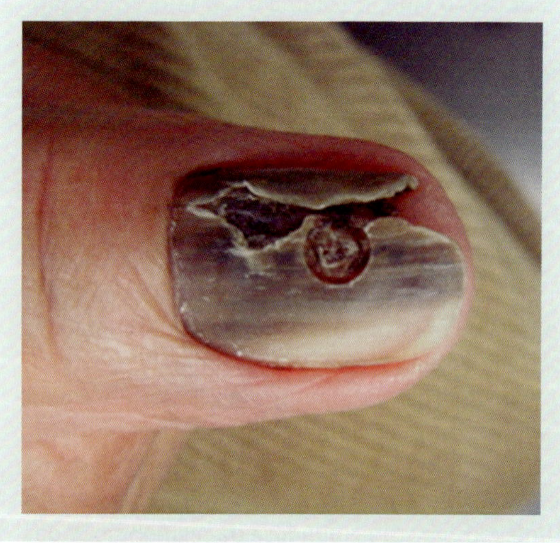

Figura 17.10 Melanoma subungueal *in situ*: a melanoníquia é mais larga proximalmente do que distalmente, evidenciando rápido crescimento horizontal. Fonte: acervo do autor.

No entanto, melanomas ungueais também foram observados em crianças,[166-168] e até simultaneamente em dois polegares.[169] Analogamente à regra ABC dos melanomas cutâneos, uma regra ABCDEF foi proposta para MUU:[170]

A. Idade e raça (A de *age* em inglês): a maioria dos melanomas ungueais ocorre entre os 40 e os 70 anos de idade e a maioria dos pacientes é asiática, africana, afro-americana e de indígenas americanos.*

B. Faixa marrom a preta, mais larga que 3 a 5 mm, borda irregular ou borrada (B das palavras em inglês *brown*, *black* e *broader*).

C. Mudança (C de *change* em inglês): aumento rápido na largura e na taxa de crescimento, distrofia ungueal não melhora apesar do "tratamento adequado".

D. Dígito: polegar > hálux > dedo indicador; geralmente envolvimento de um único dígito, mas dedos raramente são acometidos.

E. Extensão da pigmentação: pigmentação periungueal = sinal de Hutchinson.

F. História familiar ou pessoal de melanoma ou dos chamados nevos displásicos.

Esses critérios são válidos para a maioria das lesões originadas na matriz ungueal. No entanto, como o número absoluto de MUU é mais ou menos igual entre os caucasianos e as raças de pele escura, a afirmação de que a maioria dos pacientes é de raças de pele escura não é verdadeira, ou seja, a raça *não* é um fator de risco específico.[2] Nenhuma lesão melanocítica derivada do leito ungueal pode produzir uma estria longitudinal como essa, devido à incorporação da melanina na placa ungueal em crescimento e o leito ungueal não se acrescenta a ela.[2] Além disso, a maioria dos melanomas do leito ungueal são amelanóticos (Figura 17.11). O diagnóstico de MUUs amelanóticos é um desafio real e requer um grau muito alto de suspeita clínica. É autoevidente e boa prática clínica submeter sempre todas as peças de uma amostra cirúrgica da região da unha a exame histopatológico, mesmo – particularmente em adultos – quando o diagnóstico clínico for apenas tecido de granulação ou unha encravada.[2] A adesão estrita à regra do ABCDEF pode até atrasar o diagnóstico, pois muitos pacientes têm menos de 30 anos de idade.[171] Essa "regra" também não é adequada para diagnosticar o melanoma ungueal infantil.[2] Até agora, os exames laboratoriais não são úteis para o diagnóstico de MUU.

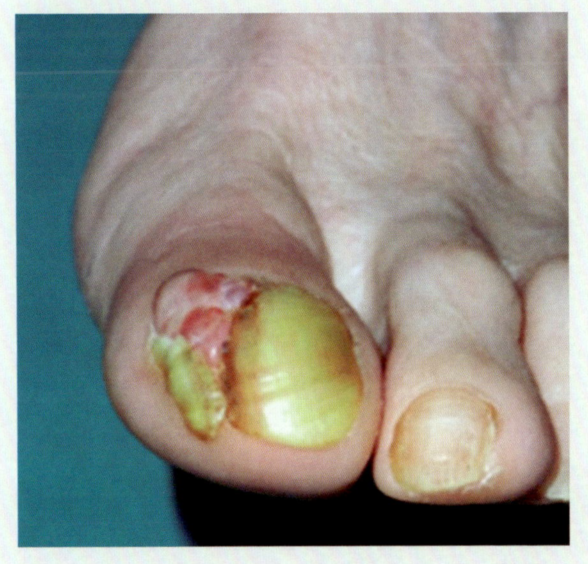

Figura 17.11 Melanoma amelanótico nodular do leito ungueal rompendo a unha. Fonte: acervo do autor.

*Como o número absoluto do MUU é o mesmo em caucasianos e indivíduos de pele escura, essa suposição não está correta!

Diagnósticos diferenciais

A lista de diagnósticos diferenciais clínicos é enorme, com verrugas, hematoma, granuloma piogênico, unha encravada, onicomicose,[172] ceratoacantoma, CEC, granuloma de corpo estranho ou verruga, para mencionar apenas alguns.[173-176] Esta lista é ainda mais longa para MUU amelanótico.[177,178] No entanto, onicomicose e outras condições podem coexistir com o melanoma.[179,180]

Prognóstico

MUUs costumam ter um prognóstico particularmente ruim. Grandes séries de 100 casos ou mais mostraram uma espessura média de Breslow de 4 mm e mais,[181,182] sugerindo uma enorme negligência tanto dos pacientes quanto de seus médicos (Figuras 17.12 e 17.13). A sobrevida em cinco anos para melanoma subungueal invasivo foi de apenas 51%.[176] Várias publicações de MUUs pigmentados diagnosticados e tratados de maneira equivocada como onicomicose evidenciam que mesmo os melanomas ungueais evidentemente pigmentados não são diagnosticados corretamente.[207-210] Sessenta por cento dos melanomas acrais lentiginosos inicialmente desconhecidos eram melanomas das unhas e 30% deles eram amelanóticos.[190] A suposição de que os MUUs amelanóticos têm um prognóstico pior reflete apenas o fato de serem diagnosticados e tratados ainda mais tarde que os melanomas lentiginosos acrais não ungueais.[183,184] Por outro lado, foi observada

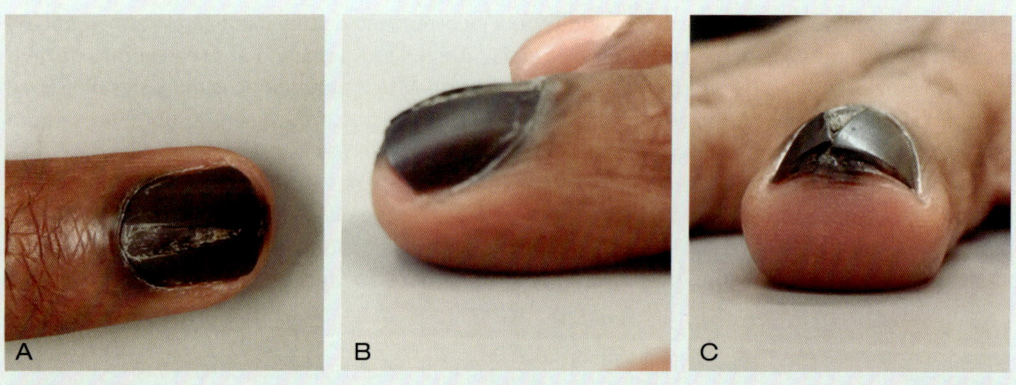

Figura 17.12 Melanoma subungueal de longa data em um paciente imigrante indiano. **A.** Vista dorsal. **B.** Vista lateral. **C.** Vista frontal. Fonte: acervo do autor.

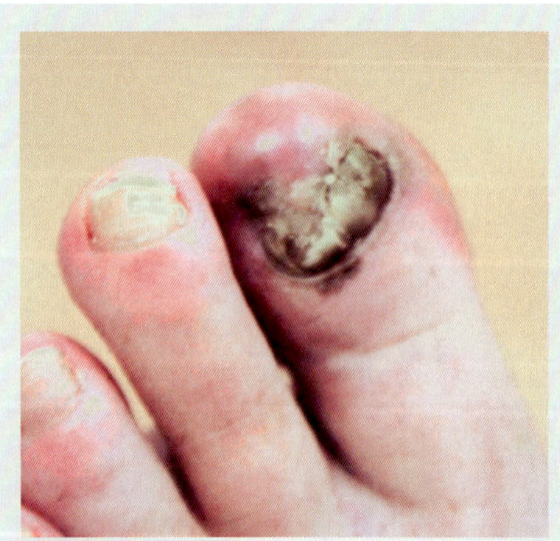

Figura 17.13 Melanoma ungueal muito avançado em uma mulher de 67 anos de idade da Guatemala. Fonte: cortesia Dra. Patricia Chang, Guatemala.

sobrevida de longo prazo do melanoma subungueal de estágio IV com regressão espontânea das metástases[185] e até regressão completa de um melanoma subungueal avançado com uma espessura do tumor de 4 mm.[186]

A suposição de que os melanomas subungueais crescem mais rapidamente do que os de outros locais também não é verdadeira. Muitas publicações relatam histórias de uma década de melanomas ungueais[174,187] e muitos de nossos casos ainda eram *in situ*, mesmo depois de dez anos ou mais que uma estria marrom havia sido notada.[188]

Diagnóstico de MUU

O diagnóstico de melanomas ungueais deve ser direto se houver uma faixa de unha pigmentada adquirida recentemente ou um sinal de Hutchinson em um indivíduo com mais de 30 a 35 anos de idade. Porém, frequentemente esse não é o caso (ver anteriormente). A "medida diagnóstica" mais importante é *não esquecer a possibilidade de melanoma*. Sessenta e seis porcento a 75% dos MUUs são pigmentados. A melanina humana alcança a borda livre da unha, é granular e pode ser identificada histologicamente em cortes corados por Fontana (ver adiante). Em contrapartida, a melanina fúngica é difusa e geralmente forma uma cunha estreita que aponta proximalmente. O sangue não atinge a margem livre da unha, é depositado em grandes aglomerados de eritrócitos e pode ser facilmente demonstrado pelo teste da benzidina: Um pedaço bem pequeno da unha com o pigmento em questão é cortado ou o pigmento é raspado em um pequeno tubo de ensaio, adiciona-se uma gota de água e, após alguns minutos, um Hemostix®, como o utilizado para demonstração de sangue na urina ou nas fezes, é mergulhado no tubo de ensaio: mesmo muito poucos eritrócitos dão um teste positivo.[189] Outra possibilidade é limpar a unha pigmentada com peróxido de hidrogênio a 3%, o que remove o sangue enquanto produz espuma branca devido à produção de oxigênio atômico. Esteja ciente de que a demonstração de sangue não exclui um melanoma hemorrágico ou outro tumor com sangramento![2]

Dermatoscopia

A dermatoscopia pode ajudar a fazer o diagnóstico clínico. Ele deve ser iniciado a "seco", ou seja, sem um meio de imersão, depois "molhado". A dermatoscopia a seco possibilita a observação de irregularidades da superfície, a técnica úmida possibilita uma melhor visualização através da placa ungueal. Como a superfície da unha é curvada, recomenda-se um gel transparente que permaneça na curvatura. Os grânulos finos de melanina não são visíveis, enquanto os aglomerados sanguíneos são observados com uma lente de aumento e o dermatoscópio. A eliminação transungueal de ninhos de células de nevo assemelha-se a pontos marrons. A faixa marrom é construída por linhas de pigmento, que são irregulares em largura, espaçamento e cor no MUU. Pequenas pigmentações da pele circundante, o micro sinal de Hutchinson, são muito raras nos nevos benignos.

Um estudo recente descobriu que o sinal de Hutchinson está associado ao melanoma invasivo, enquanto o MUU *in situ* mostra apenas uma melanoníquia longitudinal.[190] A dermatoscopia, como a inspeção clínica, de uma melanoníquia não possibilita que o foco responsável do melanócito seja observado pois está sob a unha e a prega ungueal proximal. Isso significa que a dermatoscopia bidimensional de uma lesão melanocítica cutânea é reduzida a apenas uma dimensão e que não é a lesão em si, mas seu derivado melanina incorporado à placa ungueal, que deve ser avaliado.[2] A melanoníquia é causada por superprodução de melanina que não pode ser completamente degradada pelos queratinócitos da matriz e permanece incluída nos queratinócitos da matriz superior. A melanina é finalmente incorporada nas células da placa ungueal. Uma lesão de melanócito que cresce em largura levará a uma faixa mais larga, enquanto um aumento longitudinal pode levar a uma pigmentação mais intensa da faixa. O crescimento no diâmetro transversal da lesão de melanócitos dentro de um certo período de tempo é visível como uma estria mais larga proximalmente do que distalmente. Isso geralmente é observado como um sinal de malignidade em adultos, mas comum em nevos em crianças. A pigmentação muito uniforme de uma melanoníquia é a regra para lesões benignas, mas, em geral, a dermatoscopia apenas dá uma dica da etiologia da lesão.[2] A maioria dos melanomas no leito ungueal é amelanótica, mas mesmo que produzam melanina, ela permanece sob a unha tornando o diagnóstico ainda mais difícil. Independentemente da validade da dermatoscopia, a histopatologia é sempre obrigatória.[191]

A dermatoscopia intraoperatória de matriz é um método invasivo, mas possibilita a observação bidimensional direta da lesão pigmentada na matriz e no leito ungueal com um padrão multicomponente de pigmentação marrom-preta, glóbulos, pontos, áreas sem estrutura e estrias espessas, suspeitas de melanoma.[192-194] Um estudo foi capaz de distinguir de maneira confiável 7 de 8 melanomas da matriz decorrentes de um lentigo benigno por microscopia confocal de varredura a *laser* pós-operatória imediata (CLSM), acelerando, assim, o atraso no diagnóstico entre extirpação e histopatologia, e a lesão não diagnosticada com segurança pelo CLSM também exigiu imuno-histoquímica para a realização do diagnóstico.[195]

Afirmou-se que a difração de fibra de raios X era capaz de diferenciar oito neoplasias malignas diferentes de um único corte de unha.[196] Essa técnica ainda aguarda confirmação por um grupo independente.

O padrão-ouro de diagnóstico é a histopatologia,[197] que requer biópsia. Novamente, a lesão responsável por uma faixa longitudinal na unha está na matriz. Portanto, a biópsia ideal da matriz deve ser obtida. Pode ser uma biópsia longitudinal, que inclui a prega ungueal proximal, a matriz, o leito ungueal, o hiponíquio e a placa ungueal. É o método de escolha para melanoníquias localizadas lateralmente. Uma estria no centro da unha pode ser submetida a biópsia com um *punch* com um diâmetro máximo de 3 mm para não deixar uma distrofia ungueal se a lesão for benigna ou com uma biópsia fusiforme ou crescente da matriz, que é orientada transversalmente, a fim de evitar uma unha rachada pós-biópsia. As biópsias do leito ungueal são fusiformes e realizadas longitudinalmente devido ao arranjo longitudinal exclusivo das cristas epiteliais do leito ungueal. Desenvolvemos uma biópsia tangencial de matriz e leito ungueal que evita a distrofia ungueal pós-biópsia e possibilita grandes excisões superficiais.[198,199,222] Resumidamente, a prega ungueal proximal é destacada da unha, incisada em seus dois lados e refletida, o terço proximal da unha é destacado da matriz e levantado para possibilitar que a lesão melanocítica seja observada, e uma incisão superficial é realizada ao redor dela com uma margem de segurança adequada. Usando uma lâmina de bisturi nº 15, a lesão é então removida tangencialmente com movimentos de serra. A placa ungueal é recostada e a prega proximal é reclinada e suturada. A amostra cirúrgica tem cerca de 0,7 a 1 mm de espessura.[200] Ela é transferida para um pedaço de papel-filtro para ser esticada e ambos são imersos em formalina.

Tratamento de MUU

O tratamento de melanomas ungueais ainda é um tanto controverso. Embora a amputação fosse, e ainda é, a regra para a maioria dos cirurgiões,[201] ela é necessária apenas para melanomas ungueais amplamente invasivos. Desde 1978, adotamos uma estratégia de cirurgia funcional: melanomas invasivos *in situ* e iniciais são amplamente excisados localmente e o defeito é deixado para cicatrização por segunda intenção, reparado com enxerto livre de espessura total ou outros métodos.[202,203] Demonstrou-se que é muito seguro,[204-206] e agora também é aceito por outros dermatocirurgiões,[207-210] e cirurgiões plásticos.[211] No entanto, um estudo coreano que mediu a distância da matriz ao osso subjacente duvidou da segurança dessa abordagem de tratamento, enquanto outro grupo coreano afirmou que a invasão dérmica da matriz é um evento tardio no melanoma da matriz.[212,213] Um estudo japonês recente, com 151 melanomas ungueais, descobriu que recorrências locais não foram observadas independentemente do tipo de cirurgia; o prognóstico foi determinado pela espessura do tumor, não pelo tipo de cirurgia.[214] Amputação é o tratamento de escolha para os melanomas que invadem o osso. O papel da biópsia de linfonodo sentinela nos melanomas das unhas ainda é discutido, embora um estudo recente tenha sido favorável.[215]

Histopatologia

Um relato detalhado de todos os aspectos da histopatologia do MUU não pode ser apresentado aqui.[2] O diagnóstico histopatológico de melanomas ungueais clinicamente típicos geralmente não apresenta dificuldades. Casos duvidosos geralmente exigem seções seriais e escalonadas melhores a partir de uma excisão total. Isso é possível com a técnica de biópsia tangencial, pois é sempre o melanoma *in situ* e o componente intraepitelial que desafiam o dermatopatologista. Os melanócitos da matriz normal estão presentes nas camadas suprabasais do epitélio da matriz inferior, normalmente estão dormentes e não produzem melanina, são positivos para o HMB45 e seu número é de cerca de 6,5 por mm da camada basal.[216,217] Contagens mais altas de melanócitos foram obtidas em segmentos da matriz.[218] A densidade de melanócitos foi contada em 59/mm^2 (39-136) para melanoma, em comparação com 15 (5-31) na hiperplasia melanocítica benigna.[250] Outro método encontrou aproximadamente 200 melanócitos/mm^2 na matriz que geralmente estão dormentes, sobretudo na matriz proximal enquanto cerca da metade dos melanócitos na matriz distal está ativa. No leito ungueal, existem apenas 50/mm^2 e eles encontram-se quiescentes. Em contrapartida, cerca de 1.150 melanócitos estão presentes por mm^2 na epiderme.[219]

Os MUUs variam no aspecto histológico, dependendo da sua localização exata na unidade ungueal, mesmo quando um melanoma envolve diferentes áreas da mesma unidade ungueal. Na pele periungueal, são semelhantes ao melanoma acral lentiginoso da palma e da planta do pé. Na periferia das lesões que se estendem da prega ungueal proximal ao dorso do dígito, elas podem imitar o melanoma lentigo maligno, exceção para a epiderme que geralmente permanece de espessura normal ou ligeiramente acantótica.

No início, a maioria dos melanomas ungueais apresenta uma proliferação lentiginosa na junção dermo-epitelial e logo acima dela, particularmente na margem avançada do MUU. Algumas células de melanoma podem ser encontradas na posição suprabasal nítida e, às vezes, migram para cima e são incluídas na placa ungueal;[220] células de melanoma intraungueais sempre vêm da matriz e não do leito ungueal, como foi afirmado erroneamente.[221] Embora isso enfatize a importância potencial da placa ungueal anexada para o diagnóstico de melanoma subungueal,[222] reclinamos a placa destacada e a fixamos, pois isso facilita a cicatrização da ferida da matriz superficial. Geralmente, o diagnóstico é mais evidente no centro da lesão e sobre porções invasivas. Aqui, atipia celular é observada, raramente uma mitose.

Em nossa experiência, a maioria dos melanomas subungueais não apresenta um infiltrado inflamatório acentuado, embora possa estar presente focalmente ou em toda a lesão e, ocasionalmente, ser tão denso ou liquenoide que mascare a verdadeira natureza da lesão. As células de melanoma são arredondadas e em forma de fuso, demonstrando frequentemente dendritos longos e muito volumosos. A maioria dos MUUs derivados da matriz é pigmentada e os melanófagos podem ser abundantes. O grau de pigmentação é bem observado nas seções coradas por Fontana. A localização da melanina na placa ungueal possibilita sugerir sua origem: o pigmento na camada mais superior deriva de melanócitos da matriz proximal, aquele no meio da placa ungueal do meio da matriz, a melanina nas camadas mais inferiores da matriz distal e o pigmento em todas as camadas reflete os melanócitos em todo o comprimento da matriz. Os melanomas originários do leito ungueal frequentemente, mas nem sempre, permanecem amelanóticos. Mesmo sendo melanóticos, eles não podem fornecer pigmento para a unha em crescimento e, portanto, nenhuma melanoníquia longitudinal.

A distrofia ungueal é comum em lesões de longa data, devido à substituição gradual do epitélio da matriz produtor de unhas pelas células do melanoma.[223,224] Qualquer melanoníquia longitudinal, seja muito clara ou escura, estreita ou larga associada a uma leve distrofia ungueal, é suspeita de melanoma.[225-227]

As camadas basal e suprabasal do epitélio do leito ungueal são invadidas por um número excessivo de melanócitos, muitas vezes exibindo atipia celular. Áreas de invasão mostram melanócitos atípicos subepiteliais, às vezes com mitoses. Mesmo um melanoma pigmentado do leito ungueal não pode produzir uma faixa longitudinal, pois os queratinócitos do leito ungueal não produzem placa ungueal, apesar de uma suposição contraditória.[228] Foram observados três casos de melanoma amelanótico *in situ*, simulando clinicamente o líquen plano. Todos eles tiveram um aumento acentuado da densidade de melanócitos na matriz e no leito ungueal, localizada na camada basal e disposta de maneira lentiginosa com apenas alguns ninhos. Nenhum infiltrado inflamatório estava presente.[229]

Os MUUs do hiponíquio são semelhantes aos melanomas lentiginosos acrais palmares e plantares. As camadas epidérmicas basal e suprabasal são preenchidas com melanócitos mais ou menos atípicos que geralmente são densamente pigmentados. A propagação pagetoide e a eliminação transepidérmica de grupos únicos e às vezes pequenos de células de melanoma são frequentes. Mitoses são geralmente raras. Em áreas invasivas, predominam as células fusiformes.

Áreas desmoplásicas e ALM completamente desmoplásicos ocorrem. Eles são mais frequentemente amelanóticos e fusiformes.[230] A derme inteira pode exibir uma alteração de sua arquitetura.[231] Juntamente com infiltrados focais de linfócitos e células plasmáticas ocasionais no interior ou na periferia, isso pode ser uma pista para o diagnóstico na ampliação do escaneamento. Maior ampliação exibe células fusiformes em um estroma acentuadamente fibrótico. Na localização subungueal, geralmente são negativos para S-100 e somente as células superficiais são positivas para Melan-A; O HMB-45 geralmente é negativo. O Sox10 foi considerado um marcador confiável para melanoma desmoplásico. Pode-se observar neurotropismo e o melanoma neurotrópico pode ser uma variante do melanoma desmoplásico.[232] As células fusiformes invadem as estruturas perineurial e intraneurial; isso é muito difícil de ver, geralmente apenas conferindo um aspecto de hipercelularidade dos nervos.[233] O neurotropismo está associado a um maior risco de metástase.

O sinal de Hutchinson é a extensão periungueal do componente *in situ* do melanoma subungueal.[234] Muitas vezes, mostra apenas uma proliferação branda de melanócitos em um padrão lentiginoso. A distribuição equidistante de melanócitos é mais a regra do que uma exceção, tornando muito difícil o diagnóstico de melanoma *in situ* evidente, embora raramente possa ser histologicamente mais evidente do que o melanoma da matriz ou do leito ungueal.[235] A imuno-histoquímica pode ser útil para delinear os dendritos longos e volumosos. Para casos em que o diagnóstico não é inequívoco, não há aglomeração nem aninhamento e atipia melanocítica não é convincente, como na maioria dos casos da borda avançada de um melanoma subungueal *in situ* ou sinal de Hutchinson, o termo hiperplasia melanocítica atípica foi cunhado.[236]

Mesmo os melanomas subungueais com uma década de história ainda são frequentemente *in situ*. Frequentemente existe uma extensão em toda a matriz, ao longo de toda a superfície ventral adjacente da prega ungueal proximal, do leito ungueal e do hiponíquio. Nesses casos, o leito ungueal geralmente parece ser relativamente desprovido de células de melanoma em comparação com a matriz e o hiponíquio. Como nos melanomas das palmas das mãos e das plantas dos pés, o componente intraepidérmico pode ser mais extenso do que o previsto clinicamente. Na área marginal, pode ser muito difícil ver melanócitos únicos entre os queratinócitos. É aqui que a demonstração imuno-histoquímica de melanócitos é indicada.[2]

A imuno-histoquímica é um complemento diagnóstico para melanomas nas unhas.[237-241] Os anticorpos mais comumente utilizados são MART-1, MelanA, HMB45 e S-100p. MART-1 e MelanA são dois clones ligeiramente diferentes de proteínas melanossômicas reconhecidas pelas células T e são marcadores citoplasmáticos para melanócitos com perfis de coloração muito semelhantes; no entanto, eles também podem corar melanossomos em queratinócitos e melanófagos. O S-100 possui sensibilidade de 90% e especificidade de 70%, enquanto o HMB45 possui especificidade de 97% e sensibilidade de 75% no melanoma cutâneo. As células juncionais são mais intensamente marcadas que as células dérmicas.[242] O HMB-45 ou o Melan-A não coram 83% de células fusiformes e melanoma desmoplásico. O S-100p é menos específico, pois cora muitas outras células derivadas da crista neural, mas nos melanomas das unhas, esse antígeno geralmente é negligenciado.[243] Além disso, eles não são realmente específicos e também coram outros tumores derivados da crista neural, adenocarcinomas e até linfomas.[244] O fator de transcrição 1 da microftalmia (MITF-1) é menos utilizado,[245,246] embora a coloração com MITF-1 seja mais específica, pois não cora a melanina ou os melanossomas, mas os núcleos. Sox10 é um fator de transcrição necessário para o desenvolvimento da crista neural e dos melanócitos. É expressado nos núcleos de melanócitos, células de melanoma, células da bainha nervosa periférica e porções secretórias das glândulas sudoríparas, mas também em alguns outros tecidos, principalmente a mama.[247] É útil para o diagnóstico de melanoma desmoplásico, pois os fibroblastos e os histiócitos permanecem não corados.[248,249] Usando MelanA juntamente com a coloração Sox10, os melanócitos dérmicos reativos benignos foram identificados em aproximadamente 10% dos casos de melanoma *in situ* e em quase um terço dos carcinomas espinocelulares e de células basais.[250] O Sox10 é suprarregulado com progressão do melanoma.[251] Tanto o Sox10 como o MITF-1 possibilitam fácil distinção de queratinócitos pigmentados de melanócitos e células de melanoma, mas nenhum distingue lesões melanocíticas benignas de malignas.[252]

Recentemente, foram desenvolvidos novos anticorpos monoclonais contra antígenos de diferenciação melanocítica (MAGE, NKI/C3, NKI/beteb, KBA 62, BNL2) e coquetéis de anticorpos para melanócitos que praticamente coram todas as células de melanoma; no entanto, eles não são específicos para melanoma.[253,254] Parece que o Ki67 (MiB1) é o adjuvante mais útil na diferenciação entre tumores melanocíticos benignos e malignos.[271]

Embora a maioria de nossos pacientes tenha apresentado melanomas invasivos *in situ* e precoces, um grande número de pacientes de outros centros apresentou tumores espantosamente avançados e espessos.[215,248-250] Esses casos não apresentam as dificuldades diagnósticas descritas anteriormente. Foram observados vários casos de melanoma subungueal com diferenciação condroide e óssea.[255-257]

Os melanomas são caracterizados por mutações heterogêneas de DNA que levam à ativação de oncogenes e inativação de genes supressores de tumores e a ganhos, perdas e amplificações de cromossomos totais ou parciais. Essas aberrações genômicas levam a perfis mutacionais e cariotípicos que diferem entre os diferentes subtipos de melanoma.[258,259,260,261]

Aproximadamente um terço dos melanomas acrais e das mucosas, bem como os melanomas da pele cronicamente danificada pelo sol têm c-KIT, 10% dos melanomas acrais têm mutações de NRAS e 10-15% de BRAF^{V600}.[262,263] Estudos de hibridização fluorescente *in situ* (FISH) e hibridização genômica comparativa (CGH) mostraram que células moleculares geneticamente alteradas podem ser encontradas na epiderme até 9 mm a partir da margem visível do melanoma acral lentiginoso acral pigmentado, mas esse fenômeno foi restrito ao melanócitos *in situ*. Eles foram chamados de células de campo.[264] Esta é provavelmente a razão pela qual os melanomas acrais aparentemente excisados *in toto* apresentaram recidiva. A demonstração imuno-histoquímica de cKIT/CD117 pode ser útil para identificar pacientes que poderiam se beneficiar da terapia com imatinibe.[265] Atualmente, existem muitas pesquisas sobre potenciais células-tronco de melanoma;[266,267] no entanto, isso ainda não chegou aos melanomas da unidade ungueal.

O tipo histogenético de melanoma – ALM, SSM ou NM – é difícil de definir na unha. Entretanto, não é realmente importante, pois as investigações genéticas moleculares não apresentaram diferenças entre elas, mas entre melanomas de diferentes localizações. O nível de Clark e a espessura de Breslow também são muito difíceis de determinar. Isso não se deve apenas ao fato de a maioria das biópsias ser apenas parcial, mas também à anatomia da unha em si ser diferente da pele. A derme papilar e a reticular não estão claramente separadas e não há gordura cutânea entre a matriz distal – leito ungueal – e o periósteo.[268] O nível I de Clark é, portanto, intraepidérmico, o II é muito superficial, o III é invasão da derme média a profunda, o IV quase atinge o periósteo e o V é invasão em direção ao osso ou em seu interior. Medir a espessura vertical do tumor de acordo com Breslow é desafiador, pois normalmente não existe camada granular na matriz e no leito ungueal e o epitélio pode ser acantótico e espessado, dando um grande número e não refletindo realmente o prognóstico. Portanto, uma divisão em melanomas mais finos ou espessos que 2,5 mm foi proposta; isso produziu diferenças estatisticamente significativas na sobrevida após 5 anos: 88% *vs.* 40%.[176] Idade avançada, ulceração, maior índice mitótico, tumor amelanótico e estágio mais alto da doença são outros fatores prognósticos negativos.[2]

Os melanomas geralmente apresentam alterações genéticas típicas observadas na FISH e na CGH. As mutações no KIT são mais frequentes nos melanomas lentiginosos acrais do que naqueles na pele exposta à luz. Amplificações de genes foram observadas em todos os MLA investigados, mais comumente no cromossomo 11q13, em que a ciclina D1 é um potencial gene candidato. Por outro lado, as mutações do oncogene BRAF são menos frequentes.[269,270] Essas alterações foram típicas para melanomas das palmas das mãos, plantas dos pés e unhas, independentemente de seu padrão de crescimento histológico.[271]

Tumores erosivos e exsudativos da unha podem ser adequados para o diagnóstico citológico de esfregaços. Isso é facilmente realizado com uma lâmina de vidro raspada suavemente sobre o tumor e depois sobre outra lâmina para espalhar as células. Após a secagem e a curta fixação álcool-acetona, o citoesfregaço pode ser corado para marcadores de hematoxilina-eosina (H&E) e melanócitos.[2]

Melanoma das unhas em crianças

A melanoníquia longitudinal não é um achado incomum em crianças, principalmente em asiáticos, africanos, americanos nativos e afro-americanos. A maioria dos casos é causada pela ativação de melanócitos, lentigo ou nevo juncional na matriz. Na tentativa de usar a dermatoscopia da melanoníquia longitudinal, foi encontrada grande incerteza.[272] Em crianças pequenas, o nevo pode apresentar pigmentação maciça, com alguma variegação da cor marrom semelhante à observada em unhas com melanoma. Os pais geralmente não se preocupam apenas pelo risco fraco de ser um melanoma infantil das unhas, mas também pelo efeito estético embaraçoso. Nas crianças, a pigmentação exibe primeiro um rápido aumento na intensidade e na largura da cor e depois se estabiliza caracteristicamente. Na adolescência, geralmente ocorre uma regressão ou até um desaparecimento completo.[273,274] Assim, em geral, uma estria marrom na unha de uma criança deve ser considerada uma lesão benigna. No entanto, quando a estria aumenta repentinamente após ter estado presente e estável por anos, torna-se acentuadamente mais escura e mais larga proximalmente do que distalmente, recomenda-se uma excisão diagnóstica.

Existem alguns relatos na literatura sobre melanomas nas unhas em crianças. Geralmente, esse é um evento raro e a maioria dos dermatologistas hesita em fazer esse diagnóstico em crianças, pois pode haver atipia nuclear considerável nos nevos da matriz infantil. Um dos nossos casos enviados a um painel de especialistas em melanoma e patologia das unhas não foi diagnosticado como melanoma, mas como hiperplasia melanocítica atípica.[179,191] Nem todas as lesões descritas em crianças foram aceitas por unanimidade como melanoma ungueal; por exemplo, o primeiro caso descrito em uma criança que provavelmente tinha pele clara[275] e em alguns casos relatados no Japão.[276] Na verdade, a maioria dos casos foi descrita no Japão,[277] mas também em outros países com pessoas com pigmentação mais intensa, como Filipinas,[278] Argentina, Brasil,[49] Colômbia[279] e EUA.[280] Dois casos apresentaram linfonodos positivos.[281,299]

Tumores melanocíticos raros

Observou-se um caso de tumor de colisão de tumor escamomelanocítico subungueal com linfonodo sentinela positivo. Embora a biópsia tenha mostrado apenas melanoma *in situ*, uma ressecção total da unidade ungueal revelou um carcinoma espinocelular em um melanoma ocupando toda a matriz e leito ungueal com ulceração e muitas mitoses.[282] Por outro lado, uma publicação recente sobre a coocorrência de MUU e carcinoma espinocelular do leito ungueal mostrou, de fato, a associação de cistos onicolêmicos subungueais com melanoma subungueal.[283,284]

O problema da melanoníquia

O diagnóstico de melanoma ungueal em crianças geralmente não é realizado. Lentigos e nevos juncionais da matriz em crianças podem exibir características muito preocupantes que, quando presentes em uma unha adulta, seriam diagnosticadas como melanoma sem hesitação.

Outro problema é a melanoníquia adquirida, histopatologicamente quase imperceptível em adultos. Como é sabido, com base no avanço da borda dos melanomas subungueais *in situ*, o diagnóstico correto pode ser extremamente difícil; na verdade, muitas vezes é um desafio reconhecer os melanócitos.[285] Em nossa experiência, uma melanoníquia adquirida em um adulto caucasiano de pele clara deve sempre ser considerada de potencial malignidade biológica, apesar de parecer morfologicamente branda, com exceção da melanoníquia funcional (Tabela 17.1).

Tabela 17.1 Melanoníquia e idade de início em indivíduos de pele clara.

Bebês e crianças	Benigno
Adolescentes	Geralmente benigno
Adultos < 30 anos	Provavelmente benigno
Adultos > 30 anos	Suspeito
Adultos > 40	Provavelmente maligno
Adultos > 50	Geralmente maligno

Fonte: autoria própria.

Diagnósticos diferenciais

Ainda não existem critérios geralmente aceitos para o diagnóstico de melanoma ungueal inicial.[2] É necessária uma correlação clinicopatológica. No entanto, em geral, o aspecto clínico de uma estria pigmentada é de pouca ajuda no estabelecimento do diagnóstico correto.[286] O diagnóstico diferencial mais importante do melanoma ungueal é uma proliferação melanocítica benigna.[287] Na melanoníquia longitudinal, a lesão melanocítica responsável pode ser uma ativação de melanócitos normais da matriz sem um número maior de melanócitos, chamados melanoníquia funcional ou hipermelanose, ou um aumento numérico no número de melanócitos normais, ou seja, um lentigo ou um nevo. As alterações histopatológicas observadas na melanoníquia funcional podem ser muito sutis e requerem imuno-histoquímica para visualizar os melanócitos e manchas especiais de pigmento, como Fontana-Masson, para ver a melanina. Um lentigo é geralmente visível nas seções coradas com H&E pois, contém mais melanina e alguns melanófagos únicos podem ser observados na derme da matriz superficial. Um nevo melanocítico da matriz é definido pela presença de ninhos de melanócitos sem atipia celular e com dendritos delgados. Embora alguns autores afirmem que uma melanoníquia em uma criança e uma faixa marrom bem clara em adultos não exijam exame histopatológico, é nossa política fazer biópsia por excisão em todos os casos, pois a biópsia tangencial de matriz evita a distrofia ungueal pós-operatória.

Particularmente em indivíduos com pele escura, uma DB ungueal pode causar pigmentação longitudinal.[288-292] Isso é histopatologicamente observado como um povoamento da lesão por melanócitos normais. Além disso, o carcinoma espinocelular pode ser pigmentado.[293]

A melanoníquia fúngica apresenta uma coloração clara difusa marrom-amarelada da unha. Muitas espécies diferentes foram isoladas; o *Trichophyton rubrum* é a causa mais comum na Europa Central, mas também foram encontrados vários moldes não dermatofíticos que produzem unhas marrons a pretas.[294] Foi descrito um caso de melanoníquia longitudinal em três unhas dos pés com células fumagoides (corpos de Medlar), um padrão peculiar de cromoblastomicose.[295] A Tabela 17.2 descreve resumidamente os tumores malignos raros observados no aparelho ungueal.

Tabela 17.2 Tumores malignos raros a muito raros observados na unidade ungueal.

Tumores Queratinocíticos	
Queratose arsênica	
Etiologia	Arsênico na água potável, exposição profissional, tratamentos clínicos desatualizados e ilegais (pílulas asiáticas, solução de Fowler), drogas aiurvédicas[296,297,298]
Associação	Melanose por arsênico, cânceres internos
Aspecto clínico	Pequenos nódulos ceratóticos duros, principalmente nas palmas das mãos e plantas dos pés
Curso	Degeneração para DB e câncer[299]
Exames	Autofluorescência de queratoses arsênicas. Histopatologia
Tratamento	Principalmente excisões por raspagem
Carcinoma adenocístico das glândulas sudoríparas[300]	
Etiologia	Não conhecida
Associação	Nenhum
Aparência clínica	Massa móvel sensível na ponta do dedo do pé
Curso	Não acompanhado
Exames	Histopatologia
Tratamento	Excisão ampla
Espiradenocarcinoma[301]	
Etiologia	Degeneração maligna de espiradenoma benigno ou desenvolvimento original
Associaçao	Nenhuma
Aspecto clínico	Lesão de longa data que aumenta rapidamente, ulcera, torna-se sensível e muda de cor
Curso	Rápida metastatização para os gânglios linfáticos, pulmão e ossos
Exames	Histopatologia
Tratamento	Excisão ampla ou amputação distal
Hidradenocarcinoma[302,303]	
Etiologia	Não conhecida
Associação	Nenhuma
Aspecto clínico	Massa subungueal de crescimento lento, distrofia ungueal tipo onicomicose, onicólise, espessamento ungueal, hiperqueratose do leito ungueal
Curso	Não acompanhado
Exames	Histopatologia
Tratamento	Excisão completa

(*Continua*)

Tabela 17.2 Tumores malignos raros a muito raros observados na unidade ungueal (continuação).

Carcinoma sebáceo[304]	
Etiologia	Degeneração maligna de espiradenoma benigno ou desenvolvimento original
Associação	Nenhuma
Aspecto clínico	Lesão de longa data que aumenta rapidamente, ulcera, torna-se sensível e muda de cor
Curso	Rápida metastatização para os gânglios linfáticos, pulmão e ossos
Exames	Histopatologia
Tratamento	Excisão ampla ou amputação distal
Tumores Fibroblásticos (Sarcomas)	
Sarcoma miofibroblástico de baixo grau[305]	
Etiologia	Não conhecida
Associação	Nenhuma
Aspecto clínico	Edema indolor
Curso	Sem recidiva por 28 meses
Exames	Histopatologia
Tratamento	Amputação
Outros Sarcomas	
Hemangioendotelioma epitelioide	
Etiologia	Exposição prolongada ao cloreto de vinila(?)[306]
Associação	Nenhuma
Aspecto clínico	Paroníquia, edema difuso dos dedos do pé, nódulos violáceos nas pontas dos pés
Curso	Sarcoma de baixo a médio grau
Exames	Histopatologia
Tratamento	Amputação(?). Sirolimus?
Glomangiossarcoma	
Etiologia	Não conhecida
Associação	Nenhuma
Aspecto clínico	Sinais clínicos como tumor glômico, porém maior que 20 mm de diâmetro[307]
Curso	Sarcoma de baixo a médio grau
Exames	Histopatologia
Tratamento	Nenhuma terapia padronizada
Lipossarcoma subungueal[308]	
Etiologia	Não conhecida
Associação	Não conhecida
Aspecto clínico	Edema
Curso	Metástases cerebrais
Exames	Histopatologia
Tratamento	Nenhuma terapia padronizada

(*Continua*)

Tabela 17.2 Tumores malignos raros a muito raros observados na unidade ungueal (continuação).

Leimiossarcoma subungueal[309]	
Etiologia	Não conhecida
Associação	Não conhecida
Aspecto clínico	Edema doloroso
Curso	Não acompanhado
Exames	Histopatologia
Tratamento	Nenhuma terapia padronizada
Tumores Neurogênicos Malignos	
Schwannoma maligno[310]	
Etiologia	Não conhecida
Associação	Não conhecida
Aspecto clínico	Edema, distrofia ungueal
Curso	Não acompanhado
Exames	Histopatologia
Tratamento	Nenhuma terapia padronizada
Tumor de células granulares malignas[311]	
Etiologia	Não conhecida
Associação	Não conhecida
Aspecto clínico	Tumor subungueal de desenvolvimento lento
Curso	Sem Recidiva após a cirurgia, erosão, metástase, morte
Exames	Histopatologia
Tratamento	Amputação
Doenças Malignas Sistêmicas	
Plasmocitoma[312]	
Etiologia	Não conhecida
Associação	Paraproteinemia. Síndrome POEMS
Aspecto clínico	Elevação da unha, onicosquizia e onicólise.[313,314] Baqueteamento. Alterações ungueais semelhantes a líquen plano
Curso	Recidiva após a cirurgia, erosão, metástase, morte
Exames	Histopatologia
Tratamento	Não especificado, conforme condição básica
Doença de Hodgkin[315]	
Etiologia	Não conhecida
Associação	Doença de Hodgkin sistêmica
Aspecto clínico	Distrofia ungueal inespecífica Leuconíquia transversa, linhas de Beau provavelmente induzidas por tratamento
Curso	Depende do envolvimento sistêmico
Exames	Histopatologia. Radiografia
Tratamento	Não especificado, conforme condição básica

(*Continua*)

Tabela 17.2 Tumores malignos raros a muito raros observados na unidade ungueal (continuação).

Metástases para o Aparelho Ungueal	
Metástases[316]	
Etiologia	Tumores primários mais comuns: carcinoma de pulmão, rim, mama, fígado, cólon, estômago, carcinoma de reto e muitos outros
Associação	Carcinomas de órgãos
Aspecto clínico	Edema, mudança de cor com poucos sintomas, paroníquia, pseudobaqueteamento
Curso	Depende do envolvimento sistêmico
Exames	Histopatologia. Radiografia
Tratamento	Metástases ungueais são geralmente um sinal tardio e o tratamento não é capaz de interromper o curso fatal

Fonte: autoria própria.

REFERÊNCIAS BIBLIOGRÁFICAS

1. Haneke E. Important malignant and new nail tumors. J Dtsch Dermatol Ges. 2017; 15:367-386.
2. Haneke E. Histopathology of the nail - onychopathology. Boca Raton, FL: CRC Press, 2017.
3. Stern DK, Creasey AA, Quijije J, Lebwohl MG. UV-A and UV-B penetration of normal human cadaveric fingernail plate. Arch Dermatol. 2011; 147:439-441.
4. Potter GK. Neoplasia in the toes and toenail areas. Clin Podiatr Med Surg 1995; 12:287-297.
5. Perrin C, Langbein L, Ambrossetti D, Erfan N, Schweizer J, Michiels JF. Onychocytic carcinoma: a new entity. Am J Dermatopathol. 2013; 35:679-684.
6. Wang L, Gao T, Wang G. Invasive onychocytic carcinoma. J Cutan Pathol. 2015; 42:361-367.
7. Baran R, Moulonguet I, Goettmann-Bonvallot S, Encaoua R, Robert C. Longitudinal subungual acanthoma: one denomination for various clinical presentations. J Eur Acad Dermatol Venereol. 2018; 32:1608-1613.
8. Perrin C. Onychomatricoma micropapilliferum, a new variant of onychomatricoma: clinical, dermoscopical, and histological correlations (Report of 4 cases). Am J Dermatopathol 2019 Aug; 13. doi: 10.1097/DAD.0000000000001440. [Epub ahead of print.]
9. Chaser BE, Renszel KM, Crowson AN, Osmundson A, Shendrik IV, Yob EH, et al. Onycholemmal carcinoma: a morphologic comparison of 6 reported cases. J Am Acad Dermatol. 2013; 68:290-295.
10. Han B, Lee CH, Han TY, Lee JH, Son SJ. A case of onycholemmal carcinoma in a 77-year-old man. Am J Dermatopathol. 2017; 39:874-875.
11. Maffeis V, Salmaso R, Cappellesso R, Azzena B, Cesaro S, Rugge M, et al. Onycholemmal carcinoma: a case report with its molecular profiling. J Cutan Pathol. 2018; 45:463-465.
12. Alessi E, Zorzi F, Gianotti R, Parafioriti A. Malignant proliferating onycholemmal cyst. J Cutan Pathol. 1994; 21:183-188.
13. Gunjan M, Jacobs AA, Orengo IF, McClunga A, Rosen T. Combination therapy with imiquimod, 5-fluorouracil, and tazarotene in the treatment of extensive radiation-induced Bowen's disease of the hands. Dermatol Surg. 2009; 35:1-7.
14. Haneke E. Morbus Bowen und Plattenepithelkarzinom der Nagelregion - klinisches Spektrum und Therapie. In: Winter H, Bellmann KP (eds.). Fortschritte der operativen und onkologischen Dermatologie – Operative Dermatologie – Möglichkeiten und Grenzen. Springer, Heidelberg. 1995; 9:187-190.
15. Haneke E. Epidermoid carcinoma (Bowen's disease) of the nail simulating acquired ungual fibrokeratoma. Skin Cancer. 1991; 6:217-221.

16. Haneke E, Bragadini LA, Mainusch O. Enfermedad de Bowen de células claras del aparato ungular. Act Terap Dermatol. 1997; 20:311-313.
17. Baran R, Perrin C. Longitudinal erythronychia with distal subungual keratosis. Onychopapilloma of the nail bed and Bowen's disease. Br J Dermatol. 2000; 143:132-135.
18. Guitart J, Bergfeld WF, Tuthull RJ, Tubbs RR, Zienowicz R, Fleegler EJ. Squamous cell carcinoma of the nail bed: a clinicopathological study of 12 cases. Br J Dermatol. 1990; 123:215-222.
19. Haneke E. Bowen's disease of the nails. 4th Cong Eur Acad Dermatol Venereol, Brussels, Oct 10-15, 1995: Abstracts on CD-ROM EADV. 1995; S75.
20. Baran R, Eichmann A. Longitudinal melanonychia associated with Bowen disease. Dermatology. 1993; 18:159-160.
21. Baran R, Gormley D. Polydactylous Bowen's disease of the nail. J Am Acad Dermatol. 1987; 17: 201-204.
22. Perruchoud DL, Varonier C, Haneke E, Hunger RE, Beltraminelli H, Borradori L et al. Bowen disease of the nail unit: a retrospective study of 12 cases and their association with human papillomaviruses. J Eur Acad Dermatol Venereol. 2016; 30:1503-1506.
23. Shim WH, Park HJ, Kim HS, Kim SH, Jung DS, Ko HC et al. Bowenoid papulosis of the vulva and subsequent periungual Bowen's disease induced by the same mucosal HPVs. Ann Dermatol. 2011; 23: 493-496.
24. Turowski CB, Ross AS, Cusack CA. Human papillomavirus-associated squamous cell carcinoma of the nail bed in African-American patients. Int J Dermatol. 2009; 48:117-120.
25. Shimizu A, Tamura A, Abe M, Amano H, Motegi S, Nakatani Y, Hoshino H, Ishikawa O. Human papillomavirus type 56-associated Bowen's disease. Br J Dermatol. 2012; 167:1161-1164.
26. Stetsenko GY, McFarlane RJ, Chien AJ, Fleckman P, Swanson P, George E et al. Subungual Bowen disease in a patient with epidermodysplasia verruciformis presenting clinically as longitudinal melanonychia. Am J Dermatopathol. 2008; 30:582-585.
27. Ongenae K, Van De Kerckhove M, Naeyart J. Bowen's disease of the nail. Dermatology. 2002; 204: 348-50.
28. Young LC, Tuxen AJ, Goodman G. Mohs' micrographic surgery as treatment for squamous dysplasia of the nail unit. Australas J Dermatol. 2012; 53:123-127.
29. Vázquez MG, Amayuelas RN. Periungual bowenoid papulosis due to human papillomavirus type 42. Actas Dermosifiliogr. 2013; 104:932-493.
30. Papadopoulos AJ, Schwartz RA, Lefkowitz A, Tinkle LL, Jänniger CK, Lambert WC. Exgtragenital bowenoid papulosis associated with atypical human papillomavirus genotypes. J Cut Med Surg. 2002; 6:1117-1119.
31. Sung W, Sam H, Deleyiannis FW. Subungual squamous cell carcinoma after organ transplantation. J Am Podiatr Med Ass. 2010; 100:304-308.
32. Patel PP, Hoppe IC, Bell WR, Lambert WC, Fleegler EJ. Perils of diagnosis and detection of subungual squamous cell carcinoma. Ann Dermatol. 2011; 23(Suppl 3):S285-S287.
33. Mauro JA, Maslyn R, Stein AA. Squamous-cell carcinoma of nail bed in hereditary ectodermal dysplasia. N Y State J Med. 1972; 72:1065-1066.
34. Canovas F, Dereure O, Bonnel F. A propos d'un cas de carcinoma épidermoïde du lit unguéal avec métastase intraneurale du nerf médian. Ann Chir Main. 1998; 17:232-235.
35. Batalla A, Feal C, Roson E, Posada C. Subungual squamous cell carcinoma: a case series. Ind J Dermatol. 2014; 59:352-354.
36. Figus A, Kanitkar S, Elliot D. Squamous cell carcinoma of the lateral nail fold. J Hand Surg [Br]. 2006; 31:216-220.
37. Mii S, Amoh Y, Tanabe K, Kitasato H, Sato Y, Katsuoka K. Nestin expression in Bowen's disease and Bowen's carcinoma associated with human papillomavirus. Eur J Dermatol. 2011; 21:515-519.
38. Misago N, Toda S, Narisawa Y. Tricholemmoma and clear cell squamous cell carcinoma (associated with Bowen's disease): immunohistochemical profile in comparison to normal hair follicles. Am J Dermatopathol. 2012; 34:394-399.

39. Corbalán-Vélez R, Oviedo-Ramírez I, Ruiz-Maciá JA, Conesa-Zamora P, Sánchez-Hernández M, Martínez-Barba E et al. Immunohistochemical staining of p16 in squamous cell carcinomas of the genital and extragenital area. Actas Dermosifiliogr. 2011; 102:439-447.
40. McKee R, Wilkinson JD, Black MM, Whimster IW. Carcinoma (epithelioma) cuniculatum: a clinico--pathological study of nineteen cases and review of the literature. Histopathology. 1981; 5:425-436.
41. Baran R, Haneke E. Epithelioma cuniculatum. XIth Congress of the International Society of Dermatologic Surgery, Florence, Italy, Book of Abstracts. 1990.
42. Kurashige Y, Kato Y, Hobo A, Tsuboi R. Subungual verrucous carcinoma with bone invasion. Int J Dermatol. 2013; 52:217-219.
43. Van Geertruyden JP, Olemans C, Laporte M, Noël JC. Verrucous carcinoma of the nail bed. Foot Ankle Int. 1998; 19:327-328.
44. Haneke E, Baran R. Epithelioma cuniculatum, histopathology, immuno and lectin histochemistry. XIth Congress of the International Society of Dermatologic Surgery, Florence, Italy, Book of Abstracts. 1990.
45. Badani H, Abi Ayad Y, Saleh H, Kadi A, Mahammedi M, Zaidi N, Serradj A. Carcinome verruqueux de l'orteil: la difficulté de diagnostic. Ann Dermatol Vénéréol. 2013; 140:S120-S121.
46. Forman SB, Ferringer TC, Garrett AB. Basal cell carcinoma of the nail unit. J Am Acad Dermatol. 2007; 56:811-814.
47. Pollo T, Rabay FMO, de Lima EMA, Gonçalves FDR, Mandelbaum SH. Subungual basal cell carcinoma: A rare nail tumor with a challenging diagnosis. Skin Appendage Disord. 2019; 5:251-253.
48. Martinelli PT, Cohen PR, Schulze KE, Dorsey KE, Nelson BR. Periungual basal cell carcinoma: case report and literature review. Dermatol Surg. 2006; 32:320-323.
49. Brasie RA, Patel AR, Nouri K. Basal cell carcinoma of the nail unit treated with Mohs micrographic surgery: superficial multicentric BCC with jagged borders--a histopathological hallmark for nail unit BCC. J Drugs Dermatol. 2006; 5:660-663.
50. Rudolph RI. Subungual basal cell carcinoma presenting as longitudinal melanonychia. J Am Acad Dermatol. 1987; 16:229-233.
51. Waldman MH, Jacobs LA. Malignant tumors of the foot. A report of 2 cases. J Am Podiatr Med Ass. 1986; 76:345.
52. Matsushita K, Kawada A, Aragane Y, Tezuka T. Basal cell carcinoma on the right hallux. J Dermatol. 2003; 30:250-251.
53. Herzinger T, Flaig M, Diederich R, Röcken M. Basal cell carcinoma of the toenail unit. J Am Acad Dermatol. 2003; 48:277-278.
54. Krüger K, Blume-Peytavi U, Orfanos CE. Basal cell carcinoma possibly originates from the outer root sheath and/or the bulge region of the vellus hair follicle. Arch Dermatol Res. 1999; 291:253-259.
55. Sellheyer K, Krahl D. Basal cell (trichoblastic) carcinoma. Common expression pattern for epithelial cell adhesion molecule links basal cell carcinoma to early follicular embryogenesis, secondary hair germ, and outer root sheath of the vellus hair follicle: a clue to the adnexal nature of basal cell carcinoma? J Am Acad Dermatol. 2008; 58:158-167.
56. Ansai SI, Takayama R, Kimura T, Kawana S. Ber-EP4 is a useful marker for follicular germinative cell differentiation of cutaneous epithelial neoplasms. J Dermatol 2012; 39:688-692.
57. Kao GF, Helwig EB, Graham JH. Aggressive digital papillary adenoma and adenocarcinoma. A clinicopathological study of 57 patients with histochemical, immunopathological and ultrastructural observations. J Cutan Pathol 1987; 14:129-146.
58. Duke WH, Sherod TT, Lupton GP: Aggressive digital papillary carcinoma (aggressive digital papillary adenoma and adenocarcinoma revisited). Am J Surg Pathol 2000; 24:775-784.
59. Ferrándiz-Pulido C, Fernández-Figueras MT, Marco V, Combalia A, Ferrándiz C. An intertriginous lesion on the foot of a 74-year-old man: Aggressive digital papillary adenocarcinoma. Clin Exp Dermatol 2014; 39:102-104.
60. Frey J, Shimek C, Woodmansee C, Myers E, Greer S, Liman A, Adelman C, Rasberry R. Aggressive digital papillary adenocarcinoma: A report of two diseases and review of the literature. J Am Acad Dermatol 2009; 60:331-339.

61. Chi CC, Kuo TT, Wang SH. Aggressive digital papillary adenocarcinoma: a silent malignancy masquerading as acquired digital fibrokeratoma. Am J Clin Dermatol 2007; 8:243-245.
62. Inaloz HS, Patel GK, Knight AG. An aggressive treatment for aggressive digital papillary adenocarcinoma. Cutis 2002; 69:179-182.
63. Gorva AD, Mohil R, Srinivasan MS. Aggressive digital papillary adenocarcinoma presenting as a paronychia of the finger. J Hand Surg [Br] 2005; 30:534.
64. Bogner PN, Fullen DR, Lowe L, Paulino A, Biermann JS, Sondak VK, Su LD. Lymphatic mapping and sentinel lymph node biopsy in the detection of early metastasis from sweat gland carcinoma. Cancer 2003; 97:2285-2289.
65. Cebellos PI, Penneys NS, Acosta H. Aggressive digital papillary adenocarcinoma. J Am Acad Dermatol 1990; 23:331-334.
66. Borradori L, Hertel R, Balli-Antunes M, Zala L. Metastatic eccrine sweat gland carcinoma: case report. Dermatologica 1988; 177:295-299.
67. Singla AK, Shearin JC. Aggressive surgical treatment of digital papillary adenocarcinoma. Plast Reconstr Surg 1997; 99:2058-2060.
68. Pinkus H, Mehregan AH. Epidermotropic eccrine carcinoma. Arch Dermatol 1963; 88:597-606.
69. Van Gorp J, van der Putte SC. Periungual eccrine porocarcinoma. Dermatology 1993; 187:67-70.
70. Requena L, Sanchez M, Aguilar P, Ambrojo P, Sánchez Yus E. Periungual porocarcinoma . Dermatologica 1990; 180:177-180.
71. Moussallem CD, Abi Hatem NE, El-Khouri ZN. Malignant porocarcinoma of the nail fold: a tricky diagnosis. Dermatol Online 2008; 14:8.
72. Zina AM, Bundino S, Pippione MG. Pigmented hidroacanthoma simplex with porocarcinoma. Light and electron microscopic study of a case. J Cutan Pathol 1982; 9:104-112.
73. Landa NG, Winkelmann RK. Epidermotropic eccrine porocarcinoma. J Am Acad Dermatol 1991; 24:27-31.
74. Rütten A, Requena L, Requena C. Clear-cell porocarcinoma in situ: a cytologic variant of porocarcinoma in situ. Am J Dermatopathol 2002; 24:67-71.
75. Robson A, Green J, Ansari N, Kim B, Seed PT, McKee PH, Calonje E. Eccrine porocarcinoma (malignant eccrine poroma); a clinicopathologic study of 69 cases. Am J Surg Pathol 2001; 25:710-720.
76. Huet P, Dandurand M, Pignodel C, Guillot B. Matastasizing eccrine porocarcinoma: report of a case and review of the literature. J Am Acad Dermatol 1996; 35:680-684.
77. Akalin T, Sen S, Yucetürk A, Kandiloglu G. P53 expression in eccrine poroma and porocarcinoma. Am J Dermatopathol 2001; 23:402-406.
78. Tateyama H, Eimoto T, Toda T, Inagaki H, Nakamura T, Yamauchi R. p53 protein and proliferating cell nuclear antigen in eccrine poroma and porocarcinoma, an immunohistochemal study. Am J Dermatol 1995; 17:457-464.
79. Gu LH, Ichiki Y, Kitayama Y. Aberrant expression of p16 and RB protein in eccrine porocarcinoma. J Cutan Pathol 2002; 29:473-479.
80. Gschnait F, Horn F, Lindlbauer R, Sponer D. Eccrine porocarcinoma. J Cutan Pathol 1980;7:349-353
81. Inoue A, Hasegawa T, Ikata T, Hizawa K. Fibrosarcoma of the toe: a destructive lesion of the distal phalanx. Clin Orthop Relat Res. 1996; 333:239-244.
82. Tsai YJ, Lin PY, Chew KY, Chiang YC. Dermatofibrosarcoma protuberans in children and adolescents: Clinical presentation, histology, treatment, and review of the literature. J Plast Reconstr Aesthet Surg. 2014; 67:1222-1229.
83. Coles M, Smith M, Rankin EA. An unusual case of dermatofibrosarcoma protuberans. J Hand Surg 1989; 14A:135-138.
84. Hashiro M, Fujio Y, Shoda Y, Okumura M. A case of dermatofibrosarcoma protuberans on the right first toe. Cutis. 1995; 56:281-282.
85. Dumas V, Euvrard S, Ligeron C, Ronger S, Chouvet B, Faure M, Claudy A. Dermatofibrosarcome de Darier–Ferrand sous-unguéal. Ann Dermatol Vénéréol 1998; 125(Suppl 3):S93.

86. Shah KK, McHugh JB, Folpe AL, Patel RM. Dermatofibrosarcoma protuberans of distal extremities and acral sites: a clinicopathologic analysis of 27 cases. Am J Surg Pathol. 2018; 42:413-419.

87. Norlelawati AT, Mohd Danial G, Nora H, Nadia O, Zatur Rawihah K, Nor Zamzila A, Naznin M. Detection of SYT-SSX mutant transcripts in formalin-fixed paraffin-embedded sarcoma tissues using one-step reverse transcriptase real-time PCR. Malays J Pathol. 2016; 38:11-18.

88. Carloz B, Bioulac P, Gavard J, Baudet J, Doutre MS, Beylot C. Récidives multiples d'un sarcome épithélioïde. Ann Dermatol Vénéréol. 1991; 118:623-628.

89. Khapake DP, Jambhekar NA, Anchan C, Madur BP, Chinoy RF, Agarwal M, Puri A. Epithelioid sarcoma of the foot with subsequent lesion in hand: Metastatic lesion or second primary? Indian J Pathol Microbiol. 2007; 50:563-565.

90. Zaias N. The Nail in Health and Disease. Norwalk, CT, Appleton. 1990.

91. Aïm F, Rosier L, Dumontier C. Isolated Kaposi sarcoma of the finger pulp in an AIDS patient. Orthop Traumatol Surg Res. 2012; 98:126-128.

92. Schneider JW, Dittmer DP. Diagnosis and treatment of Kaposi sarcoma. Am J Clin Dermatol. 2017; 18:529-539.

93. Sivridis E, Verettas D. Chondrosarcoma in the distal phalanx of the ring finger. A case report. Acta Orthop Scand. 1990; 61:183-184.

94. Debruyne PR, Dumez H, Demey W, Gillis L, Sciot R, Schöffski P. Recurrent low- to intermediate-grade chondrosarcoma of the thumb with lung metastases: an objective response to trofosfamide. Onkologie 2007; 30:201-204.

95. Tos P, Artiaco S, Linari A, Battiston B. Chondrosarcoma in the distal phalanx of index finger: clinical report and literature review. Chir Main. 2009; 28:265-269.

96. Masuda T, Otuka T, Yonezawa M, Kamiyama F, Shibata Y, Tada T, Matsui N. Chondrosarcoma of the distal phalanx of the second toe: a case report. J Foot Ankle Surg. 2004; 43:110-112.

97. Nakajima H, Ushigome S, Fukuda J. Case report 482: Chondrosarcoma (grade 1) arising from the right second toe in patient with multiple enchondromas. Skeletal Radiol. 1988; 17:289-292.

98. Engels C, Werner M, Delling G. Clear-cell chondrosarcoma. Pathologe. 2000; 21:449-455.

99. Cachia AR, Kedziora AM. Subungual malignant melanoma with cartilaginous differentiation. Am J Dermatopathol. 1999; 21:165-169.

100. Kassem A, Schöpflin A, Diaz C, Weyers W, Stickeler E, Werner M, Zur Hausen A. Frequent detection of Merkel cell polyomavirus in human Merkel cell carcinomas and identification of a unique deletion in the VP1 gene. Cancer Res. 2008; 68:5009-5013.

101. Engelmann L, Kunze J, Haneke E. Giant neuroendocrine carcinoma of the skin (Merkel cell tumour). Skin Cancer. 1991; 6:211-216.

102. Haneke E, Schulze HJ, Mahrle G. Immunohistochemical and immunoelectron microscopic demonstration of chromogranin A in formalin-fixed tissue of Merkel cell carcinoma. J Am Acad Dermatol. 1993; 28:222-226.

103. Haneke E. Electron microscopy of Merkel cell carcinoma from formalin-fixed tissue. J Am Acad Dermatol. 1985; 12:487-492.

104. Steens SC, Kroon HM, Taminiau AH, de Schepper AM, Watt I. Nail-patella syndrome associated with Ewing sarcoma. J Belge Radiol – Belg T Radiol. 2007; 90:214-215.

105. Binesh F, Sobhanardekani M, Zare S, Behniafard N. Subungual Ewing sarcoma/PNET tumor family of the great toe: a case report. Electron Physician. 2016; 8:2238-2242.

106. San-Juan M, Dölz R, Garcia-Barrecheguren E, Noain E, Sierrasesumaga L, Canadell J, Limb salvage in bone sarcomas in patients younger than 10 years. A 20-year experience. J Pediatr Orthop. 2003; 23:753-762.

107. Harper JI, Staughton R. Letterer-Siwe disease with nail involvement. Cutis. 1983; 31:493-498.

108. Kahn G. Nail involvement in histiocytosis-X. Arch Dermatol. 1969; 100:699-701.

109. Mataix J, Betlloch I, Lucas-Costa A, Pérez-Crespo M, Moscardó-Guilleme C. Nail changes in Langerhans cell histiocytosis: A possible marker of multisystem disease. Pediatr Dermatol. 2008; 25:247-251.

110. Kumar V, Angappan D, Scott J, Munirathnam D, Vij M, Shanmugam N. Extensive nail changes in a toddler with multisystemic Langerhans cell histiocytosis. Pediatr Dermatol. 2017; 34:732-734.
111. Chander R, Jaykar K, Varghese B, Garg T, Seth A, Nagia A. Pulmonary disease with striking nail involvement in a child. Pediatr Dermatol. 2008; 25:633-634.
112. Sabui TK, Purkait R. Nail changes in Langerhans cell histiocytosis. Indian Pediatr 2009; 46:728-729.
113. Tallon B, Rademaker M. Asymptomatic papules over the proximal nail fold in a child. Arch Dermatol. 2008; 144:105-110.
114. Berker DL, Lever LR, Windebank K. Nail features in Langerhans cell histiocytosis. Br J Dermatol. 1994; 130:523-527.
115. Jain S, Sehgal VN, Bajaj P. Nail changes in Langerhans cell histiocytosis. J Eur Acad Dermatol Venereol. 2000; 14:212-215.
116. Ashena Z, Alavi S, Arzanian MT, Eshghi P. Nail involvement in Langerhans cell histiocytosis. Pediatr Hematol Oncol. 2007; 24:45-51.
117. Peters K-P, Vigneswaran N, Hornstein OP, Haneke E. Peanut agglutinin in the diagnosis of skin tumours. 17th World Congr Dermatol, Vol Abstr. 1987; II:368.
118. Tran G, Huynh TN, Paller AS. Langerhans cell histiocytosis: A neoplastic disorder driven by Ras-ERK pathway mutations. J Am Acad Dermatol. 2017 Oct 26. pii: S0190-9622(17)32424-6. doi: 10.1016/j.jaad.2017.09.022. [Epub ahead of print].
119. Sonnex TS, Dawber RP, Zachary CB, Millard PR, Griffiths AD. The nails in adult type 1 pityriasis rubra pilaris. A comparison with Sézary syndrome and psoriasis. J Am Acad Dermatol. 1986; 15:956-960.
120. Dalziel KL, Telfer NR, Dawber RP. Nail dystrophie in cutaneous T-cell lymphoma. Br J Dermatol. 1989; 120:571-574.
121. Tosti A, Fanti PA, Varotti C, Massive lymphomatous nail involvement in Sézary syndrome. Dermatologica. 1990; 181:162-164.
122. Fränken J, Haneke E. Mycosis fungoides bullosa. Hautarzt. 1995; 46:186-189.
123. Wolter M, Schleussner-Samuel P, Marsch WC. HTLV-I-Infektion: Unguales T-Zell-Lymphom als Primärmanifestation. Hautarzt. 1991; 42:50-52.
124. Parmentier L, Dürr C, Vassella E, Beltraminelli H, Borradori L, Haneke E. Specific nail alterations in cutaneous T-cell lymphoma: successful treatment with topical mechlorethamine. Arch Dermatol. 2010; 146:1287-1291.
125. High DA, Luscombe HA, Kauh YC. Leukemia cutis masquerading as chronic paronychia. Int J Dermatol. 1985; 24:595-597.
126. Yagci M, Sucak GT, Haznedar R. Red swollen nail folds and nail deformity as presenting findings in chronic lymphocytic leukaemia. Br J Haematol. 2001; 112:1.
127. Stanway A, Rademaker M, Kennedy I, Newman P. Cutaneous B-cell lymphoma of the nails, pinna and nose gtreated with chlorambucil. Australas J Dermatol. 2004; 45:110-113.
128. Simon CA, Su WP, LiCY. Subungual leukemia cutis. Int J Dermatol. 1990; 29:636-639.
129. Pedersen LM, Nordin H, Nielsen H, Lisse I. Non-Hodgkin malignant lymphoma in the nails in the course of a chronic lymphocytic leukaemia. Acta DermVenereol. 1992; 72:277-278.
130. Beck CH. Skin manifestations associated with lymphatic leukemia. Dermatologica. 1948; 96:350-356.
131. Hirschfeld H. Leukämie und verwandte Zustände. In Schittenhelm A. Handbuch der blutbildenden Organe. Springer, Berlin. 1925; vol 1.
132. Marks R, Lim CC, Borrie PF. A perniotic syndrome with monocytosis and neutropenia: a possible association with a preleukaemic state. Br J Dematol. 1969; 81:327-332.
133. Kelly JW, Dowling JP. Pernio: a possible association with chronic myelomonocytic leukemia. Arch Dermatol. 1985; 121:1048-1052.
134. Cliff S, James SL, Mercieca JE, Holden CA. Perniosis: a possible association with a preleukemic state. Br J Dermatol. 1996; 135:330-345.
135. Chang DY, Whitaker LA, La Rossa D. Acute monomyelocytic leukemia presenting as a felon. Plast Reconstr Surg. 1975; 56:623-624.

136. Mackenzie CR. Pachydermoperiostosis: a paraneoplastic syndrome. N Y State J Med. 1986; 86:153-154.
137. Walling HW, Snipes CJ, Gerami P, Piette W. The relationship between neutrophilic dermatosis of the dorsal hands and Sweet syndrome. Arch Dermatol. 2006; 142:57-63.
138. Hirai I, Sakiyama T, Konohana A, Takae Y, Matsuura S. A case of neutrophilic dermatosis of the back of the hand in acute leukemia – a distributional variant of Sweet's syndrome. J Dtsch Ges Dermatol. 2015; 13:1033-1035.
139. Kausar S, Holloway M, Wiseman D, Cahalin P. A strange case of ingrowing toe nails. Am J Hematol. 2012; 87:819.
140. Boyer. Fongus hématodes du petit doigt. Gaz Méd Paris. 1834; 212.
141. Haneke E. Ungual melanoma - controversies in diagnosis and treatment. Dermatol Ther. 2012; 25:510-524.
142. Banfield CC, Redburn JC, Dawber RP. The incidence and prognosis of nail apparatus melanoma. A retrospective study of 105 patients in four English regions. Br J Dermatol. 1998; 139:276-279.
143. O'Leary JA, Berend KR, Johnson JL, Levin LS, Seigler HF. Subungual melanoma. A review of 93 cases with identification of prognostic variables. Clin Orthop Relat Res. 2000; 378:206-212.
144. Ragnarsson-Olding BK. Spatial density of primary malignant melanoma in sun-shielded body sites: A potential guide to melanoma genesis. Acta Oncol. 2011; 50:323-328.
145. Kato T, Suetake T, Sugiyama Y, Tabata N, Tagami H. Epidemiology and prognosis of subungual melanoma in 34 Japanese patients. Br J Dermatol. 1996; 134:383-387.
146. Thai KE, Young R, Sinclair RD. Nail apparatus melanoma. Australas J Dermatol. 2001; 42:71-81.
147. Seui M, Takematsu H, Hosokawa M, Obata M, Tomita Y, Kato T, Takahashi M, Mihm MC Jr. Acral melanoma in Japan. J Invest Dermatol. 1983; 80(1 Suppl):56s-60s.
148. Ishihara K, Saida T, Otsuka F, Yamazaki N. Prognosis and statistical investigation committee of the Japanese Skin Cancer Society. Statistical profiles of malignant melanoma and other skin cancers in Japan: 2007 update. Int J Clin Oncol. 2008; 13:33-41.
149. Roh MR, Kim J, Chung KY. Treatment and outcomes of melanoma in acral location in Korean patients. Yonsei Med J. 2010; 51:562-568.
150. Chang JW-C. Cutaneous melanoma: Taiwan experience and literature review. Chang Gung Med J. 2010; 33:602-612.
151. Lichte V, Breuninger H, Metzler G, Haefner HM, Moehrle M. Acral lentiginous melanoma: conventio nal histology vs. three-dimensional histology. Br J Dermatol. 2009; 160:591-599.
152. Haenssle HA, Hofmann S, Buhl T, Emmert S, Schön MP, Bertsch HP, Rosenberger A. Assessment of melanoma histotypes and associated patient related factors: Basis for a predictive statistical model. J Dtsch Dermatol Ges. 2015; 13:37-45.
153. Bradford PT, Goldstein AM, McMaster ML, Tucker MA. Acral lentiginous melanoma: incidence and survival patterns in the United States, 1986-2005. Arch Dermatol. 2009; 145:427-434.
154. Kiryu H: Malignant melanoma in situ arising in the nail unit of a child. J Dermatol. 1998; 25:41-44.
155. Tosti A, Piraccini BM, Cagalli A, Haneke E. In situ melanoma of the nail unit in children: report of 2 cases in Caucasian fair skinned children. Pediatr Dermatol. 2012; 29:79-83.
156. Phan A, Touzet S, Dalle S, Ronger-Savlé S, Balme B, Thomas L. Acral lentiginous melanoma: a clinicoprognostic study of 126 cases. Br J Dermatol. 2006; 155:561-569.
157. Möhrle M, Häfner HM. Is subungual melanoma related to trauma? Dermatologica. 2002; 204:259-261.
158. Rangwala S, Hunt C, Modi G, Krishnan B, Orengo I. Amelanotic subungual melanoma after trauma: an unusual clinical presentation. Dermatol Online J. 2011; 17(6):8.
159. Lesage C, Journet-Tollhupp J, Bernard P, Grange F. Mélanome acral post-traumatique : une réalite sous-estimée ? Ann Dermatol Venereol. 2012; 139:727-731.
160. Fanti PA, Dika E, Misciali C, Vaccari S, Barisani A, Piraccini BM, Cavrin G, Maibach HI, Patrizi A. Nail apparatus melanoma: Is trauma a coincidence? Is this peculiar tumor a real acral melanoma? Cutan Ocul Toxicol. 2013; 32:150-153.
161. Bormann G, Marsch WC, Haerting J, Helmbold P. Concomitant traumas influence prognosis in melanomas of the nail apparatus. Br J Dermatol. 2006; 155:76-80.

162. Keitea M, Keita AM, Traoré B, Thiam I, Soumah MM, Diané BF, Tounkara TM, Baldé H, Camara A, Camara AD, Cissé M. Mélanome du pouce et faux ongles chez une fille de 29 ans infectée par le VIH. Ann Dermatol Vénéréol. 2013; 140:S112-113.

163. Micu E, Baturaite Z, Juzeniene A, Bruland ØS, Moan JE. Superficial-spreading and nodular melanomas in Norway: a comparison by body site distribution and latitude gradients. Melanoma Res. 2012; 22:460-465.

164. Moan J, Baturaite Z, Porojnicu AC, Dahlback A, Juzeniene A. UVA, UVB and incidence of cutaneous malignant melanoma in Norway and Sweden. Photochem Photobiol Sci. 2012; 11:191-198.

165. Kopf AW, Waldo E. Melanonychia striata. Australas J Dermatol. 1980; 21:59-70.

166. Motta A, López C, Acosta A, Peñaranda C. Subungual melanoma in situ in a Hispanic girl treated with functional resection and reconstruction with onychocutaneous toe free flap. Arch Dermatol. 2007; 143:1600-1602.

167. Iorizzo M, Tosti A, Di Chiacchio N, Hirata SH, Misciali C, Michalany N, Dominguez J, Toussaint S. Nail melanoma in children: differential diagnosis and management. Dermatol Surg. 2008; 34:974-978.

168. Bonamonte D, Arpaia N, Cimmino A, Vestita M. In situ melanoma of the nail unit presenting as a rapid growing longitudinal melanonychia in a 9-year-old white boy. Dermatol Surg. 2014; 40:1154-1157.

169. Rotunda AM, Graham-Hicks S, Bennett RG. Simultaneous subungual melanoma in situ of both thumbs. J Am Acad Dermatol. 2008; 58:S42-S44.

170. Levit EK, Kagen MH, Scher RK, Grossman M, Altman E. The ABC rule for clinical detection of subungual melanoma. J Am Acad Dermatol. 2000; 42:269-274.

171. Rosendahl C, Cameron A, Wilkinson D, Belt P, Williamson R, Weedon D. Nail matrix melanoma: consecutive cases in a general practice. Dermatol Pract Concept. 2012; 2(2):13:63-70.

172. Elloumi-Jellouli A, Triki S, Driss M, Derbel F, Zghal M, Mrad K, Rhomdhnane KhB. A misdiagnosed nail bed melanoma. Dermatol Online J. 2010; 16(7):13.

173. Wallberg B, Hansson J. Delayed diagnosis of subungual melanoma. Two cases were misjudged as onychomycosis [In Swedish]. Läkartidningen. 1997; 94:2543-2544.

174. Braham C, Fraiture AL, Quatresooz P, Piérard-Franchimont C, Piérard GE. Des "dermatomycoses banales" qui ne pardonnent pas. "Banal onychomycosis" that cannot be overlooked [In French]. Rev Med Liège. 2002; 57:317-319.

175. Soon SL, Solomon AR Jr, Papadopoulos D, Murray DR, McAlpine B, Washington CV. Acral lentiginous melanoma mimicking benign disease: the Emory experience. J Am Acad Dermatol. 2003; 48:183-188.

176. De Giorgi V, Sestini S, Massi D, Panelos J, Papi F, Dini M, Lotti T. Subungual melanoma: a particularly invasive "onychomycosis." J Am Geriatr Soc. 2007; 55:2094-2096.

177. Shukla VK, Hughes LE. Differential diagnosis of subungual melanoma from a surgical point of view. Br J Surg. 1989; 76:1156-1160.

178. Gosselink CP, Sindone JL, Meadows BJ, Mohammadi A, Rosa M. Amelanotic subungual melanoma: a case report. J Foot Ankle Surg. 2009; 48:220-222.

179. Blum A. Onychomykose mit Onychodystrophie oder akrolentiginöses Melanom mit Onychomykose und Onychodystrophie? Hautarzt. 2012; 63:341-343.

180. Gatica-Torres M, Nelson CA, Lipoff JB, Miller CJ, Rubin AI. Nail clipping with onychomycosis and surprise clue to the diagnosis of nail unit melanoma. J Cutan Pathol. 2018; 45:803-806.

181. Blessing K, Kernohan NM, Park KG. Subungual malignant melanoma: clinicopathological features of 100 cases. Histopathology. 1991; 19:425-429.

182. Cohen T, Busam KJ, Patel A, Brady MS. Subungual melanoma: management considerations. Am J Surg. 2008; 195:244-248.

183. Chow WT, Bhat W, Magdub S, Orlando A. In situ subungual melanoma: Digit salvaging clearance. J Plast Reconstr Aesthet Surg. 2013; 66:274-276.

184. Graf RM, Tolazzi AR, Colpo PG, de Oliveira e Cruz GA. Sentinel lymph node detection in a patient with subungual melanoma after transaxillary breast augmentation. Plast Reconstr Surg. 2011; 127:65e-66e.

185. Wantz M, Antonicelli F, Derancourt C, Bernard P, Avril MF, Grange F. Long-term survival and spontaneous tumor regression in stage IV melanoma: possible role of adrenalectomy and massive tumor antigen release. Ann Dermatol Venereol. 2010; 137:464-467.

186. Dominguez-Cherit J. Spontaneous regression of subungual melanoma. XXVI Cong Soc Mex Dermatol, Leon Gto, 5-9 Aug 2014.
187. Sundell J. Mystery of the swollen leg [Finnish]. Duodecim. 2010; 126:1827-1830.
188. Haneke E. Operative Therapie akraler und subungualer Melanome. In Rompel R, Petres J, eds. Operative und onkologische Dermatologie. Fortschritte der operativen und onkologischen Dermatologie. Berlin: Springer. 1999; 15:210-214.
189. Haneke E, Baran R. Subunguale Tumoren. Z Hautkr. 1982; 57:355-362.
190. Starace M, Dika E, Fanti PA, Patrizi A, Misciali C, Alessandrini A, Bruni F, Piraccini BM. Nail apparatus melanoma: dermoscopic and histopathologic correlations on a series of 23 patients from a single centre. J Eur Acad Dermatol Venereol. 2018; 32:164-173.
191. Braun RP, Gutkowicz-Krusin D, Rabinovitz H, Cognetta A, Hofmann- Wellenhof R, Ahlgrimm-Siess V, Polsky D, Oliviero M, Kolm I, Googe P, King R, Prieto VG, French L, Marghoob A, Mihm M: Agreement of dermatopathologists in the evaluation of clinically difficult melanocytic lesions: how golden is the 'gold standard'? Dermatology. 2012; 224:51-58.
192. Hirata SH, Yamada S, Almeida FA, Almeida FA, Tomomori-Yamashita J, Enokihara MY, Paschoal FM, Enokihara MM, Outi CM, Michalany NS. Dermoscopy of the nail bed and matrix to assess melanonychia striata. J Am Acad Dermatol. 2005; 53:884-886.
193. Hirata SH, Yamada S, Almeida FA, Enokihara MY, Rosa IP, Enokihara MM, Michalany NS. Dermoscopic examination of the nail bed and matrix. Int J Dermatol. 2006; 45:28-30.
194. Di Chiacchio N, Hirata SH, Enokihara MY, Michalany MS, Fabbrocini G, Tosti A. Dermatologists' accuracy in early diagnosis of melanoma oft he nail matrix. Arch Dermatol. 2010; 146:382-387.
195. Debarbieux S, Hospod V, Depaepe L, Balme B, Poulalhon N, Thomas L. Perioperative confocal microscopy of the nail matrix in the management of in situ or minimally invasive subungual melanomas. Br J Dermatol. 2012; 167:828-836.
196. James VJ. Fiber diffraction of skin and nails provides an accurate diagnostic test for 8 malignancies. Int J Cancer. 2009; 125:133-138.
197. Ruben BS. Pigmented lesions of the nail unit: clinical and histopathology features. Semin Cutan Med Surg. 2010; 29:148-158.
198. Haneke E, Lawry M. Nail surgery. In: Robinson JK, Hanke WC, Sengelmann RD, Siegel DM, eds. Surgery of the skin. Philadelphia, PA: Elsevier. 2005: 719-742.
199. Haneke E. Cirugía ungueal. In Torres Lozada V, Camacho Martínez FM, Mihm MC, Sober AJ, Sánchez Carpintero I, eds. Dermatología práctica Ibero-Latinoamericana. Atlas, enfermedades sistémicas asociadas y terapéutica. Chapter 142.México, DF: Nieto Editores. 2005: 1643-1652.
200. Di Chiacchio N, Refkalefsky Loureiro W, Schwery Michalany N, and Kezam Gabriel FV. Tangential biopsy thickness versus lesion depth in longitudinal melanonychia: A pilot study. Dermatol Res Pract. 2012; 2012, Article ID 353864.
201. Glat PM, Spector JA, Roses DF, Shapiro RA, Harris MN, Beasley RW, Grossman JA, The management of pigmented lesions of the nail bed, Ann Plast Surg. 1996; 37:125-134.
202. Haneke E, Binder D. Subunguales Melanom mit streifiger Nagelpigmentierung. Hautarzt. 1978; 29:389-391.
203. Duarte AF, Correia O, Barros AM, Azevedo R, Haneke E. Nail matrix melanoma in situ: conservative surgical management. Dermatology. 2010; 220:173-175.
204. Möhrle M, Metzger S, Schippert W, Garbe C, Rassner G, Breuninger H. "Functional" surgery in subungual melanoma. Dermatol Surg. 2003; 29:366-374.
205. Möhrle M, Lichte V, Breuninger H. Operative therapy of acral melanomas. Hautarzt. 2011; 62:362-367.
206. Duarte AF, Correia O, Barros M, Ventura F, Haneke E. Nail melanoma in situ: clinical, dermoscopic, pathologic clues, and steps for minimally invasive treatment. Dermatol Surg. 2015; 41:59-68.
207. Ángeles LB, Lacey Niebla RM, Guevara Sanginés E. Subungual melanoma: functional treatment with Mohs Surgery. Dermatol Cosm Med Quir. 2007; 5:136-143.
208. Sohl S, Simon JC, Wetzig T. Finger stall technique skin graft for reconstruction of fingers after extensive excisions of acral lentiginous melanomas. J Dtsch Dermatol Ges. 2007; 5:525-526.

209. Sureda N, Phan A, Paoulalhon N, Balme B, Dalle S, Thomas L. Conservative surgical management of subungual (marix derived) melanoma: report of seven cases and literature review. Br J Dermatol. 2011; 165:852-858.
210. Montagner S, Belfort FA, Belda W Jr, Di Chiacchio N. Descriptive survival study of nail melanoma patients treated with functional surgery versus distal amputation. J Am Acad Dermatol 2017, Epub ahead of print
211. Smock ED, Barabas AG, Geh JL. Reconstruction of a thumb defect with Integra following wide local excision of a subungual melanoma. J Plast Reconstr Aesthet Surg. 2010; 63:e36-e37.
212. Kim JY, Jung HJ, Lee WJ, Kim DW, Yoon GS, Kim DS, Park MJ, Lee SJ. Is the distance enough to eradicate in situ or early invasive subungual melanoma by wide local excision? from the point of view of matrix--to-bone distance for safe inferior surgical margin in Koreans. Dermatology. 2011; 223:122-123.
213. Shin HT, Jang KT, Mun GH, Lee DY, Lee JB. Histopathological analysis of the progression pattern of subungual melanoma: late tendency of dermal invasion in the nail matrix area. Mod Pathol. 2014; 27:1461-1467.
214. Ogata D, Uhara H, Tsutsumida H, Yamazaki N, Mochida K, Amano M, Yoshikawa S, Kiyohara Y, Tsuchida T. Nail apparatus melanoma in a Japanese population: a comparative study of surgical procedures and prognoses in a large series of 151 cases. Eur J Dermatol. 2017; 27:620-626.
215. Chakera AH, Quinn MJ, Lo S, Drummond M, Haydu LE, Bond JS, Stretch JR, Saw RPM, Lee KJ, McCarthy WH, Scolyer RA, Thompson JF. Subungual melanoma of the hand. Ann Surg Oncol. 2019; 26:1035-1043.
216. Amin B, Nehal KS, Jungbluth AA, Zaidi B, Brady MS, Coit DC, Zhou Q, Busam KJ. Histologic distinction between subungual lentigo and melanoma. Am J Surg Pathol. 2008; 32:835-843.
217. Tosti A, Piraccini BM, Cadore de Farias D. Dealing with melanonychia. Semin Cutan Med Surg. 2009; 28:49-54.
218. Perrin C. Tumors oft he nail unit. A review. Part I. Acquired localized longitudinal melanonychia and erythronchia. Am J Dermatopathol. 2013; 35:621-636.
219. Perrin C, Michiels JF, Pisani A, Ortonne JP. Anatomic distribution of melanocytes in normal nail unit: an immunohistochemical investigation. Am J Dermatopathol. 1997; 19:462-467.
220. Lee D-Y. Variable sized cellular remnants in the nail plate of longitudinal melanonychia: Evidence of subungual melanoma. Ann Dermatol. 2015; 27:328-329.
221. Kerl H, Trau H, Ackerman AB. Differentiation of melanocytic nevi from malignant melanomas in palms, soles, and nail beds solely by signs in the cornified layer of the epidermis. Am J Dermatopathol. 1984; 6(Suppl.): 159-160
222. Ruben BS, McCalmont TH. The importance of attached nail plate epithelium in the diagnosis of nail apparatus melanoma. J Cut Pathol. 2010; 37:1028-1029.
223. Haneke E. Pathogenese der Nageldystrophie beim subungualen Melanom. Verhandlungen der Deutschen Gesellschaft für Pathologie. 1986; 70:484.
224. Ohata C, Nakai C, Kasugai T, Katayama I. Consumption of the epidermis in acral lentiginous melanoma. J Cutan Pathol. 2012; 39:577-581.
225. Baran R, Haneke E. Diagnostik und Therapie der streifenförmigen Nagelpigmentierung. Hautarzt. 1984; 35:359-365.
226. Haneke E, Baran R. Longitudinal melanonychia. Dermatol Surg. 2001; 27:580-584.
227. Gosselink CP, Sindone JL, Meadows BJ, Mohammadi A, Rosa M. Amelanotic subungual melanoma: a case report. J Foot Ankle Surg. 2009; 48:220-222.
228. Johnson M, Shuster S. Continuous formation of nail along the bed. Br J Dermatol. 1993; 128:277-280.
229. André J, Moulonguet I, Goettmann-Bonvallot S. In situ amelanotic melanoma of the nail unit mimicking lichen planus: report of 3 cases. Arch Dermatol. 2010; 146:418-421.
230. Howard MD, Wee E, Wolfe R, McLean CA, Kelly JW, Pan Y. Differences between pure desmoplastic melanoma and superficial spreading melanoma in terms of survival, distribution and other clinicopathologic features. J Eur Acad Dermatol Venereol. 2019; 33:1899-1906.
231. Ha JM, Yoon JH, Cho EB, Park GH, Park EJ, Kim KH, Kim KJ. Subungual desmoplastic malignant melanoma. J Eur Acad Dermatol Venereol. 2016; 30360-362.

232. Quinn MJ, Crotty KA, Thompson JF, Coates AS, O'Brien CJ, McCarthy WH. Desmoplastic and desmoplastic neurotropic melanoma: experience with 280 patients. Cancer. 1998; 83:1128-1135.
233. Innominato PF, Libbrecht I, van den Oord JJ. Expression of neurotrophins and their receptors in pigment ell lesions of the skin. J Pathol. 2001; 194:95-100.
234. Baran LR, Ruben BS, Kechijian P, Thomas L. Non-melanoma Hutchinson sign: A reappraisal of this important, remarkable melanoma simulant. J Eur Acad Dermatol Venereol. 2018; 32 ePub ahead of print.
235. Miranda BH, Haughton DN, Fahmy FS. Subungual melanoma: an important tip. J Plast Reconstr Aesthet Surg. 2012; 65:1422-1424.
236. Cho KH, Kim BS, Chang SH, Lee YS, Kim KJ. Pigmented nail with atypical melanocytic hyperplasia. Clin Exp Dermatol. 1991; 16:451-454.
237. Sheffield MV, Yee H, Dorvault CC, Weilbaecher KN, Eltoum IA, Siegal GP, Fisher DE, Chhieng DC. Comparison of five antibodies as markers in the diagnosis of melanoma in cytologic preparations. Am J Clin Pathol. 2002; 118:930-936.
238. Mahmood MN, Lee MW, Linden MD, Nathanson SD, Hornyak TJ, Zarbo RJ. Diagnostic value of HMB-45 and anti-Melan A staining of sentinel lymph nodes with isolated positive cells. Mod Pathol. 2002; 15:1288-1293.
239. Ohsie SJ, Sarantopoulos GP, Cochran AJ, Binder SW. Immunohistochemical characteristics of melanoma. J Cutan Pathol. 2008; 35:433-444.
240. Jing X, Michael CW, Theoharis CG. The use of immunocytochemical study in the cytologic diagnosis of melanoma: evaluation of three antibodies. Diagn Cytopathol. 2013; 41:126-130.
241. Orchard GE. Comparison of immunohistochemical labelling of melanocyte differentiation antibodies melan-A, tyrosinase and HMB 45 with NKIC3 and S100 protein in the evaluation of benign naevi and malignant melanoma. Histochem J. 2000; 32:475-481.
242. Pluot M, Joundi A, Grosshans E. Contribution of monoclonal antibody HMB45 in the histopathologic diagnosis of melanoma. Ann Dermatol Venereol. 1990; 117:691-699.
243. Kiuru M, McDermott G, Berger M, Halpern AC, Busam KJ. Desmoplastic melanoma with sarcomatoid dedifferentiation. Am J Surg Pathol. 2014; 38:864-870.
244. Friedman HD, Tatum AH. HMB-45-positive malignant lymphoma. A case report with literature review of aberrant HMB-45 reactivity. Arch Pathol Lab Med. 1991; 115:826-830.
245. Stalkup JR, Orengo IF, Katta R. Controversies in acral lentiginous melanoma. Dermatol Surg. 2002; 28:1051-1059.
246. Theunis A, Richert B, Sass U, Lateur N, Sales F, André J. Immunohistochemical study of 40 cases of longitudinal melanonychia. Am J Dermatopathol. 2011; 33:27-34.
247. Mohamed A, Gonzalez RS, Lawson D, Wang J, MD, Cohen C. SOX10 expression in malignant melanoma, carcinoma, and normal tissues. Appl Immunohistochem Mol Morphol. 2013; 21:506-510.
248. Palla B, Su A, Binder S, Dry S. SOX10 expression distinguishes desmoplastic melanoma from its histologic mimics. Am J Dermatopathol. 2013; 35:576-581.
249. Shin S, Vincent JG, Cuda JD, Xu H, Kang, S, Kim J, Taube JM. Sox10 is expressed in primary melanocytic neoplasms of various histologies but not in fibrohistiocytic proliferations and histiocytoses. J Am Acad Dermatol. 2012; 67:717.
250. Danga ME, Yaar R, Bhawan J. Melan-A positive dermal cells in malignant melanoma in situ. J Cutan Pathol. 2015; doi: 10.1111/cup.12473
251. Rönnstrand, Phung B. Enhanced SOX10 and KIT expression in cutaneous melanoma. Med Oncol. 2013; 30:648-649.
252. Buonaccorsi JN, Prieto VG, Torres-Cabala C, Suster S, Plaza JA. Diagnostic utility and comparative immunohistochemical analysis of MITF-1 and SOX10 to distinguish melanoma in situ and actinic keratosis: A clinicopathological and immunohistochemical study of 70 cases. Am J Dermatopathol. 2014; 36:124-130.
253. Kaufmann O, Koch S, Burghardt J, Audring H, Dietel M. Tyrosinase, melan-A, and KBA62 as markers for the immunohistochemical identification of metastatic amelanotic melanomas on paraffin sections. Mod Pathol. 1998; 11:740-746.

254. Kazakov DV, Kutzner H, Rütten A, Michal M, Requena L, Burg G, Dummer R, Kempf W. The anti-MAGE antibody B57 as a diagnostic marker in melanocytic lesions. Am J Dermatopathol. 2004; 26:102-107.
255. Cachia AR, Kedziora AM. Subungual malignant melanoma with cartilaginous differentiation. Am J Dermatopathol. 1999; 21:165-169.
256. Katenkamp K, Henke R-P, Katenkamp D. Dermales chondroides Melanom. Pathologe. 2005; 26:149-152.
257. Sundersingh S, Majhi U, Murhekar K, Krishnamurthy R. Malignant melanoma with osteocartilaginous differentiation. Indian J Pathol Microbiol. 2010; 53:130-132.
258. Curtin JA, Fridlyand J, Kageshita T, Patel HN, Busam KJ, Kutzner H, Cho KH, Aiba S, Bröcker EB, LeBoit PE, Pinkel D, Bastian BC. Distinct sets of genetic alterations in melanoma. N Engl J Med. 2005; 353:2135-2147.
259. Blokx WA, van Dijk MC, Ruiter DJ. Molecular cytogenetics of cutaneous melanocytic lesions - diagnostic, prognostic and therapeutic aspects. Histopathology. 2010; 56:121-132.
260. Pleasance ED, Cheetham RK, Stephens PJ, McBride DJ, Humphray SJ et al. A comprehensive catalogue of somatic mutations from a human cancer genome. Nature. 2010; 463:191-196.
261. Glitza IC, Davies MA. Genotyping of cutaneous melanoma. Chin Clin Oncol. 2014; 3(3):27.
262. Curtin JA, Busam K, Pinkel D, Bastian BC. Somatic activation of KIT in distinct subtypes of melanoma. J Clin Oncol. 2006; 24:4340-4346.
263. Yeh I, Bastian BC. Genome-wide associations studies for melanoma and nevi. Pigment Cell Melanoma Res. 2009; 22:527-528.
264. North JP, Kageshita T, Pinkel D, Leboit PE, Bastian BC. Distribution and significance of occult intraepidermal tumor cells surrounding primary melanoma. J Invest Dermatol. 2008; 128:2024-2030.
265. Junkins-Hopkins JM. Malignant melanoma: Molecular cytogenetics and their implications in clinical medicine. J Am Acad Dermatol. 2010; 63:329-332.
266. Lang D, Mascarenhas JB, Shea, CR. Melanocytes, melanocyte stem cells, and melanoma stem cells. Clin Dermatol. 2013; 31:166-178.
267. Redmer T, Welte Y, Behrens D, Fichtner I, Przybilla D, Wruck W, Yaspo M-L, Lehrach H, Schäfer R, Regenbrecht CRA. The nerve growth factor receptor CD271 is crucial to maintain tumorigenicity and stem-like properties of melanoma cells. PLoS ONE. 2014; 9(5): e92596.
268. O'Leary JA, Berend KR, Johnson JL, Levin LS, Seigler HF. Subungual melanoma. A review of 93 cases with identification of prognostic variables. Clin Orth Rel Res. 2000; 378:206-212.
269. Bastian BC, Kashani-Sabet M, Hamm H, Godfrey T, Moore DH 2nd, Bröcker EB, LeBoit PE, Pinkel D. Gene amplifications characterize acral melanoma and permit the detection of occult tumor cells in the surrounding skin. Cancer Res. 2000; 60:1968-1973.
270. Gerami P, Jewell SS, Morrison LE, Blondin B, Schulz J, Ruffalo T, Matushek P 4th, Legator M, Jacobson K, Dalton SR, Charzan S, Kolaitis NA, Guitart J, Lertsbarapa T, Boone S, LeBoit PE, Bastian BC. Fluorescence in situ hybridization (FISH) as an ancillary diagnostic tool in the diagnosis of melanoma. Am J Surg Pathol. 2009; 33:1146-1156.
271. Viros A, Fridlyand J, Bauer J, Lasithiotakis K, Garbe C, Pinkel D, Bastian BC. Improving melanoma classification by integrating genetic and morphologic features. PLoS Med. 2008; 5(6): e120.
272. Di Chiacchio N, Farias DC de, Piraccini DM, Hirata SH, Richert B, Zaiac M, Daniel R, Fanti PA, André J, Ruben BS, Fleckman P, Rich P, Haneke E, Chang P, Cherit JD, Scher R, Tosti A. Consensus on melanonychia nail plate dermoscopy. An Bras Dermatol. 2013; 88:309-313.
273. Kikuchi I, Inoue S, Sakaguchi E, Ono T. Regressing nevoid nail melanosis in childhood. Dermatology. 1993; 186:88-93.
274. Koga H, Saida T, Uhara H. Key point in dermoscopic differentiation between early nail apparatus melanoma and benign longitudinal melanonychia. J Dermatol. 2011; 38:45-52.
275. Lyall D. Malignant melanoma in infancy. J Am Med Assoc. 1967; 202:93.
276. Kato T, Usuba Y, Takematsu H, Kumasaka N, Tanita Y, Hashimoto K, Tomita Y, Tagami H. A rapidly growing pigmented nail streak resulting in diffuse melanosis of the nail. A possible sign of subungual melanoma in situ. Cancer. 1989; 64:2191-2198.

277. Hori Y, Yamada A, Tanizaki T. Pigmented small tumors. Jpn J Pediatr Dermatol. 1988; 7:117-120.
278. Antonovich DD, Grin C, Grant-Kels JM. Childhood subungual melanoma in situ in diffuse nail melanosis beginning as expanding longitudinal melanonychia. Ped Dermatol. 2005; 22:210-212.
279. Motta A, López C, Acosta A, Peñaranda C. Subungual melanoma in situ in a Hispanic girl treated with functional resection and reconstruction with onychocutaneous toe free flap. Arch Dermatol. 2007; 143:1600-1602.
280. Jean-Gilles jr J, Bercovitch L, Jellinek N, Robinson-Bostom L, Telang G. Subungual melanoma in-situ arising in a 9-year-old child. J Cut Pathol. 2011; 38:185.
281. Uchiyama M, Minemura K. Two cases of malignant melanoma in young persons. Nippon Hifuka Gakkai Zasshi. 1979; 89:668.
282. Haenssle HA, Buhl T, Holzkamp R, Schön MP, Kretschmer L, Bertsch HP. Squamomelanocytic tumor of the nail unit metastasizing to a sentinel lymph node: a dermoscopic and histologic investigation. Dermatology. 2012; 225:127-130.
283. Boespflug A, Debarbieux S, Depaepe L, Chouvet B, Maucort-Boulch D, Dalle S, Balme B, Thomas L. Association of subungual melanoma and subungual squamous cell carcinoma: A case series. J Am Acad Dermatol. 2018; 78:760-768.
284. André J, Haneke E. Comment on "Association of subungual melanoma and subungual squamous cell carcinoma: A case series". J Am Acad Dermatol. 2019; 80:e61.
285. Weedon D, Van Deurse M, Rosendahl C. "Occult" melanocytes in nail matrix melanoma. Am J Dermatopathol. 2012; 34:855.
286. Husain S, Scher RK, Silvers DN, Ackerman AB. Melanotic macule of nail unit and its clinicopathologic spectrum. J Am Acad Dermatol. 2006; 54:664-667.
287. Tomizawa K. Early malignant melanoma manifested as longitudinal melanonychia: subungual melanoma may arise from suprabasal melanocytes. Br J Dermatol. 2000; 143:431-434.
288. Baran R, Simon C. Longitudinal melanonychia: a symptom of Bowen's disease. J Am Acad Dermatol. 1988; 18:1359-1360.
289. Lemont H, Haas R. Subungual pigmented Bowen's disease in a nineteen-year-old black female. J Am Podiatr Med Assoc. 1994; 84:39-40.
290. Baran R, Eichmann A. Longitudinal melanonychia associated with Bowen disease. Dermatology. 1993; 18:159-160.
291. Sass U, André J, Stene JJ Noel JC. Longitudinal melanonychia revealing an intraepidermal carcinoma of the nail apparatus: detection of integrated HPV-16 DNA. J Am Acad Dermatol. 1998; 39:490-493.
292. Lambiase MC, Gardner TL, Altman CE, Albertini JG. Bowen disease of the nail bed presenting as longitudinal melanonychia: detection of human papillomavirus type 56 DNA. Cutis. 2003; 72:305-309.
293. Ruben BS. Pigmented lesions of the nail unit: clinical and histopathologic features. Semin Cutan Med Surg. 2010; 29:148-158.
294. Kim DM, Suh MK, Ha GY, Sohng SH. Fingernail onychomycosis due to Aspergillus niger. Ann Dermatol. 2012; 24:459-463.
295. Ko CJ, Sarantopoulos GP, Pai G, Binder SW. Longitudinal melanonychia of the toenails with presence of Medlar bodies on biopsy. J Cutan Pathol. 2005; 32:63-65.
296. Maity JP, Nath B, Kar S, Chen CY, Banerjee S, Jean JS, Liu MY, Centeno JA, Bhattacharya P, Chang CL, Santra SC. Arsenic-induced health crisis in peri-urban Moyna and Ardebok villages, West Bengal, India: an exposure assessment study. Environ Geochem Health. 2012; 34:563-574.
297. Haneke E: Arsenverbindungen – eine Gefahr für den biologischen Präparator. Präparator. 1978; 24:131-135.
298. Khandpur S, Malhotra AK, Bhatia V, Gupta S, Sharma VK, Mishra R, Arora NK. Chronic arsenic toxicity from Ayurvedic medicines. Int J Dermatol. 2008; 47:618-621.
299. Elmariah SB, Anolik R, Walters RF, Rosenman K, Pomeranz MK, Sanchez MR. Invasive squamous-cell carcinoma and arsenical keratoses. Dermatol Online J. 2008; 14(10):24.
300. Geraci TL, Janis L, Jenkinson S, Stewart R. Mucinous (adenocystic) sweat gland carcinoma of the great toe. J Foot Surg. 1987; 26:520-523.

301. Argenyi ZB, Nguyen AV, Balogh K, Sears JK, Whitaker DC. Malignant eccrine spiradernoma. A clinico-pathologic study. Am J Dermatopathol. 1992; 14:381-390
302. Nash J, Chaffins M, Krull E. Hidradenocarcinoma. 59th Ann Meet Am Acad Dermatol, Washington, DC, March 2-7, 2001.
303. Son ET, Choi HJ, Lee HJ. Case report: clear cell hidradenocarcinoma of the nail bed. Int Wound J. 2016; 13:1067-1069
304. Kasdan ML, Stutts JT, Kassan MA, Clanton JN. Sebaceous gland carcinoma of the finger. J Hand Surg. 1991; 16A:870-872.
305. San Miguel P, Fernández G, Ortiz-Rey JA, Larrauri P. Low-grade myofibroblastic sarcoma of the distal phalanx. J Hand Surg Am. 2004; 29:1160-1163.
306. Davies MFP, Curtis M, Howat JMT. Cutaneous haemangioendothelioma, possible link with chronic exposure to vinyl chloride. Br J Indust Med. 1990; 47:65-67.
307. Wetherington RW, Lyle WG, Sangüeza OP. Malignant glomus tumor of the thumb: a case report. J Hand Surg Am. 1997; 22:1098-1102.
308. Bailey SC, Bailey B, Smith NT, Van Tassel P, Thomas CR Jr. Brain metastasis from a primary liposarcoma of the digit: case report. Am J Clin Oncol. 2001; 24:81-84.
309. Bryant J. Subungual epithelioid leiomyosarcoma. South Med J. 1992; 85:560-561.
310. Wood MK, Erdmann MW, Davies DM. Malignant schwannoma mistakenly diagnosed as carpal tunnel syndrome. J Hand Surg Br. 1993; 18:187-188.
311. Urabe A, Imayama S, Yasumoto S, Nakayama J, Hori Y. Malignant granular cell tumor. J Dermatol. 1991; 18:161-166.
312. Borrego L, Rodríguez J, Bosch JM, Castro V, Hernández B. Subungual nodule as a manifestation of multiple myeloma. Int J Dermatol. 1996; 35:661-662.
313. Borrego L, Rodríguez J, Bosch JM, Castro V, Hernández B. Subungual nodule as a manifestation of multiple myeloma. Int J Dermatol. 1996; 35:661-662.
314. Von der Helm D, Ring J, Schmoeckel C, Braun-Falco O. Erworbene Hyalinosis cutis et mucosae bei Plasmocytom mit monoklonaler IgG-lambda-Gammopathie. Hautarzt. 1989; 40:153-157.
315. Mullens GM, Lenhard RE Jr. Digital clubbing in Hodgkins Disease. Hopkins Med J. 1971; 128:153-157.
316. Baran R Tosti A. Metastatic bronchogenic carcinoma to the terminal phalanx of the toe. Report of 2 cases and review of the literature. J Am Acad Dermatol. 1994; 34:259-263.

capítulo 18

Princípios em Onicopatologia

❖ Alexandre Ozores Michalany

INTRODUÇÃO

O estudo e o manejo das doenças do aparelho ungueal é desafiador, tanto no consultório como no centro cirúrgico e também no laboratório. Nas últimas décadas, avanços clínicos, cirúrgicos e métodos diagnósticos vêm colaborando para o desenvolvimento da Onicopatologia. Dessa maneira cabe a exposição de alguns princípios para a preparação e análise de fragmentos e peças cirúrgicas de processos patológicos ungueais, bem como mostrar a dificuldade encontrada quando isso não ocorre. Incluímos também ilustrações e descrição histológicas de algumas doenças ungueais mais frequentes.

DO BISTURI AO MICROSCÓPIO

Armazenamento, fixação e amolecimento

A placa ungueal é análoga à camada córnea e à haste pilosa, ou seja, composta por corneócitos, cujo único componente celular é a queratina, considerados como células mortas; portanto não seria necessário nenhum tipo de fixação (álcool etílico, formalina etc.). Dessa forma, no caso do clipe ungueal, poder-se-ia enviar os fragmentos para exame anatomopatológico a seco. Entretanto, visto que se trata de material frequentemente colonizado por fungos e bactérias, a utilização de líquidos fixadores é útil para impedir a proliferação desses microrganismos. No caso de peças operatórias que contenham tecido ungueal (epitélio e/ou córion) valem os mesmos princípios empregados no manejo de qualquer biópsia.

Há uma pequena controvérsia na literatura quanto à utilização ou não de uma substância amolecedora. Entre as substâncias recomendadas estão o hidróxido de potássio (KOH) e o ácido nítrico. Outros autores relatam, assim como em nossa experiência, que a diferença não é relevante.[1-3]

Exame macroscópico

Os espécimes de unha enviados ao laboratório passam pelos mesmos processos de qualquer outro material, inclusive quanto ao exame macroscópico. A determinação das dimensões e a descrição de aspecto e consistência dos fragmentos também seguem basicamente o mesmo padrão.

O tecido ungueal (lâmina) é totalmente desprovido de água e, apesar de passar por todas as etapas do processamento histológico convencional, por uma questão meramente logística dentro do laboratório, o material em si não sofre alterações químicas.

Os tecidos hidratados são diafanizados e parafinizados, o que não se sucede com a placa ungueal. Dessa forma, os fragmentos de unha são incluídos no bloco de parafina, porém não preenchidos por ela, o que dificulta a ação da navalha no micrótomo. Cada caso em particular deve ser analisado, tal qual se faz com qualquer peça cirúrgica, mas, de forma geral, o corte macroscópico de tumores ungueais deve ser orientado na direção longitudinal, seguindo a lógica anátomo-histológica do aparelho ungueal, como se observa nos casos de onicopapiloma (Figura 18.1).

As espécimes de clipes ungueais são frequentes nos laboratórios de dermatopatologia e, normalmente, são enviados em uma dimensão menor do que a mínima preconizada (4 mm de extensão,[2] independentemente da largura e da espessura) (Figura 18.2), o que torna difícil seu corte microscópico. Nesses casos, quanto maior o fragmento, melhor é a sua fixação no bloco de parafina.

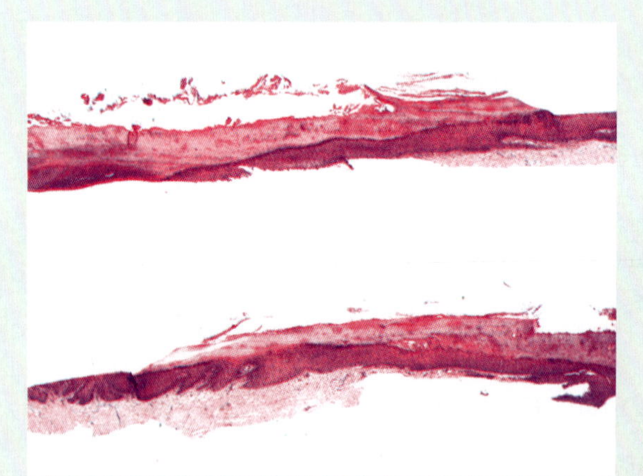

Figura 18.1 Onicopapiloma em cortes longitudinais (HE – 1,25×). Fonte: acervo do autor.

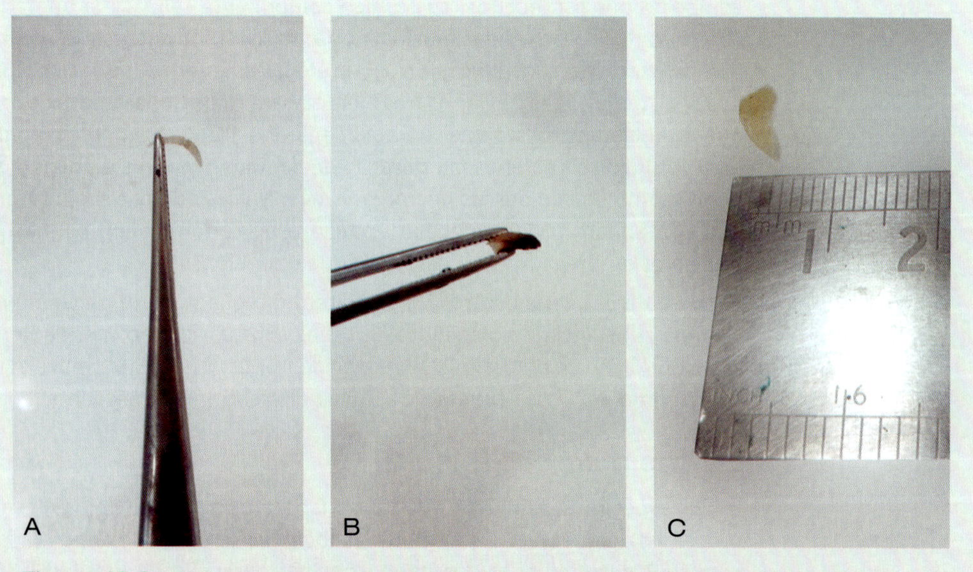

Figura 18.2 **A.** Fragmento de unha insatisfatório. **B** e **C.** Satisfatório. Fonte: acervo do autor.

Colorações e imuno-histoquímica

Quando se analisa a placa ungueal apenas, sobretudo para a pesquisa de fungos, a coloração de hematoxilina-eosina provê pouca informação. Os tecidos do complexo ungueal (leito e matriz) e a pele periungueal, ao contrário, coram-se da mesma forma que os demais tecidos, equivalendo-se à pele.

A coloração de PAS (do inglês, *periodic acid-reactive Schiff*) é extremamente útil para a pesquisa de fungos na placa ungueal[1-3] sendo o método mais sensível de detecção dessas estruturas (padrão-ouro),[1] quando comparado à cultura e ao exame direto por KOH, isoladamente ou até mesmo a combinação destes. Assim, recomenda-se a pesquisa de fungos pelo PAS no tecido ungueal para determinação de casos de onicomicose e onicomicotização.

Melanoníquia também é uma alteração frequente nas lesões ungueais, seja por proliferação melanocítica ou apenas ativação melanocítica (hipermelanose) (Figura 18.3) de qualquer natureza (traumática, inflamatória etc.), observada na matriz ungueal. A coloração de Masson-Fontana está indicada para a pesquisa de pigmento melânico na placa ungueal.

Os hematomas ungueais podem ser confirmados por meio da precipitação da diaminobenzidina (DAB), uma vez que na placa ungueal não ocorre a transformação da hemoglobina em hemossiderina.

A aplicação de marcadores de imuno-histoquímica específicos no tecido ungueal ainda é restrita. Mencionam-se os marcadores melanocíticos (Melan-A, HMB 45, SOX-10) como tendo relevância na prática diagnóstica, no estudo de lesões melanocíticas, tanto para diferenciá-las de neoplasias de outra natureza quanto para ser apreciada como um dos critérios na tentativa de diferenciar lesões benignas de melanoma ungueal. Quanto a outras doenças, os princípios de utilização desse método seguem as diretrizes gerais. Além disso, é relevante apontar a identificação da *onicoderme*, a derme especializada do complexo ungueal, por se tratar de um mesênquima especializado constituído por fibroblastos que expressam antígenos não detectados na derme em geral (CD 10 e CD 13),[4] porém, sem aplicação prática de diagnóstico.

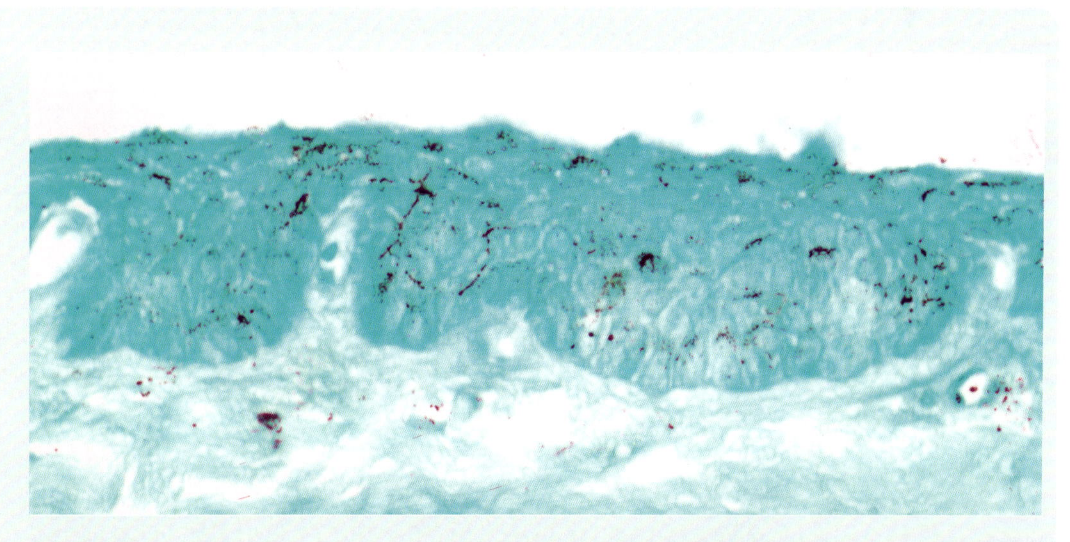

Figura 18.3 Hipermelanose da matriz ungueal por hiperfunção (Masson-Fontana – 20×). Fonte: acervo do autor.

Relatório anatomopatológico

O laudo anatomopatológico de um caso de doença ungueal segue os mesmos padrões dos laudos de lesões cutâneas, pois não há características quantificáveis, como nos casos das alopecias.

As eventuais peculiaridades residem na distinção que deve ser feita, sobretudo, entre matriz proximal, matriz distal, leito e placa ungueais. Muitas vezes essa distinção não é possível devido a alterações de artefato de esmagamento, técnica cirúrgica, corte macroscópico e inclusão. É importante identificar essas áreas específicas para definir e precisar o diagnóstico. A rigidez inerente à lâmina ungueal já é, por si, um fator de dificuldade no processamento histológico, principalmente nos cortes ao micrótomo. Dessa feita, todos os profissionais envolvidos em todas as fases, do consultório ao laboratório, devem se esmerar na execução das suas respectivas etapas, a fim de se obter uma lâmina satisfatória e um diagnóstico correto. Artefatos de corte e de inclusão são extremamente comuns (Figura 18.4).

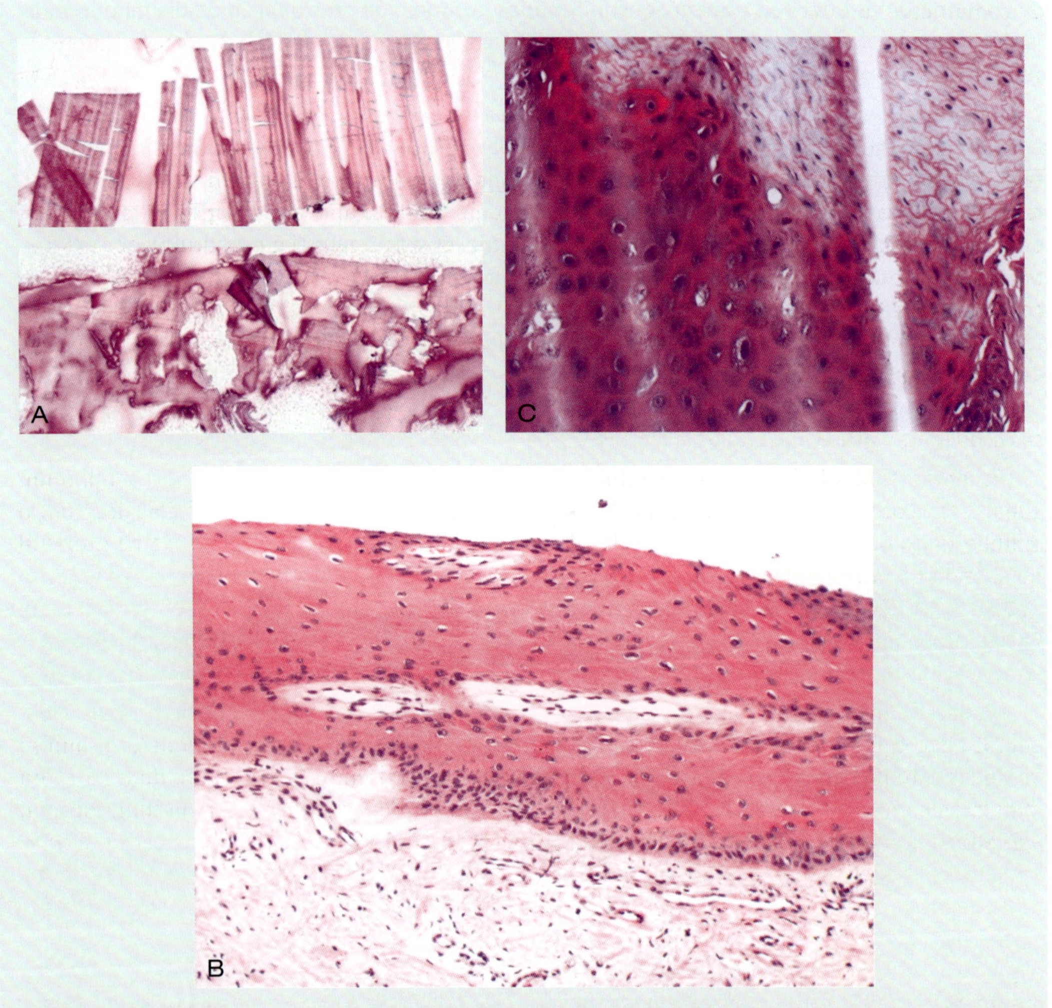

Figura 18.4 Exemplos de artefato de corte em casos de distrofia ungueal (*direita*) e de verruga vulgar (*esquerda*) (**A**) e de inclusão de um onicopapiloma (**B**). Fonte: acervo do autor.

Lesões epiteliais como onicopapiloma, verruga vulgar ou matricoma onicocítico causam, além das alterações específicas no leito, alterações inespecíficas na placa ungueal. Elas devem ser devidamente relatadas, por exemplo:

Diagnóstico

Polegar D

1. **Leito ungueal:** verruga vulgar traumatizada com processo inflamatório associado.
2. **Placa ungueal:** distrofia ungueal com melanoníquia e colonização bacteriana.

ASPECTOS HISTOLÓGICOS DE DOENÇAS UNGUEAIS FREQUENTES

O reconhecimento histológico das diferentes porções do epitélio ungueal é importante, mas nem sempre possível, devido a dificuldade de se obter cortes microscópicos bem orientados e sem artefatos. Algumas doenças ungueais, sobretudo neoplasias, são associadas diretamente ao seu ponto de origem no aparelho ungueal. Por exemplo, onicopapilomas são tumores oriundos do leito, enquanto onicomatricoma derivam da matriz ungueal. Outro aspecto, no caso das lesões melanocíticas, dependendo da localização da pigmentação (melanoníquia) na placa ungueal, é possível determinar a área geradora de pigmento no epitélio da matriz, uma vez que a matriz ungueal distal produz a porção ventral da placa ungueal, enquanto a matriz proximal é responsável pela porção dorsal.

A matriz ungueal apresenta um epitélio composto por células menores, de aspecto ligeiramente mais basaloide e basofílico (Figura 18.5), produzindo pequenas projeções digitiformes irregulares para o cório (Figura 18.6). Não é possível, do ponto de vista apenas citológico, diferenciar os queratinócitos das porções proximal e distal da matriz. O leito ungueal é constituído por um epitélio semelhante, mais retificado, onde as células apresentam maior semelhança morfológica com as células da camada espinhosa da pele (Figura 18.7). Toda a queratinização do aparato ungueal é abrupta, ou seja, normalmente não há camada granulosa, a chamada queratinização onicolemal, análoga à queratinização do istmo folicular (triquilemal). Processos inflamatórios, traumáticos ou neoplásicos podem cursar com formação da camada granulosa nestes epitélios, ao que se identifica como metaplasia epidermoide (Figura 18.8).

Recentemente, alguns autores identificaram um mesênquima especializado no aparelho ungueal, a onicoderme (Figura 18.9), que apresenta relação íntima anatômica e fisiológica com o epitélio tanto do leito como da matriz distal, e que se distancia ligeiramente da matriz proximal no sentido da profundidade. Essa estrutura, assim como o tipo de queratinização, mostra similaridades com o aparelho folicular, visto que o mesênquima perifolicular também é especializado. Entretanto, a aplicação prática dessa descoberta na onicopatologia ainda é embrionária, mas certamente no futuro trará à luz informações valiosas para diagnósticos e tratamentos.

Muitas dermatoses, comuns e incomuns, têm sua contraparte ungueal, e compartilham aspectos histológicos. Algumas delas inclusive podem ser diagnosticadas por meio de um simples procedimento de clipe da borda livre da unha, mesmo sem preliminar visualização do leito ou da matriz: onicomicose (Figura 18.10), psoríase da unidade ungueal (Figura 18.11), onicomatricoma, hematoma subungueal (Figura 18.12);[2] como sugestão de diagnóstico, o que pode ser de grande utilidade na prática dermatológica, como proliferações escamosas atípicas, pela presença de hiperparaqueratose atípica (Figura 18.13); ou ainda para planejar o manejo cirúrgico de lesões melanocíticas, baseando-se na posição em que o pigmento melânico está distribuído na placa ungueal[2] (Figura 18.14). Quanto às doenças inflamatórias, é importante mencionar que, quase invariavelmente, plasmócitos estão presentes no infiltrado dérmico (Figura 18.15), o que não indica, obrigatoriamente, algo específico, como também ocorre nas inflamações perifoliculares e em região de semimucosas, tanto oral como anogenital.

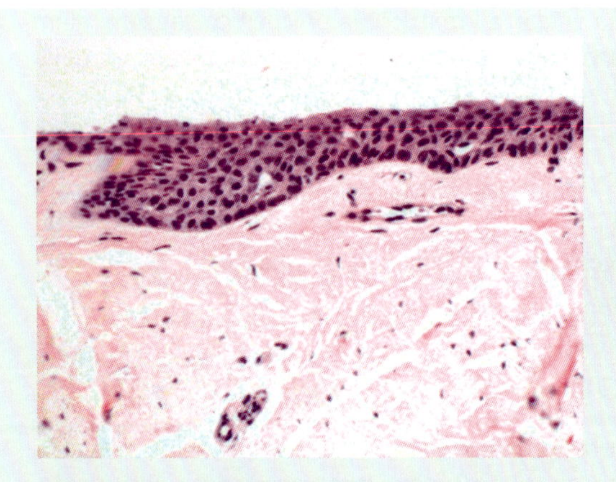

Figura 18.5 Detalhe da matriz distal (HE – 40×). Fonte: acervo do autor.

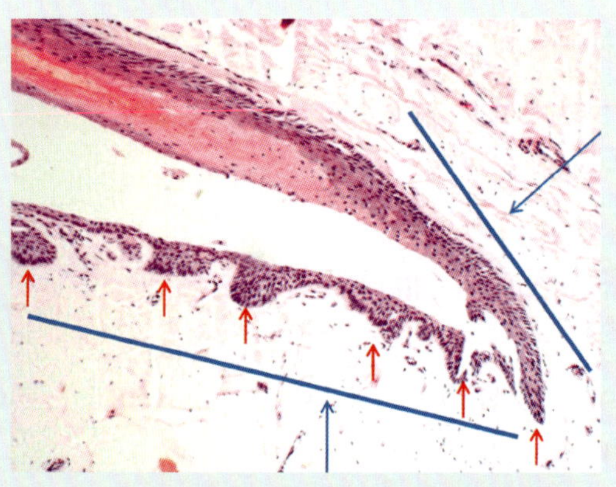

Figura 18.6 Matriz distal (*seta azul*) e matriz proximal (*seta verde*); projeções digitiformes (setas vermelhas) (HE – 40×). Fonte: acervo do autor.

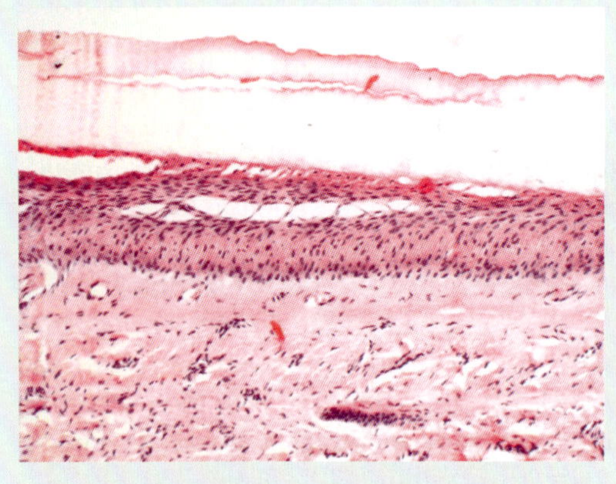

Figura 18.7 Detalhe do leito ungueal (HE – 10×). Fonte: acervo do autor.

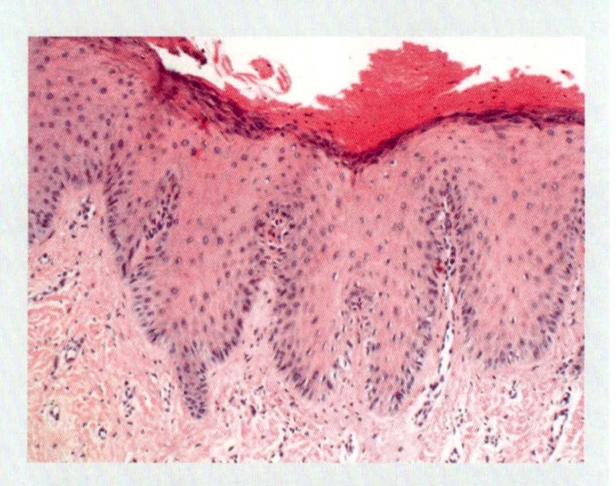

Figura 18.8 Metaplasia epidermoide do leito ungueal caracterizada pela presença de camada granulosa (HE – 10×). Fonte: acervo do autor.

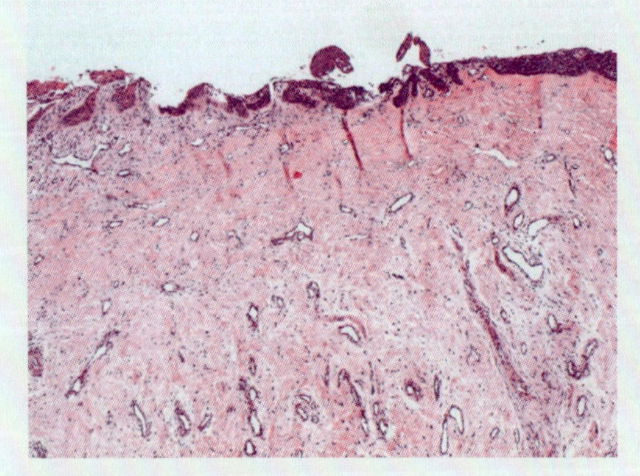

Figura 18.9 Onicoderme (HE – 4×). Fonte: acervo do autor.

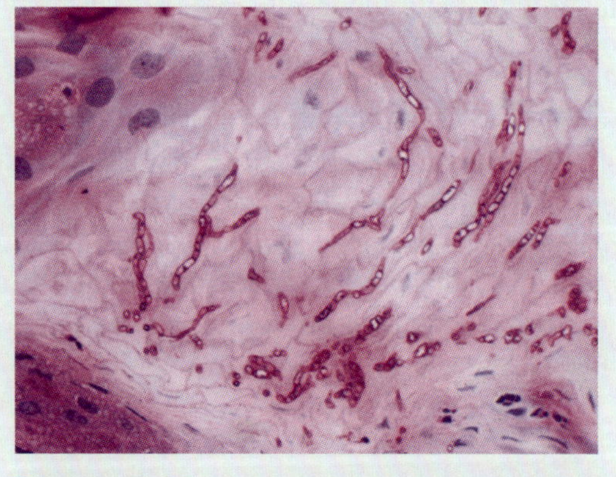

Figura 18.10 Onicomicose – hifas septadas de fungo em meio à placa ungueal, com trechos de paraqueratose (PAS – 40×). Fonte: acervo do autor.

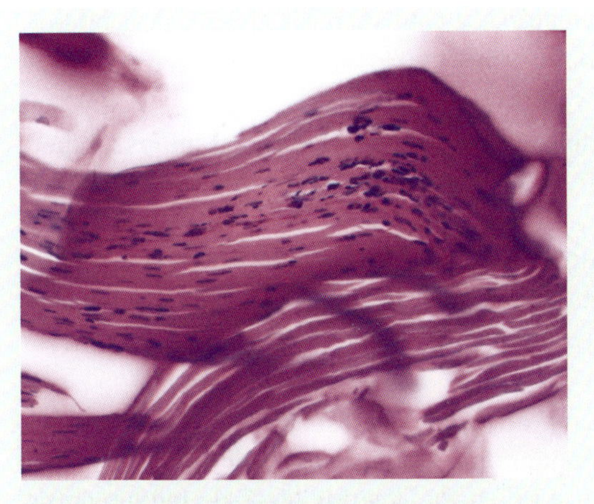

Figura 18.11 Hiperparaqueratose laminar subungueal com microabscessos de Munro, característicos de psoríase (PAS – 40×). Fonte: acervo do autor.

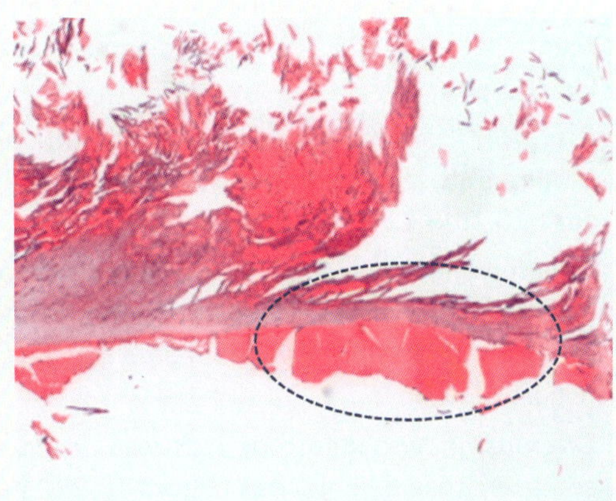

Figura 18.12 Hematoma ungueal associado a distrofia traumática (HE – 4×). Fonte: acervo do autor.

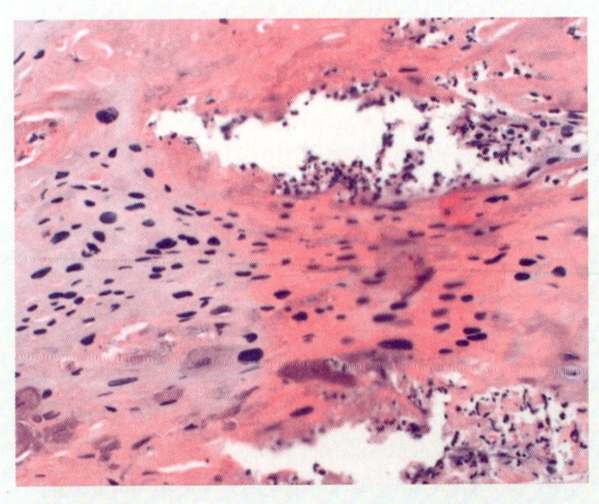

Figura 18.13 Hiperparaqueratose atípica acompanhada de neutrófilos (HE – 400×). Fonte: acervo do autor.

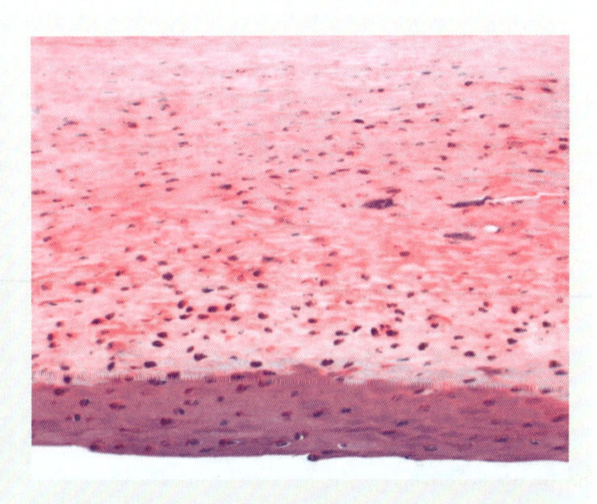

Figura 18.14 Melanoníquia na porção ventral da placa, oriunda de lesão melanocítica na matriz distal (HE – 20×). Fonte: acervo do autor.

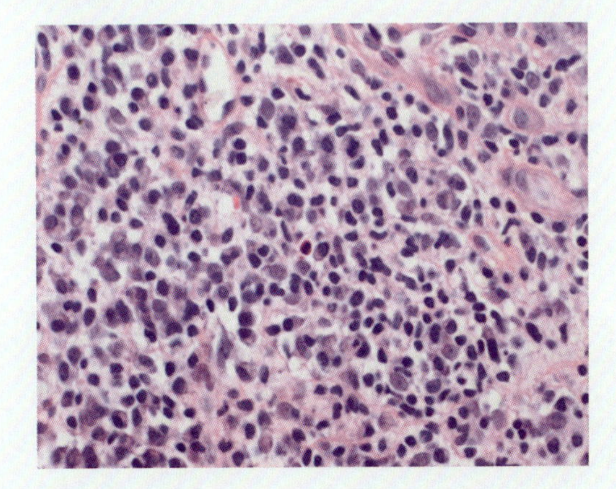

Figura 18.15 Plasmócitos, comumente observados num caso como este de líquen plano ungueal (HE – 40×). Fonte: acervo do autor.

Vamos aqui elencar as principais doenças inflamatórias e com alterações histológicas primordialmente epiteliais que podem ser diagnosticadas por biópsia do leito, com relevância na prática clínico-cirúrgica:

- *Psoríase:* acantose psoriasiforme do leito, adelgaçamento suprapapilar, agranulose, hiperparaqueratose contínua, pústulas espongiformes de Kogoj e microabscessos de Munro (Figura 18.16).
- *Líquen plano ungueal:* acantose irregular serrilhada, hipergranulose em cunha, alteração de interface com corpos de Civatte com infiltrado liquenoide, por vezes descontínuo. Uma diferença quanto à forma cutânea do líquen plano é a frequente presença de paraqueratose (Figura 18.17).
- *Eczemas:* independente da natureza do eczema, ocorrem acantose e espongiose variáveis com exocitose de linfócitos (Figura 18.18), paraqueratose e serosidade. O infiltrado inflamatório crônico é bastante variável, com presença de eosinófilos nos casos de fenômeno de hipersensibilidade.
- *Traquioníquia:* acantose e espongiose leve a moderada com exocitose de linfócitos e vesículas. Infiltrado crônico também de leve a moderado.
- *Pênfigo vulgar:* acantólise e clivagem suprabasal clássicos do pênfigo vulgar.

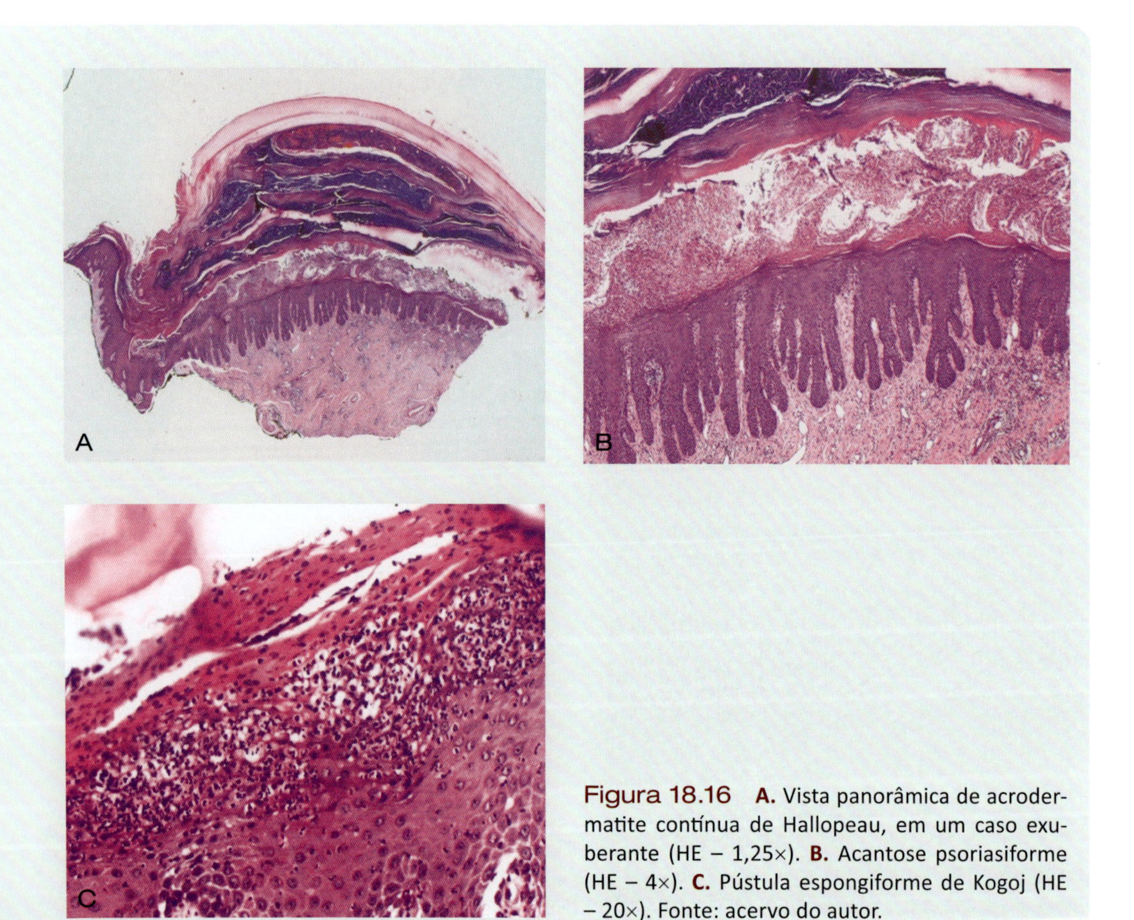

Figura 18.16 **A.** Vista panorâmica de acrodermatite contínua de Hallopeau, em um caso exuberante (HE – 1,25×). **B.** Acantose psoriasiforme (HE – 4×). **C.** Pústula espongiforme de Kogoj (HE – 20×). Fonte: acervo do autor.

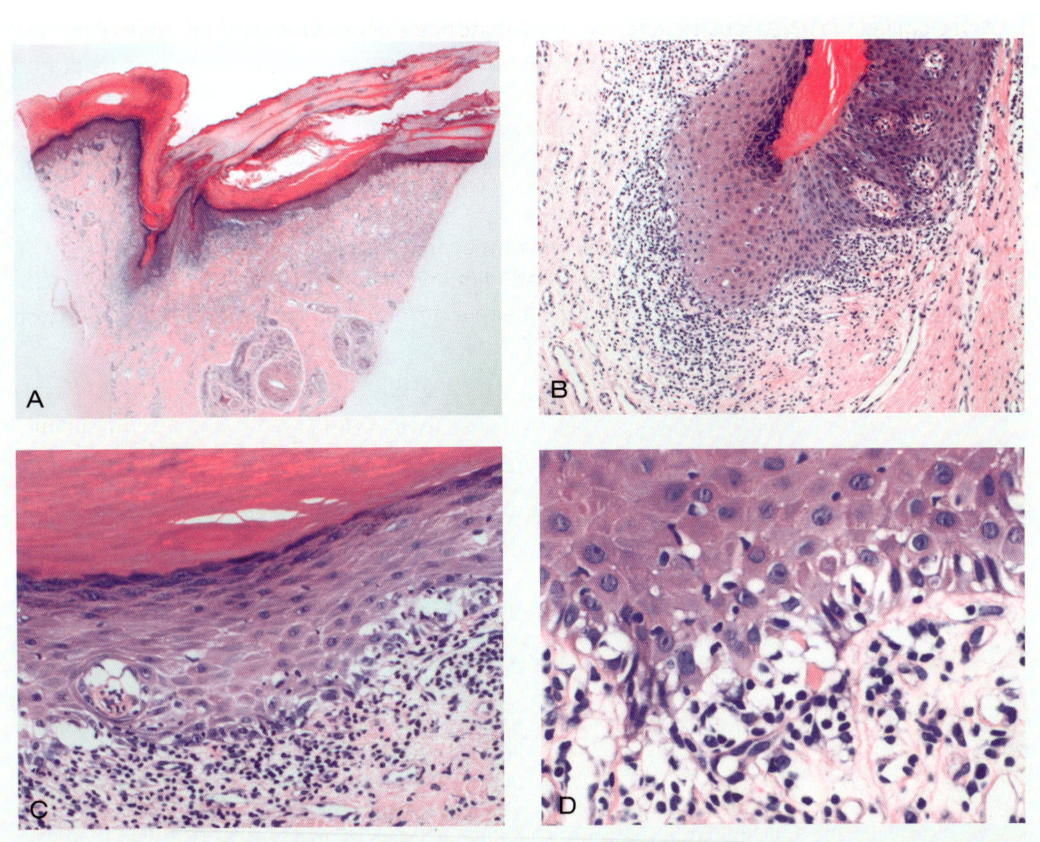

Figura 18.17 **A.** Líquen plano na região da matriz ungueal (HE – 1,25×). **B.** Líquen plano – detalhe do infiltrado liquenoide (HE – 10×). **C.** Líquen plano na região da matriz ungueal (HE – 20×). **D.** corpos de Civatte (HE – 40×). Fonte: acervo do autor.

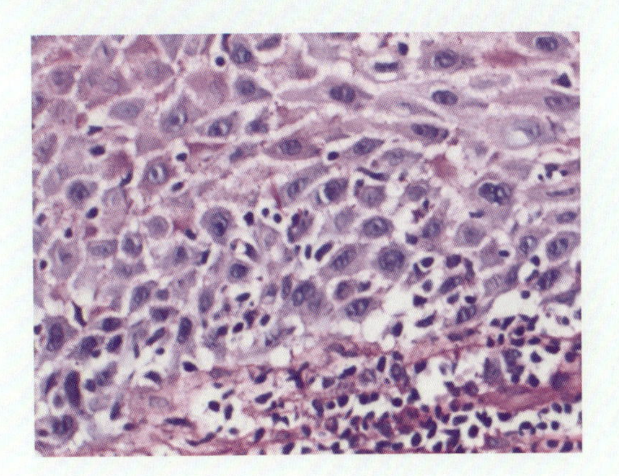

Figura 18.18 Espongiose. A alteração histológica primordial dos eczemas (PAS – 40×). Fonte: acervo do autor.

Tumores das mais diversas naturezas também acometem o aparelho ungueal. Tendo em vista a importância clínico-cirúrgica do melanoma ungueal, um dos métodos para classificá-los é dividir as entidades em tumores melanocíticos e tumores não melanocíticos. As lesões melanocíticas e seus principais aspectos histológicos estão descritos mais detalhadamente no Capítulo 8. As entidades que compõem o outro grupo estão listadas a seguir.

Tumores não melanocíticos

Tumores epiteliais

- Verruga vulgar (Figura 18.19).
- Onicopapiloma (Figura 18.20).
- Acantoma acantolítico disqueratótico subungueal (Figura 18.21).
- Matricoma onicocítico (Figura 18.22).

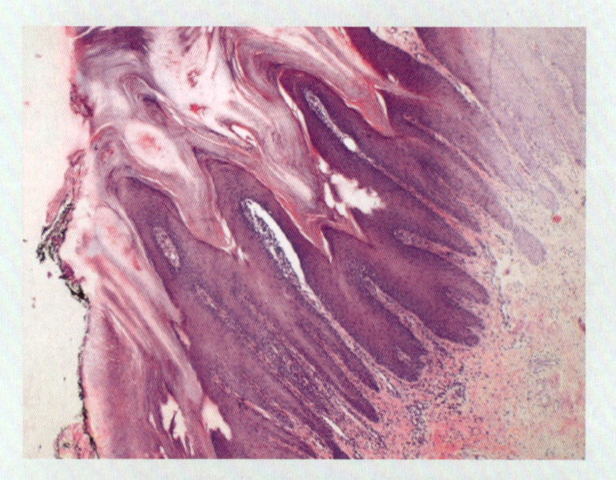

Figura 18.19 Verruga vulgar (HE – 4×). Tumor comum do leito ungueal com os mesmos critérios histológicos descritos nas lesões cutâneas. Achados arquiteturais: papilomatose, hipergranulose, hiperqueratose variavelmente substituída por paraqueratose e alongamento das cristas interpapilares, sendo que o aspecto em taça nem sempre é identificado. Achados citológicos: coilocitose e granulação grosseira. Fonte: acervo do autor.

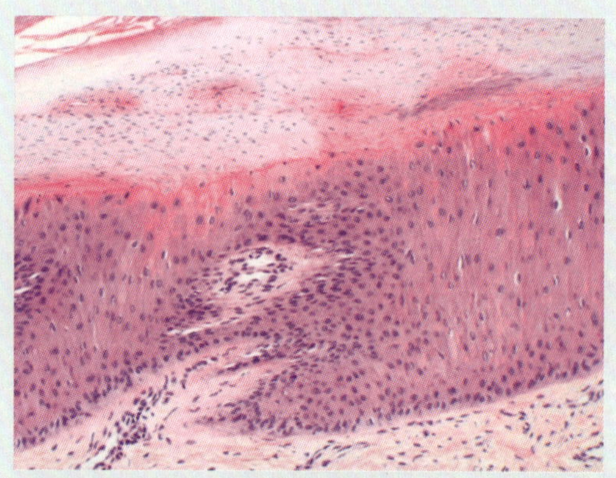

Figura 18.20 Onicopapiloma (HE – 4×). Tumor benigno do leito ungueal caracterizado basicamente por papilomatose, hiperqueratose e presença de células escamosas típicas alongadas ou multinucleadas. Fonte: acervo do autor.

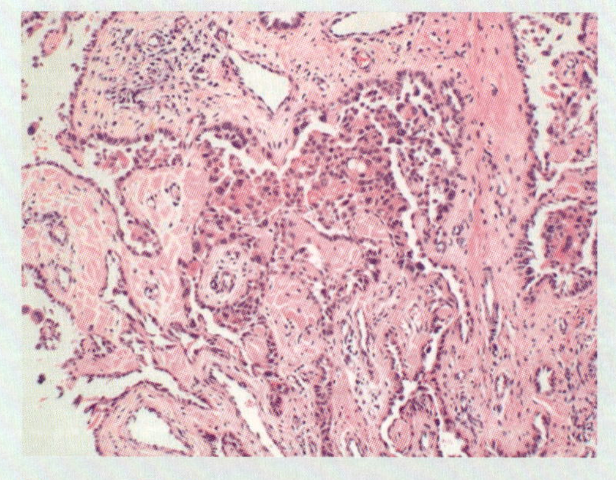

Figura 18.21 Acantoma acantolítico disqueratótico (HE – 10×). Proliferação epitelial com cristas interpapilares adelgaçadas e alongadas e acantólise com clivagem suprabasal contendo células acantolíticas e com graus variáveis de disqueratose. Fonte: acervo do autor.

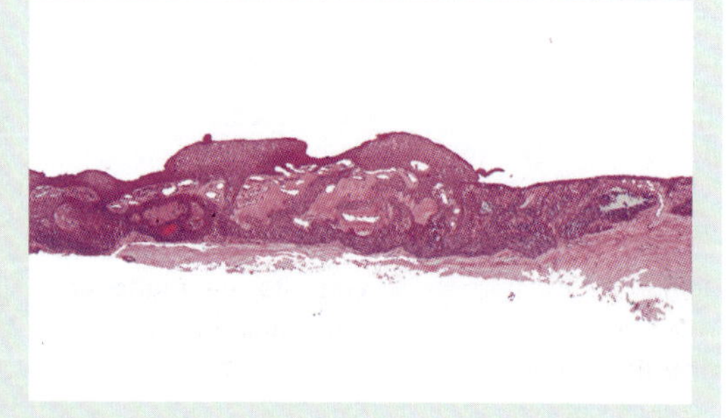

Figura 18.22 Matricoma onicocítico (HE – 1,25×). Hiperplasia de células basaloides típicas no epitélio leito ungueal, considerado como queratose seborreica do aparelho ungueal. Fonte: cortesia do professor Eckart Haneke, Alemanha.

- Cisto onicolemal (Figura 18.23).
- Corno onicolemal (Figura 18.24).
- Queratoacantoma (Figura 18.25).
- Carcinoma espinocelular (Figura 18.26).

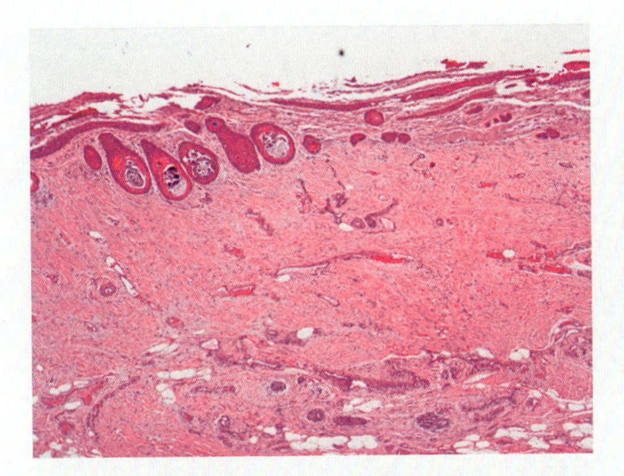

Figura 18.23 Cisto onicolemal (HE – 1,25×). Cisto do epitélio ungueal análogo ao cisto triquilemal caracterizado por queratinização abrupta do epitélio, observada na matriz ungueal, denominada "onicolemal". Fonte: cortesia do professor Eckart Haneke, Alemanha.

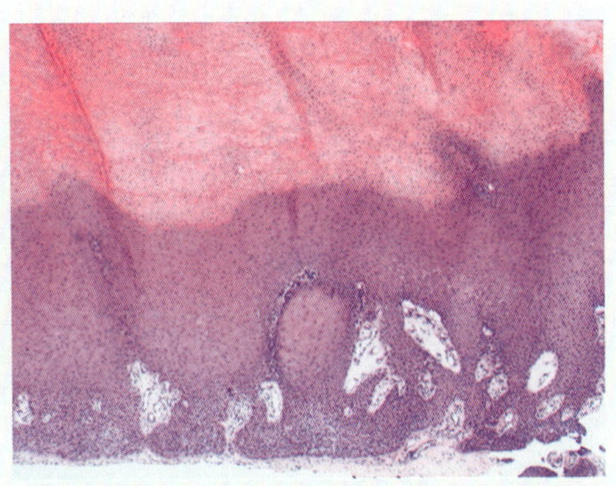

Figura 18.24 Corno onicolemal (HE – 4×). Trata-se de um cisto onicolemal aberto, encimado por uma massa espessa e densa de queratina, cujo epitélio é escamoso e típico, também com queratinização abrupta. Fonte: acervo do autor.

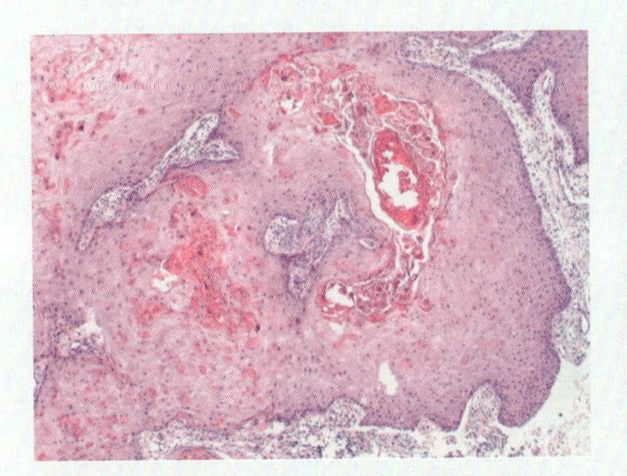

Figura 18.25 Queratoacantoma (HE – 4×). Neoplasia escamocelular crateriforme muito comum na pele, porém rara no aparelho ungueal, ocasião na qual normalmente se observa número maior de células disqueratósicas, além das células pálidas com citoplasma volumoso, tipicamente observadas no queratoacantoma, e que normalmente estão entremeadas por microabscessos. Fonte: acervo do autor.

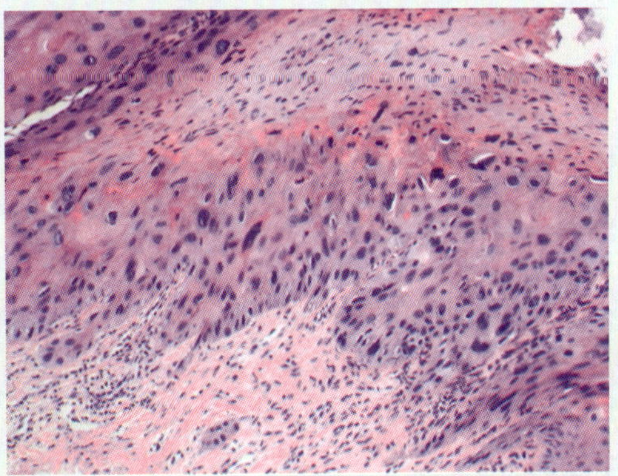

Figura 18.26 Carcinoma espinocelular (HE – 10×). Carcinoma espinocelular (CEC) – proliferação escamosa atípica semelhante à sua contraparte cutânea, podendo ocorrer de forma intraepitelial (CEC *in situ soe* ou do tipo doença de Bowen), ou de forma invasiva, sujeito à classificação de diferenciação histológica clássica ou à de Broders. Fonte: acervo do autor.

Tumores fibroepiteliais

- Onicomatricoma (Figura 18.27).
- Fibroqueratoma (Figura 18.28).

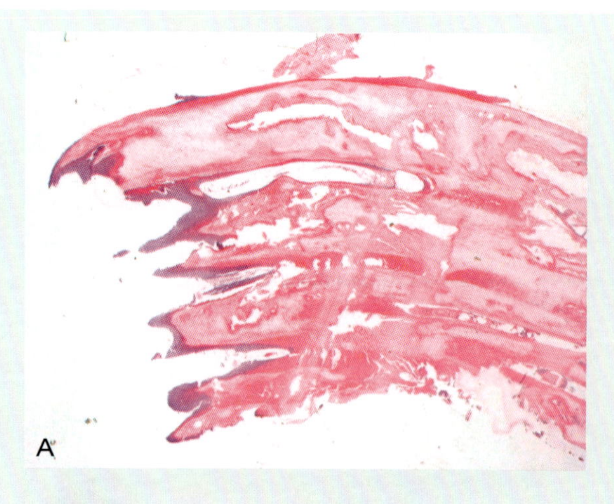

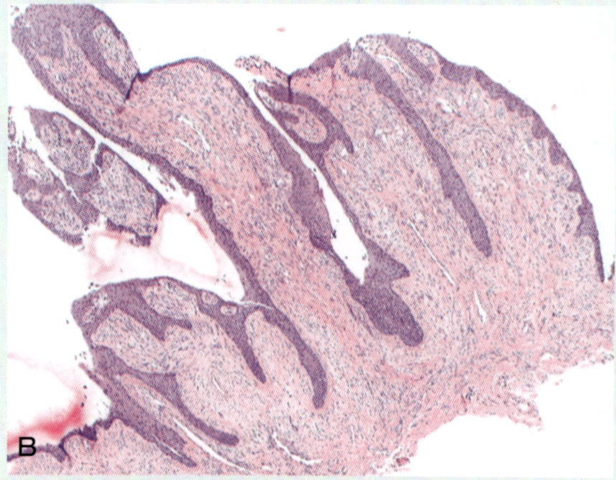

Figura 18.27 Onicomatricoma (HE – 1,25×). Neoplasia ungueal benigna caracterizada por espessamento morfologicamente caprichoso e único da placa ungueal (**A**), formando projeções filiformes, que microscopicamente mostram queratinização abrupta de tipo onicolemal. Essas projeções encontram suas imagens negativas no epitélio matricial (**B**), que por sua vez está hiperplasiado e apoiado em estroma mixoide ricamente celular e com numerosos mastócitos. Fonte: acervo do autor.

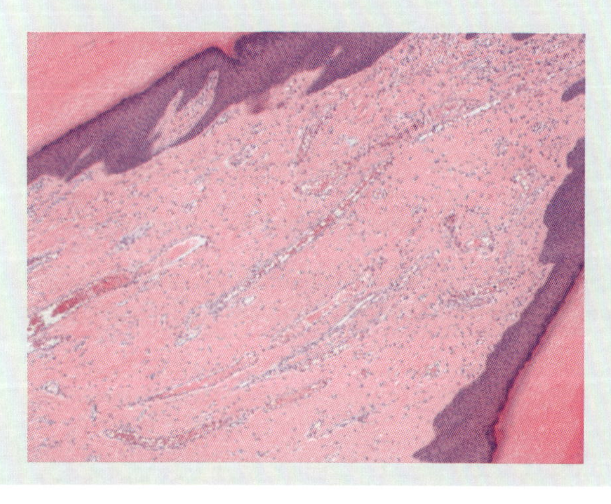

Figura 18.28 Fibroqueratoma (HE – 4×). Proliferação polipoide séssil de tecido fibroso denso verticalizado recoberto por epiderme acantótica com papilomatose e hiperqueratose. Fonte: acervo do autor.

Tumores de partes moles e ósseos

- Fibromixoma acral (Figura 18.29).
- Granuloma piogênico (Figura 18.30).
- Tumor glômico (Figura 18.31).
- Malformação artério venosa (MAV) (Figura 18.32).
- Exostose subungueal (Figura 18.33).

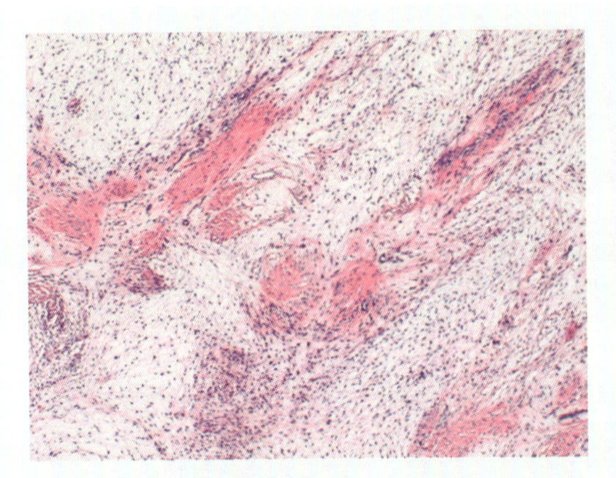

Figura 18.29 Fibromixoma acral (HE – 4×). Neoplasia mesenquimal benigna constituída por proliferação de fibroblastos, ora em meio a colágeno denso ora em áreas mixoides, acompanhada de proliferação de vasos sanguíneos e mastócitos. Fonte: acervo do autor.

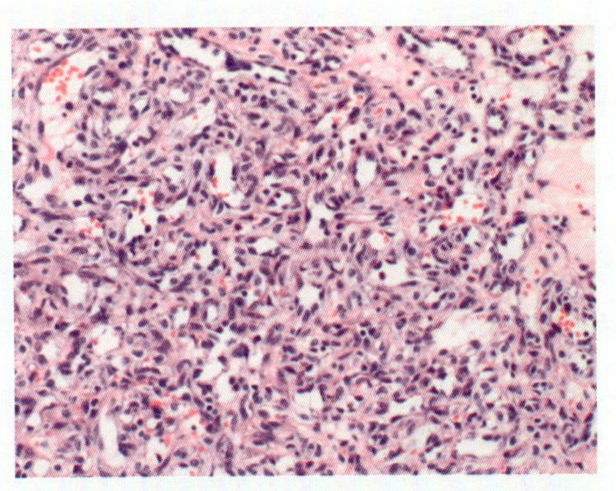

Figura 18.30 Granuloma piogênico – hemangioma capilar lobular (HE – 10×). Proliferação lobular de vasos de pequeno calibre onde as células endoteliais exibem núcleos arredondados, formando pequenas saliências para a luz. Fonte: acervo do autor.

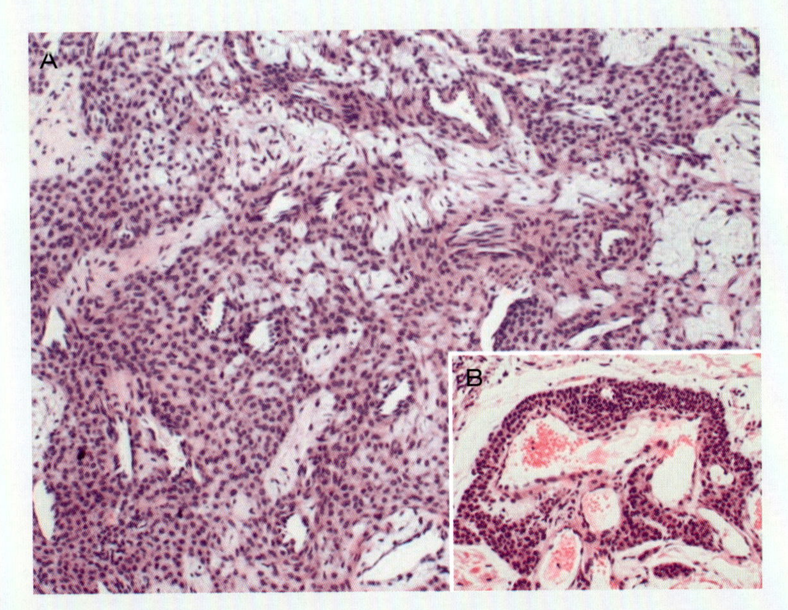

Figura 18.31 Tumor glômico (HE – **A.** 10× e **B.** 4×). proliferação de células glômicas formando massas sólidas com vasos sanguíneos dilatados (**A**), fenômeno predominante na variante glomangioma (**B**), com quantidades variáveis de áreas mixoides. Fonte: acervo do autor.

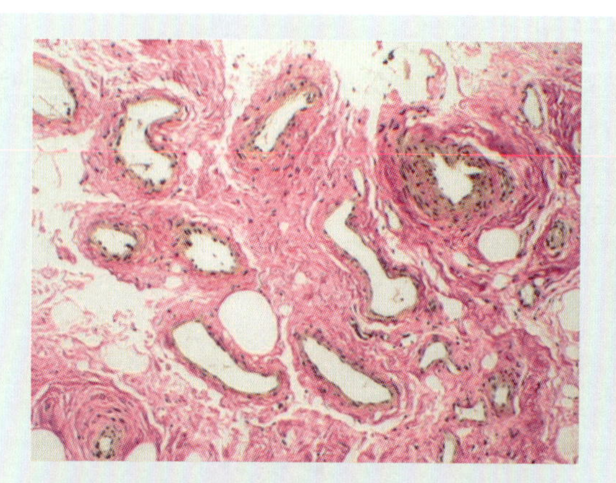

Figura 18.32 Malformação arteriovenosa (Verhoeff – 4×). Agrupamento mal delimitado de vasos de médio e pequeno calibres dilatados e tortuosos, cuja parede mostra espessura bastante variável, bem como a camada elástica. Fonte: acervo do autor.

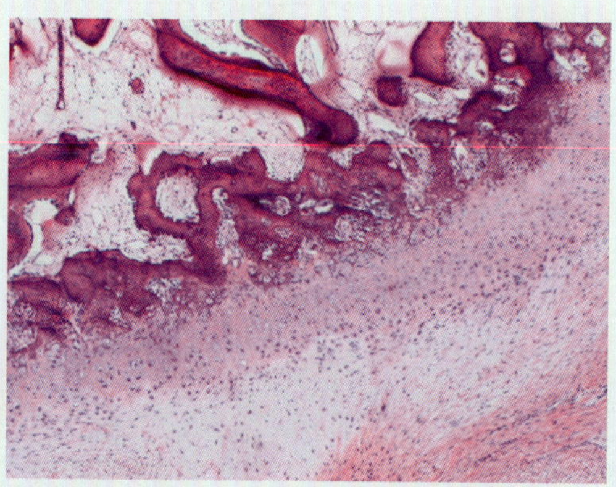

Figura 18.33 Osteocondroma (exostose) subungueal (HE – 4×). Proliferação benigna de tecido ósseo trabecular com medula óssea não hematopoiética, recoberto por cartilagem madura, caracterizando ossificação por osteogênese de tipo endocondral. Fonte: acervo do autor.

REFERÊNCIAS BIBLIOGRÁFICAS

1. Jeelani S, Ahmed QM, Lanker AM, Hassan I, Jeelani N, Fazili T. Histopathological examination of nail clippings using PAS staining (HPE-PAS): gold standard in diagnosis of Onychomycosis. Mycoses. 2015; 58(1):27-32.
2. Stephen S, Tosti A, Rubin AI. Diagnostic applications of nail clippings. Dermatol Clin. 2015; 33(2):289-301.
3. Fillus Neto J, Tchornobay AM. How the nail clipping helps the dermatologist. An Bras Dermatol. 2009; 84(2):173-6.
4. Lee DY, Park JH, Shin HT, et al. The presence and localization of onychodermis (specialized nail mesenchyme) containing onychofibroblasts in the nail unit: a morphological and immunohistochemical study. Histopathology. 2012; 61(1):123-30.

Índice Remissivo